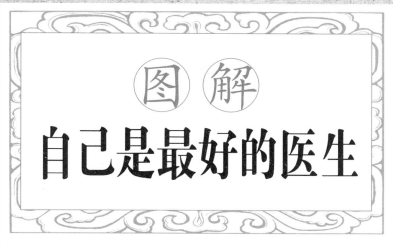

# 图 解
# 自己是最好的医生

蔡向红　编著

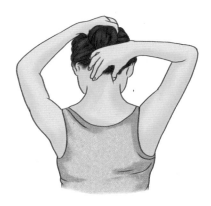

天津出版传媒集团

天津科学技术出版社

**图书在版编目（CIP）数据**

图解自己是最好的医生 / 蔡向红编著 . -- 天津：
天津科学技术出版社，2017.11（2024.1 重印）

ISBN 978-7-5576-3801-6

Ⅰ . ①图… Ⅱ . ①蔡… Ⅲ . ①中医学－保健－普及读
物 Ⅳ . ① R212-49

中国版本图书馆 CIP 数据核字（2017）第 226794 号

---

图解自己是最好的医生
TUJIE ZIJI SHI ZUIHAO DE YISHENG
策划编辑：杨　䛅
责任编辑：孟祥刚
责任印制：兰　毅
出　　版：天津出版传媒集团
　　　　　天津科学技术出版社
地　　址：天津市西康路 35 号
邮　　编：300051
电　　话：（022）23332490
网　　址：www.tjkjcbs.com.cn
发　　行：新华书店经销
印　　刷：三河市华成印务有限公司

---

开本 720×1 020　1/16　印张 29　字数 600 000
2024 年 1 月第 1 版第 2 次印刷
定价：68.00 元

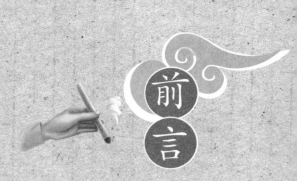

随着人们物质生活水平的提高和当代医疗水平的快速发展，健康一词的概念已不再被人们简单地定义为"没有病的状态"，也不仅仅局限于身体或生理上的健康。联合国卫生组织对健康的定义是：健康不仅是指没有疾病，而且是指人在身体上、精神上、社会适应能力上的完满状态。也就是说，健康应该包括身体和心理两个方面，此二者不论缺少哪一个都不能称得上是真正的健康。因此，要想拥有健康，必须同时兼顾身体和心理两个方面，缺一不可。

要想获得身体上的健康，必须抱有"我的健康我做主"的现代健康新观念，做好自我保健。自我保健是在了解身体内部的构造和生理活动，了解疾病发生发展的过程，了解个体的体质、生活环境的基础上，在生活中有意识地趋利避害，防病抗病，做到"防患于未然"。在这个过程中，个人起着至关重要的作用，我们自己就是最好的医生。在现实生活中，如果每个人都懂得自我保健，就可以预防和避免许多疾病。而那种不了解身体真正的需要，乱吃补药，锻炼过度，甚至把自身健康的全部希望寄托于医生和药物的做法是非常错误的。

在疾病的治疗上，自己也是最好的医生，古希腊名医希波克拉底曾说："病人的本能就是病人的医生，医生是帮助本能的。"因为和医生相比，自己更清楚自己身体上细微的症状变化，而这些症状及其变化常常难以准确、及时地告知医生，如果表述不准确，还可能导致医生误诊。其次，对于亚健康和过劳死这样的健康问题来说，也只有自己才可能是最好的医生，因为仅凭医疗手段有时无法诊断和预测这类问题的发生。再次，某些疾病的致病因素属于心理和行为因素，比如心态和饮食因素，光靠医生或药物显然是难以治愈的。反过来而言，如果自己多懂些医学知识，便能够及时判断自己身体出现的不适和异常变化，及早采取应对措施，从而更好更快地治愈疾病，这对于医疗资源非常有限的社会而言，也是非常有意义的。

我们说自己是最好的医生，这并不是说让人们有病不去医院看医生，而是说有病不一定要去医院看医生，很多病症自己提前预防效果更好。有些病比如糖尿病，是医学界尚未攻克的疾病之一，患者除了到医院治疗外，还要依靠自己来对抗疾病。有些病需要看医生，但即使有名医的治疗和指导，也需要靠自己理解病情和医嘱，配合医生治疗，才能更好地恢复健康。

身体上的健康靠自己，心理上的健康更需要靠自己，心理上的问题或疾病也要靠自己去医治，而不能仅仅依靠心理医生去解决，正所谓"心病还需心药医"，自己才是最好的医生。这是因为：在我国，心理医生一科尚未在全国普及开来，很多时候我们根本没有条件去看心理医生；很多人对心理疾病尚且存有偏见，认为有心理疾病就代表"精神不正常""精神病"，所以他们大多不愿意承认自己存在这样或那样的心理问题；心理医生不能时时刻刻跟随在我们身边，及时为我们解决心理疑惑，并且，心理医生只能作为外因起到一定的作用，内因才是真正重要的方面。事实也已经表明，通过学习心理学的理论和方法，积极调解情绪，以达观的态度面对人生，我们自己就可以化解心中的困惑，打开诸多心结，从此走出心理疾病的阴影，成为身心健康的现代人。

为帮助读者当好这位最好的医生，我们综合国内外医学专家的研究成果，编写了这本《图解自己是最好的医生》，它化繁为简，将繁难、枯燥的医学知识用通俗的语言表述出来，且内容丰富、实用，是一本全面、简明的医学百科式读本。

本书分为"自己是最好的保健医生""自己是最好的家庭医生"两大篇。上篇遵循"防病重于治病"的理念，重点阐述了如何科学地进行自我保健，提供了切实可行、科学有效的保健方案，包括四季养生保健、饮食保健、运动保健、睡眠保健、不同年龄段人群的特殊保健、心理保健等。本篇还对识别疾病的征兆、急救、体检、生活方式与健康的关系等内容进行了具体而实用的介绍。下篇按照身体的组织系统如消化系统、内分泌系统、生殖系统、心脑血管系统等进行分类，用通俗易懂的语言介绍了各大系统容易出现的疾病，比如感冒、糖尿病、高血压等疾病的病因、症状、诊断、治疗方法、自助疗法等，帮助读者了解常见疾病的病理、用药常识和疗法，真正做到求医不如求己，使自己成为自己最好的医生。

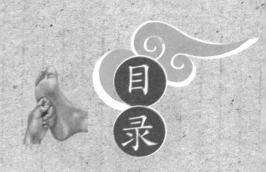

目录

## 上篇 | 自己是最好的保健医生

### 第一章 做自己的保健医生

### 第二章 顺应四季变化进行自我保健

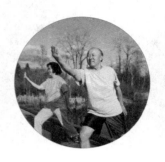
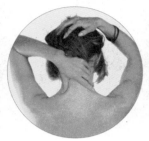
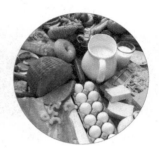

## 第三章　认识组织器官，让身体正常运行

## 第四章　不只吃饱更要吃好，做自己的营养师

## 第五章　　让运动为健康加油，做自己的健身教练

## 第六章　　保证良好睡眠，做自己的睡眠专家

## 第七章　无毒一身轻，做一个排毒高手

## 第八章　改变不健康生活方式，对健康负责

## 第九章　识别身体的健康讯号，有病早知道

## 第十章　了解就医和自救知识，做聪明的病人

## 第十一章　做好各年龄段的保健，让健康一生相伴

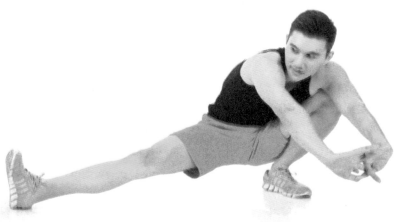

**第十二章 心理健康不可忽视，做好自己的心理医生**

# 下篇 | 自己是最好的家庭医生

## 第九章　耳、鼻、喉

## 第十章　眼睛

## 第十一章　皮肤

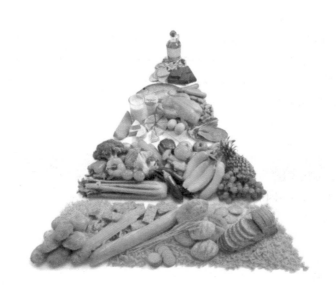

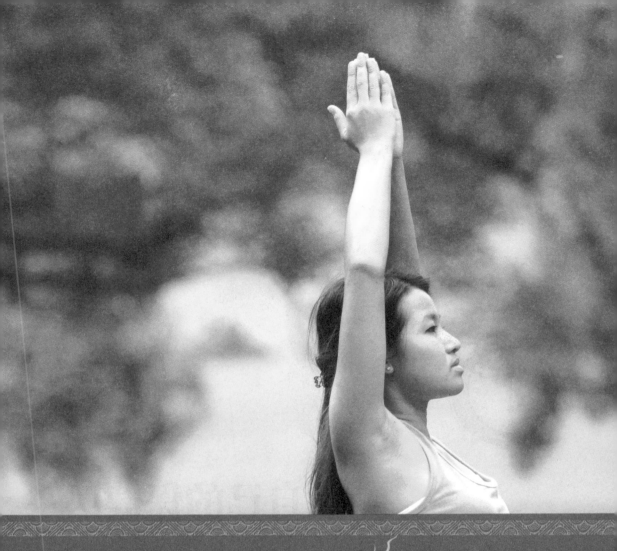

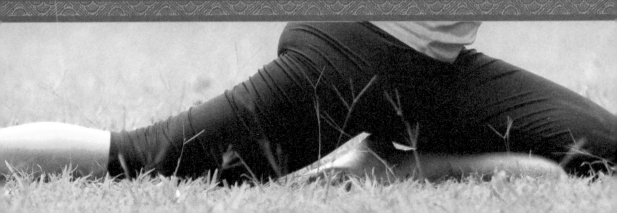

上 篇

# 自己是最好的保健医生

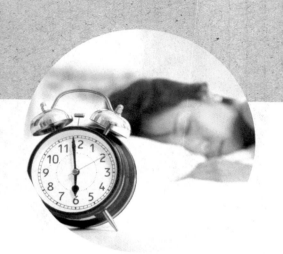

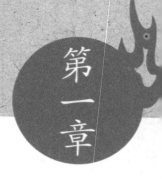

# 第一章

# 做自己的保健医生

●健康包括两个方面的内容：一是主要脏器无疾病，人体各系统具有良好的生理功能；二是对疾病抵抗能力较强，能够适应环境变化，各种生理、心理刺激以及致病因素对身体的作用。

# 什么是健康

## 健康的含义和层次

在竞争和压力日益加剧的今天，健康已成为人们关注的焦点。珍爱健康是每个人的责任，珍爱健康首先要全方位地理解究竟什么是健康。

健康包括两个方面的内容：一是主要脏器无疾病，身体形态发育良好，体形匀称，人体各系统具有良好的生理功能，有较强的身体活动能力和劳动工作能力，这是对健康最基本的要求；二是对疾病的抵抗能力较强，能够适应环境变化、各种生理心理刺激以及致病因素对身体的作用。两方面都具备，才是真正意义上的健康。

如果想彻底了解自己的健康状况，还要进行健康诊断。健康诊断的基本内容有整体性健康诊断和身体健康监测两个方面。

整体性健康诊断包括疾病诊断、生理功能检测、体能检测以及包括健康危害因素和健康不利因素在内的健康行为诊断。

身体健康监测是对身体健康状况进行动态检测、分析、判断，以掌握身体健康的发展情况。身体健康监测可以为制订健身运动方案，进行促进健康的活动提供依据。

一般说来，可以从以下几个方面诊断和监测身体健康水平。

（1）身体形态发育水平调查。体形是否匀称，有无发育缺陷；营养状况是否良好。

（2）疾病诊断。各器官系统有无疾病。

（3）生理功能测试。机体新陈代谢水平，各器官、系统的功能状态。

（4）身体素质和运动能力测试。速度、力量、耐力、反应、协调性、柔韧性、平衡性等素质；跑、跳、投、攀爬等运动能力。

（5）健康维护能力调查。考察对疾病的抵抗力，对生活中不利健康和危害健康因素的了解程度。

健康可以分为几个层次来理解，这几个层次分别是生理健康、心理健康、道德健康和社会适应健康。

（1）生理健康是健康的基础，它是人们对健康最基本的认识和要求。生理健康主要指人体组织结构及其生理活动功能正常。人体生理活动是以组织结构为基础，以维护人体生命为目的的运动形式，它是人赖以生存的前提条件。

（2）心理健康以生理健康为基础并高于生理健康，是生理健康的发展。心理健康的人，对环境具有较强的适应能力，对精神刺激与打击有较强的耐受力，心理创伤后有较强的康复能力。

（3）道德健康是健康的升华。道德是调整人与人之间、个人与社会之间行为规范的总和。道德健康的最高标准是"无私利他"；基本标准是"为己利他"；低标准是"单纯利己"；不健康的表现是"损人利己"和"纯粹害人"。道德健康以生理健康、心理健康为基础，并高于生理健康和心理健康，是生理健康和心理健康的发展。

（4）社会适应健康是以生理健康和心理

健康、道德健康为基础的高级健康层次。社会适应主要指社会角色适应，包括职业、婚姻、家庭角色，以及工作、学习、生活中的人际关系等适应。

社会适应健康是指不仅具有生理健康、心理健康和道德健康，而且具有较强的社会交往能力、工作能力和广博的文化科学知识；不仅能胜任个人在社会生活中的各种角色，而且能创造性地取得成就以贡献于社会，达到自我实现的目的。这是健康的最高境界。

在健康的4个层次中，生理健康是所有健康的基石，心理健康则是生理健康的发展，道德健康是更高一级的健康要求，而社会适应能力是健康的最高要求。这几个层次之间既有区别、又有联系。

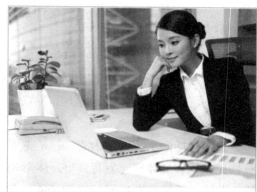

◎社会适应主要指社会角色适应，包括职业、婚姻、家庭角色等。

## 健康的标准

为了能更准确地衡量一个人的健康情况，世界卫生组织规定了健康的10条标准，具体标准如下所述。

| | |
|---|---|
| 良好生理状态的标准 | （1）精力充沛，反应敏捷，能从容不迫地应付日常生活和工作的压力，而不感到过分紧张。<br>（2）处世乐观，积极负责，乐于承担责任，不挑剔事物的巨细。<br>（3）睡眠良好，每天能正常入眠6～8小时。<br>（4）适应能力强，能适应各种环境变化。<br>（5）能抵抗一般性传染疾病，不易感冒。<br>（6）体重适中，体形匀称，站立时头、肩、臂位置协调。<br>（7）眼睛明亮，视物清晰，眼睑不发炎。<br>（8）牙齿完整，清洁无缺，无痛感，齿龈颜色正常，无出血现象。<br>（9）头发光泽，无头屑，无脱发。<br>（10）肌肉、皮肤富有弹性 |
| 良好心理状态的标准 | （1）对环境有较强或很强的适应力，能根据环境的需要而改变自己。<br>（2）充分了解自己，能正确评价自己的能力，做到自尊、自悦和悦人。<br>（3）生活目的切合实际，个人所从事的事业多为实际的、可能完成的，家庭目标的实现也如此。<br>（4）与现实环境保持一定接触，能容忍生活中的挫折和打击，无过度幻想。<br>（5）能保持人格的完整与和谐，个人的价值观能视社会标准的不同而变化，自我意识和社会化程度都较好。<br>（6）具有从经验中学习的能力。<br>（7）在集体中能与他人建立并保持和谐的人际关系。<br>（8）能适当地发泄情绪。<br>（9）在不损害社会和集体利益、不影响他人的原则下，达到个性的发挥。<br>（10）在不违背社会规范的前提下，对个人的基本需求做恰当的追求，并有满足此种需求的相应能力 |

# 健康要靠自己捍卫

## ❶ 自我保健最明智

一个人要想真正得到健康，最关键的一点是了解自己，了解疾病，针对自己的体质，有意识地防病、抗病。

许多人把自己的健康寄希望于医生，其实医生所能做的大多是对疾病的诊断，而并非防患于未然。疾病大都有一个发生发展的过程，在这个过程中，身体或许已经显出某些异常，此时仅靠医学仪器不一定能检测出疾患。这些预示着疾病的异常应当靠自己去发现。

这是因为我们能够了解自身的体质、个性，我们也熟悉周围的生活环境，知道自己的生活习惯，所以最清楚自己的身体状况。只有自己才能最好地把握自己的身体发展变化的动态过程，及时发现异常以便采取相应的措施。

另外，整个人群全都依靠医学界的保健服务也是不现实的。世界人口中，健康人群与疾病人群各占1/4，介于健康与疾病之间的人群约占2/4。目前医学界只承担着对1/4有病人群的有限服务，其余2/4中间人群与1/4健康人群的保健服务，还远远无法满足。而这3/4人口，同样迫切地需要保健服务。日益提高的公众健康要求与医学界相对狭窄的服务范围形成了一对突出的矛盾。解决这一矛盾的有效方法，便是多数人实行自我保健。

换一个角度来看，很多疾病在早期都是很难被发现的，有些疾病一旦发病，医院可能也无法治愈，比如脑血栓、肾脏疾病、肝脏疾病、癌症等。况且，如果任疾病发展到住院的程度，还可能要面临手术的风险和高额的医疗费用。

人的保健费用和治疗费用之比是1∶15，也就是说在预防疾病上投资1000元的保健费用，就会节约15000元的医疗费用。所以，无论从主观、客观，还是减少痛苦、节省费用的角度来看，自我保健都是最明智的。

## ❷ 多学保健知识才能做自己的保健医生

自我保健是利用自己所掌握的医学知识和养生保健手段，依靠自己的力量对身体进行自我观察，对某些疾病进行积极地预防。我们要逐步养成良好的生活习惯，建立起一套适合自身健康状况的养生方法，以达到健身祛病、延缓衰老和延年益寿的目的。

只有更多地掌握和储备保健知识，人们才能准确地评估自己的健康状况，有效预防各种疾病的发生。

遗憾的是，我们掌握的保健知识与其他任何生存技能方面的知识相比是何等的贫乏。生活中，我们常见无数饱学之士专注于工作、学习，却连最起码的保健知识都没有，不懂得自我保健，一旦病魔缠身，终身而不能酬志，只能让人叹息。

自我保健知识包括摄取身体所需营养；合理运动锻炼；科学睡眠和休息；摒

弃不健康的生活方式；学会放松身心；注意心理健康，加强自律，增强求知欲，激发自己的信念和耐力等。

自我保健意味着自己把握自己的健康和生命。知道什么样的疾病可以借助自身免疫力达到自愈；什么样的疾病可以通过改变生活方式逐步调理以恢复健康；什么样的疾病必须尽快到医院就医，就医时应该做什么。另外，自我保健也意味着懂得改善周围的环境，避免不良环境因素对身体的侵害，如避免被动吸烟、尽量不接触污染物等。

这一切都要求我们储备足够的保健知识，及时排除健康隐患，逐步养成有益健康的生活习惯，这样才能在创造更多的社会价值的同时，也享受到高质量的生活。

## ❸ 自我保健要秉承顺应自然的原则

自我保健时要多了解身体保养的知识，秉承顺应自然健康的原则。

①阳光。充分利用天然保健手段，阳光就是其中之一。每天沐浴15分钟阳光，就能获得人体所需的维生素D。维生素D能使人体骨骼坚固。当然，过度晒太阳也是有害的。所以，进行日光浴要适度。

②空气。每天都要呼吸新鲜空气。将这一习惯融入日常生活中去：去商店时，以步代车；与朋友相邀散步时，不要一见面就坐下喝咖啡；打开窗户，保持室内空气流通，每天至少1个小时，冬天也不例外；一有机会，就离开城市，去呼吸清新的空气。

③水。为了净化消化系统，要多喝水。但是，在饭前30分钟或1小时，饭后1小时之内，最好不要喝水，以免水将胃酸稀释。还要定期地洗温水澡，并逐渐过渡到冲凉水澡，这样可以将毛孔打开，使细胞活跃，能刺激体液流动。

④营养。健康程度随体内吸收的物质发生变化。大多数困扰现代人的疾病，比如心脏病、高血压、某些癌症、瘫痪性中风等，主要是饮食不合理所致。最好的办法其实是最简单易行、最廉价的，即吃天然食物，这些食物包括各种谷物、豆类、坚果、水果和蔬菜等，而且每周要变着花样吃。

⑤休息。人体所有的系统和器官都需要休息。比如，消化系统一般需要5小时才能将食物完全消化掉，所以理论上，在两餐之间不应该加餐进食。如果需要，可以喝饮料或茶水。5小时后饱餐一顿，细嚼慢咽1小时，再让消化系统进入休息状态。到了晚上，喝点儿水或茶，或吃一点儿易于消化的小吃就可以了。

整个身体也需要休息，充分休息后，才能更好地工作。每晚要有充足的睡眠，午夜前每个小时的睡眠一般要比午夜后的睡眠效率高得多，所以，早睡早起对身体是有好处的，每周至少要从事一天休息式的活动。在休息日，可以同家人外出旅行或者在家附近放松，也可以看看书或做些其他有趣的事情。要想过一种比较平衡的生活，就必须坚持休息的原则。

⑥锻炼。定期运动有益身体健康。在新鲜的空气中锻炼身体有助于排出体内的各种毒素和废物。找一种自己喜欢的、适合的运动，比如步行或骑车去商店。

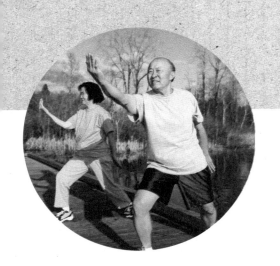

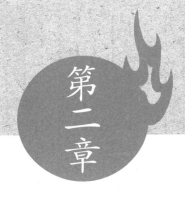

第二章

# 顺应四季变化进行自我保健

●一年之中，四季的更替对人体的影响十分明显，我们应该根据季节变化和个人的具体情况制订出符合生理需要的作息制度，使机体的各种器官的生理功能保持在稳定平衡的良好状态中。

# 自我保健要崇尚自然

## ① 理解天人合一的养生观

宇宙间存在着有规律的周期性变化，人生活于自然环境中，必然与之息息相关。因此，人们的作息安排只有与自然界的变化规律相适应时，才能有益于健康。中医学认为，人类依天地而生，一年之中，四季的阴阳消长(自然气候变化)对人体的影响十分明显，人们应该根据季节变化和个人的具体情况制订出符合生理需要的作息制度，并养成习惯，使机体的各种器官的生理功能保持在稳定平衡的良好状态中。这就是天人合一的养生观。

### （1）天气影响人体健康

不同的天气对健康有不同的影响。比如，当阴雨天气来临，气压和气温下降，湿度上升时，患风湿性关节炎的关节和有创伤的部位会发生与天气相应的变化;久晴之后遇上暴风雨，空气中的负离子大量增加，可使人头脑清晰、情绪安定。

①气压与健康。当气压下降、天气阴沉时，人容易沮丧、抑郁，婴幼儿还可能躁动、哭闹。当气压下降、气温上升、湿度变小时，最容易诱发脑溢血和脑血栓。当气压陡降、风力较大时，患偏头痛的人会增多。

②气温与健康。人体感觉最舒适的环境温度为20～28℃，而对人体健康最有利的理想的环境温度应该是18℃左右。虽然人体对冷热有一定的适应调节功能，但是温度过高或过低，都会对人体健康产生不良影响。冬季环境温度在4～10℃时，人容易患感冒、咳嗽，生冻疮；4℃以下时最易诱发心脏病，且死亡率较高；春季气温上升，有助于病毒、细菌等微生物的生长繁殖，传染病容易流行；夏天当环境温度上升到30～35℃时，皮肤血液循环旺盛，人会感到精神疲惫、思维迟钝、烦躁不安；35℃以上时，人体的温度全靠出汗来调节。由于出汗消耗体内大量水分和盐分，血液浓度上升，心脏负担增加，容易发生肌肉痉挛、脱水、中暑等。

③日照与健康。适量的阳光照射，有助于人体组织合成维生素D并且促进钙类物质的吸收。儿童在生长过程中，如光照不足易导致软骨病。太阳光作用于眼睛可

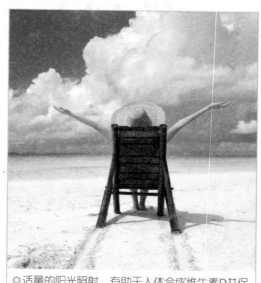

◎适量的阳光照射，有助于人体合成维生素D并促进钙质吸收。

影响人的垂体，调节抗利尿素，控制人的排尿量。阳光对人的精神状况也有很大影响：阴雨笼罩的日子容易产生烦愁，阳光普照时心情往往比较舒畅。在炎热的夏季，如果阳光照射时间过长，有可能得日射病，发病急骤、头痛头晕、耳鸣眼花、心烦意乱，并可诱发白内障等疾病。

④风与健康。风通过作用于皮肤，对人体体温起着调节作用，决定着人体的对流散热，并影响人体出汗的散热率。当气温高于人体皮肤温度时，风总是产生散热效果，当气温低于人体皮肤温度时，风对人体起到加热和散热两个相对的作用。

⑤湿度与健康。当气温在26℃以上，空气湿度大于70%时，人容易发怒。当气温升到30℃，湿度大于50%时，中暑人数会急剧增加。夏天湿度大，汗水聚集在人体皮肤表面，蒸发散热困难，易造成体温升高、脉搏跳动加快，使人感到闷热难受，食欲下降，容易出现眩晕、皮疹、风湿性关节炎等疾病。冬季空气干燥，鼻黏膜、嘴、手、脚皮肤弹性下降，常常会出现许多微小裂口。此时，呼吸道疾病、肺心病发生率最高。

## （2）气候变化与疾病

气候对健康的影响已经引起了人们的重视。研究发现，77%的心肌梗死患者，54%的冠心病患者，对气候变化的敏感性很高。在高气压控制下的气候条件里，特别在冬季寒潮天气里，急性心肌梗死发病最多。这主要是寒冷刺激，使人体血管收缩、周围血管阻力增加、血压升高、心肌需要的指数（心率与血压的乘积）相应增

高，加之患者本身的冠状动脉狭窄，导致心肌缺血、缺氧现象加重，所以到了冬初，心肌梗死发病者特别多。

患有慢性支气管炎、支气管哮喘、肺气肿等慢性肺部疾病者，在秋末冬初气候突变时，旧病容易复发或加重。这是因为寒冷会降低人体呼吸道的抵抗力，影响免疫功能。由于全身受凉、呼吸道温度降低、毛细血管收缩、血液流量减少，加之寒冷使黏膜上皮的纤毛活动减慢，气管排出细菌、异物的功能减弱，因而易引起感染或使原有的疾病复发及加重。

关节炎病人对气候的变化更加敏感。人体各个关节虽然对气候的变化有一定的适应能力，但是这种适应能力由于年龄和健康状况的不同而有明显的差异。若病人关节的功能已遭到破坏，每当风雨到来之前，就常常会出现疼痛。研究发现，关节疼痛的诱发并不是个别气象因素的作用，而是气象因素综合影响的结果，其中影响最显著的是气压和温度的变化。如果气压低、温差大，则多数病人的症状会明显加重。

胃及十二指肠溃疡病也具有季节性复发的特征。溃疡并发症常因天气骤变而诱发。病变部位虽在胃及十二指肠，但致病原因往往与神经系统的功能有关。当大脑皮质和自主神经的调节功能因骤冷、雨淋、气压变化而失调时，就可引起胃酸及胃蛋白酶分泌增加、胃壁紧张性收缩及蠕动增强、局部血管痉挛、胃黏膜营养障碍，从而使溃疡加重。

气候变化与癌症也有一定的关联。美国有科学家指出："子宫颈癌及肺癌的发

生与较高的气温有关，而消化系统的恶性肿瘤往往是在较冷气候下频频发生。"英国研究人员在对大不列颠、瑞典和挪威妇女乳腺癌的发病率进行研究后发现，恶性肿瘤在较冷的气候条件下发生更为频繁。

不良的气候条件很容易使人着凉感冒。感冒虽然一年四季都会发生，而发病较多的是冬春两季，在这期间又以寒潮袭来时发病最多。寒潮袭来时，气温大幅度下降，机体容易着凉感冒，特别是老年人及体弱多病者，由于身体的抵抗力差，更容易发病。另外，如果冬季气温偏高，空气中的多种细菌、病毒就容易大量繁殖，从而增加传染病的感染机会。

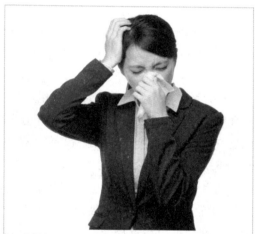

◎感冒虽然一年四季都会发生，而发病较多的是冬春两季。

## ② 养生要顺应四时

人生活在自然界中。自然界四时节令变化的运行，阴阳活动的规律，对人体的影响非常大。善于养生的人能掌握春夏养阳、秋冬养阴的原则，以顺应整个自然界的变化。

所以中医强调人必须遵循天时变化，调养精神，谨慎饮食起居，以适应四时的变化，达到保养精神和元气、避免病邪侵害、健康长寿的目的。

顺应四时阴阳的养生应当明白春生、夏长、秋收、冬藏的道理，最重要的是养护精气。

春天天地间生气发动，万物生机勃勃，欣欣向荣，人们宜晚一些睡觉，早一些起床，在户外散步，或打太极拳、跑步，这样就可以放松形体，阳气外达体表，顺应自然界的生发之气。春季也是外出旅行的好时光，踏青可使人赏心悦目、心情舒畅、情绪愉快。

夏季气候炎热，万物生长繁荣，绿树鲜花，一派秀美景象。人们宜晚睡早起，应当使身体的气机充分向外宣泄，以适应夏季万物郁郁葱葱的生长趋势。

秋季是万物成熟收获的季节，气候干

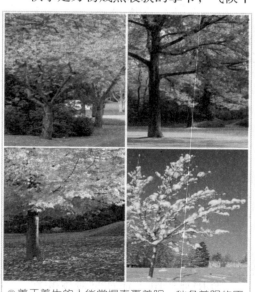

◎善于养生的人能掌握春夏养阳、秋冬养阴的原则，以顺应自然界的变化。

# 四时阴阳之气的运行

气到来得早、晚、高、低等与季节的变化、地势的高低有关。下图所示为四时之气的运行规律。

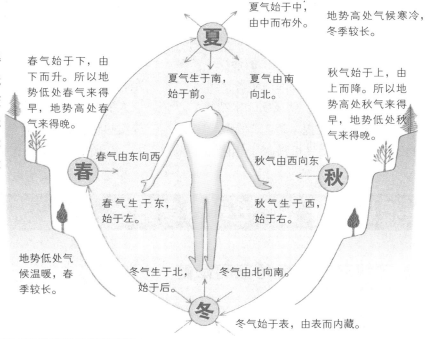

春气始于下，由下而升。所以地势低处春气来得早，地势高处春气来得晚。

夏气始于中，由中而布外。

地势高处气候寒冷，冬季较长。

秋气始于上，由上而降。所以地势高处秋气来得早，地势低处秋气来得晚。

夏气生于南，始于前。

夏气由南向北。

春气由东向西

秋气由西向东

春气生于东，始于左。

秋气生于西，始于右。

地势低处气候温暖，春季较长。

冬气生于北，始于后。

冬气由北向南。

冬气始于表，由表而内藏。

# 疾病的隐和显

人体感受了外邪，有时候并不会马上表现出来，而是经过一段潜伏期之后才显现出来。人体在四季感受外邪和发病的规律如右图所示。

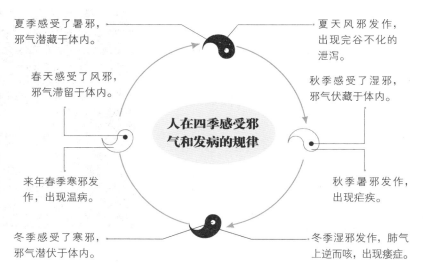

人在四季感受邪气和发病的规律

夏季感受了暑邪，邪气潜藏于体内。

夏天风邪发作，出现完谷不化的泄泻。

春天感受了风邪，邪气滞留于体内。

秋季感受了湿邪，邪气伏藏于体内。

来年春季寒邪发作，出现温病。

秋季暑邪发作，出现疟疾。

冬季感受了寒邪，邪气潜伏于体内。

冬季湿邪发作，肺气上逆而咳，出现痿症。

燥渐凉，风声劲急，万物开始变黄，出现萧条现象。秋风萧瑟，落叶残花给人一种肃杀的景象，常使人产生悲伤的情绪。在这个季节，人们可到郊外风景区活动，进行自我调剂，做一些有兴趣的活动，安稳自己的情绪，坚定自己的生活态度。"重阳"登高就是最负盛名的活动之一。

冬季气候寒冷，朔风吹，水结冰，万物潜伏闭藏，人宜提早睡觉，晚些起床(以日出为标准)，使气机潜藏于体内而不受损伤。冬季以室内运动为主，户外活动宜进行长跑等运动量大一些的运动。外出要注意保暖，特别是手、足等部位要防止冻伤。冬天也要常食羊肉、鸡肉等温热性质的食物，并适当进食补品。

另外，冬季进补仅适用于阳虚或有寒、湿邪等人群，不适宜阴虚火旺及实热证人群。若出现大热、大渴、便秘、心烦等实热症状，或患有急性疾病，应暂停进补，待病情稳定后考虑饮食调养。

# 根据春季气候进行自身调养

## ❶ 了解春季气候特征和保健的基本要求

春为四时之首，万象更新之始。在春天到来之际，自然界呈现一派生机盎然、欣欣向荣的景象。所以春令养生，必须顺应春天阳气升发、万物萌生的特点，要注意养护阳气，着眼一个"生"字。

春季的开始是在立春（2月2日至5日之间），春季的结束在立夏（5月5日至7日之间）。

### （1）春季6节气的气候特征及养生之道

春季的6节气包括立春、雨水、惊蛰、春分、清明、谷雨，各个时期特点不同。

立春是春季的第1个节气。立春后，气候向暖，阳气始发，气温渐渐上升。人体变化也由此开始。肝木应于春时，从立春之日起，人体少阳开始升发，肝阳、肝火、肝风也随着春季阳气的升发而上升。所以，立春后应注意肝脏的生理特征，疏泄肝气，保持情绪的稳定，使肝气条畅而不影响其他脏腑。

雨水时节，人体的肝阳、肝火、肝风更会随着春季的阳气升发而上升，所以更应特别注意肝气的疏泄条达。自然界一派

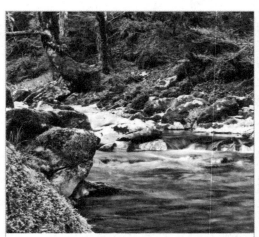

◎春季，是指农历一、二、三月，其气候特点为温暖潮湿。

生机，特别是南方地区，万物欣欣向荣。养生者亦需振奋精神，勃发朝气，志蓄于心，身有所务。

惊蛰时节，人体中的肝阳之气渐升，阴血相对不足，养生应顺乎阳气的升发、万物始生的特点，自身的精神、情志、气血也如春天一样舒展畅达，生机盎然。饮食起居应顺肝之性，助益脾气，令五脏和平。

春分对人体而言，其重要意义仅次于夏至、冬至，对健康有较大的影响。由于春分节气平分了昼夜、寒暑，此时人体的血液和激素活动正处于相对的高峰期，而气候的骤变会导致人体的平衡失调，在保健养生时应当根据自己的实际情况，选择能够保持机体功能协调平衡的膳食，总的原则是忌大热大寒，力求中和。

清明时节，气候潮湿，容易使人产生疲倦嗜睡的感觉，而午暖还寒的多变天气容易使人受凉感冒，发生扁桃体炎、支气管炎、肺炎；清明以后，多种慢性疾病易复发，如关节炎、精神病、哮喘等，有慢性病的人在这段时间内忌食易引发疾病的食物，如海鱼、海虾、海蟹、咸菜、竹笋、毛笋、羊肉、公鸡等，避免旧病复发。

谷雨时节，随着气温升高和雨量增多，人体在这段时间内更为困乏，所以要注意锻炼身体。

### （2）春季保健的要求

春季风气当令，是由冬寒向夏热过渡的季节，正处于阴退阳长、寒去热来的转折期。此时阳气渐生，而阴寒未尽，气候变化多，温差大，忽冷忽热，午暖还寒。在这个季节里，肝病、冠心病、高血压病

人的病情容易发生变化，应当注意。另外，由于从冬入春，人们的抗病能力、气候适应能力较弱，流行性传染病又较多，如流行性感冒、麻疹、猩红热、腮腺炎、流行性脑脊髓膜炎等，稍不注意就有可能被感染，特别是年老体弱者和少年儿童。因而要特别注意遵循以下春季保健的基本要求。

①春宜养阳，顾护阳气。注意保护体内阳气，使之不断充沛，逐渐旺盛起来。应避免耗伤阳气和阻碍阳气的情况发生。春季6节气生发之气是夏长之气的基础。如果春季6节气阳气生发不足，或者阳气受到损害，就难以给夏长提供良好的基础，会发生"寒变"。这就是所谓的"春夏养阳"。

②慎避风寒，防止春瘟。许多疾病的发生，常与风邪相关联。春季6节气风气当令，正是百病宜发的季节，正所谓"百草回芽，百病易发"。由于春季6节气多风，增加了空气与皮肤的热量交换，使体

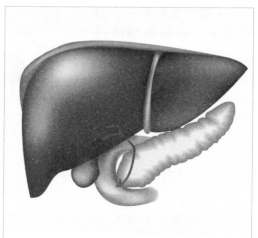

◎肝主春，在这个季节里肝气开始亢盛，日常生活中一定要注意养护好肝脏。

# 风邪对人体的伤害

风邪对人体的伤害是六淫之中最厉害的。它们侵入人体，阻塞毛孔，在身体里上下窜行，导致人体经脉不通，使人发冷或发热。

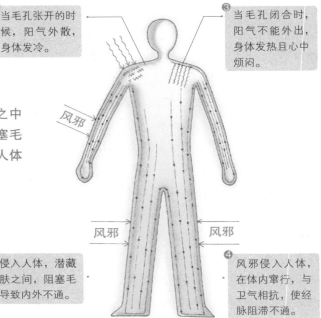

❷ 当毛孔张开的时候，阳气外散，身体发冷。

❸ 当毛孔闭合时，阳气不能外出，身体发热且心中烦闷。

风邪

❶ 风邪侵入人体，潜藏于肌肤之间，阻塞毛孔，导致内外不通。

❹ 风邪侵入人体，在体内窜行，与卫气相抗，使经脉阻滞不通。

风邪　风邪

# 肝、脾、肾三脏的关系

人体的五脏是一个相互联系、不可分割的整体，它们各司其职，共同维持着机体的活力。右图所示为脾、肝、肾三脏之间的关系。

此处，肝主疏泄功能与肾主封藏功能之间也相互制约。如果肝之疏泄与肾之封藏功能失调，则会影响女子的月经来潮和男子的泄精生理功能。

脾的运化与升降功能有赖于肝的疏泄功能

肝依靠脾胃运化水谷精微，提供营养，保持疏泄功能的正常

肝　运化　脾

肾精依赖于肝血的化生

脾的正常运化，依靠肾阳的温煦

运化

肝血需要肾精的滋养

气化

肾精需要脾所运化的水谷精微的补充

肾　气化

肾可以气化脾运化来的水液

内的热量过多散失，易伤阳气，加上春季人体腠理疏松，一些病邪容易侵袭人体。所以春季6节气养生的关键是要避风。

另外，春季6节气天气变化无常，乍暖还寒，致使人体难以适应，造成人的抗病能力下降，一些致病物质会乘虚而入，诱发疾病。所以在春季6节气中一定要注意保暖，尤其是体弱多病之人。我国古老的生活谚语"春捂秋冻"是符合春季养生原则的。

③调节情志，保护肝脏。春季6节气是肝脏功能活动的旺盛时节，所以春季6节气养生，就要重视对肝脏的保养，使肝脏功能正常，减少疾病发生。

由于春季6节气气温乍暖还寒，变化较大，人体极易受风寒之邪。肝脏之阳气易受伤，以致不能生心火，到夏季6节气火就不足，容易发生寒性病变，另外肝脏本身也容易产生疾病，或肝炎等旧疾复发。

随着春季6节气的到来，温暖的气候将会使人的活动量不断增加，新陈代谢日渐旺盛，人体血液循环加快，而人体所需要的营养物质也随之增多，以适应人体各种生理活动的需要。血液循环的加快主要在于血量的调节，营养供给的增加则重在消化、吸收。这些生理功能的变化在中医看来，均与肝脏有密切的关系。

## ❷ 依据春季气候变化来调整饮食起居

春季遵循下面几条养生秘诀，会让你受益无穷。

①宜春捂。"春天孩儿面，一日变三变。"春季气候多变，有时早晨旭日东升，春风送暖，中午阳光暴晒，气温骤升，傍晚寒雨突降，冷气逼人。这时如果突然骤减衣服，极易"寒邪入内"，寒则伤肺，容易引发感冒、急性支气管炎、肺炎等疾病。所以古今养生都十分强调"春捂"，民谚"吃了端午粽，再把棉衣送"，说的也是这个道理。"春捂"得法，就会减少生病的机会。

②宜春游。春天到处绿树成荫，欣欣向荣，空气新鲜，空气中负离子含量较多，最适宜人体进行空气浴、日光浴，以吐故纳新，调和呼吸，协调阴阳，冲和气血，安宁神志，心情舒畅，达到养生保健之目的。人应顺应这一自然规律，到绿色世界中去，必将助阳气、强筋骨，改善新陈代谢，促进血液循环，增强心肺功能。

③调饮食。中医认为，脾胃是后天之本，人体气血化生之源；脾胃元气健壮，人可健身益寿。因为春天是肝旺之时，酸性食物不宜多吃，多食会使肝火偏亢，损伤脾胃，这也是慢性胃炎和消化性溃疡在

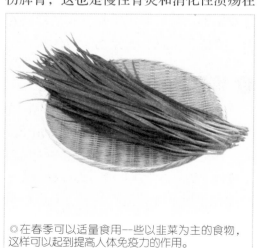

◎在春季可以适量食用一些以韭菜为主的食物，这样可以起到提高人体免疫力的作用。

春季多发的原因之一。春天阳气生发，辛甘食品有助于春阳，温食有利于护阳。因此，春季饮食宜甘、辛，少酸、油腻、黏滞食品。宜多食一些富含优质蛋白质、糖类、维生素、微量元素的食物，如瘦肉、鱼、蛋、大枣、蜂蜜、胡萝卜、菜花、小白菜、水果等，有利于养阳敛阴，养肝护脾。适当吃点儿补品，补益元气，有益脾胃，助阳气之效。

④防"春困"。春天，有些人昏昏欲睡，感到困乏没劲，提不起精神，这就是民间常说的"春困"。"春困"不是病，是人体生理功能暂时不能适应外界环境变化而发生的一种生理现象。冬春交接，皮肤、血管受到寒冷刺激，血流量减少，而大脑和内脏的血流量却增加。进入春天后，随气温升高，皮肤毛孔舒展，血液供应量增多，而供应大脑的氧气相应减少，易昏沉欲睡。

克服办法是：做到早睡早起，睡足8小时，开窗通气，保持室内空气新鲜；坚持锻炼、散步、慢跑、做操，促进血液循环及脑部供血；积极参加文娱活动或春游，不要劳累过度，注意劳逸结合等。

### ❸ 春季多发病的预防保健

①精神病。研究表明，每年的3~5月，精神病复发率极高，占全年的70%以上。春天空气干燥、风沙大，有的大风频率过低，极易产生次声波，直接影响人体的神经中枢系统，使人头痛、恶心、烦躁，甚至致死；此外，猛烈的大风致使空气中的"维生素"——负氧离子大大减少，使人体化学过程发生变化，在血液中分泌大量的血清素，让人感到紧张、压抑、疲劳，导致精神失常。其症状为失眠、记忆力减退；突然变得少言寡语；对周围的人过分多疑；动作和行为失常。为防止春天精神病旧病复发，对有以上精神病患者症状者，应及时到医院诊治，根据季节和气象变化科学护理，注意睡眠和休息，并要创造一个舒适的环境。

②花粉过敏症。春暖花开的季节，有些人总是感到鼻子奇痒难忍，接连不断地打喷嚏、流清涕，眼睛也经常流泪、发痒。有的人还会出现头痛、胸闷、哮喘等症状，这种季节性疾病多是过敏体质者接触花粉后引起的变态反应，称为花粉过敏症。有花粉过敏症的人外出应注意，并可服用抗过敏药预防。避免暴露于变应原，同时少摄入高蛋白、高热饮食和精加工食品。

③冠心病。研究表明，每年的3~4月是心肌梗死的发病高峰期。因此，冠心病病人在度过严冬之后，切莫忽视春天的考

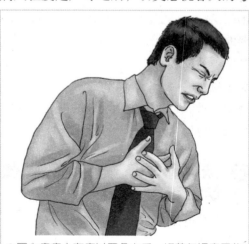

◎冠心病病人在度过严冬之后，切莫忽视春天的考验。

验。此外，风湿性心脏病病人常因寒冷、潮湿、过度劳累以及上呼吸道感染之后，出现旧病复发和加重。患者应特别注意保健，加强体育锻炼，防止上呼吸道感染，注意防寒保暖。

④关节炎与肾炎。关节炎病人对气象变化甚为敏感，尤其是早春时节，气温时高时低，时风时雨，容易加重病情。所以，关节炎病人应密切注意天气变化，关节要保暖，脚部不要受凉。一旦受寒，及时用热水洗脚。肾炎患者要特别注意防感冒，感冒

不仅有发热、流涕、鼻塞、咳嗽等上呼吸道症状，而且极易导致肾病复发。

⑤春季皮炎。不少青年女性一到春天，容易产生一种叫"桃花癣"的皮肤病，主要表现为脱屑、瘙痒、干痛等症状，还有些女性出现褐斑、丘疹等，也有的表现为雀斑增多或褐斑加重。这主要是对春天阳光中紫外线过敏所致。所以，建议女士们春天应尽量少晒太阳，多吃新鲜蔬菜水果，易致过敏的虾类、淡菜等以不吃为宜。

# 顺应夏季气候做好养生保健

## ① 顺应夏季气候特征的个人保健

夏季气候炎热，湿度很大，是万物生长的最高峰，做好夏季6节气的养生保健必须顺应气候特点，遵循夏季养生的基本要求。

### （1）夏季6节气的养生保健

夏季包括立夏、小满、芒种、夏至、小暑、大暑6个节气，各节气都有各自的特点。

立夏是夏季开始的第1个节气，立夏时节应早睡早起，多沐浴阳光，注意情志的调养，保持肝气的疏泄，否则，就会伤及心气，以致秋冬季节易生疾病。春夏之交，在饮食上应注意忌食性热升发之物，以免耗气伤津；同时也不宜过早食用生冷食物，以免损伤脾胃阳气。随着气温的逐

渐升高，日常食物也容易变质，夏季应避免食入不洁食物，以防发生肠道病变。

小满时节，万物繁茂，生长最旺盛，人体生理活动也处于最旺盛的时期，消耗的营养物质为四季最多，所以，应及时适当补充，才能使身体不受损伤。这时，治病用药时要偏于清凉，如菊花、芦根、沙参、元参、百合、绿豆、扁豆、山药、冬

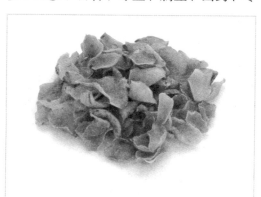

◎百合具有养阴润肺、清心安神的作用，治阴虚久咳、痰中带血、虚烦惊悸、失眠多梦、精神恍惚。

瓜之类，配伍煎水代茶、煮粥均可，切忌过于温热，损伤阴津；也不宜过于寒凉滋腻，反使暑热内伏，不能透发。小满时节，人的精神不易集中，应经常到户外活动，吸纳大自然清阳之气，以满足人体各种活动的需要。

芒种时节，我国长江中下游地区将进入多雨的黄梅时期。黄梅时节，多雨潮湿，由于湿气能伤脾胃，故此时要注意保护脾胃，少食油腻，以免外湿影响消化功能。

自夏至日至立秋后的三伏天，是一年中最炎热之阶段，也是人体调补和治疗宿疾的最佳时期之一。夏至日，是一年中阴阳气交的关键。冬季易发的慢性疾病，利用夏季病情平稳时期进行调补，对治愈或减轻慢性病的复发有较好的作用。

小暑时节，万物繁荣，天地气交，人们可晚睡早起，情志愉快不怒，适当活动，使体内阳气向外宣泄，才能与"夏长"之气相适应，符合夏季养"长"之机。这段时间应适当参加户外的活动。较为合适的娱乐活动如听音乐，可使人忘却夏季炎热的烦恼，音乐悠扬舒缓的旋律、节奏、音调，对人体都是一种良性刺激，能改善大脑及各系统功能，协调各系统器官的正常活动，促进血液流通，增加消化液的分泌，还能提高人的修养，"听曲消愁，有胜于服药矣"。

大暑，正值中伏前后，我国大部分地区已进入一年中最热的时期。由于天气炎热，食欲减退，食物选择要以清淡芳香为主，清淡易消化，芳香刺激食欲。同时，

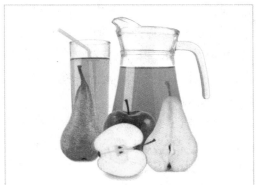

◎在炎热的夏季可以适当吃些瓜果或冷饮，可起到降温防暑的作用，特别是新鲜果汁。

进食要定时定量，可增加胃液分泌量，促进食欲。要多饮开水，饮用时加少量食盐。适当吃些瓜果冷饮，可起到降温防暑的作用，特别是新鲜果汁，如橙汁、苹果汁、柠檬汁、番茄汁、西瓜汁、菠萝汁等。但要注意冷饮不能吃得过多，否则，冷饮刺激肠胃道内壁，减少消化酶的分泌，会发生肠胃疾病，出现食欲减退、消化不良等症状。例如西瓜，虽是一种消暑利尿的佳品，若吃多了也会肚腹膨胀，不利消化，再则排尿增多，也会使人感觉疲劳，尤其是小儿、老人和有慢性支气管炎、慢性肠胃炎、内脏下垂等气虚病人，更不宜多食。这段时间气温很高，生活中应注意不要食用变质或不洁食物，切勿生食海鲜，不吃醉、糟及炝类食物，以防消化道疾病的出现。

**（2）夏季养生保健的基本要求**

根据中医理论，夏季属火，而夏季的一个特殊阶段称之为"长夏"，又单属土。夏季养生需注意以下几个方面。

①养护阳气。夏季虽然气温较高，但仍要顾护人体的阳气。亦即常说的"春夏

养阳"。阳气是人的动力，随季节和日月的交替变化而产生一定的波动。夏季阳气旺盛且常浮跃于外，反易被外邪折伤，如大汗则亡阳。换言之，在炎热的夏季，一般不宜进行大量运动，运动之后应及时补充水分和营养物质。

②晚卧早起。立夏之后，北半球阳光照射充足，日照时间延长，加之气温升高，人的睡眠会减少。有睡眠障碍的人则更易加重，辗转难眠，或夜卧不安。中医讲夏季宜"晚卧早起"，顺应节气。夜晚不能早睡，中午适当的午休仍不失为一个很好的调整。夏季早起进行适度的晨练是最佳的安排。

③加湿解热。盛夏时节，气温高且湿度大，给人以闷热难耐的感觉，这就是中医所说的长夏。长夏在五行中属土，与中医五脏之脾脏相应，而脾最恶湿喜燥，所以长夏多易患脾胃病，出现食欲不振、腹泻等症状。脾胃虚弱的人，应及时调理好饮食，营养充足又不增加脾胃负担，可以少食多餐。夏季动辄出汗，使人口渴，但要注意不可在饭前大量饮水，更不能吃大量冷饮，反之，极易损伤脾胃，导致慢性脾胃疾病。

④慎选水果。夏季瓜果丰富，可以多吃一些，但应注意水果的性味，了解自身体质，以免造成损伤。如脾胃虚寒的人，不宜大量吃西瓜、梨、猕猴桃、柚子等凉性水果；内火大、痰湿盛者，少吃桂圆、荔枝等；过敏体质者，慎吃杧果、菠萝等；李子多吃生痰、助湿，甚至令人发虚热、头昏；尿路结石的人不能多吃草莓；

胃酸多、易腹泻的人少吃香蕉；苹果、桃、葡萄、哈密瓜、桑葚、西瓜等水果含糖量高，故糖尿病病人慎食。

## ❷ 夏季饮食起居的调养

良好的生活饮食习惯，能帮助我们平安度过酷暑，这也是养生保健的一个重要内容。

①起居调养。夏令气候炎热，人体气血趋向体表，新陈代谢旺盛。为适应这种变化，夏季作息宜晚睡早起，以顺应自然界阳盛阴衰的变化，保护人体阳气。夏天中午气温最高，午餐后应安排午睡，以避免炎热，调节精神。

夏天气候炎热，出汗较多，为祛暑防病，保持皮肤清爽，每天需洗1次温水澡。炎热使腠理开泄，易受风寒湿邪的侵袭，注意不要贪凉，以防受凉发病；衣服要勤换洗，久穿湿衣或穿刚晒过的衣服都会刺激皮肤，引起汗斑及其他疾病。

②夏日饮食。夏季应注意补水，多摄入消暑降温的食物。

多吃盐。夏季高温下人出汗多，而汗

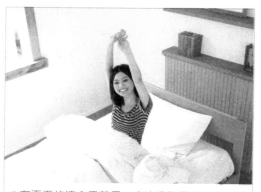

◎在夏天的这个季节里，应该晚卧早起，中午适当地进行午休，这样能够保证一天精力充沛。

中98%~99%是水分，其余是氯化钠，氯化钠是维持人体内渗透压平衡的主要成分，缺乏时可发生生理异常，有口渴、体软、皮肤干、唇舌燥、少尿发热等症状，严重时可引起虚脱甚至休克。因此，在剧烈的劳动或大量出汗后，要及时补充盐分，平时也应适量吃咸点儿，以保证体内盐的平衡。

多吃苦。从调整人体阴阳平衡角度出发，夏季应多吃苦味食品，苦味食物有除燥热和利尿等作用，还能刺激脾胃的运化能力，苦味入心经，可降心火，苦味之阴可调和夏季之阳热。另外，苦味食品一般含有较多的氨基酸、维生素、生物碱、苷类、苦味质、微量元素等，具有抗菌消炎、解热去暑、帮助消化、增进食欲、提神醒脑、消除疲劳等作用。

多喝水。水是组成人体的重要物质，也是能量与营养代谢必需的载体，缺乏水分会极大地影响身体健康。夏季一方面人体新陈代谢旺盛，另一方面气温高、出汗多，会消耗更多的水分，所以夏季应经常性地补充水分，不要等到口渴了才喝水。同时，不应过多喝甜味饮料，因它不但起不到解渴的作用，糖类食品还会转化为葡萄糖，进而转化为脂肪，容易使人发胖。

多喝凉茶。夏季要注意消暑，可多喝些菊花茶、金银花茶、桑叶茶、瓜皮茶等凉茶。喝热绿茶也能促进汗腺分泌起到消暑良效。凉茶最好能根据个人体质及身体健康状况选择饮用，也可在市场上选购多种新鲜草药搭配煎煮，还可放入冰箱冰镇后再喝，口感会更好。

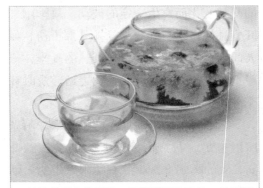

◎菊花茶具有散风热、平肝明目的功效。治感冒风热，头痛等症。

多吃鲜。夏季人体消化液和消化酶分泌减少，食欲下降，而机体新陈代谢旺盛，所以要注意多吃一些味美不腻、富含营养的新鲜蔬菜、瓜果、豆制品等，可减轻胃肠负担，保证足量营养。高温下食物会更快地受到细菌的污染，更容易腐烂变味，所以要注意洗净瓜果，尽量不吃剩菜，熟食也要煮或蒸透后再吃，冰箱内的食物不能放置过久，否则变质也会引起食物中毒。

多补钾。人在夏季精神困倦、四肢疲乏及食欲衰退等，与出汗多缺钾有直接关系，故夏季应适当补钾，以维持身体正常的生理活动。含钾较多的食物有：大豆、土豆、红豆、紫菜、海带、青苋菜、榨菜、玉米等。

多喝汤。夏季食欲不好，消耗又大，多喝些汤对调节胃口、补充体液、增强食欲极为有利，而且还有一定的食疗作用，如猪骨头汤可防治骨质疏松症，大枣银耳汤能滋阴补血，绿豆汤能降温消暑等。汤有荤汤、素汤之分，也可分为清汤、奶汤，或分为卤鲜、酸辣、甜味汤等，适合多种人的口味。

③精神养生。夏属火，火与心相应。中医认为心藏神，在炎热的盛夏，要重视心神的调摄。在夏天应该做到神清气和，心情愉快，心胸宽广，精神饱满，切忌发怒，要保持乐观外向的性格，以利于气机的宣泄。要有广泛的兴趣和爱好，多参加一些有意义的文体活动及夏令营活动，也可外出旅游避暑。

④运动护养。夏季经常参加运动锻炼有利于增强心、肺功能，促进胃肠道消化吸收，提高机体抗病能力。运动时间最好安排在清晨或傍晚天气凉爽的时候，应避免长时间在阳光直射下锻炼。锻炼项目以散步、慢跑、体操、气功、太极拳为好，也可根据兴趣和爱好，选择其他的运动项目。

⑤保健防病。夏季要预防中暑。注意劳逸结合，避免长时间在烈日下暴晒，注意室内降温及通风。出现头晕、胸闷、恶心、心

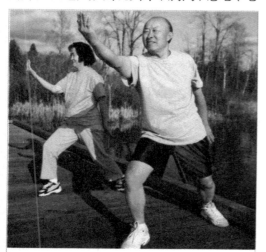

◎夏季经常参加运动锻炼有利于增强心、肺功能。

慌、四肢无力、出大汗、口渴等中暑先兆症状，应及时到通风阴凉处休息，同时喝一些盐开水或祛暑饮料。平时注意饮食卫生，保证充足的睡眠。

### ❸ 积极预防常见的夏季病

①中暑。盛夏季节，气温很高，特别是在强烈日光照射下的高温环境中，进行重体力劳动，或者在酷暑炎热的时候集会时，体内产生大量热量，人体即使大量出汗，仍来不及散热，就会使体温升高，呼吸、脉搏加快，发生头昏、眼花、胸闷、心悸、恶心乏力而中暑。预防中暑的关键是及时补充水分和盐分，尽量避免高温作业和骄阳下的露天作业。一旦发生中暑，应立即将患者平放于阴凉通风处施行急救。

②夏季感冒。大部分人的夏季感冒都是因为身体突然着凉，使血液受到冷却而反射性引起鼻子和喉咙的一时性缺血，使抵抗力减弱，感冒病毒乘虚而入的。而且夏季感冒有一个特点，那就是除了一般的感冒症状以外，还有口渴心烦等内热现象。

人们在夏季应加强身体锻炼，注意饮食调节，保证足够的睡眠时间，不要过于贪凉，特别是不要长时间使用空调，这些都是预防夏季感冒的关键。此外，应注意多喝白开水，因为夏季人们对水的需求量很大，再加上感冒时容易发热，而发热是人体与病菌抗争的过程，会消耗大量的体液。睡眠对预防夏季感冒也颇有帮助。实践证明，当人睡眠减少、劳累过度、寒冷刺激时，体内"胞壁酸"大大减少，抵抗

力会随之下降，细菌、病毒等病原微生物便乘虚而入，诱发疾病，感冒即是这类疾病之一。如果患者能增加睡眠时间，体内的"胞壁酸"就会不断增多，人体的抗病力也会随之加强。所以，夏季感冒应多喝水、多睡觉。

③传染病。腹泻和肠道传染病是夏季最主要的流行病。夏季气温高、雨水多，高温高湿的天气会促进细菌的繁殖和生长，食物容易腐烂。因此，人们在夏季预防肠道传染病时要做到：保持良好的个人卫生习惯，勤洗手；尽可能吃熟食热食，少吃凉拌菜或冷食，不要吃变质食物；喝开水或凉开水，不要喝生水；有病及时就医，以免殃及家人和朋友。

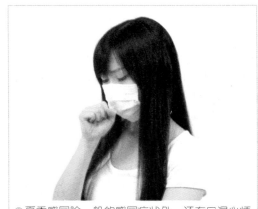

◎夏季感冒除一般的感冒症状外，还有口渴心烦等内热现象。

# 重视秋季养生保健

## ❶ 掌握秋季的气候特征和保健的基本要求

肺秋季从立秋开始，经过处暑、白露、秋分、寒露、霜降，结束秋季，到达冬季。秋天阳光和煦，气温渐降，此时万物成熟，进入由热到冷的过渡阶段。

### （1）秋季的气候特征

秋季每一个节气的气候都不同，了解秋季各节气的气候是做好秋季保健的基础。

立秋，预示着秋天的到来，秋是肃杀的季节。从这一天开始，天高气爽，月明风清，气温逐渐下降。从其气候特点看，立秋由于盛夏余热未消，秋阳肆虐，特别是在立秋前后，很多地区仍处于炎热之中，素有"秋老虎"之称。气象资料表明，这种炎热的气候，往往要延续到9月的中下旬，天气才能真正凉爽起来。

处暑，是暑气结束的时节，"处"含有躲藏、终止的意思，顾名思义，处暑表明暑天将近结束。这时的三伏天气已过或

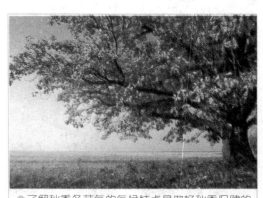

◎了解秋季各节气的气候特点是做好秋季保健的基础。

接近尾声。但天气还未出现真正意义上的秋凉，此时晴天下午的炎热亦不亚于暑夏之季。这也提醒人们，秋天还会有热天气的时候。处暑节气正是处在由热转凉的交替时期，自然界的阳气由疏泄趋向收敛。

白露是典型的秋天节气，是真正的凉爽季节的开始。从这一天起，天气已凉，空气中的水汽每到夜晚常在树木花草上凝结成白色的露珠，鸟类也开始做过冬准备。

秋分这天，进入了凉爽的秋季。"一场秋雨一场寒"，一股股南下的冷空气，与逐渐衰减的暖湿空气相遇，产生一次次降雨，气温也一次次下降。候鸟开始成群结队地从逐渐寒冷的北方飞往南方。

寒露时节已是露气寒冷，将凝结为霜了。此时气温更低，气候从凉爽逐渐转寒，早晚温差更为明显。

霜降有天气渐冷、开始降霜的意思。此时气候已渐寒冷，夜晚下霜，晨起阴冷，开始有白霜出现。一天中温差很大，常有冷空气侵袭，而使气温骤降。

### （2）秋季养生的基本要求

秋季气候干燥，昼夜温差很大，人体的养生保健要遵循一些基本要求。

①秋宜养阴，慎防津气耗散。秋季6节气是阳消阴长的时节，夏季6节气的炎热刚过，人体阳气逐渐内敛，阴精之气不断转盛。所以人与秋气相和，保持体内阴精，一方面是适应自然界阴气渐生而旺的规律，人们应顺应自然界敛藏之势，收藏阴气，使精气内聚，以滋养五脏、抗病延年；另一方面也是为冬季6节气的潜藏阴精做好准备，并进一步为来年阳气的生发打下基础，从而维护人体的阴阳平衡。所以在秋季6节气中不要损伤阴精之气，这就是人们常说的"秋冬养阴"，秋季的节气养生还应防止劳伤太过，以免阴气外泄，因为过度剧烈运动能使人出汗过多，致使津气耗散。

②防燥护阴，养肺为先。秋季6节气暑热已过，燥气当令。中医认为，燥为秋季6节气的主气，称为"秋燥"，其气清肃。因此，燥邪伤人，容易耗人津液，所谓"燥胜则干"。津液既耗，必现一派"燥象"，常见口干、唇干、鼻干、咽干、舌干少津、大便干结、皮肤干甚至皲裂等症。

秋季6节气在人体对应肺。肺主气，司呼吸，以鼻窍与大气相连，以皮肤汗孔与外界相通。由于肺脏娇嫩，"喜润恶

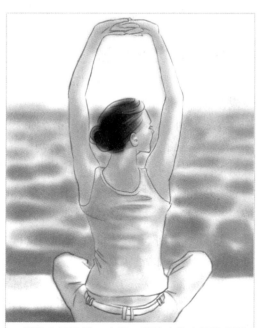

◎保持心情清静、安宁，可使人体上下气机贯通，改善肺功能。

燥"，容易受到外来邪气的侵袭，尤其是秋令时节之燥邪。"燥易伤肺"，容易发生咳嗽或干咳无痰、口舌干燥等症。肺津伤则见口干、舌燥、咽痛、目涩、鼻衄、干咳少痰、皮肤粗糙、大便干结等症状。所以秋令时节应注意滋养肺脏，防止秋燥伤肺，使肺气理清，呼吸平和，这就是秋季6节气的"养收之道"。

③调畅情志。秋季6节气，落叶遍地，万物凋零，秋风肃杀，加上绵绵的秋雨，容易造成人的情绪不稳定，心情烦躁不安，让人陡生悲凉之意。不良情绪的刺激可以影响人体的健康，所以要保持心情清静、安宁，保持乐观向上的积极情绪，"调气安神"，使人体上下气机贯通。这样可以改善肺的生理功能，以抵御秋燥肃杀之气对机体的侵犯。因此调畅情志对于秋季6节气养生十分重要。

## ❷ 秋季的饮食起居

了解秋季养生的基本要求之后，我们还应在饮食起居中加以注意。

### （1）秋季的饮食起居之道

①早睡早起，规律作息。秋高气爽，气温渐降，万物色变，人们生活起居也要随时令做相应的调整，做到规律作息，早睡早起，早睡能避风寒，早起使人神清气爽。这样收敛神气使肺部不受秋燥的损害，从而保持肺的清肃功能。

②食清润，避免辛辣。燥是秋天的特点，故秋天饮食宜清润，多吃新鲜蔬菜和水果，因蔬菜和水果性寒凉，有生津止渴、清热燥之功，可改善秋日燥火对人体

造成的不利影响。少吃辛辣、煎炸及油腻食物可防秋燥，如大蒜、辣椒、葱、姜、茴香、炸鸡腿、炸里脊及炸肉片等。

③运动护养。金秋季节，天高气爽，是开展运动的大好时期。在锻炼时，一方面要根据个人具体情况，选择不同锻炼项目，另一方面要针对季节特点进行自我锻炼。运动量不宜太大，不宜太剧烈；气功选择应以静功为主。因天气将逐渐变冷，要注意进行耐寒锻炼，以增强机体的御寒能力。

### （2）秋季应进补

人们经过炎热的夏天，身体消耗大，体内的营养物质相对缺乏，故有体重减轻、倦怠乏力、食欲降低等体虚症状，此时调养一下身体是很有必要的。根据中医"虚则补之"的原则，秋季进补对恢复体力、提高抗病能力有积极作用。

秋季进补宜先调理脾胃。经历了漫长的酷热的夏季，人们由于频饮冷饮，常吃冰冻食品，多有脾胃功能减弱的现象，特别是体虚者，此时骤用补药或补品势必难以消化吸收。所以，秋季进补之前，脾胃

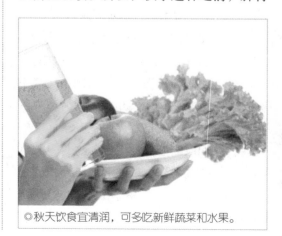

◎秋天饮食宜清润，可多吃新鲜蔬菜和水果。

应有一个调整适应的阶段。可先补食一些既富有营养，又易消化的食物，以调理脾胃功能，如鱼、各种动物瘦肉、禽蛋，以及山药、红枣、莲藕等。

此外，奶制品、豆类及新鲜蔬菜、水果均宜多吃，药食兼优的菱角、板栗也是调理脾胃的佳品，它们均含有碳水化合物、蛋白质及多种维生素，具有补中益气、开胃止渴、固肾养精等功效。

### ❸ 秋季常见病的防治

秋季昼夜温差大，是一些疾病的多发期，我们应该预防以下常见病。

①胃病。10月份是慢性胃炎和胃、十二指肠溃疡病复发的高峰期，因此人们要参加适当的体育活动，日常膳食应以温软淡素易消化为宜。

②哮喘病。有哮喘病史的人对气温、湿度等气象要素的变化极为敏感，而且适应能力弱。另外，草枯叶落的深秋过敏物质大量增加，也是该病易发的重要原因，因此要弄清引起哮喘发作的变应原，尽量避免与之接触。

③心脑血管疾病。秋天是心脑血管病的多发季节，寒冷会引起冠状动脉痉挛，直接影响心脏本身血液的供应，诱发心绞痛或心肌梗死。因此，心脑血管病人秋天应坚持服用治疗冠心病或高血压的药物，定期检查心电图和血压，积极预防感冒等可能诱发心脑血管病加重的疾病。

④腹泻。秋天患腹泻的人数往往会多于夏季。秋季天气凉爽，人的食欲增加，易暴饮暴食，致使胃肠负担加重，功能紊乱。昼夜温差较大，易引起腹部着凉，或诱发结肠过敏，使肠蠕动增强而导致腹泻。因此应注意饮食健康，并根据天气变化及时增减衣服。

# 不可忽视冬季养生保健

### ❶ 了解寒冷冬日的个人保健

从立冬开始进入冬天，冬天气候寒冷，万物凋零，分为立冬、小雪、大雪、冬至、小寒、大寒6个节气。认识冬季各节气的气候特征能帮助我们更好地养生保健。

**（1）了解冬季各节气的气候特点**

立冬："立，建始也，冬，终也，万物收藏也"，表示冬季自此开始。"立冬

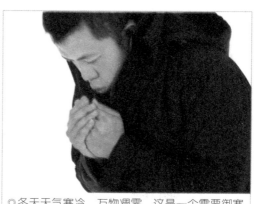

◎冬天天气寒冷，万物凋零，这是一个需要御寒保暖的季节。

之日，水始冰，地始冻"。

小雪：雪是寒冷天气的产物。其时天已积阴，寒未深而雪未大，故名小雪。这时的黄河以北地区已到了北风吹，雪花飘的孟冬，此时我国北方地区会出现初雪，虽雪量有限，但还是提示我们到了御寒保暖的季节。小雪节气的前后，天气时常是阴冷晦暗的。

大雪："大者盛也，至此而雪盛也"，表示从此降雪量开始大起来。

冬至：冬至是个非常重要的节气，冬至这一天的白天是一年中最短的一天，太阳几乎直射在南回归线上。过了冬至后，随着太阳直射的北移，白天的时间逐渐长起来。俗话说："吃了冬至饭，一天长一线。"从这一天以后到立春的45天，阳气渐升，阴气渐降。

小寒：寒是寒冷之意，表示冬季的寒冷已经开始。民间有句谚语："小寒大寒，冷成冰团。"

大寒：大寒是一年中最后一个节气，也是一年中的寒冷时期。这一节气里气候比较干燥，降水稀小，常有寒潮、大风天气。

### （2）冬季养生的基本要求

冬季气候寒冷，万物凋零，人体的新陈代谢也进入相对缓慢的状态。冬季养生要遵循养藏之道。

①冬宜藏精，应时而养。冬季养生应根据"万物藏，肾气水旺"的特点，避寒就暖，敛阴护阳，调和阴阳相平衡，养藏而固肾气，增强体质，防病益寿。

②养阳防寒，起居调摄。冬三月，天地闭藏，起居调摄应顺乎于自然。冬季应注意保持室内温度。室内温度太低，易耗伤人体阳气；室内温度过高，又易劫伤阴精。冬季阳气闭藏于内，阴气在外，若调摄失当，过贪辛热暴暖，就会内扰阳气，迫其外泄，或积热于内，形成阴虚火旺之候。到了春天，就会发为温病，或诱发宿疾。

冬季在保暖的同时，应重视保持室内空气新鲜。经常开窗交换空气，防止因通风不良，引起头晕、胸闷等低氧现象，导致呼吸道疾病传播，如感冒、哮喘、慢性支气管炎等病的发生。室内也可放一盆水，或者养些水仙花和观赏鱼，以调节空气湿度。

③房事调摄，益肾蓄精。冬三月"养藏之道"的重要内容就是保养肾精，做到房事有节制，以保持体内精气充足，维持五脏六腑的正常生理功能。

④运动调摄，护阳养形。在冬季严寒的恶劣环境下，人体功能易发生紊乱，尤其是年老体弱者，当不能适应外界环境时，就会诱发一些疾病。如在冷空气刺激下，人体免疫功能降低，防御疾病能力减

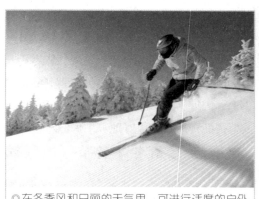

◎在冬季风和日丽的天气里，可进行适度的户外锻炼，十分有益于身体健康。

弱，一旦遭受到细菌、病毒的侵袭，可引起感冒、慢性支气管炎和肺炎等疾病。由于寒冷刺激，冠心病、脑栓塞、脑出血等疾病可能发作或加重，甚至发生意外。此外，哮喘、胃及十二指肠溃疡、皮肤瘙痒症等，冬季多有复发，亦应引起足够的注意。因此，要选择适当的锻炼项目进行锻炼。锻炼场所应以室内为主，风和日丽的天气，可进行适度的户外锻炼。这样既可舒服筋骨、流通血脉，又是增热保暖防寒的积极措施。

## ❷ 冬季起居和进补之道

冬季气候寒冷，日常起居要顺应气候变化并及时做出调整，这样才有利于自身的养生保健。

### （1）冬季饮食起居的调整

①起居调养。冬三月，天地闭藏，起居方面要顺乎自然，宜早睡迟起。早睡以养人体阳气，迟起以维护阴气。衣服要随气候的变化增减，内衣以棉质为好，外衣要宽松，鞋袜不要太紧；注意保持手脚、耳郭的温暖。

②饮食摄养。冬季饮食应当遵循"秋冬养阴""无扰乎阳"的原则。食物既不宜生冷，也不宜燥热，最宜滋阴潜阳、热量较高的膳食，龟、鳖、藕、木耳、核桃、生姜等都是有益食品。要注意摄取含维生素较高的黄绿色蔬菜类。宜晨起喝热粥、晚餐宜节食、食后按摩腹部、缓行百步。

③精神养生。严冬腊月，寒风凛冽，雨雪纷飞，江河冰封，草木枯瘦，如此万物凋零之象，常会使人触景生情，情绪低落，尤其是老弱多病之人，情志的变化更为明显。因此，精神调摄十分重要。冬季6节气精神调摄，重在安定心志，不要使情志过激，以免骚扰潜伏的阳气。

### （2）冬季进补之道

冬季日常膳食要注意滋阴补肾，多吃些瘦肉、禽蛋、鱼类、豆类等含优质蛋白质的食品，多食用牛、羊肉等温热食品，食用含多种维生素的食物，如新鲜蔬菜、水果等，以防皮肤粗糙、皲裂。还要注意多喝水，以滋润脏腑，增进食欲，驱寒保暖。偏于阳血不足的老人，食补以羊肉、鸡肉等为主。偏于阴血不足的老人，食补应以鹅肉、鸭肉为主。除此之外，鳖、龟、藕、木耳等也是阴虚老人冬季的有益食品。

冬季宜药补。冬季药补，必须以适合自己的体质和病情为宜，最好能在中医的指导下进行。否则，不但对身体无益，还会造成不良后果。冬季常用的补药有人参和阿胶。冬天服用人参可食其蒸液，每日服用2克人参，切成薄片，放在小瓷碗内，加2～3匙清水，隔水蒸，水开后文火继续蒸

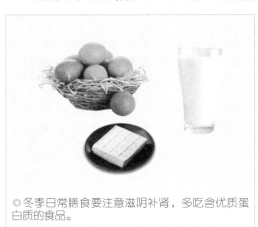

◎冬季日常膳食要注意滋阴补肾，多吃含优质蛋白质的食品。

20~30分钟即可。服两汁可连人参渣一起，细嚼咽服，每周连服4~5天，停药2~3天。服用阿胶的方法很多，一般可用阿胶250克，敲碎放入陶瓷瓶中，加黄酒350克，浸泡1~2天，然后放入冰糖或白砂糖250克，加清水250克，放在锅内隔水蒸炖，常用筷子搅和，待全部溶化后，冷却备用，每天1~2次，每次1汤匙，开水送服。

## ❸ 积极预防冬季常见病

冬天，由于新陈代谢变缓，人体抗病能力也大大降低。冬季常见病很多，以下仅选择了最常见的几种加以说明。

①感冒。秋冬季为感冒高发期。导致感冒高发的原因主要是人体受凉。当冷空气南下时，日平均气温和最低气温大幅度下降，前后两天日平均气温甚至可以相差10度以上。这种突然降温，使人们的体温调节功能难以适应，再加上人们没有思想准备，不注意保暖，就易受凉。冬季的冷高压天气里阳光充足，光照强，导致中午热，早晚冷，同日温差大，早晚容易受凉。寒冷降低了身体的抵抗力，从而引起感冒。要避免受寒，可根据天气预报随时掌握天气变化情况，特别是在冷空气开始南下的几天要注意保暖，因为这时降温最强烈。可是这点常常被忽视，人们常在降温的第1~2天不以为然，等感到寒冷时才增添衣服。其实，这时气温开始回升，天气也回暖，而且往往已经受了凉。

②关节痛。秋冬过渡季节，气象要素变化剧烈，冷空气不时南下，晚秋、初冬较

强的冷空气能引发关节病痛的发作。一般来说，当日温度变化在3℃，气压变化大于1000帕以上，相对湿度变化大于10%时，关节痛病人就会多起来。而且疼痛发作也可能出现在天气变化的前一天，这就是"旧伤疼痛明日雨"的由来。因此，有关节炎和其他伤痛的患者，平时要加强锻炼，以改善和调节关节功能，减少关节病痛。也可依据天气预报，在天气变化前采取保暖、驱湿措施。

③心肌梗死。心肌梗死的发病高峰期与冷空气活动密切相关。入秋后，第1次出现持续期较长的日最低气温低于0℃的过程中，都有一次明显的心肌梗死的发病高峰。此时的天气特征为持续低温、阴雨和大风。由于大风和潮湿都能增加寒冷程度，因此，影响心肌梗死发病的气象条件大多为寒冷。

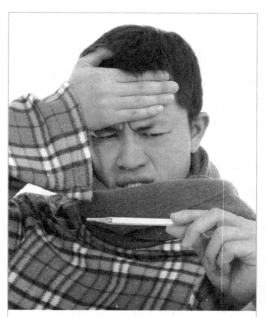

◎秋冬季为感冒高发期，其原因主要是人体受凉。

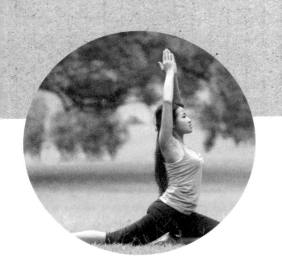

第三章

# 认识组织器官，让身体正常运行

　　●细胞是人体结构和功能的基本单位，许多形态、功能相似的细胞组织，又由这些组织构成脑、心、肺、肠等器官。人体的器官组成了八大系统，每个系统的活动相互配合、协调统一，才能顺利完成各项生理活动。

# 消化系统日常自我保健

消化系统由消化道和消化腺组成，它通过消化吸收，供给人体需要的能量和营养。具体而言，参与消化过程的器官有口腔、唾液腺、牙、咽、食管、胃、肠、肝脏、胆囊、胰腺和阑尾。只有消化系统正常运行，身体才能有足够的能量进行各种代谢，维持各器官的正常工作。做好消化系统的自我保健是维持身体健康的重要内容。

## ❶ 防治口腔溃疡

口腔溃疡是口腔黏膜的小的溃疡，具有复发性，又称复发性口疮或复发性口腔溃疡，是口腔黏膜最常见的溃疡性的损害。常见症状是口腔黏膜上的小溃疡，主要在舌、唇、腭等处，往往一处愈合，另一处又起。每个溃疡开始时黏膜局部充血、水肿、出现水疱，以后水疱溃破形成溃疡。

要做好口腔保健，应当选择合理的口腔护理工具，有溃疡时，停止使用牙刷，为防止进一步损伤口腔黏膜，可改用消毒棉球，由内向外、由上向下擦洗，动作轻柔，以免损伤口腔黏膜。

一定要多饮水，避免口腔干燥。可以食用些高蛋白、高热量、高维生素的半流食或软食，而要避免酸辣、过热、粗糙等刺激溃疡面的食物，要少食多餐，进食速度适中，以免刺激和损伤黏膜而诱发疼痛。

此外，在溃疡局部用药时，先进行口腔清洁，除去口腔内残渣污物，再局部用药，使药物更好地发挥作用。可以用喷洒药粉器将药物喷洒到口腔内，使药物均匀散布于口腔黏膜的溃疡面上，以达到治疗的目的。

应该每日观察口腔黏膜的颜色、性质、有无出血等情况。注意有无新的溃疡。了解每天清洁口腔的目的、意义和重要性，加强自我防护的自觉性，养成晨起、饭后和睡前进行口腔清洁的良好习惯。

## ❷ 牙齿保健

牙齿虽然坚固，可往往禁不住细菌等因素的慢性破坏，所以要注意保护牙齿。

首先，要定期看牙医，以便及时发现各种疾病，妥善处理。饮食马马虎虎或过于讲究都会诱发某些胃肠疾病，而口腔是

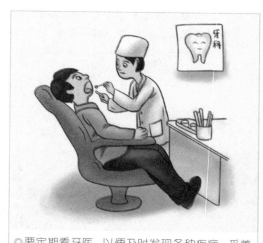

◎要定期看牙医，以便及时发现各种疾病，妥善处理。

# 口腔溃疡的中医疗法

## 刮痧疗法

### 对症取穴

头部：承浆
背部：肝俞、胆俞
下肢部：足三里、解溪

| 时间 | 运板 | 次数 |
|------|------|------|
| 15分钟 | 角刮法 | 30次 |

背部对症取穴

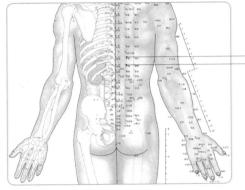

肝俞
背部，当第九胸椎棘突下，旁开1.5寸。

胆俞
背部，第十胸椎棘突下，旁开1.5寸。

## 耳压疗法

每次选3～4穴，把王不留行贴压于所选穴位，每日用力按摩3次，每次10分钟，双耳交替治疗。

### 对症取穴

口、舌、神门、胃、皮质下、内分泌、肾上腺、脾、心。

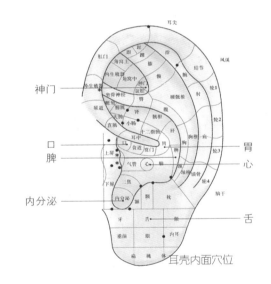

耳壳内面穴位

## ●中医专家教你的小窍门

注意口腔卫生，避免损伤口腔黏膜。加强体育锻炼，提高机体抵抗力。保持心情舒畅，乐观开朗，避免着急。

宜用清淡饮食，多吃新鲜蔬菜及水果，保持大便通畅，防止便秘。少吃辛辣肥甘厚腻食物，以减少口疮发生的机会。

生活起居规律，心情舒畅。保证充足的睡眠时间，避免过度疲劳。注意生活起居规律性和营养均衡性，戒除烟酒。

整个消化系统的门户，所有肝、胆、肠胃上的疾病都会直接影响牙齿的健康。

其次，平时还要养成叩齿的习惯，叩齿并不是指磨牙齿，而是上下颌牙齿相碰，每次10秒，早晚各10次。这种方法不受年龄限制，它对牙周韧带有一个良好的弹跳按摩作用，可促进牙髓、根尖及牙周组织的血液循环，使牙更坚固，减少疾病发生，故有健齿护齿效果，对牙周病有较好的预防作用。

再次，如果你想拥有洁白、整齐、健康的牙齿，选对牙齿清洁用品将有所助益。

选择牙刷的原则是软毛、"小头"。软毛牙刷比硬毛牙刷更能有效清洁牙面，硬毛牙刷则会伤害牙龈和牙组织；"小头"牙刷容易清洁口腔的隐蔽处和缝隙。牙刷应当经常更换。当牙刷刷毛开始向外弯曲时，就应当更换牙刷了。通常应当3个月更换一次牙刷。流感或感冒痊愈后应更换牙刷，以避免重新感染病菌。

牙线对于牙缝间的清洁是十分必要的，因为那里常常是牙龈疾病的发源地。牙齿的邻接面牙刷刷不到，因此我们得用牙线把邻接面的牙菌斑"刮"下来（牙齿的唇面与舌面是靠牙刷而非牙线）。牙线固然也可把塞在牙缝的食物清出，但牙线主要是把牙齿的表面刮干净，而不是掏牙缝。

牙膏中的氟化物在预防牙齿蛀蚀方面起着重要的作用。氟化物可在牙齿受到蛀蚀的早期帮助牙齿修复珐琅质，并中和产生酸的牙菌斑。

最后，养成好的饮食习惯。生鲜食物，例如胡萝卜、红皮白萝卜或者苹果在被咀嚼的时候，在牙齿表面进行摩擦，实际上起到了清洁牙齿的作用。

相反的，零食，特别是碳水化合物食品(糖果或者甜饮料、面包、糕点等)或者酸性食品(苏打水、水果、果汁)，通常会增加患龋齿的危险。糖分可以转化为酸，而酸可能破坏牙齿表面的釉质。如果有可能，在每次吃完食物之后要仔细地清洁牙齿。如果没有条件，也可以漱口或者嚼一块无糖的口香糖。

## ❸ 远离食管疾病

根据食管疾病的致病因素总结出的预防措施有以下几点。

①注意饮食。少食含有亚硝酸盐的食物，如酸菜、泡菜、咸菜、咸肉、咸鱼、香肠等，这些食物大量摄入可能致癌；不吃发霉变质的食物，这些食物中含有大量黄曲霉毒素，尤其是发霉的花生、棉籽、玉米中含量较高，食用也可能致癌；切忌暴饮暴食，进食过快，进食粗硬食物可能

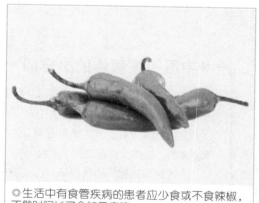

◎生活中有食管疾病的患者应少食或不食辣椒，不然时间长了会加重病情。

引起食管黏膜损伤，反复损伤可以造成黏膜增生间变，最后导致癌变；此外，饮用浓茶，多摄辣椒、蒜、醋等刺激性食物，长期喜进烫的食物都是致癌的因素，一定要避免。

②平衡营养素。营养素缺乏与食管癌发病有关，膳食中缺乏维生素、蛋白质及必需脂肪酸等成分，尤其是维生素及微量元素铝、锌、铁、铜的缺乏，可以使食管黏膜增生、间变，进一步可引起癌变。

③避免烟、酒刺激。长期吸烟和饮酒与食管癌的发病有关，吸烟者患食管癌的相对危险性比不吸烟者高1.3～11.1倍，有研究发现，有咀嚼烟草和嗅鼻烟习惯的人食管癌发病率更高，每日饮6瓶啤酒者食管癌的发病率是不饮酒者的2.3倍。

④避免食管的局部损伤。各种原因引起的经久不愈的食管炎，可能是食管癌的前期病变，尤其有间变细胞形成者癌变危险性更大；食管炎也好发于中胸段食管，一些慢性炎症久治不愈，或反复发生，都可能有癌变的危险。

此外，人群的易感性与遗传和环境条件有关，食管癌主要集中发生在10％的家族中。不过除遗传因素外，其他食管疾病的致病因素都可以避免。养成良好的生活习惯，这是预防食管疾病的前提。

## ④ 胃的养护

对于胃的日常保养，首先是饮食健康，少吃大鱼大肉。大鱼大肉等酸性食物吃多了，会使体内的酸性物质积聚，进而造成胃酸过多，导致胃灼热、泛酸、胃溃疡。

要保持乐观和心情愉快，避免患得患失及焦虑、恐惧、紧张、忧伤等不良因素的刺激；要积极参加各项体育活动，这样有利于改善胃部的血液循环，减少脂肪堆积和胃酸的分泌，减少胃病发生的机会；要随气候的变化，适时增减衣服，夜间睡觉时要盖好被子，以防腹部着凉而导致胃病发作。腹部受到寒冷的突然刺激，可引起胃部运动功能紊乱、分泌失调，产生恶心、呕吐、腹泻等急性胃炎症状。

一旦发现自己有急慢性胃炎的症状，最好马上去医院检查。因为看似普通的小毛病，如不及时治疗有可能引发更严重的胃病。切勿拖延病情，随便吃药"忍"过去。乱吃药会使胃病雪上加霜，胃病患者第一忌服镇痛药。目前各类镇痛药有100多种，处方和非处方的都有，它们的化学组成为非那西汀、氨基比林、咖啡因、苯巴比妥，这4种药物对胃均有刺激性，可引起上腹部疼痛、恶心呕吐。尤其是咖啡因与氨基比林的刺激性较大，咖啡因除对胃黏膜有直接刺激外，还有促进胃酸分泌

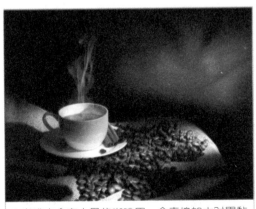

◎咖啡中含有大量的咖啡因，会直接加大对胃黏膜的刺激，因此有胃病的人群不应饮用。

的作用，可使胃十二指肠的炎症及溃疡加重。胃痛时服用此药，无疑在胃部原有的病变上雪上加霜。如果一定要用镇痛药，最好在医生的指导下，根据个体差异情况，有针对性地选用，尽量避免对胃肠道造成伤害。

## ⑤ 肠的保健

在饮食上一定要讲究低蛋白、低脂肪，少吃熏烤、油炸食品，多进食粗纤维蔬菜、五谷杂粮和新鲜水果。另外，黑木耳有明显的涤垢除污功能，被称为肠道的"清道夫"，可解毒和净化血液。动物血中的血浆蛋白被消化酶分解后，可产生一种具有解毒和润肠作用的物质，它可与入侵肠道的有害粉尘、微粒结合，将其排出体外。所以，这两种食物可多吃。

要重视体内代谢废物的排泄，及时排便，消除危害。人体肠道内存在大量细菌，食物经咀嚼和胃肠消化成为食糜，其在肠道经细菌发酵分解代谢的产物含有一系列有毒物质，如醛类、酮类、氨、过氧化物等。这些毒物若不能及时排出体外，被肠道重新吸收，进入血液循环，会导致神经细胞功能障碍、容易衰老等情况发生。所以一定要养成规律排便的习惯，早晚排便。

## ⑥ 肝脏保健

为确保肝脏正常工作，平时要特别注意维护保养好肝脏。

①不要过量饮酒。酒含有乙醇，有刺激、伤害肝细胞的毒性作用，可使人的肝细胞发生变性和坏死，一次大量饮酒，可以损伤饮酒者大量的肝细胞，引起转氨酶急剧升高；如果长期饮酒，还可能导致酒精性脂肪肝、酒精性肝炎，甚至于酒精性肝硬化。

②养成良好的饮食习惯，营养均衡。不少人工作繁忙，饮食上没有规律，这样会破坏肝脏的代谢和胆汁的分泌功能，同样会发生营养失衡性脂肪肝。而一些盲目追求形体美的女性，长时间的饥饿，致使神经性厌食、肠道病变，大量脂肪酸进入肝脏，使肝内脂肪蓄积而造成营养不良性脂肪肝。因此，应该格外注意饮食有常、营养均衡，切忌暴饮暴食。平常用餐可以多吃各种蔬菜、豆制品、水果等，每天喝1杯牛奶，进食1个鸡蛋、100克精瘦肉(如牛肉、猪肉、鱼肉等)，3种蔬菜，2种水果，这样对于保肝养肝大有好处。

③注意饮食卫生。不洁饮食，尤其是熟肉制品、生猛海鲜，可能含有各种肝炎病毒，一旦食入，有可能导致急性肝炎发生。因此，一定要注意饮食卫生，拒绝不洁食物，不到卫生条件差的餐馆进餐，饭

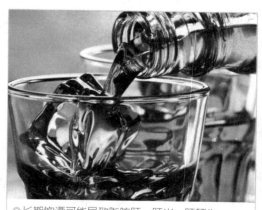

◎长期饮酒可能导致脂肪肝、肝炎、肝硬化。

前便后要洗手，不吃霉变食物。

④慎用各种药物和保健营养品。不论是中药或是西药，都有一定的毒副作用或不良反应，用药一定要在正规医院的医生指导下进行。如消炎药（红霉素、四环素等）、解热镇痛药（阿司匹林、对乙酰氨基酚等）、抗结核药（异烟肼等）、降糖药（格列本脲等）、抗风湿药物、抗肿瘤药物、激素类药物等的使用都必须格外谨慎。

⑤劳逸结合，心情舒畅。现代人由于工作繁忙，压力很大，又疏于锻炼，加上心理压力，情绪往往容易失控，表现出喜怒无常。中医认为七情异常，必定伤及五脏六腑，尤其是暴怒伤肝，肝气郁结必定会导致肝血瘀阻，久而久之，也会出现肝功能紊乱。因此，我们需要保持心情舒畅、心态平和。

# 给呼吸系统上把保险锁

我们每时每刻都在呼吸，吸进新鲜氧气，呼出二氧化碳，空气在人体内的循环是依靠呼吸系统各个器官——鼻腔、气管和肺而实现的。

## ❶ 呼吸系统的保健

培养正确的呼吸习惯，可以使肺部得到锻炼，使肺活量增加，向血液提供更多的氧气，使精力更加充沛。

### （1）培养正确的呼吸习惯

一个人一天呼吸大约2万次。假设他

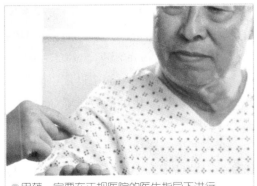

◎用药一定要在正规医院的医生指导下进行。

的寿命是80岁，那么他在活着的时候共呼吸60亿次以上。呼吸虽然是一件非常自然的事情，但很多人未必会正确呼吸。

典型的不健康呼吸方式表现为呼吸过于浅短，也就是吸入的新鲜空气还没来得及到达肺叶下端的肺泡，就已经被呼出。这种现象在冬季尤为突出，因为人们长时间待在空气几乎不流通的室内，吸入的氧气不足，血液碱性增加，导致血红细胞不能释放出足够的氧气供给大脑、心脏或其他器官，从而出现头晕眼花、疲劳等症状。同时，由于上述症状容易引起更浅短的呼吸，因此形成了恶性循环。

正确的呼吸方法可以这样体会：仰天而卧，手放在肚子上；吸气时，用手抵着肚子；呼气时，让肚子放松。这样的腹式呼吸强迫你用膈肌而不是依赖胸肌进行呼吸。并且它能充分利用肺容量呼出废气，吸进更多的氧气。

一旦学会用膈肌呼吸，每小时锻炼几

分钟，早上、晚上多做几分钟。如果能持续6～8周，以后就会自动地依照此种方式呼吸。

正确的呼吸习惯可通过刺激各呼吸肌的柔韧性而使你的肺活量大大增强。

为了增强效果，可以照下面这样做。

①站定，放松，花几分钟时间进行腹式呼吸。

②双臂弯曲，肱三头肌与地板平行，将手指置于肩膀上。

③头朝上，用鼻呼吸。两肘向外侧伸展，吸气时，肘向后拉。两臂展开有助于扩张胸腔。

④用口呼气，两肘交于胸前，低头，下巴至胸。

⑤重复5～10次。

这种锻炼可通过扩胸吸进尽可能多的空气。当你把双肘置于胸前时，胸腔收缩，将气体排出，这样能放松肋间肌肉。

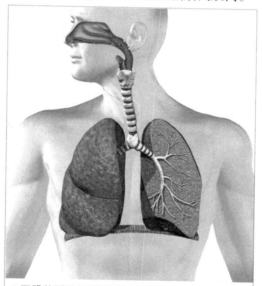

◎正确的呼吸习惯可通过刺激各呼吸肌的柔韧性而使你的肺活量大大增强。

## （2）爱护你的呼吸器官

吸气时，许多有害物质如花粉、灰尘、病毒及其他微粒都进入呼吸道。大多数情况下，当空气进入肺时，身体内对细菌作战的武器库可持续不断地净化空气。鼻孔、气管及支气管内的纤毛将这些杂质向着鼻孔方向排斥，它们被咳出、打喷嚏喷出或吞入胃里。附着在呼吸道内的黏液也能粘住细菌、灰尘和其他微粒。如果细菌已深入到肺泡，白细胞将对其发起攻击。

但随着年龄增长，肺在清除细菌时变得力不从心了。对于过了35岁的人来说，纤毛变得不太灵敏了。呼吸也因肋骨缺乏灵活性而遇到麻烦。但可以通过有规律的饮食、锻炼及放松，预防呼吸系统疾病。

①避免主、被动吸烟。吸烟时，烟雾使呼吸道壁变干。尼古丁通过血管时使其变窄从而减少供氧量，使阻滞细菌的纤毛变得毫无用处。没有了这些东西，更多的烟雾进入肺部，产生了许多黏液，使呼吸道充血。烟雾内的二氧化碳能阻止血液吸收氧气，而且烟雾的刺激会破坏肺泡，而肺泡是无法再生的。吸烟会使患肺癌的概率大大增加。而肺癌是所有癌症中最致命的。

吸烟者喷出的苯、甲醛、一氧化碳等有毒物质是比吸烟者本人吸入的更有害的致癌物质，因为被动吸烟相对于主动吸烟，是一个不同的化学加工过程。研究表明，被动吸烟者中患肺癌的概率是其他致癌物导致癌症概率的1000倍。

②避开不利环境。钻孔、锯木甚至耕作都会对肺造成损害。在那些充满灰尘与浓烟的工作环境中，应戴上口罩或防护性

面具。使用化学物质时应保证通风良好，比如漆家具或擦鞋油时应打开窗户。

清晨，光照较弱，加之温度低，光合作用十分微弱，植物尚不能释放氧气，又由于整个夜间的积累效应，树林或花草丛中二氧化碳的浓度较大。在这种环境中深呼吸就会吸入大量二氧化碳，对身体产生不良影响。因此，最好不要在清晨到树林、花草丛中做深呼吸。另外，在深夜，也不宜在浓密蔽塞的树林中久留。

不要在黄昏时分锻炼，此时正值污染最严重之时，应在大清早或太阳落山后的晚间进行锻炼。此时，太阳照在汽车尾气及其他污染物上形成的近地面臭氧是最少的。另外，避免开车在都市公路上兜风，这样一天吸进的一氧化碳可抵得上吸一包烟。

③选择正确坐姿。如果你前倾前坐，双肩也向前倾斜，呼吸肌会受到限制。要试着训练正确的坐姿，当你站着或坐着时，想象有根线从地下穿过尾骨到脊柱，再到头部。想象这根线把你往上拉，使你的脊柱伸展开，向后下方摇动肩膀，使肩胛骨能充分活动开。这样做更有利于正确呼吸。

## ❷ 呼吸系统常见病的预防和治疗

呼吸系统各器官的常见疾病的预防和日常保健对保证呼吸系统正常运转有很重要的作用。

①急性气管-支气管炎。急性气管-支气管炎是呼吸道常见疾病，常在感冒、上呼吸道感染之后发生。呼吸道局部防御功能削弱和全身抵抗力降低是患病的主要原因。病毒(如鼻病毒、副流感病毒、腺病毒等)感染以及在病毒感染的基础上继发的细菌(如流感杆菌、肺炎链球菌等)感染常先引起上呼吸道炎症，并向下蔓延波及气管支气管黏膜，引起急性炎症。此外，吸入有害粉尘或气体(如二氧化硫、氯等)也可引起急性气管－支气管炎。

秋冬季节是气管炎的好发季节。从仲秋开始搞好预防，可以减少气管炎的发生。要加强耐寒锻炼。坚持用冷水洗脸、洗鼻子或擦四肢及至全身。晨起到空气清新的地方深呼吸，并进行适当的体育活动，增强抗病能力；要预防感冒。不要过度疲劳，做好防寒保暖工作；保持室内空气清新和适当的温度，室内经常通风换气；要注意饮食营养。多食新鲜水果、蔬菜及豆制品。戒烟、戒酒，避免吃刺激性过大的食物；同时注意保持心情愉快。

②慢性支气管炎。慢性支气管炎是指气管、支气管黏膜及其周围组织的慢性非特异性炎症。常常以咳嗽、咳痰或伴有喘息及反复发作的慢性炎症为特征。病情若缓慢进展，还会并发阻塞性肺气肿，甚至肺动脉高压、肺源性心脏病。它是一种常见病，尤以老年人多见。

吸烟、病毒和细菌感染、刺激性烟雾、粉尘、大气污染的慢性刺激、寒冷的气候等都可能成为慢性支气管炎发作或病情加重的重要原因。

对于慢性支气管炎的护理保健首先要做到戒烟，并远离空气污染环境、呼吸新鲜空气；还要注意气候变化，防寒保暖，尤其在季节变换时，做到随时增减衣服和被褥，冬天外出应戴口罩、围巾，避免阵风吹袭，预防感冒；平时要多喝开水或茶水，最好每日喝6~8杯。

在饮食方面要注意清淡一些，多吃高蛋白营养丰富的食物，如瘦肉、鸡、鸭、动物内脏、牛肉、蛋类、牛奶和豆制品等；在发作期要多吃绿色蔬菜，如蓬蒿菜、刀豆、马兰头等；多吃一些化痰食物如萝卜、冬瓜仁、枇杷仁等；如果有喘息现象则要少吃或不吃海鲜，如黄鱼、带鱼、橡皮鱼、虾、蟹等，忌食毛竹笋以及辛辣熏烤肥腻饮食；多吃水果如梨、橘、柑、西瓜、甘蔗、荸荠等。

此外，运动也能起到防病健身的作用。步行、慢跑、太极拳、气功等都是不错的选择。为了有效地防止气管炎的发生，可以经常揉搓颈部，将两手掌搓热，然后两手掌在颈部摩擦，直至颈部发热为止，每天2次，能改善胸部和肺部的血液循环。

③支气管哮喘。支气管哮喘是一种常见的变态反应性疾病。可能是因为气管及支气管对各种刺激物的敏感性增高引起支气管平滑肌痉挛、黏膜肿胀、分泌物增多，导致气管管腔狭窄而发病。目前研究认为过敏和自主神经功能紊乱是哮喘发病的两大主要因素。

过敏性支气管哮喘，可有明显的变应原接触史，或与季节有关。发病前常常有鼻咽痒、眼痒、打喷嚏，流鼻涕和咳嗽等黏膜过敏的表现。病情发展比较迅速，出现胸闷、紧迫感、呼吸困难，患者多被迫坐起，两手前撑，两肩耸起，额部冒汗。可有干咳，严重时出现发绀。可自然或经治疗而缓解。常在夜间或晨起时发病。过敏性支气管哮喘在长期反复发作的过程中，会使呼吸道受损、抵抗力降低，容易合并呼吸道感染，以至于在过敏因素的基础上逐渐附加感染因素，使症状复杂而形成支气管哮喘。持续的气道阻塞除了引起肺气肿外，还可引起肺动脉高压和肺心病。最终可导致呼吸衰竭和循环衰竭。

为了预防支气管哮喘，应适当加强身体锻炼，以增强体质，但要因人而异，选择适合自己的运动；在饮食上要尽量清淡，少吃辛辣及油炸食物，慎吃海鲜等易导致过敏的食品；情绪应当保持乐观，不要过度紧张和忧郁，不要过度劳累；改变不良的生活习惯，如吸烟、饮酒、生活无规律等；在日常起居上要注意保持居室的环境卫生，内衣及被褥要常洗常晒，室内空气要流通。如对花粉、冷空气过敏则要在春、秋、冬季节注意保护自己。如是花粉传播季节，少进行户外活动，特别是在公园里。对冷空气过敏的人，冬季外出时要戴口罩。

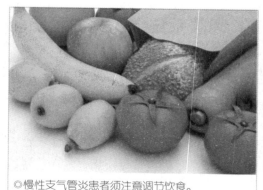

◎慢性支气管炎患者须注意调节饮食。

④肺气肿。肺气肿是由某些肺部慢性疾病，如慢性支气管炎、支气管哮喘、广泛性支气管扩张等引起，其中大多数是由慢性支气管炎引起。

肺气肿的主要表现为进行性气急。初起时仅在劳动或上楼时气急，后来在一般活动或平地行走，甚至说话、穿衣乃至休息也有气急。病情严重时，因低氧，口唇及指端出现发绀。肺气肿到了后期可发展为肺心病。

肺气肿患者由于肺功能遭到损害，单纯靠药物治疗不能解决问题。而进行腹式呼吸锻炼，增强膈肌活动度，提高肺通气量，可以改善症状。锻炼时采取坐姿，一手放在胸前，一手放在腹部，用鼻吸气，尽量将腹部挺起；用口呼气，做吹口哨样，将腹部内收，反复进行。另外，还可以通过打太极拳，练气功等来改善肺功能。

此外，戒烟和戒酒可以预防肺气肿。吸烟会加速心跳、呼吸，使肺气肿的病人支气管痉挛，产生呼吸困难。当嗅到浓烈的酒精味时，会立即咳嗽或打喷嚏，也可引起呼吸困难。饮酒会使血气成分失常，酸碱平衡紊乱，最后引起肾上腺皮质功能降低，皮质激素分泌减少，诱发哮喘。

肺气肿病人适宜温和的饮食，避免食用辛辣刺激性食品，如辣椒、花椒、大葱、大蒜、生姜，不宜吃过热或过凉的食品。病人由于呼吸困难或哮喘，常伴有食欲不振、恶心等症状，胃黏膜常处于充血状态，所以不思饮食。应多吃一些易消化、富有营养的食品。

碳水化合物和脂肪的摄入要适量，因为适量的碳水化合物和脂肪量能够维持正常人体的新陈代谢，能够使人耐受低氧，所以糖与脂肪不要过分地限制，应食用高维生素A和维生素C的食品，有利于肺泡上皮细胞的修复。保持烹调环境的清洁也非常重要。爆炒或煎炸时，油温过高，产生刺激性烟雾，对人体有害，可引起刺激性咳嗽和哮喘，加重肺气肿。应提倡煮、清炖、蒸、焖、熬等方法，这些烹调方法，不产生刺激性烟雾，同时有湿化空气的作用，有利于呼吸道的保护。

⑤肺炎。肺炎按病因可分为细菌性、霉菌性、病毒性和支原体性肺炎。临床常见的是细菌性肺炎，其中90%～95%是由肺炎球菌引起，会有突发的寒战、高热、咳嗽、血痰、胸痛等症状。肺炎的诱发因素有受寒、病毒感染、酒醉、全身麻醉、镇静、麻药过量等。这些因素会削弱人的全身抵抗力和会厌的反射作用，破坏呼吸道黏膜纤毛运动，减损细胞吞噬作用，使致病物能轻易地吸入而引起感染。此外，心力衰竭、有害气体的吸入、长期卧床的

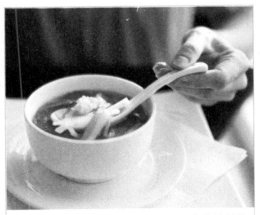

◎肺气肿病人适宜温和、易消化、富有营养的饮食。

肺水肿、肺瘀血以及脑外伤等都可引起细菌的感染和生长繁殖，导致肺炎。

为了预防肺炎，首先应当积极预防上呼吸道感染，积极治疗慢性心肺疾病，平时注意防止过度疲劳，多进行适当的体育锻炼。

在饮食上，应当少吃辛辣油腻食物。肺炎属急性热病，消耗人体正气，影响脏腑功能，易导致消化功能降低，食物应以高营养、清淡、易消化为宜，在膳食中不应多加辣椒、胡椒、芥末、川椒等调味品。酒也属辛热之品，可刺激咽喉及气管，引起局部充血水肿，肺炎患者应禁用。

水果的食用要适量也要选择品种，适当的多饮水和进食水果对肺炎患者的康复是有利的。多数水果对肺病有益，但不宜吃甘温的水果，如桃、杏、李子、橘子等，以免助热生痰。即使是一些寒性水果，也并非多多益善。中医认为如果寒凉性质的水果过量，可损伤到脾胃的阳气，有碍运化功能，不利于疾病的康复。

⑥肺癌。由于肺癌的早期症状与感冒、支气管炎等症状相似，在临床上把肺癌误诊为肺炎的现象时有发生。

肺癌早期发现比较困难，而且容易与肺炎混淆。80%的肺癌患者在发现时已经到了中晚期，这是因为肺癌早期无特异症状，大多为干咳，或有少量白色泡沫痰，易被误认为是感冒或支气管炎，容易被忽视。肺癌的X光片上的阴影与肺部其他疾病，如肺结核、肺炎等类似，很难鉴别。

肺癌的常见症状包括咳嗽、咯血、胸痛等，但往往又易被患者所忽视。凡是以往没有慢性呼吸道疾患的人，尤其是40岁以上，经过积极治疗，咳嗽持续3周以上不止的，都应警惕肺癌的可能，需做进一步检查。老年慢性支气管炎病人，肺癌的发病率较一般人高，但其早期的咳嗽症状常易与原有的慢性咳嗽相混淆，这时必须要注意咳嗽性质和咳嗽规律的改变。由于癌组织对支气管黏膜的刺激，肺癌患者的咳嗽常为刺激性呛咳和干咳、痰少，与原有的四季发病规律不符，经积极抗感染治疗无效，症状反而加重。

咯血是肺癌的第2个常见症状，常因癌组织侵犯支气管黏膜而引起。咯血量一般很少，可持续数周、数月或呈间歇发作。由于咯血量少或间歇出现，易被人疏忽。事实上，中年以上出现血痰者，约半数为肺癌所致。另外，在周围型肺癌中，胸痛可为首发症状，主要是由于癌组织浸润胸膜所致。

总之，咳嗽、咯血、持续胸痛是肺癌的重要信号，40岁以上又有长期、大量吸烟史的人，更应警惕肺癌。

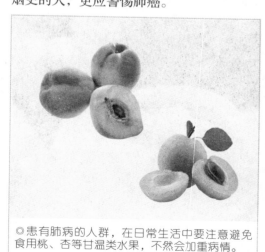

◎患有肺病的人群，在日常生活中要注意避免食用桃、杏等甘温类水果，不然会加重病情。

# 做好循环系统的日常保健

循环系统负责全身营养和废物的运输，它包括心脏、血管、脾脏及淋巴等器官，做好循环系统的保健工作对我们每一个人的健康意义都很大。

## ❶ 心脏的自我保健

不管患心脏病的危险性如何，你都可以通过改变生活方式来预防心脏病。

①不吸烟。烟草毒害心血管内皮细胞，损害内皮系统功能，可致心肌肥大、变厚，殃及正常的舒缩运动。

②适度饮酒。适度饮酒可以降低心脏病的危险性，但是不推荐1天内多次饮酒或每周多次饮酒。

③多运动。养成运动的习惯，这样有助于加强心血管功能，减轻压力，并可降低血压，升高高密度胆固醇水平。每天最好坚持不短于30分钟的活动，可一次性完成或分3次进行，每次10分钟，可进行跳绳、舞蹈、骑车、步行等。

④睡眠好。良好又充裕的睡眠，可使呼吸及心跳趋缓，心肌对血氧需求减少，是心脏自我保护的一大措施。

⑤正确饮食。良好的饮食习惯也可以明显降低心脏病的危险性。一些维生素、矿物质和营养素如烟酸（维生素$B_3$），复合B族维生素、维生素E、镁、钾以及鱼油中的脂肪酸对心脏和动脉有特殊保护作用。有利于心脏健康的食物包括豆类、纤维类食物、海产品、茄子、大蒜、洋葱

等。此外，应少食煎炸食物及含高胆固醇食物的虾、肝、蛋黄等。每日摄盐量限于5克以内，坚持每天进食一定数量的瓜果及鲜蔬。

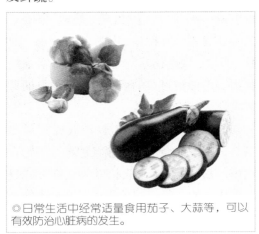

◎日常生活中经常适量食用茄子、大蒜等，可以有效防治心脏病的发生。

## ❷ 女性要注意补血

中医认为，只有血液充足，眼睛才能视物清晰，肤色才能饱满红润。我们身体的很多表象，其实正是健康与否的体现。口唇红润则脾胃健康、气血充足；面色红润则心功能正常、气血旺盛畅通；精血足更是毛发生长的源泉。

血虚的人肤色发黄、口唇色淡、毛发无光泽；血瘀常导致肤色口唇晦暗、皮肤毛发干燥；血热则导致皮肤油腻粗糙、易生痤疮等。

由于女性的生理特点，经期血液会有一定量的消耗和流失，加之经期情绪、心理的变化，身体中的雌激素分泌降低，月经失调紊乱也就时常发生，所以应适当补血。

在饮食上，平时应该多吃富含优质蛋白质、微量元素（铁、铜等）、叶酸和维生素$B_{12}$的营养食物，如红枣、莲子、龙眼肉、核桃、山楂、猪肝、猪血、黄鳝、海参、乌鸡、鸡蛋、菠菜、胡萝卜、黑木耳、黑芝麻、虾仁、红糖等，这些食物富含营养，同时具有补血活血的功效。此外，常用的补血中药有当归、川芎、红花、熟地、桃仁、党参、黄芪、何首乌、枸杞子、山药、阿胶、丹参、玫瑰花等，用这些中药和补血的食物一起做成可口的药膳，均有很好的调节内分泌、养血效果。

需要注意的是，贫血者最好不要喝茶，多喝茶只会使贫血症状加重。因为食物中的铁，是以3价胶状氢氧化铁形式进入消化道的。经胃液的作用，高价铁转变为低价铁，才能被吸收。可是茶中含有鞣酸，饮后易形成不溶性鞣酸铁，从而阻碍了铁的吸收。其次，牛奶及一些中和胃酸的药物会阻碍铁质的吸收，所以尽量不要和含铁的食物一起食用。

当然，运动也是调养必不可少的一个环节。平时可练习瑜伽、太极拳、保健气功等舒缓运动。另外，传统中医学认为"久视伤血"，所以长时间坐在电脑前工作的职业女性，应该特别注意眼睛的休息和保养，防止因为过度用眼而耗伤身体的气血。

## ③ 预防动脉疾病

不良的生活习惯是造成动脉疾病的最主要原因，动脉疾病的隐患可能从孩童时期就已经埋下了。即使是青少年的动脉也有可能积累了过多的脂肪。

如果适当改变一下饮食结构和生活习惯，动脉疾病就会被有效地遏制，甚至可能使原来已经积淀的动脉脂肪逐渐被消除。所以，养成良好的生活与饮食习惯非常重要。

①减少脂肪。饱和脂肪很容易引起血液中胆固醇含量增加。另外，高脂肪的食物容易使人发胖，而肥胖是引起心脏病的主要原因之一。因此，必须注意一条原则：从脂肪中摄取的热量不能超过全部摄取量的30%。要做到这一点并不难，只需要你稍微改变一下饮食结构就可以了。例如，每天吃的鱼、肉不得超过250克。每星期吃的牛肉或羊肉不得超过两份或者3份。多吃一些富含植物纤维的食物，例如蔬菜、水果或者谷物。按照这样的饮食规律，几个月以后，血液中胆固醇的含量就会明显下降。

②经常饮茶。经常饮茶有助于保持动脉的畅通。不论是红茶、绿茶、乌龙茶，还是特别精制的各种花草茶，对身体都会有好处。

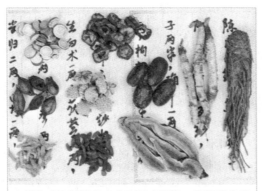

◎用补血中药和补血食物做成药膳，有很好的养血效果。

红茶和绿茶都含有一种抗氧化物，这种物质也能在蔬菜或水果中找到。这种抗氧化物质有利于中和游离原子团——一种有害的活性氧分子。这些活性氧分子会损害动脉，增厚动脉内壁，引起动脉阻塞。如果坚持两星期每天喝6杯茶，血液中这种有害的活性氧分子会明显减少。

③多吃果蔬。大量的研究表明，经常食用富含抗氧化物质（维生素C、维生素E和胡萝卜素等）的果蔬有助于保持动脉的健康。橘子、葡萄柚等柑橘属水果和球茎甘蓝等蔬菜都含有大量的维生素C。菠菜、甘蓝等带叶蔬菜和番茄、胡萝卜等果实类蔬菜都含有大量的胡萝卜素。另外，多吃带叶蔬菜还有一个好处，它们富含B族维生素，如叶酸。叶酸有助于降低血液中半脱氨酸（一种氨基酸）的含量。如果血液中半脱氨酸的含量过高，得冠心病的可能性就是普通人的8倍。

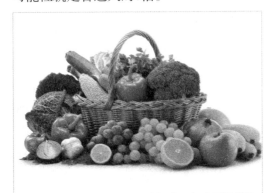

◎经常食用富含抗氧化物质的果蔬有助于保持动脉健康。

此外，大蒜及大蒜加工品有助于降低血液中胆固醇的含量。每天食用大蒜可以把低密度胆固醇的含量降低10%。

④戒除烟瘾。吸烟会加重动脉的负担。它会增加你得高血压的可能性，同时降低你血液中高密度胆固醇的含量。另外，烟草中含有的颗粒分子会使血液更容易凝结。戒烟的效果几乎是立竿见影的。例如，血压马上就会降低。戒烟3~5年以后，患动脉疾病的可能性与从不抽烟的人差不多。

⑤加强锻炼。体育锻炼对心脏、大脑、肺、肌肉、骨骼，还有动脉都有好处。体育锻炼的良好效果可能会超出你的想象，它有助于降低血压、低密度胆固醇含量和体重，还可以预防糖尿病。增加锻炼会减少动脉阻塞的可能性，使动脉血管更有弹性。每天20分钟的跑步就会有明显的效果。

⑥及时就医。调节饮食和有规律的体育锻炼，能使动脉保持健康。但是，有时候做到这些还远远不够。例如，有些人天生容易积累胆固醇，调节饮食和体育锻炼都无济于事。如果不及时采取医疗措施降低胆固醇的话，很可能会发生动脉阻塞。可以服用一些降低胆固醇含量的药。原发性高血压和心绞痛也一样，调节饮食和体育锻炼会有所帮助，但是吃药才是最根本的治疗方法。如果药物治疗还不能达到预期的效果，那么冠状动脉搭桥和血管发育等外科手术也是可供选择的理想治疗方法。

## ❹ 预防静脉曲张

静脉曲张就是静脉变得扭曲及肿大。这种变形通常发生于腿部，它是由于直立姿势对腿部静脉造成的压力所致。

通过日常生活中一些简便易行的措

施，可以预防下肢静脉曲张的发生。

平时多做双腿上下摆动或蹬夹练习，多做腿部按摩。

站立时，不要总用两条腿一起支撑全身重量，可有所侧重，让两条腿轮换休息。站立时，要经常踮起脚来，让脚后跟一起一落活动，或经常进行下蹲练习。上述动作都能引起小腿肌肉强烈收缩，减少静脉血液积聚。

负重或军人行军前，先将腿脚垫高，用弹性绷带将小腿绑扎，能防止下肢静脉瘀血曲张。绑扎时，应从踝部向上绑扎，并尽量扎得稍紧一些。

每晚睡觉前，要养成用热水洗脚的习惯，忌用冷水洗脚。用热水洗脚，能消除

疲劳，有利睡眠，更能活血化瘀。

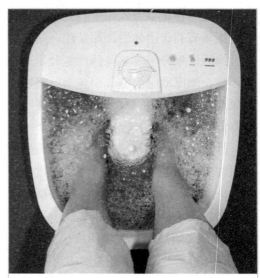

◎除调节饮食和体育锻炼外，用热水洗脚可以帮助消除疲劳和提高睡眠质量。

# 自我保健要重视骨骼、肌肉系统

骨骼、肌肉系统由骨骼、关节以及肌肉组成，其中骨骼把人体各器官组成一个有机的整体，使各器官相互配合，协调工作。

骨质疏松、各种肌肉疼痛、关节痛困扰着越来越多的人。要想拥有强健的体魄，就必须克服这些危害人类健康的大敌。

## ❶ 正确保养你的骨骼

骨骼的强韧程度对于人体的状态和总体健康具有非常重要的意义。饮食和运动习惯对骨强度有良好的促进作用。任何年龄段的人都应当保养骨骼。开始得越早，避免骨质疏松的概率就越大。

①注意合理饮食。首先保证钙的摄入

量。钙是人体中最丰富也是最重要的一种矿物质。骨骼健康和牙齿的发育需要钙，心脏和神经系统的正常工作也需要钙。缺钙者更易患骨质疏松症，骨骼（尤其是髋骨和脊柱）变弱变脆，会导致经常性骨折。各年龄人群都需要摄入足够的钙。为强健骨骼，11~24岁的女性每天需要摄入钙1000~2000毫克；成人每天则需要800~1000毫克；更年期妇女每天需要1200~1500毫克。

富含钙和维生素D的食物有奶制品、豆类及豆制品、花椰菜、果仁、种子、橘子汁、谷类、全麦面包等。

尽量不要同时吃全谷物和富含钙的食物。全谷物含有一种可以与钙结合的物

质，会影响钙的正常吸收。补充一些磷类可以帮助身体吸收钙质。

避免食用含磷酸盐食物（如软饮料），限制或避免食用高蛋白的动物性食物。减少咖啡因的摄入，这些会促使机体排出钙质。

一些有利于骨骼生长的植物成分，如紫花苜蓿、大麦、蒲公英根、荨麻、欧芹和蔷薇果，应适当补充。

②做好日常的保养。日常保养有以下几点要求。

勤于运动。运动有益于骨骼健康，有助于增加或维持骨量和降低跌倒风险。

保持体重。体重对骨骼健康很重要。骨质流失与体重降低有关。

预防跌倒。因为骨折大多数源自摔跤，所以预防跌倒也能保护骨骼，特别是40岁以上的人。

戒烟和限酒。抽烟和过度饮酒都会降低骨量并增加骨折风险。

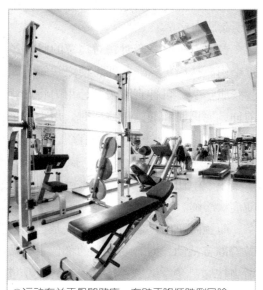

◎运动有益于骨骼健康，有助于降低跌倒风险。

特殊阶段保健。生育会影响骨骼健康。青春期后和停经前之间的闭经（月经中断）会严重威胁到骨骼健康，应倍加注意。怀孕与哺乳一般不会影响到健康成年女性的骨骼。

骨密度检查。如果在50岁以后骨折，需要做骨密度检查。即使是由于意外而导致骨折，这也有可能是骨骼脆弱的征兆，仍需要做骨密度检查。建议所有65岁以上的女性都去做骨密度检查。

## ❷ 运动适当照顾到你的肌肉

运动能够改变肌肉的形态，优化肌肉的结构。对于女性来说，经常进行健美运动，更能减去过多的脂肪，塑造美好的体形。但这并不意味着运动越多越好。由于运动不当或没有采取预防措施，很多人在运动后都出现了不同程度的肌肉不良反应，给生活和工作带来了不便。

①肌肉酸痛。平时较少参加运动的人，初次参加体育锻炼，一次锻炼时间过长，往往会出现局部的肌肉酸痛。这是因为，肌肉活动时需要大量的氧气和热量。热量大部分来自肌肉中肌糖原的分解。这种分解，一方面产生热量供应肌肉运动之用，另一方面产生大量的乳酸。如果没有充分的氧气供应，乳酸就会在肌肉中堆积起来，并刺激肌肉中的化学感受器，从而使人感到肌肉酸痛，甚至会引起局部肿胀。

肌肉酸痛是正常的生理现象，是对运动不适应的反应。只要继续坚持锻炼，过几天症状就会消失。如果痛得厉害，可用毛巾局部热敷或洗个热水澡，也可用手按摩痛处，或擦些舒筋活络的药酒或松节油等。

为了避免肌肉酸痛，初次参加锻炼时要控制运动量，运动量要由小到大。每次运动都要做好准备活动和整理活动。

②四肢无力。有些人在参加剧烈运动后，会出现精神萎靡、四肢无力等症状。这是由于大量出汗后体内的水分丧失过多。当人体失水量超过体重的2%时，就会感到口渴；超过6%时，便会出现口干、尿少和四肢软弱无力等现象。

人体内钠和钾是溶解在体液里的，随着水分的丧失，钠、钾也不断地排出体外。当体内钠、钾减少到一定限度时，就会出现精神萎靡、四肢无力的症状；严重者还会引起血压降低、神志昏迷，甚至危及生命。因此，在剧烈运动大量出汗后，应及时补充身体所需的水和钠、钾。

解决的办法就是缓缓地多喝一些淡盐水或加盐的清凉饮料，或者吃一些咸菜。

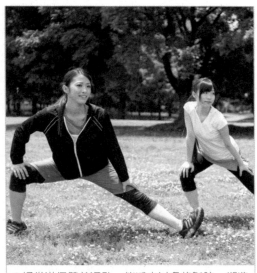

◎经常进行健美运动，能减去过多的脂肪，塑造美好的体形。

因为食盐的主要化学成分是氯化钠，还有少量的氯化钾、氯化镁和氯化钙等。

③肌肉痉挛。肌肉痉挛俗称抽筋，是肌肉不自主的强直收缩。运动中最易发生痉挛的部位是小腿腓肠肌（腿肚子），其次是足底的屈拇肌和屈趾肌。肌肉痉挛发生时，局部肌肉坚硬或隆起，剧烈疼痛，且一时不易缓解。

引起肌肉痉挛的主要原因可能有以下一些。

寒冷刺激。在寒冷环境中运动时，若没有准备活动或准备活动不足，运动时肌肉受到寒冷的刺激，常可引起抽筋。

大量排汗。特别是夏天，由于运动剧烈，身体大量排汗，肌肉的兴奋性增高，使肌肉发生痉挛。

收缩失调。肌肉收缩过快，放松时间太短，以致收缩和放松不能协调地进行，引起肌肉痉挛。由于身体过于疲劳影响了肌肉的正常功能或肌肉有细微损伤时，也可引起肌肉痉挛。

当出现肌肉痉挛时，对痉挛的肌肉经过牵引、按摩等，一般即可使之缓解。如腓肠肌痉挛，可伸直膝关节，用力将足背前伸；屈拇肌和屈指肌痉挛时，用力将足和足趾背前伸。牵引时用力宜缓，不可用暴力，还可采用重力按压、揉捏、点穴（委中、承山、涌泉、合谷）等手法，以使症状缓解。

而预防肌肉痉挛的主要方法是运动前做好准备活动，对容易抽筋的部位事先做适当按摩。冬季锻炼要注意保暖，夏季进行长时间运动要注意补充盐分、水和维生素B$_1$。疲劳和饥饿时，不宜进行太剧烈的运动，游泳下水前应先用冷水淋湿全身，使身体对冷刺激有所适应，水温低时游泳时间不宜过长。预防抽筋的根本办法是加强体育锻炼，提高身体的耐寒能力和耐久力，提高肌肉的弹性。

### ❸ 不容忽视的关节保健

关节保健主要是谨防关节炎。

①增强营养。为了预防关节炎，每天的基本食谱应该包括新鲜水果、蔬菜，不吃动物脂肪，少吃其他高脂肪食品。脂肪在体内氧化过程中可产生一种酮体，过多的酮体对关节有较强的刺激作用。每天摄入过多脂肪，关节炎症状可明显加重，甚至出现关节肿胀、强直、活动障碍等。因此，关节炎患者应控制脂肪。不过，食物的选择宜丰富，特别要吃富含蛋白质的食物，如鸡蛋、瘦肉、大豆制品，还宜多吃富含维生素C的蔬菜水果，以便抑制炎症因子渗出。关节红肿热痛时，要忌吃辛热燥火的姜、葱、羊肉之类。

②谨慎锻炼。锻炼方法不对，例如加

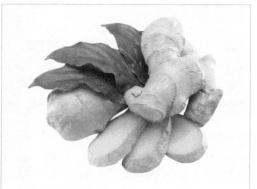

◎生姜具有开胃止呕、化痰止咳、发汗解表的功效。治脾胃虚寒、食欲减退等症。

速太快等会加重关节的负担，对关节造成一定的损害。如果关节已经受伤，运动时就更应当谨慎，即使是跑步也会使病情加重。不妨每周安排几次长距离的步行，或者其他震动少的运动。

女性可以练习瑜伽。瑜伽通过呼吸练习，促进循环，将毒素聚集再呼出体外。可以从最简单的呼吸开始，试着吸气，让空气填满肋部、胸腔。接着呼气，让气体从胸腔上部排出，之后从肋部吸入，再从腹部呼出。每天早晨，做半小时简单的瑜伽，能够使身体再次得到活力，将积存在肌肉和关节周围保护性软骨里的所有毒素排出来。

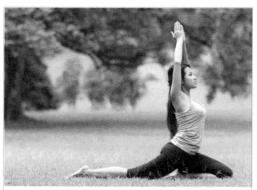

◎生活中女性可以经常练习瑜伽，这样可以有效地将毒素通过呼吸排出体外。

③注意天气变化。寒冷潮湿的气候和环境，冷水的不断刺激，都可诱发风湿性关节炎或使病情加重，所以应尽量避免。要随时留意天气预报，在寒潮袭来和天气变化时，注意防寒保暖，并尽量不接触冷水。宜穿氯纶内衣，因为氯纶可产生静电效应，并具有吸湿性低的优点，能与皮肤摩擦产生"电疗"的效果，有利于风湿性关节炎的治疗。

# 类风湿性关节炎的中医疗法

## ▎拔罐疗法

### 对症取穴

①大椎、膈俞、脾俞、血海、气海
②肩髃、曲池、外关
③环跳、阳陵泉、昆仑
④身柱、腰阳关

**操作步骤**

如果是上肢有病症，那么就取①②组穴位；
如果是下肢有病症，那么就取①③组穴位；
如果是脊柱有病症，那么就取①④组穴位。

⬇

让患者取一定适当体位，然后对上述穴位均
施以单纯火罐法。

⬇

留罐10分钟，每日1次。

**背部对症取穴**

大椎
身柱
膈俞
脾俞
腰阳关
跳环

曲池
外关
昆仑

## ▎刮痧疗法

### 对症取穴

背腰部：大椎、肾俞、腰眼
上肢部：曲泽
下肢部：阳辅、内庭

| 时间 | 运板 | 次数 |
| --- | --- | --- |
| 30分钟 | 推刮法 | 60次 |

**背部对症取穴**

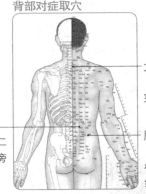

大椎
　第七颈椎棘
突下凹陷中。

肾俞
　背部，第二
腰椎棘突下，旁
开1.5寸。

腰眼
　背部，第四腰
椎棘突下，旁开
约3.5寸凹陷中。

### ●中医专家教你的小窍门

　　养成健康的生活习惯：避免淋雨，出汗后不要立即用凉水冲洗，也不要立即吹电
风扇，及时换洗汗湿的衣服。
　　避免久居低洼、潮湿的环境，房间要保持通风，衣服、毛巾、被单保持干净、干爽，
多晒太阳。

# 重视神经系统自我保健

神经系统由大脑、中枢神经系统和遍布全身各处的周围神经系统组成。如果说骨骼系统是支撑人体的框架，那么神经系统就是存在于人体的程序了。神经系统各器官的功能联系非常紧密，可谓牵一发而动全身。

## 养成健康的用脑习惯

正确使用大脑才能让我们远离各种大脑疾病，提高记忆力，并且能不断地为大脑注入新的活力。

### （1）折磨人的大脑疾病

头颅是一个半封闭的腔体，含有脑组织、脑脊液、血液。颅腔容积及其内含物是相适的，并保持着一定的颅内压，常人为9.3～24.0千帕。颅压的高低，决定了头部的健康。脑部疾病种类很多，包括脑神经性疾病、脑血管疾病、脑脊髓疾病等，如脑梗死、脑出血、脑萎缩（大脑、小脑、脑干）、痴呆症、小儿脑瘫、癫痫、帕金森病、脑外伤萎缩病。神经损伤性疾

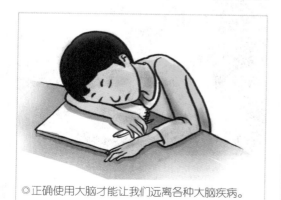

◎正确使用大脑才能让我们远离各种大脑疾病。

病占人类疾病的30%左右。而且脑梗死、脑出血等还具有高发病率、高死亡率、高致残率、高复发率等"四高"特征。

常见的脑病可分为3大类：一是遗传、先天性发育不良造成的小儿脑瘫、智力低下等。二是创伤造成的脑外伤后遗症，脑血管造成的卒中后遗症等。三是脑神经细胞衰老退化造成的慢性疾病，包括脑萎缩、痴呆症、帕金森病等。

脑神经的疾病可以导致颅内压增高。脑血管流量也能影响颅内压，其中最主要的是血管阻力。颅内血管大多是收缩性血管，血管壁上都有平滑肌装置，正常人每分钟约有1200毫升血液进入颅内，由于血管长度和黏稠度改变了血流量，所以易造成脑供血不足，导致疾病。由此可见，改变脑部微循环和血氧供应，消除精神紧张、平衡血管收缩、扩张，调节血流通畅，对神经性头痛、血管性头痛、三叉神经痛、经期性头痛等顽固性头痛有明显疗效。

### （2）记忆力减退的原因

记忆力是大自然赋予人类的宝贵能力，它是人类大脑的基本功能之一，但实际生活中，记忆力的强弱却因人而异，即使是同一个人，在一生不同的年龄阶段也会有较大差异。一个人的记忆随着年龄的增长而产生并不断增强，而后又随着年龄的继续增长而逐渐减退。年龄是影响记忆力的一个很重要的因素，但在同一个年龄段，也会因自身一些因素，使记忆力出现

较大的差异。

人进入中老年以后，随着年龄的增长，出现记忆力下降的现象，这完全是一种很自然的生理规律，这与大脑功能衰退有着密切的关系。

首先，大脑血液和氧气供应不足。人进入中老年阶段以后，常有不同程度的脑动脉硬化、血管腔变窄的现象，而且随着年龄的增长，血液中的脂质成分含量逐渐增加，血液黏稠度增大，都使得血流速度减缓，血流量相应减少，造成大脑中与记忆有关的部位血液和氧气长期供应不足，从而促使神经细胞皱缩、变性，导致记忆力减退。

其次，DHA含量下降。随着年龄的增加，大脑中DHA的含量逐渐下降，脑细胞数目和神经突触的数量不断减少，神经间信息传递的速度和质量下降，也导致了记忆力的减退。

不过，正常的记忆力减退是中老年人不可避免的生理规律，中老年人对此不必太过介怀。但如果发生严重的记忆障碍以致痴呆，给生活带来了极大困难，那就要寻求专业医生的帮助了。

需要注意的是，记忆减退已经不再是中老年人特有的现象。青年时期本应是人一生记忆力的黄金时期，但现在却有越来越多的年轻人开始抱怨记忆力减退给他们的工作和生活带来了困扰。记忆力的下降是多方面因素共同作用的结果。最突出的便是繁重的工作和生活压力，使神经长期处于紧绷状态，得不到放松，影响了大脑正常运转。如果压力大导致睡眠不足或睡

眠质量太差，更会加速脑细胞的衰退；而且，现在年轻人工作往往长时间处于不通风的空调环境，空气中含氧量不足，完全无法满足大脑每分钟消耗氧气500～600毫升的要求，致使大脑的工作效率不断降低；此外，对电脑等新兴设备太过依赖同样会导致人脑的使用率越来越低，脑功能逐渐下降。

### （3）损坏大脑功能的坏习惯

要想更好地保护大脑，首先要了解影响脑部健康的坏习惯。

①长期饱食。现代营养学研究发现，进食过饱后，大脑中被称为"纤维细胞生长因子"的物质会明显增多。纤维细胞生长因子能使毛细血管内皮细胞和脂肪增多，促使动脉粥样硬化。长期饱食，势必导致脑动脉硬化，出现大脑早衰和智力减退现象。

②轻视早餐。不吃早餐会使机体和大脑得不到正常的血糖供给。营养供应不足，久而久之对大脑有害。此外，早餐质量与思维能力也有密切联系。据研究，一

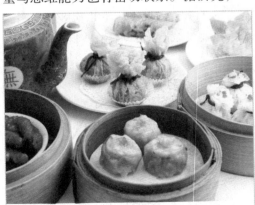

◎早餐可以使我们的机体和大脑得到充足的血糖供给，如果经常不吃早餐，时间长了就会给我们的大脑造成伤害。

般吃高蛋白早餐的人最佳思维时间普遍相对延长，而吃素的人精力下降相对较快。

③嗜酒嗜甜食。酒精使大脑皮质的抑制减弱，故酒后人觉得头重脚轻、举步不稳、反应迟钝等。酗酒对大脑的损害尤其严重。甜食会降低食欲，减少对高蛋白和多种维生素的摄入，导致机体营养不良，影响大脑发育。

④长期吸烟。常年吸烟会使脑组织呈现不同程度的萎缩，易患老年痴呆症。这是因为长期吸烟可引起脑动脉硬化，日久导致大脑供血不足，神经细胞变性，继而发生脑萎缩。

⑤不愿动脑。思考是锻炼大脑的最佳方法。只有多动脑，勤于思考，人才会变聪明。反之，越不愿动脑，大脑退化越快，聪明人也会变愚笨。

⑥带病用脑。在身体不适或患疾病时，勉强坚持学习或工作，不仅效率低下，而且容易造成大脑损害。

⑦不注意用脑环境。大脑是全身耗氧量最大的器官，只有保证充足的氧气供应才能提高大脑的工作效率。因此用脑时，要特别讲究工作环境的卫生。

⑧蒙头睡觉。随着被子内的二氧化碳浓度升高，氧气浓度会不断下降。长时间吸进潮湿的含二氧化碳浓度高的空气，对大脑危害极大。

⑨睡眠不足。大脑消除疲劳的主要方式是睡眠。长期睡眠不足或睡眠质量太差，会加速脑细胞的衰退，聪明的人也会变得糊涂起来。

⑩少言寡语。大脑有专司语言的功能区，经常说话尤其是多说一些内容丰富、有较强哲理性或逻辑性的话，可促进大脑这些功能区的发育。整日沉默寡言、不苟言笑的人，这些功能区会退化。

我们需要特别注意的一点是，大脑是非常复杂的，它的某些损伤也许无法修复，其后果也是极其严重的。那数以亿计的为我们无私工作的脑细胞即使有稍许的不正常，对我们可能就意味着毁灭。

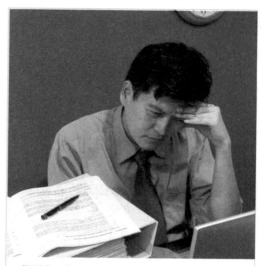

◎繁重的工作和生活压力会导致记忆力下降。

**（4）为大脑注入更多活力**

据不完全统计，人的脑细胞有140亿～150亿个，40岁以后每天约有10万个脑细胞开始凋亡，到六七十岁时大致减少1/10，为了早日防止智力下降，延缓大脑功能的老化，人们要学会科学地用脑和健脑。

养护大脑除了戒除上面提到的不良习惯，还需要养成良好的饮食习惯。多吃易于消化又富于营养的食物，保证足够的蛋白质。吃一些富含B族维生素，维生素C

的食物，富含胆碱的食物如杏、香蕉、葡萄、橙、鱼等也有一定的益处。

①深色绿叶菜。蛋白质食物的新陈代谢会产生一种名为类半胱氨酸的物质，这种物质本身对身体无害，但含量过高会引起认知障碍和心脏病。而且类半胱氨酸一旦氧化，会对动脉血管壁产生毒副作用。维生素$B_6$或维生素$B_{12}$在深色绿叶菜中含量最高，可以防止类半胱氨酸氧化。

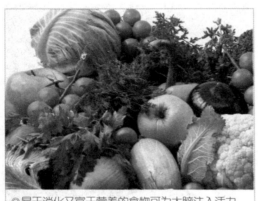
◎易于消化又富于营养的食物可为大脑注入活力。

②鱼类。鱼肉脂肪中含有对神经系统具备保护作用的Ω-3脂肪酸，有助于健脑。研究表明，每周至少吃1顿鱼特别是三文鱼、沙丁鱼和青鱼的人，与很少吃鱼的人相比较，老年痴呆症的发病率要低很多。吃鱼还有助于加强神经细胞的活动，从而提高学习和记忆能力。

③全麦制品和糙米。增强机体营养吸收能力的最佳途径是食用糙米。糙米中含有各种维生素，对于保持认知能力至关重要。其中维生素$B_6$对于降低类半胱氨酸水平最有作用。

④大蒜。大脑活动的能量来源主要依靠葡萄糖，要想使葡萄糖发挥应有的作用，就需要有足够量的维生素$B_1$的存在。大蒜本身并不含大量的维生素$B_1$，但它能增强维生素$B_1$的作用，因为大蒜可以和维生素$B_1$产生一种叫"蒜胺"的物质，而蒜胺的作用要远比维生素$B_1$强得多。因此，适当吃些大蒜，可促进葡萄糖转变为大脑能量。

⑤鸡蛋。鸡蛋中所含的蛋白质是天然食物中最优良的蛋白质之一，它富含人体所需要的氨基酸，而蛋黄除富含卵磷脂外，还含有丰富的钙、磷、铁以及维生素A、B族维生素、维生素D等，适于脑力工作者食用。

# 做好泌尿生殖系统的保健

## ① 做好泌尿系统的自我保健

泌尿系统由肾、输尿管、膀胱及尿道4部分组成。它的主要功能是排出尿液。机体内溶于水的代谢产物如尿素、尿酸和多余的水分以及被破坏的激素、毒素和药物等物质，它们经循环系统运送至肾，在肾内形成尿液，再经输尿管道排出体外。泌尿是人体代谢产物最主要的排泄途径，而且尿的质和量经常随着机体内环境的变化而发生改变。因此，泌尿系统的健康是身体新陈代谢良好的一个重要因素。

## （1）肾脏是泌尿系统重要的组成部分

肾脏是形成尿的器官，它位于腰背部两边，形状像蚕豆，左右各1个。肾的大小各人不同，正常成年男性肾重134～148克，略大于女性的肾。肾的内侧缘中部凹陷，称肾门。肾门向肾内部凹陷成一个较大的腔隙，称肾窦，窦内含有肾动脉、肾静脉的主要分支和属支、肾小盏、肾大盏、肾盂以及淋巴管和神经等结构。肾的表面自内向外有3层被膜包绕，即纤维膜、脂肪囊和肾筋膜。肾的正常位置依靠肾被膜、肾血管、肾的邻近器官、腹内压等来维持固定，肾的"固定装置"不健全时，肾的位置可移位。

肾分为皮质和髓质两部分。皮质是生尿部分，在肾的外侧；髓质是排尿部分，在肾的内侧。

肾脏的主要功能是生尿和排尿。机体的代谢产物尿素、尿酸、无机盐及多余的水，主要由肾排出，它对机体的新陈代谢十分重要，它的好与坏直接关系着人体的健康。如果肾出现问题，可能会引起尿蛋

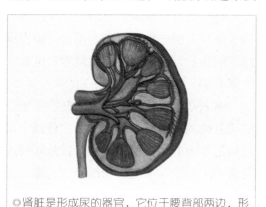

◎肾脏是形成尿的器官，它位于腰背部两边，形状像蚕豆。

白、血尿等一系列的病理现象。

肾不仅是排泄器官，而且对调节机体内环境的稳定和电解质平衡也起到了重要作用。如果肾功能发生障碍，代谢产物就会蓄积于体液中而破坏内环境的相对恒定，从而引起新陈代谢紊乱，严重时可能危及生命。

## （2）不要让肾脏疾病连累健康

肾脏的最小工作单位是肾单位，两个肾脏合起来一共有200万个肾单位，但每天实际在工作的肾单位才1/10，所以1个人少了1个肾脏也可以正常生活、工作。但这并非意味着你可以对肾的健康状况掉以轻心，肾非常容易感染疾病。

肾脏疾病包括原发于肾脏的疾病，如常见的原发性肾小球疾病、肾血管炎、肾盂肾炎、多囊肾等，以及继发于全身多系统疾病的肾脏疾病，如高血压、糖尿病、痛风、系统性红斑狼疮、慢性病毒性肝炎所引起的继发性肾脏病变。

肾脏疾病早期甚至没有症状，当疾病发展到肾功能明显异常时才会出现多系统症状。常见的异常表现有水肿、尿频、夜尿增多、尿液颜色改变、尿液中泡沫增多、高血压、贫血等。慢性肾脏疾病已经成为危害人类健康的"公敌"之一。目前，慢性肾脏病具有患病率高、合并心血管疾病高和死亡率高的"三高"特点以及知晓率低、防治率低和合并心血管疾病认知率低的"三低"特点。

肾衰竭是任何严重的肾脏疾病的最后结果。当肾脏因各种疾病的伤害而渐渐失去功能时，称为慢性肾衰竭。当肾脏功能

下降到正常的10%以下时，身体便无法维持正常的新陈代谢，即进入尿毒症期，最后陷入昏迷而死亡。

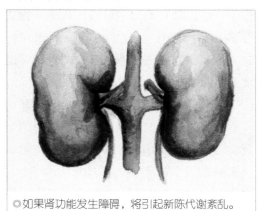

◎如果肾功能发生障碍，将引起新陈代谢紊乱。

有些病人初次到肾内科就诊，就得到了"晚期肾脏病"的诊断。其实，在肾脏疾病发展到尿毒症之前，常有一些信号。

①水肿。肾脏疾病水肿的特点是早起眼睑或面部水肿，午后慢慢消退，劳累后加重，休息后减轻。严重水肿可能出现在身体低垂的部位，比如双脚踝内侧、双下肢、腰骶部等。

②高血压。肾脏病引起的高血压与其他高血压一样，也会出现头痛、头昏、眼花、耳鸣等症状，经常测量血压十分必要。

③腰痛。肾区常有酸痛不适或隐隐作痛或持续性钝痛感。

④尿量过多或过少。正常人的尿量为每天1000～2000毫升，平均为1500毫升左右。无论尿量增多还是减少，都可能是肾脏疾病的表现，特别是夜间多尿往往是肾脏有病的信号。

⑤尿化验异常。如果尿常规检查发现有蛋白、隐血、红细胞、白细胞、酮体、尿糖等，都应做进一步检查，以明确诊断。

对这些疾病信号如果能够多加留意，及早治疗，就能够防止病情加重，减轻危险。

### （3）重视膀胱的健康

膀胱是一个中空性的肌肉囊。膀胱肌肉活动受神经系统的支配与控制，它的生理功能是储存尿液和周期性排尿。在正常情况下，大脑皮质对脊髓排尿中枢起到制约作用，膀胱逼尿肌处于持续的轻度收缩状态，即使当膀胱内尿量增加时，由于膀胱具有较大的伸展性，其容积能随尿量的增多而增大，其内压也无多大变化。当尿量增加到400～500毫升时，膀胱内压明显升高，这时膀胱壁的牵张感受器受刺激而兴奋，神经冲动传入大脑皮质排尿反射中枢，产生排尿欲。如果条件许可排尿，尿液就会在强大的膀胱内压下被排出。如果条件不许可或不去排尿，膀胱内尿量继续增多，膀胱内压继续增大，排尿欲明显增大，不过，此时意志还能控制得住。直到出现明显痛感以后，你才知道不得不去排尿了。

有些人有憋尿的坏习惯，当膀胱里贮满了尿，大脑产生了尿意，不是立即去排尿，而强忍着，尤其是睡觉或者看电影、上课等情况下更为常见。

憋尿必定会使膀胱过多地充满尿液，造成膀胱的压力越来越高，当这种压力超过尿道阻力时，虽说不排尿，但是尿液还是会跑出膀胱与尿道，从而导致充溢性尿失禁。

憋尿的人，精神上往往既想忍着尿，

又害怕尿液不自主地排出，沾湿床褥或衣裤，所以精神负担很重，久而久之会诱发精神性遗尿，听到水声或看到厕所，尿液便迫不及待地排出。

长期憋尿，膀胱肌肉会逐渐变得松弛无力，收缩力量变弱，于是会接着出现排尿不畅、排尿缓慢等现象。

憋尿会引起尿路感染。如果长期憋尿，尿液无法将细菌冲走，大量细菌在尿路聚集，就可能引起尿路感染。不要小瞧尿路感染，尿路感染可能引起严重的并发症，如肾乳头坏死、肾周围脓肿等，甚至导致肾衰竭，引起生命危险。临床上也曾出现过因尿路感染而引起肾衰竭直至死亡的病例。

正常人膀胱壁承受的压力是有限的，在正常压力的情况下，膀胱内膜有自我保护机制，可吞噬细菌免受侵犯。当膀胱内尿液过多，超过了正常膀胱壁所能承受的压力时，对膀胱内膜就会造成伤害，这种自我保护的能力也会受到损伤，细菌就可乘虚而入，引发膀胱炎。某些致病菌的纤毛，可附着于尿路黏膜，经输尿管上行至

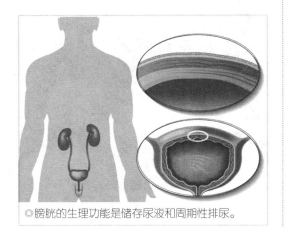

◎膀胱的生理功能是储存尿液和周期性排尿。

肾盂，引起肾盂肾炎。临床上会表现为腰痛、尿频、尿痛、血尿等症状，长期反复的慢性感染还会造成肾功能损害，甚至引发尿毒症。

憋尿对女性造成的危害比男性更大。女性憋尿，除了会诱发膀胱炎、肾盂肾炎等疾病外，还会对生殖器官产生许多不利影响。因为，女性内生殖器官与膀胱"同居"于盆腔内，子宫位于膀胱后面。憋尿使膀胱充盈，充盈的膀胱便会压迫子宫，使子宫向后倾斜。如经常憋尿，子宫后倾则难以复位。子宫后位分为3度，如果膀胱压迫子宫后倾为2度，就会妨碍经血流出，出现严重的痛经症状；如果发生3度后倾，还会因为子宫体压迫骶骨前面的神经丛而引起腰骶部疼痛，并可引起性交痛。

## ❷ 女性的生殖系统

女性的生殖系统由乳房、卵巢、子宫、输卵管等组成。女性生殖系统的健康需要自己爱护。认识自己的生殖系统，做自己健康的卫士。

### （1）乳房自我保健

女性自青春期乳房开始发育，腺导管和脂肪组织显著增生，形成复管泡状腺。以后随月经周期变化，妊娠期急速生长，授乳期达最高峰，如乳房增大、乳腺增生、血管和淋巴管扩张。

乳头和乳晕有色素沉着而变黑。停止哺乳后，乳房萎缩变小。

乳房的大小，随人种、年龄、发育、营养、体形、胖瘦等因素有所不同。成年女性的乳房两侧大小基本相等，并对称或

偶见略有大小差异的。曾有授乳史的乳房多数有些下垂，左右大小略有不同，常见左侧比右侧大，这与授乳习惯有关。绝经后和老年人的乳房常萎缩、松软和下垂。如果两侧乳房的大小相差较大，则有患巨乳症或乳房肉瘤的可能。

乳房是大是小取决于遗传基因，除非进行外科手术，否则乳房的形状是难以改变的。但是我们至少可以采取一些措施，

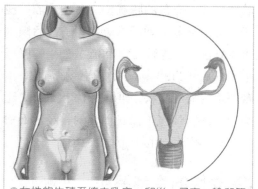

◎女性的生殖系统由乳房、卵巢、子宫、输卵管等组成。

使之保持健康美丽。

①保持正确的身姿。坐与行时，注意自己的姿势，脊柱伸直，肩部后压，收腹，哪怕仅仅是出于体形的考虑，也是值得的。况且，这样还会带来额外的好处：胸部组织的负重明显减轻，伸直的上身使胸部的一部分重量落在了肋骨上。如果想以弯腰驼背的姿势，去掩盖过大或过小的胸部，那就大错特错了。

②停止对乳房的伤害。激进的减肥方法或单调片面的饮食习惯都是极有害的。这样会使脂肪组织迅速减少，剩下的只是松弛的皮肤。

过紧或不合体的文胸不利于乳房。如果文胸戴上后起褶或从背部向上滑，那就说明这个文胸的尺寸不合适。合适的文胸绝对重要：因为乳房的皮肤极易被乳房的重量拉得失去弹性。那些胸部较小而且不喜欢戴文胸的人，至少在从事剧烈运动时，应戴上文胸保护乳房。

乳房的皮肤与脸部皮肤一样敏感，会由于阳光的照射而产生细小皱纹，并且在颈部以下胸部以上的皮肤区域产生色斑。因此，外出时应涂上含有很高防晒成分的防晒霜。

③合理的乳房保养。冷水可以刺激血液流通，使乳房的血管和组织纤维保持弹性，从而使皮肤紧绷。热水浴之后，应该用冷水围绕乳房尽量冲洗。每天早起，用不太强烈的水流对乳房进行按摩也会有好处。

沐浴前，也可以用一把体刷进行一次按摩，以乳头为中心，做旋转式按摩。这可以刺激血液流通，同时轻微地去掉一层

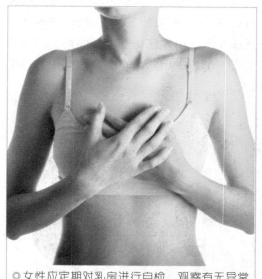

◎女性应定期对乳房进行自检，观察有无异常变化。

表皮，以便沐浴后保养品可更快更好地被皮肤吸收。在进行完刷擦按摩和冷水浴之后，应当涂上优质且富含油脂的护肤液。

④定期乳房自检。可以在有镜子的温暖的洗浴间进行自检。在自我检查的过程中，应当仔细观察每一侧乳房的外观、大小、皮肤颜色和乳头颜色的变化，乳房是否有湿疹，皮肤是否出现凸痕，两个乳头高度是否有差别，乳头有无液体渗出。如果乳房有明显变化，你就需要注意了。

抬起一侧手臂看另一侧乳房能否正常随之抬起。检查乳房上部与腋下结合部有无异常。双手举过头顶，身体转向一侧反复观察乳房的侧面。用同样的方法观察另一侧。双手平稳地放在臀部，用力按压到胸部的肌肉使其紧张起来，然后进行观察，看乳房是否有不同以往的线条（如有异物突起）。

上身前倾，继续观察皮肤有无凸痕或皱纹，乳房轮廓或者乳头的回缩是否变化。先摸乳房，再摸腋下，用中指和示指

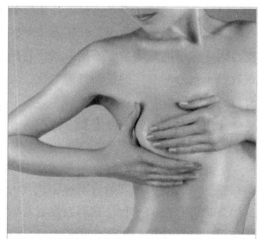

◎对乳房做旋转式按摩，可刺激血液流通，有助于健康。

的指腹，顺着一个方向全面检查乳房。

将右臂放在头底下，胳膊下面的乳腺组织会移向胸部的中央，用左手检查右侧的乳房是否有肿块，触摸时稍微用力，因为这样接近乳腺组织，更容易进行触摸。同样检查左侧的乳房。如果你的乳房过大，可在左肩下垫上一个枕头。

乳房自我检查的时间应在月经来潮后的第9～11天，淋浴时也可进行，因皮肤湿润更容易发现乳房问题。对于初学乳房自我检查的女性，可在一个月内的几个不同的时间进行检查，这样就会了解乳房的硬度，皮肤肌理会发生怎样的周期性变化。之后再改为每月1次例行检查。此检查每月坚持1次，如果发现双侧乳房不对称，乳房有肿块或硬结，或质地变硬，乳房皮肤有水肿、凹陷、乳晕有湿疹样改变，应立即去医院请专科医生检查。

除自检外，凡30岁以上女性，最好每年请专科医生检查1次；40岁以上女性，每半年请医生检查1次，以便及早发现病变，防患于未然。乳房自检常存在两个极端，有的女性自检出肿块后，就异常紧张，反而对自身健康不利。另有一些女性，发现肿块后没有及时就医，最终贻误了治疗时机，造成遗憾。所以，女性应重视乳房自检，发现异常肿块后立即到医院进行专业检查。

**（2）让卵巢更健康**

卵巢保养是女性不能忽视的生活内容。卵巢保养得好，可以使面部皮肤细腻光滑、白里透红，永葆韧性和弹性；促进生殖和机体健康，调节并分泌雌激素，提高两性

生活质量；使胸部丰满、紧实、圆润。

卵巢保养，避免早衰的重点主要是从生活方式上提早预防。比如产后提倡母乳喂养，哺乳时间尽量延长，生育期妇女避孕避免采用口服避孕药的方法。在生活习惯方面，女性要坚持经常喝牛奶，摄入鱼、虾等食物及经常锻炼身体，特别要注意在公共场所、家庭减少被动吸烟，从而避免早绝经给女性健康带来的危害。特别是重压之下的白领女性要学会自我调节情绪。情绪轻松愉快时，脉搏、血压、胃肠蠕动、新陈代谢都处于平稳协调状态，体内的免疫活性物质分泌增多，抗病能力增强，卵巢健康才能得到保障。合理安排生活节奏，做到起居有常、睡眠充足、劳逸结合，培养广泛的兴趣爱好，工作之余养花植树、欣赏音乐、练习书法、绘画、打球等，可以宜人情志，调和气血，利于健康。

女性通过练习瑜伽也能起到保养卵巢的作用。瑜伽练习者通过特殊的锻炼动作，配以特殊的呼吸方式，更重要的是精神调整相配合，可以疏通女性器官的气血

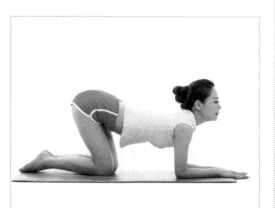

◎女性通过练习瑜伽也能起到保养卵巢的作用。

循环，调整激素的分泌，对月经不调、输卵管不通、产后阴道松弛、盆腔炎等有很好的辅助疗效。同时，它还可以加强人体的肾脏功能，恢复女性因流产或生产后丧失的"元气"，使女性由内而外地散发一种青春的气息，延缓衰老。通过瑜伽来温补子宫，改善卵巢功能失调引起的各种皮肤问题，还能达到驻颜美容的目的。

### （3）保护好输卵管

输卵管是输送卵子的弯曲管道，它执行卵子的运送、受精、营养和胚胎的发育功能，长为10～12厘米，连于子宫的两侧。

输卵管的健康是决定女性有无生殖能力的重要环节。输卵管的损伤会干扰女性的生育。大多数的输卵管疾患可以归因于输卵管伞的周围或附近的输卵管堵塞。

女性应当提高健康意识，保护自己的输卵管。由于显著的输卵管堵塞是由盆腔炎症造成的，并且盆腔炎症常通过性行为传播，因此女性应当小心，保证性生活卫生，如果性伴侣有可能患有性传播性疾病，就必须正确使用避孕工具。如果感到盆腔疼痛，不管是否发炎，一定要去看医生，因为这可能暗示盆腔感染或者子宫内膜炎。不要忽略身体的任何细微变化，要对自己的健康负责。

### （4）女性重要的生殖器官——子宫

子宫是女性特有的器官，是孕育生命的摇篮，从青春少女开始直至晚年，女人都要保护好自己的子宫。这对女性身心健康与延年益寿有着十分重要的意义。

①青春期的子宫保健。第1次月经

来潮标志着子宫发育基本成熟，女孩进入了青春期。此时，子宫向外界"开放"，与外界的联系扩大，从而给形形色色病原微生物偷袭以可乘之机，强化防护措施势在必行。首要的是适龄婚育，切忌早婚早育。研究资料显示，女性过早婚育，由于子宫发育尚未完全成熟，不但难以担负孕育胎儿的重任，不利于优生，而且易使子宫不堪重负而罹患多种疾病，比如少女生育比成年女性更易发生难产，子宫破裂的机会显著增多，产后也更易出现子宫脱垂。

②生育期的子宫保健。进入生育期后，子宫亦进入"多事之秋"。定期进行产前检查是母子平安的重要保障。如果忽视产前检查，就不能及时发现胎儿的异常。难产、多胎、过期分娩时产程过长，用力过猛或处理不当，可造成子宫周围韧带损伤、严重者子宫破裂等。也有产后不注

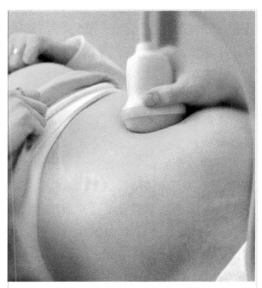

◎定期进行产前检查是母子平安的重要保障。

意休息，经常下蹲劳动或干重活，使腹压增加，子宫会从正常位置沿着阴道向下移位，医学上称为子宫脱出，简称"宫脱"。病人有下腹、阴道和会阴下坠感，出现腰酸背痛、局部肿胀、溃疡、白带增多等，严重者需用手托方能回纳，非常痛苦。

除产前检查外，一般可每半年或1年，到正规医院进行妇检，尤其是检查生殖器部位的病兆，不必害羞回避，应如实回答医生询问。子宫是许多妇科病发源地之一，如子宫肌瘤、宫体癌、宫颈癌、宫脱、糜烂、子宫内膜异位等。一旦发现都必须系统彻底治疗，万万不可大意。

子宫的受损与分娩不当有着密切的关系。因此，必须要做到"三不"，即一不要私自堕胎，有些人出于种种原因，私自堕胎或找江湖医生进行手术，这样做的严重后果是子宫破损或继发感染；二是不要滥用催产素，在一些偏远农村或不正规医院，当孕妇分娩发生困难时，滥用催产素的事时有发生，这可能导致子宫破裂等；三是不要用旧法接生，少数人仍沿用旧法接生，包括在家自接，这对产妇和胎儿是一种严重威胁。

③绝经期的子宫保健。女性进入绝经期后，表明子宫已经退役，但并非万事大吉，保健工作依然不可松懈。一般说来，老年期遭受癌症之害的可能性大增，表现之一就是宫颈癌发病危险系数上升。故老年女性仍需注意观察来自生殖系统的癌症讯号，如"老来红"、性交出血等。

同时，更年期妇女要注意合理进餐，坚持适度体育锻炼，戒烟忌酒，防止肥

胖。医学资料显示，肥胖与吸烟也可增加子宫颈癌的发病危险。

## ③ 男性的生殖系统

男性生殖系统包括睾丸、附睾、输精管、射精管、精囊、前列腺、尿道球腺等。男性尿道为排尿和排精的管道。睾丸是产生精子和分泌男性激素的器官。睾丸产生的精子，先贮存于附睾内，当射精时经输精管、射精管和尿道排出体外。精囊腺、前列腺和尿道球腺的分泌液组成精液，供给精子营养并有利于精子的活动。男性外生殖器包括阴囊和阴茎。

### （1）睾丸的自我保健

睾丸位于阴囊内，左右各一。睾丸是微扁的椭圆体，表面光滑，分内、外侧面，前、后缘和上、下端。前缘游离；后缘有血管、神经和淋巴管，并与附睾和输精管下段（睾丸部）相接触。睾丸随着性成熟迅速生长，老年人的睾丸随着性功能的衰退而萎缩变小。

睾丸癌是男性常见的癌症，应及早发现并及时治疗。除了定期由医生诊疗的身体健康检查之外，中年男性应该固定每个月自我检查睾丸是否有肿胀或肿块。温水沐浴后，阴囊等外阴部的皮肤会比较松弛，最适合进行睾丸的自我检查。

正确的睾丸自我检查技巧：双手分别轻握住两边的睾丸，以拇指轻触而其他手指也要移动，彻底检查是否有肿块或触感、外观上有无异样。附睾在睾丸后方，质地比较硬一点儿，容易误认为肿瘤。如果有肿胀或压痛的现象，应立刻到医院就诊检查。

### （2）输精管的结构和功能

输精管是附睾管的直接延续，长度平均为31~32厘米，管壁较厚，肌层比较发达而管腔细小。输精管行程较长，可分为4部。

①睾丸部。行程较迂曲，位于睾丸后缘，自附睾尾端，沿附睾内侧上行。

②皮下精索部。介于睾丸上端与腹股沟管皮下环之间，由此进入腹股沟管，输精管位于精索其他结构的后内侧，易于经皮肤以手触知，为结扎输精管的良好部位。

③腹股沟管部。输精管位于腹股沟管的精索内，疝修补术时，注意勿伤。

④盆部。其为最长的一段，输精管穿过腹环，向下沿盆侧壁行向后下，经输尿管末端前方至膀胱底的后面，在此两侧逐渐接近并扩大成输精管壶腹。输精管下端变细，与精囊的排泄管汇合成射精管。射精管长约2厘米，穿前列腺实质，开口于尿道的前列腺部。

### （3）精囊和前列腺

精囊又叫精囊腺，为长椭圆形的囊状

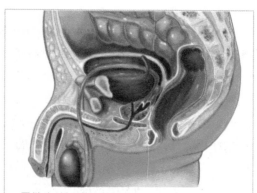

◎男性生殖系统包括睾丸、附睾、输精管、射精管、精囊、前列腺、尿道球腺等。

器官，位于膀胱底的后方，输精管壶腹的外侧，左右各一，由过曲的管道组成，其排泄管与输精管壶腹的末端合成射精管。精囊分泌的液体组成精液的一部分。

精液由输精管道各部及附属腺，特别是前列腺和精囊的分泌物组成，内含大量精子，呈乳白色，稍呈碱性，适于精子生存和活动。男子一次射精量2～5毫升，含精子3亿～5亿个。

前列腺是不成对的实质性器官，由腺组织和肌组织构成。前列腺上端横径约4厘米，垂直径约3厘米，前后径约2厘米。表面包有筋膜鞘，称为前列腺囊。囊与前列腺之间有前列腺静脉丛。前列腺的分泌物是精液的主要组成部分。

前列腺位于膀胱与原生殖膈之间。前列腺底与膀胱颈、精囊腺和输精管壶腹相邻。前方为耻骨联合，后方为直肠壶腹。直肠指诊时可触及前列腺的后面，以诊断前列腺是否肥大等，向上并可触及输精管壶腹和精囊腺。小儿的前列腺很小，性成熟期腺部迅速生长。老年时，前列腺退化萎缩。如腺内结缔组织增生，则形成前列腺

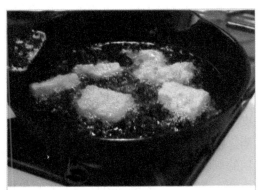

◎前列腺炎患者日常生活中应少吃或不吃油煎、油炸食物和高脂食物。

腺肥大。

前列腺疾病是威胁男性生殖器健康的一个重要方面。前列腺炎除了细菌侵犯引起以外，一些非细菌的因素也可以诱发，如大量饮酒、经常吃刺激性食物、频繁自慰、过分沉湎于性的问题等。导致前列腺广泛而持久的充血正是炎症的一大特点，从而引起慢性无菌性前列腺炎。

慢性前列腺炎的症状表现为经常感到疲乏无力，精神萎靡，频繁遗精，腰酸背痛，排尿滴沥不清，总感到没有排干净，尿道口经常有稀水样分泌物或较厚稠的乳白色黏液粘着，排尿时尿道部位有轻微的灼热与不适感。对于慢性无菌性前列腺炎，防治的重点应放在生活起居的调整和饮食的调理方面。

①把锻炼、休息和饮食结合起来。注意休息，避免过度劳累，防止长途骑车；尽量不吃刺激性食物，少喝咖啡和烈性酒，多喝白开水。少吃油煎食物和高脂肪食物，多吃鲜果蔬菜和含天然不饱和脂肪酸的生果仁，如葵花子、芝麻等。

②注意个人卫生。性生活不能过频，正常性生活每周1～2次，过频性生活可引起前列腺充血而诱发前列腺炎。患前列腺炎特别是支原体、衣原体感染者，夫妻双方必须同时检查、同时治疗，防止交叉感染。

③防寒、防潮。受凉可引起前列腺的交感神经活动，招致尿道内压增加，妨碍排泄，产生淤积而充血诱发前列腺炎。

④心理治疗的重点是正确对待性问题。多参加文体活动，避免整日沉湎于性

爱的幻想中，把精力转移到工作和学习上。戒除自慰习惯，尤其要防止自慰过程中强忍不射精的现象。最大限度地减少前列腺充血。

如按以上所述方法进行预防，所有的前列腺不适症状也就会随之减轻和消失。

### （4）外生殖器的功能

阴囊是外生殖器的重要器官。阴囊为一皮肤囊袋，位于阴茎的后下方。阴囊的皮肤薄而柔软，有少量阴毛，色素沉着明显。阴囊壁由皮肤和肉膜组成。肉膜是阴囊的浅筋膜，含有平滑肌纤维。平滑肌可随外界温度变化呈反射性的舒缩，以调节阴囊内的温度，有利于精子的发育。肉膜在正中线向深部发出阴囊中隔，将阴囊腔分为左、右两部，分别容纳两侧的睾丸和附睾。

阴囊深面有包被睾丸和精索的被膜，由外向内是：精索针筋膜是腹外斜肌腹膜的延续；握睾肌来自腹内斜肌和腹横肌，肌束排列稀疏，可反射性地提起睾丸；精

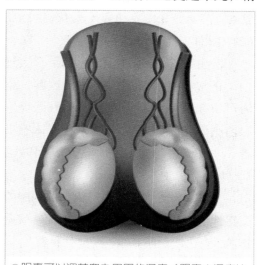

◎阴囊可以调节睾丸周围的温度（阴囊内温度比体温低1.5～2℃），有利于睾丸产生精子。

索内筋膜来自腹横筋膜，较薄弱；睾丸鞘膜包被睾丸和附睾，来源于腹膜、分壁层和脏层。脏层贴在睾丸和附睾的表面，于后缘处脏层反折移行于壁层。两层之间形成鞘膜腔，内有少量浆液。可因炎症液体增多，形成鞘膜积液。

阴茎可分为头、体和根3部分。后端为阴茎根，藏于阴囊和会阴部皮肤的深面，固定于耻骨下支和坐骨支，为固定部。中部为阴茎体，呈圆柱形，以韧带悬于耻骨联合的前下方，为可动部。阴茎前端的膨大部分为阴茎头，头的尖端有矢状较狭窄的尿道外口。头后较细的部分为阴茎颈。

阴茎的皮肤薄而柔软，富有伸展性，皮下无脂肪组织。皮肤在头和颈处与深层贴附紧密，其余部分则疏松易于游离，阴茎皮肤自颈处向前反折游离，形成包统阴茎头的双层环形皮肤皱襞，称为阴茎包皮。包皮的前端围成包皮口，在阴茎头腹侧中线上，连于尿道外口下端与包皮之间的皮肤皱襞，称为包皮系带。做包皮环切时，应注意勿伤及包皮系带，以免影响阴茎的正常勃起。

幼儿的包皮较长，包着整个阴茎头，包皮口也小。随着年龄的增长，包皮逐渐退缩，包皮口也逐渐扩大。若包皮盖住尿道外口，但能够上翻露出尿道外口和阴茎头时，称为包皮过长。当包皮口过小，包皮完全包着阴茎头不能翻开时，称为包茎。在这两种情况下，都易因包皮腔内污物的刺激而发生炎症，也可成为诱发阴茎癌的一个因素，故成年时应将过多的包皮手术切除，使阴茎头露出。

# 不要让内分泌系统疾病妨碍健康

## ❶ 认识内分泌系统

内分泌系统包括垂体、甲状腺、胸腺和肾上腺等，内分泌系统控制着体内的各种腺体，让内分泌系统正常运行是自我保健的重要内容。

### （1）垂体的功能和保养

垂体是一个豌豆状的腺体，位于大脑底部一个骨性结构内（蝶鞍）。蝶鞍保护垂体，但仅为垂体留下很小的扩展空间。如果垂体增大，它常向上扩展、压迫传递视觉信号的那部分大脑，可能引起头痛或视觉损害。

垂体调控大部分其他内分泌腺体的功能，反过来又受下丘脑调控。下丘脑是大脑的一部分，位于垂体正上方。垂体由两

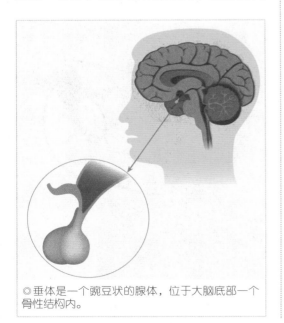

◎垂体是一个豌豆状的腺体，位于大脑底部一个骨性结构内。

个紧密相邻的部分组成：前叶（前部）和后叶（后部）。下丘脑通过释放一些因子或激素样的物质直接进入垂体的血管而调控垂体前叶（腺垂体）。它通过神经脉冲调控垂体后叶（神经垂体）。

下丘脑或垂体通过它控制下的腺体（靶腺）所分泌的激素水平来确定需要多大的刺激或抑制来调节靶腺的活动。垂体（和下丘脑）产生激素并不呈持续性分泌。大多呈脉冲式释放，每1～3小时1次，分泌期与静止期交替出现。某些激素如促皮质激素调控肾上腺，生长激素调控生长，而泌乳素调控乳汁分泌，均遵循一种周期节律：一种激素水平的上升与下降是可预知的，通常睡醒前达到高峰，入睡前降至最低水平。还有一些激素同其他一些因素变化一致。例如，女性中调控生殖功能的促黄体生成素与尿促卵泡素，随月经周期变化而变化。一种或数种垂体激素过度分泌或分泌不足可导致多种症状的发生。

垂体前叶占垂体总量的80%，其释放的激素不但调节着人体正常生长、发育，还调控着肾上腺、甲状腺、卵巢或睾丸的生理活动。当垂体分泌的激素增多或减少时，受它调控的腺体分泌的激素也随之增多或减少。垂体前叶所分泌的激素之一，称作促皮质激素（促肾上腺皮质激素或ACTH），刺激肾上腺分泌皮质醇、生命维持的皮质酮样激素及数种睾酮样（雄激

素）类固醇。没有促皮质激素，肾上腺就会缩小（萎缩），停止分泌皮质醇，导致肾上腺功能衰竭。与皮质醇同时产生的激素还有：调控皮肤色素形成的促黑素细胞激素和调控大脑知觉、情绪、警觉的脑啡肽及内啡肽。

生长激素是垂体前叶所分泌的重要激素之一，它刺激肌肉、骨骼的生长，调节代谢。生长激素能迅速促使葡萄糖进入肌肉和脂肪，刺激肝脏、肌肉合成蛋白质，减慢合成脂肪。其远期效应有阻止葡萄糖摄取和利用，使血糖水平升高，脂肪合成增加，血中脂肪水平也升高。这些似乎与它的立刻（短期）效应相反。当饥饿时，由于机体需适应食物缺乏，因此生长激素在这两方面作用是很重要的。生长激素还同皮质醇一起参与维持脑的血糖水平，促进脂肪分解，使之作为备用燃料供其他机体细胞使用。

垂体后叶仅分泌两种激素：抗利尿激素及催产素。事实上，这些激素是由下丘脑内的神经细胞产生。这些神经细胞形成凸起（轴突），伸向垂体后叶，并在那里释放激素。同大多垂体激素不同，抗利尿激素与催产素不刺激其他内分泌腺，分泌过多或不足均直接影响它们相对应的器官。

抗利尿激素（也称血管加压素）促使肾脏保存水分，参与维持人体水平衡。机体脱水时，位于心脏、肺脏、大脑及主动脉的特殊受体向垂体发出信号，使之产生大量抗利尿激素。疼痛、紧张、体育锻炼、低血糖、血管紧张素、前列腺素、某些药物如胆碱能药及某些治疗哮喘与肺气肿的药物，均能刺激抗利尿激素的释放。

酒精、某些类固醇及少数其他物质则会抑制抗利尿激素的产生。抗利尿激素缺乏可使肾脏排出大量的水，导致尿崩症。有时，抗利尿激素产生过多而导致抗利尿激素不适当分泌综合征，这种情况下，抗利尿激素水平很高，引起机体保存水分，使血中某些电解质如钠水平下降，可见于心力衰竭和极少数下丘脑疾病患者中。有时垂体外组织也可产生抗利尿激素，主要见于某些肺癌。因此如果发现血中抗利尿激素水平升高时，应检查垂体功能，并寻找癌灶。

## （2）身体的调节器——甲状腺

甲状腺是内分泌系统的一个重要器官，它和人体其他系统(如呼吸系统等)有着明显的区别，但和神经系统紧密联系，相互作用，相互配合，被称为两大生物信息系统，没有它们的密切配合，机体的内

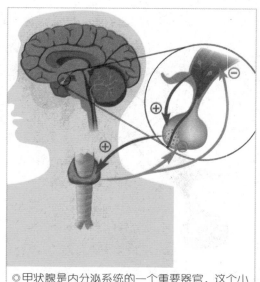

◎甲状腺是内分泌系统的一个重要器官，这个小小的腺体对身体健康有很大影响。

环境就不能维持相对稳定。

甲状腺位于"喉结"的下方2～3厘米处，在吞咽东西时可随其上下移动。这个小小的腺体对身体的健康有很大的影响，因为甲状腺所分泌的激素影响着新陈代谢和身体各部分神经和组织。

女性的甲状腺比男性的稍大一些。在正常情况下，由于甲状腺很小很薄，因此在颈部既看不到，也摸不到。如果在颈部能摸到甲状腺，即使看不到，也被认为甲状腺发生了肿大。这种程度的肿大往往是生理性的，尤其是在女性青春发育期，一般不是疾病的结果，但有时也可以是病理性的。

由于各种各样的原因，甲状腺可以发生许多疾病。主要有甲状腺肿，缺碘或某些非缺碘的因素都可能引起甲状腺肿；甲状腺肿瘤包括良性肿瘤和恶性肿瘤；甲状腺炎是由细菌等微生物引起的。由于病毒感染可以诱发亚急性甲状腺炎，由于自身的免疫功能障碍可以引起慢性淋巴性甲状腺炎；甲状腺功能异常包括由于各种原因引起的甲状腺功能亢进和甲状腺功能减退。

当甲状腺腺体分泌过多的激素，而加速身体各项功能的运作时，就是甲状腺功能亢进，此时的症状会相当明显，心跳急促或心率不整、血压升高、容易紧张、不好入睡或浅眠、出汗量增多，甲状腺功能亢进的人体重会无故减轻，常觉得沮丧或心神不宁，此外还会导致眼球突出和视力方面的问题。

而甲状腺功能减退或甲状腺官能不

足，就是指甲状腺激素分泌不足所致的病症，是目前最普遍的甲状腺疾病。症状有疲劳、精神不济、新陈代谢变慢以及因新陈代谢变慢而体重增加，此外还会出现情绪低落或起伏不定、健忘、声音沙哑以及怕冷的情形。婴儿常导致呆小症，成人常表现为氧耗量降低、基础代谢率降低、呆滞、昏睡、苍白、智力减退、精神萎靡。

当压力较大、身体或心理负担较重，以及中年以后，甲状腺比较容易出现分泌失调的问题。甲状腺分泌不正常不但会有以上的这些症状，还会导致胆固醇升高、骨质疏松，并增加罹患心脏病和不孕症的概率。

甲状腺失调虽然会对身心有许多不良影响，但是一旦发现，是可以药物控制的，如果觉得自己有甲状腺失调的症状时，最好做促甲状腺激素血液筛检，透过这项血液筛检，医生和病人双方都可以更清楚甲状腺的状况并对症下药。

基本上，甲状腺疾病的治疗以服药为主，当病况严重时也可能会需要将腺体切除。保养甲状腺是一辈子的事，平时最好

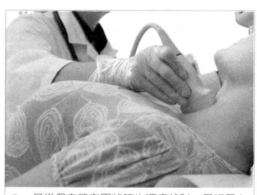

◎一旦觉得自己有甲状腺失调症状时，最好马上到医院检查。

不要熬夜、不要太劳累，避免作息不正常，并且注意自己是否有甲状腺失调的症状，年过35岁的女性则应每年定期做筛检，让甲状腺疾病远离你的生活。

### （3）认识胸腺

在我们的胸骨上端，左右两肺之间，有一个火柴盒大小的黄灰色组织，这就是胸腺。它呈扁平椭圆形，分左、右两叶，由淋巴组织构成。青春期前发育良好，青春期后逐渐退化，为脂肪组织所代替。

胸腺是造血器官，能产生淋巴细胞，并运送到淋巴结和脾脏等处。这种淋巴细胞对机体的细胞免疫具有重要作用。

生长激素和甲状腺素能刺激胸腺生长，而性激素则促使胸腺退化。

胸腺素是胸腺产生的一种蛋白质和多肽激素，能刺激T淋巴细胞的成熟，平衡和调节免疫功能，是一种与机体的细胞免疫有密切关系的激素。人到成年后，胸腺逐渐萎缩，胸腺素分泌急剧减少或缺失，此时为提高功能减弱的机体的免疫力，补充胸腺素是必需的。

以前人们把胸腺和阑尾（盲肠）一样看待，认为是一个没有用的、在进化过程中还没有来得及完全退化掉的器官。随着免疫学的进展，人们才认识到了胸腺在人体免疫功能中的重要作用，而把它誉为免疫大王。要知道胸腺在免疫中的地位，只要看看作为特异免疫主力军的淋巴细胞的作用和它们与胸腺的关系就清楚了。

血液中的淋巴细胞，70%～80%为T淋巴细胞（简称T细胞）。它们原是骨髓里生长出的微小白色细胞，被血液送到胸腺

里，受胸腺激素的培育，成为成熟的但还没有免疫功能的T细胞，再被送到脾脏、淋巴系统和其他器官，让它们在那里受胸腺激素的影响进一步长大，随时准备抵抗各种对人体有害的入侵物。胸腺激素还能提高淋巴细胞的杀伤能力，诱导B细胞（也是一种淋巴细胞）成熟。

在胚胎时期，胸腺比心脏，甚至比肺还要大，在青春期达到最大，以后开始逐渐退化，到中年时减小到10克左右。胸腺组织逐渐由脂肪代替，到50岁之后，胸腺激素的分泌就完全停止。胸腺这个免疫大王，在建立、训练了一支免疫大军之后，就"功成身退"了。

而在此期间，胸腔异常可能导致胆固醇升高。人们总是把血清中胆固醇升高归罪于不良的饮食习惯，殊不知血清胆固醇含量和胸腺的功能也有密切关系。

胸腺分泌一系列激素参与包括胆固醇

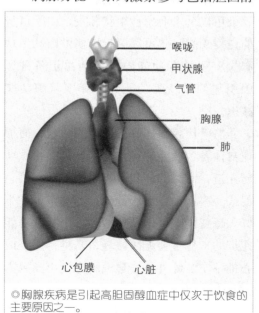

喉咙
甲状腺
气管
胸腺
肺

心包膜　心脏

◎胸腺疾病是引起高胆固醇血症中仅次于饮食的主要原因之一。

在内的机体有机物质的代谢调节。胸腺疾病是引起高胆固醇血症中仅次于饮食的主要原因之一。胸腺功能低下的人有25％～50％患有不同程度的高胆固醇血症；同时，有10％的高胆固醇血症患者伴有胸腺功能低下。因此如果发现自己有高胆固醇血症时，应该先去找医生检查一下自己的胸腺功能是否正常。

生物学家指出，人的寿命应是性成熟期的5～7倍，若以20岁作为界线，人可以活到100～140岁，然而大多数人活不到这一年龄，主要是35岁以后生长素的分泌减少，使人体各器官萎缩，尤其是胸腺器官的萎缩而造成免疫功能降低，人上了年纪以后，受疾病感染的机会更多，容易被病魔夺去生命，感染上多种因免疫功能低下而导致的恶性疑难病症，如癌症、心脑血管疾病、糖尿病等。

### （4）不可不知的肾上腺

肾上腺是位于肾脏上方的内分泌腺，左、右各一个。左侧肾上腺呈半月形，右侧的似三角形，一般左侧肾上腺比右侧略大，总重10～20克。

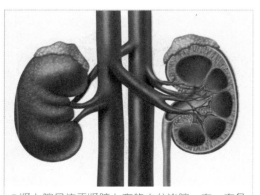

◎肾上腺是位于肾脏上方的内分泌腺，左、右各一个。

肾上腺的外层为皮质，中心部为髓质。皮质可产生肾上腺皮质激素，对调节水、盐代谢及糖与蛋白质的代谢有重要作用。肾上腺髓质能产生肾上腺素和去甲腺素，有加快心跳、收缩血管、升高血压的作用。比如，当我们处于危险的境地时，肾上腺会大量分泌肾上腺素，使体内的肾上腺素浓度急剧升高，以提高我们应付环境的能力。

肾上腺皮质是女性雄激素的主要来源，少量的雄激素对正常妇女的阴毛、腋毛、肌肉及全身发育是必要的。但如果雄性激素分泌过多时，就有对抗雌激素的作用，就会使卵巢功能受到抑制，而出现闭经，甚至男性化表现。

青春痘是许多人最大的烦恼，尤其是爱美的女性，然而它不仅是面子问题，通常也代表身体健康出了问题。许多女性朋友可能都有这样的经验：当月经失调的时候，脸上特别容易冒痘痘。当这样的情形发生时，通常代表体内雄激素分泌增加或是作用增强，导致皮脂腺分泌旺盛，所以青春痘会变多。

雄激素分泌增加的原因很多，其中有许多是因为压力大、熬夜或遗传体质导致不排卵所造成，这些经常不排卵的女性体内卵巢或肾上腺会分泌较多的雄激素，而且B超检查会发现两侧卵巢上有许多小滤泡，因此医学上称之为"多囊性卵巢综合征"。

统计资料显示，多囊性卵巢综合征患者以后罹患子宫内膜癌的概率较高，因此最好接受药物治疗以降低罹病率；可使用的药物有许多种，其中以避孕药（最好选择不含雄激素作用的）为主，同时可以预防子宫内膜癌、调经及治疗青春痘。

另外有些女性血液中雄激素的浓度正常，但是皮肤对其雄激素特别敏感，因此，虽然她们的月经正常，却容易产生青春痘较多或毛发较粗的现象。

如果血液中雄激素上升到很高的程度，则要小心是否有卵巢及肾上腺肿瘤的存在，因为有些卵巢或肾上腺肿瘤会分泌大量的雄激素，这些患者将快速发生男性化症状，例如青春痘、多毛症、阴蒂肥大及乳房变小。正确的诊断必须靠超声波、计算机断层或磁振摄影；而治疗卵巢癌或肾上腺肿瘤需要靠手术切除。若家族中许多人有类似的月经异常及男性化症状，最好验血检查是否患有遗传肾上腺可的松合成酵素缺损。

## ❷ 不可或缺的激素

激素是人体所不可或缺的，它调控着体内的各种活动。只有认识激素对身体的重要作用，才能更好地调节体内的激素。

### （1）激素的重要作用

激素是内分泌腺的腺细胞所分泌的，对身体有特殊作用的化学物质。激素在人体内的含量极少，但它们却在人体的代谢、生长和生殖等生理活动中发挥重要的调节作用。激素由内分泌腺分泌，直接进入腺体周围的血管或淋巴管。激素随着血液被运往人体的其他组织和器官，从而影响这些器官和组织的功能活动。例如，雌激素是在卵巢中合成的，然后被输送到乳

房组织、子宫内壁、动脉管内壁、肝、骨骼等器官和组织。

通常把激素通过血液循环而发挥的调节作用，称体液调节，由于内分泌腺一般都是在中枢神经系统的调节下进行活动的，故又称为神经体液调节。激素能对重要的生理功能发挥巨大的影响。

人体到底制造多少种激素无从知晓，甲状腺自己就能分泌25种以上的激素，但是那些广为人知的激素可分为3大类：性激素、消化相关激素和应付压力相关的激素。

参与调节生殖功能的激素就是性激素。女性体内的性激素有3种，即雌激素、孕激素和雄激素，由卵巢和肾上腺皮质合成。它们维持着性器官的发育及生育功能。而其中对女性的一生影响最为长久、深远的就是雌激素。

女孩进入青春期后，卵巢就开始分泌雌激素，雌激素还能促使皮下脂肪堆积，使体态丰满；乳腺增生，乳头乳晕着色，并产生性爱和性欲；促使体内钠和水的潴留，骨中钙的沉积等。雌激素同孕激素、

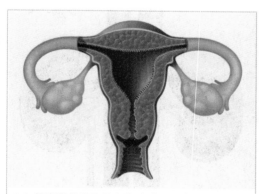

◎一般来说雌激素是在女孩进入青春期后，由卵巢分泌的，它调控着体内的各种活动。

雄激素一起，在大脑高级中枢的调控之下，通过下丘脑-垂体-性腺（卵巢）这样一个3级结构来有效控制女性发育、月经和性功能的正常运行，这3级结构相互制约、相互影响，也就是说，从大脑到卵巢之间的任何一个环节发生障碍，都可破坏平衡导致雌激素分泌的紊乱。

以女性为例。雌激素对女性的健康起非常重要的作用。

①促进子宫、输卵管、阴道、外阴等生殖器官的发育和成熟，并将其维持在正常状态。

②促进女性乳房发育、骨盆宽大、皮下脂肪积聚等，造就女性特有的丰满体态。

③与孕激素共同作用于子宫内膜，使子宫内膜发生周期性变化，产生月经。

④促使阴道上皮增生、角化及糖原含量增加，使阴道内保持酸性环境，提高抵抗力，防止细菌感染。

⑤使子宫颈口松弛，宫颈黏液分泌增多、变稀，有利于精子通过，故有助于受孕。

雌激素对女人是如此的重要。然而雌激素数量非常有限，如果流失掉1/3，就会出现身心不适症状，流失掉1/2，就到了非就诊不可的时候。

除了性激素以外，其他激素对于身体同样是不可或缺的，比如：胰岛素能够调节血糖浓度，控制着细胞对糖的吸收；甲状旁腺在控制血液中钙的平衡方面发挥着重要作用，钙的平衡对于人体的自主运动（甚至心跳）所需的化学反应和肌肉的收

缩是必要的；甲状腺素参与调节人体对热量的消耗；肾上腺素使人肌肉紧张、心跳加速、消化过程减慢，而且在人遭受伤害时加速血液凝固；皮质激素能使伤口四周的肿胀程度减轻，但是因为它有促进血压升高的作用，人体中皮质激素太多也会导致高血压。

**（2）保持雌激素的平衡**

激素几乎影响人体生理活动的各个方面，因此，保持体内激素平衡和适量是非常必要的，具体来说，就是要保证饮食健康、睡眠充足、运动适量，要注意多吃些含钙量高的食物，并合理控制自己的体重。以下以女性为例，讲述如何保持雌激素平衡。

①饮食合理。有研究显示，黄豆及其豆制品中含大量植物雌激素，在治疗和预防乳腺癌方面扮演重要角色。黄豆会调节体内激素的分泌。当体内雌激素太低时，黄豆或豆制品会使它增加，但当雌激素太高时，黄豆或豆制品也会使它减少。这就

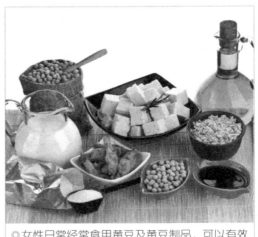

◎女性日常经常食用黄豆及黄豆制品，可以有效防止乳腺癌的发生。

是黄豆能有效地帮助女性预防一些与雌激素有关的癌症的主要原因。研究认为，黄豆和豆制品中还含有异黄素，它具有平衡雌激素的作用。

维生素D与激素有一定的关联，获取的维生素D含量愈高，乳腺癌死亡率就愈低。因为维生素D在血液中的循环给女性机体以一定程度的保护，可防止乳腺癌的发生和发展。维生素D主要来源于饮食，如牛奶和鱼等。女人如果每天食用1杯牛奶和500克鱼，长期坚持，能起到调理雌激素平衡的作用。

富含硒和锌的食物对平衡雌激素也有特殊功效。硒能防止致癌物质与正常细胞脱氧核糖核酸结合，从而起到抑制癌细胞产生的作用。锌对人体不同部位的多种癌症都有较强的抑制作用。含硒的蔬菜有荠菜、大蒜、香菇、番茄、南瓜等；含锌食物有牡蛎、青花鱼、鳗鱼、海带、豆类、芝麻、胡桃等，其中牡蛎的含锌量尤为高。

红肉（哺乳动物的肉）、乳酪中含有大量的饱和脂肪，摄取过多这样的饱和脂肪会刺激雌激素过度分泌。脂肪中的类固醇可以在体内转变成雌激素，促使乳癌细胞形成。体内积聚脂肪形成的雌激素越多，癌变概率也越大，这样就会导致心血管系统和生殖系统产生肿瘤。

而坚果、种子和鱼中的不饱和脂肪对平衡激素水平有一定功效。有研究显示，橄榄油对降低患乳癌的危险性有很大的帮助。

海带、紫菜等海藻类食物同样不可忽视。海藻类食物的提取物，对治疗动物实验性肿瘤确有疗效。有研究发现，肿瘤患者的血液多呈酸性，而海藻这类含碘、钙较高的食物能调节和平衡血液的酸碱度。

食物纤维是人体必需营养素。有研究表明，每天摄取40克以上的食物纤维，并减少脂肪摄入，可以保持激素水平平衡。食物纤维在植物类食物，如新鲜蔬菜和水果中的含量比较高。

酒精会影响体内脂肪的分解和合成，从而影响雌激素的平衡。应当远离酒精类饮料。

②运动适量。只关注饮食营养的女人，绝对称不上明智。聪明的女人都明白，没有足够的运动，健康只是苍白无力的纸上谈兵。胖并非仅仅意味着不美丽，现代医学研究表明，体重超标除了容易导致心脑血管疾病之外，也会导致雌激素分泌失调，引起相关疾病。

除上述几点外，一旦出现疾病的症状要尽早去医院诊治以防有变，这样才能使雌激素长久保持生理平衡，使广大女性享受健康美丽的人生。

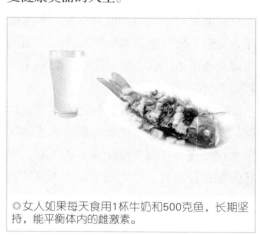

◎女人如果每天食用1杯牛奶和500克鱼，长期坚持，能平衡体内的雌激素。

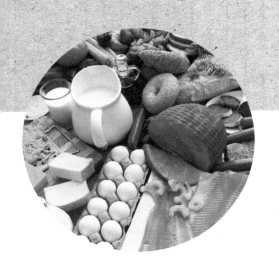

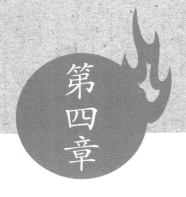

# 第四章

# 不只吃饱更要吃好，做自己的营养师

●营养是构成人体的重要成分，也是细胞和个体生长的必要物质。如果营养不良，各器官正常功能无法维持，人的免疫系统就会被破坏，从而容易感染各种疾病。因此，我们要以营养为标准去选择健康的食品。

# 饮食健康是自我保健的重要基础

## ① 美味与营养的结合才是健康

营养不仅是构成人体的重要成分，也是生命细胞和个体生长、活动的必要物质。人要生存，就必须在饮食中取得机体所需要的能量，用以供给心脏跳动、肺脏呼吸、肾脏排泄，以及维持适宜于生存的体温，维持骨骼、肌肉的生物紧张度等。这是人体在休息状态下，维持生命和器官正常生理功能所需的最基本的基础代谢能量。因此，我们不能仅以好吃为标准去选择食物，而首先要以营养为标准去选择健康的食品。

### （1）美味不等于健康

生活中有两种错误的饮食观点值得我们去注意：一种是所谓你想吃什么，就需要什么营养，所以顺其自然，毫无顾忌、随心所欲地猛吃；其二是盲目追随广告宣传，看到报纸、杂志上介绍什么好吃，吃什么好，就专吃什么，听说吃什么不好，就绝对禁食什么，人为地造成偏食。商业广告宣传的大都是精制的食品，包装精美、运输贮藏方便，但营养却很不均衡，然而广告却称它营养丰富。

许多人对"美食"的认识存在误区，认为厅楼百宴、名厨大菜才是"食文化"。现时宴会已成为大吃大喝的代名词。宴会观念的扭曲，暴露出我国的筵席方式、习俗、饮食结构方面存在一系列误区。名厨只在"刀上""案上""炒上"下功夫，在风味上有造诣，但缺乏营养方面的知识，不了解所烹调菜肴的营养成分，以及如何合理安排食谱。一般宴会上鸡鸭鱼肉堆满桌，暴饮暴食，损害健康。均衡饮食的习惯是需要平时注意养成的，为了防止"一顿吃伤，十顿喝汤"的现象发生，用餐应搭配合理，注意冷、热、酸、碱平衡。

### （2）保证营养的饮食习惯

要想在享受美味的同时关注营养的摄取，我们需要谨记下面8个基本要求。

①多吃蔬菜、水果和薯类。蔬菜、水果和薯类都含有丰富的维生素、矿物质、膳食纤维和其他生物活性物质。红、黄、绿等深色蔬菜中维生素含量超过浅色蔬菜和水果，而水果中的糖、有机酸及果胶等

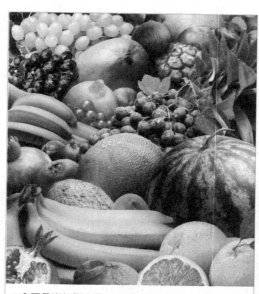

◎食用各类新鲜水果，可以让身体得到充足的营养。

又比蔬菜丰富。新鲜的蔬菜、水果对健康有很大益处。

②食物多样性，谷类为主。各种各样的食物所含的营养成分不同，没有一种食物能供给人体需要的全部营养。

谷类食物是我国传统膳食的主体，是人体能量的主要来源。在各类食物中应当以谷类为主，并需注意粗细搭配。

③常吃奶类、豆类或其制品。奶类含钙量高，是天然钙质最好的来源，也是优质蛋白质的重要来源。经常吃适量奶类可提高儿童、青少年的骨密度，减缓老年人骨质丢失的速度。豆类含丰富的优质蛋白质、不饱和脂肪酸、钙及B族维生素。经常吃豆类食物，既可改善膳食的营养供给，又有利于防止吃肉类过多带来的不利影响。

④经常吃适量鱼、禽、蛋、瘦肉，少吃肥肉和荤油。鱼、禽、蛋及瘦肉是优质蛋白质、脂溶性维生素和某些矿物质的重要来源。但食用不能过量。

⑤食量与体力活动要平衡，保持适宜体重。进食量与体力活动是控制体重的两个主要因素。食量过大而活动量不足会导致肥胖，反之会造成消瘦。体力活动较少的人应进行适量运动，使体重维持在适宜的范围内。

⑥吃清淡、少盐的膳食。膳食不应太油腻、太咸或含过多的动物性食物及油炸、烟熏食物。每人每日食盐量以不超过6克为宜。少吃酱油、咸菜、味精等高钠食品及含钠的加工食品等。

⑦饮酒应限量。白酒除能量外，不含其他营养素。过量饮酒可增加患高血压、中风等的危险。若饮酒可少量饮用低度酒。孕妇和儿童应忌酒。

⑧吃清洁卫生、不变质的食物。应当选择外观好，没有泥污、杂质，没有变色、变味并符合卫生要求的食物。进食注意卫生条件，包括进餐环境、餐具和供餐者的健康状况。

## ② 感染传染病是营养不良的表现

人体需要营养来维持其正常运转，如果营养不良，各器官的正常功能得不到足够的营养来维持，人的免疫系统就会被破坏，从而容易感染各种疾病。

### （1）人体所需的营养

概括地讲，在人体内起作用的营养素大概有5大类，即碳水化合物、蛋白质、脂肪、矿物质和维生素。

①碳水化合物。其实质上就是一些糖类，这不仅仅是指我们平时吃的糖类，还包括按类别分的多糖、双糖和单糖。多糖是维持体能的米、面、淀粉之类的主食的

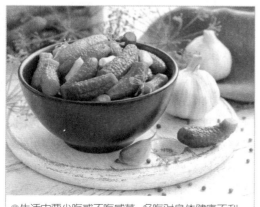
◎生活中要少吃或不吃咸菜，多吃对身体健康不利。

主要成分；双糖是指蔗糖、白糖和麦芽糖等；单糖则是葡萄糖和果糖之类。

碳水化合物是供给人体能量最经济的食物，价格便宜，在人体内氧化最完全，能够快速分解成二氧化碳和水。

②蛋白质。蛋白质是生命的基础，是人体肌肉、血液、内脏、神经、骨骼、韧带、毛发、指甲和皮肤等组织的主要成分，人体许多与生命活动有关的活性物质，如酶、抗体、激素等，都是由蛋白质或蛋白质的衍生物构成的。

蛋白质可分为优质蛋白质和一般蛋白质。优质蛋白质除了促进健康之外，还有促进生长发育的作用。氨基酸人体本身不能合成，必须从食物中摄取，而且主要从动物性蛋白质中获取。

③脂肪。脂肪内含的脂肪酸分为饱和脂肪酸、单不饱和脂肪酸和多不饱和脂肪酸。多不饱和脂肪酸对人体健康最有益，能降低血管硬化水平、减少冠心病的发生，而多不饱和脂肪酸是人体不能合成的，必须从食物中摄取。

以上是人体所需的3种基本营养素。

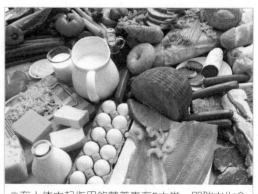
◎在人体内起作用的营养素有5大类，即碳水化合物、蛋白质、脂肪、矿物质和维生素。

在供给人体能量中3种营养素的比例应为：碳水化合物占55%，蛋白质占15%，脂肪占20%～25%，不超过30%，过多则易引发慢性病。

④矿物质。矿物质包括无机盐和微量元素，微量元素有14种，中国人容易缺乏的微量营养素为以下几种。

A.钙。钙是建造骨骼和牙齿的成分，影响幼儿的生长发育，而我国的人均摄入量还不到人体所需的50%。

B.铁。铁是构成血红蛋白、肌红蛋白的必要成分，也是许多酶的生物活性部分。缺铁会影响血红蛋白(以前叫血色素)的生成，造成缺铁性贫血。

C.锌。锌也是许多酶的重要组成成分，与人体内上百种酶都有关系，所以非常重要。

D.碘。碘缺乏易引发地方性甲状腺肿，俗称大脖子病，主要发生在一些山区。

E.硒。硒是人体内一种抗氧化酶(谷胱甘肽过氧化物酶)的组成部分。这种酶很重要，可以抗衰、抗癌、清除体内自由基，保护细胞膜不被破坏。

⑤维生素。维生素分两大类：脂溶性维生素和水溶性维生素。不管哪种维生素，对健康都有重要的影响。

## （2）营养不良易感染传染病

人体营养状况对免疫功能有重要影响，这种影响主要表现在：机体营养不良将导致免疫系统功能受损，而免疫功能受损使机体对疾病的抵抗力下降，继而引发感染，使二者形成恶性循环。因此，不难看出"营养、免疫与感染"三者之间有着复杂的关系，我们应该运用营养手段来调节机体免疫水平，增加对疾病的抵抗能力，维持身体健康。

在临床上营养不良的发生，往往不是只缺乏某一种营养素，而是多种营养素同时缺乏的结果。

正常的免疫系统具备3大功能：一是免疫监视和识别功能，它协助机体监视和识别出现的异常细胞和外来病毒与细菌；二是自身稳定功能，它协助机体修复或消除由于新陈代谢造成的细胞损害；三是免疫防御功能，它帮助机体消灭外来的病毒和细菌。营养不良对细胞免疫、体液免疫、免疫因子等都有不利影响，使得免疫系统功能受损。因此，重视营养吸收对提高人的健康水平有至关重要的作用。

# 重视一日三餐，摄取足够营养

## ❶ 不可忽视早餐营养

早餐对人的健康至关重要。早餐如果能合理搭配营养，能让人精神百倍地学习、工作、生活。

### （1）不吃早餐的健康隐患

许多人因为工作、生活节奏太快，常常不吃早餐。这是非常不好的习惯，会给身体带来很大麻烦。

①导致肥胖。人在空腹时，身体内贮存能量的保护功能增强，因而吃进的食物容易被吸收，即使吸收的是糖，也容易变成皮下脂肪，造成皮下脂肪积聚，导致肥胖。

②易患感冒、心血管疾病。长期不吃早餐，营养不良，导致机体抵抗力下降，易患感冒、心血管疾病。

③皮肤干燥、起皱和贫血。不吃早餐，人体只能动用体内储存的糖原和蛋白质，久而久之会导致皮肤干燥、起皱和贫血，加速衰老。

④注意力不集中，工作效率降低。

从入睡到起床是一天中禁食最长的一段时间。如无早餐供给血糖，脑部血糖很低，这时人会感到疲劳，反应迟钝，注意力不集中，精神萎靡。

⑤使胆固醇增高。不吃早餐者，血液中的胆固醇含量比每日吃早餐者高33%。而胆固醇高的人，血管中有脂肪纹，这是

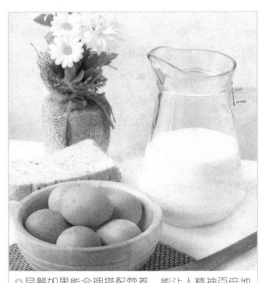

◎早餐如果能合理搭配营养，能让人精神百倍地学习、工作、生活。

动脉粥样硬化的早期迹象。

⑥易患消化道疾病。早餐不吃，中晚餐猛吃，饥一顿饱一顿，打乱了消化系统的生理活动规律，特别容易诱发肠炎等肠胃疾病。

⑦易患胆结石。人在空腹时，体内胆汁中胆固醇的浓度特别高。在正常吃早餐的情况下，胆囊收缩，胆固醇随着胆汁排出。如果不吃早餐，胆囊不收缩，长此以往就容易患胆结石。

### （2）健康早餐

早餐如此重要，如何选择健康的早餐就非常值得我们关注。

一般来说，起床后20～30分钟吃早餐最合适，因为这时人的食欲最旺盛。另外，早餐与中餐以间隔4～5个小时为好，也就是说早餐7～8时吃为好，如果早餐过早，那么数量应该相应增加或者将午餐时间相应提前。

营养搭配的基本要求是主副相辅、干稀平衡、荤素搭配。下面的营养元素是早餐时一定要注意摄取的。

①糖类。人的大脑及神经细胞的运动

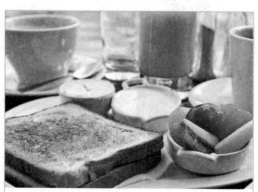

◎早餐营养搭配的基本要求是主副相辅、干稀平衡、荤素搭配。

必须靠糖来产生能量，因此可进食一些淀粉类食物，比如馒头、面包、粥等。

②蛋白质。人体是否能维持充沛的精力主要取决于早餐所食用的蛋白质。因此，早餐还要有一定量的蛋白质，如鸡蛋、肉松、豆制品等。

③维生素。这一点最易被人忽视。早餐最好有些酸辣菜、拌小菜、蔬菜沙拉、水果沙拉等。

早餐的其他注意事项还有以下一些。

①摄入足够多的水分。早餐要摄入至少500毫升水，既可帮助消化，又可为身体补充水分、排出废物、降低血液黏稠度。起床后先喝一杯淡蜂蜜水或白开水来滋润肠胃，这是养生的秘诀之一。如果早晨进行体育锻炼，最好先喝水，然后出门锻炼。

②不宜经常食用油炸食品。油炸食品脂肪含量高，肠胃难以承受，容易出现消化不良，还易诱发胆、胰疾患或使这类疾病复发、加重。此外，多次使用过的油里往往有较多的致癌物质，如果常吃油炸食品，会增加患癌症的危险。

③食物应当容易消化。早晨起床之后，多数人食欲不强，消化能力也比较弱。所以，早餐食物必须容易消化、营养丰富又不过于油腻。特别要注意食物不宜太凉，因为凉食物会降低肠胃的消化能力，而且在秋冬寒冷季节里容易引发腹泻等消化问题。

### （3）不同人群的早餐选择

①儿童早餐。儿童早餐应以稀饭、馒头为主，辅以蛋类、奶类、肉类等。大多

数家庭给孩子准备的早餐是牛奶加鸡蛋，或者豆浆加油条。这样看起来是吃饱吃好了，但饮食结构并不合理。科学的儿童早餐应该是讲究荤素、粗细和干湿搭配。应有足量的米、面作为主食和一定量的动物性食品作为副食。应根据儿童生理特点和热量需要，为儿童配制早餐。

奶制品的摄入对儿童的生长发育尤其重要。如果儿童的早餐缺乏奶制品，身高就会受到限制。儿童如果从小坚持喝牛奶，其身高可以比不喝牛奶的儿童高5厘米左右。

儿童早餐的食谱中除奶制品外，还不能缺少蔬菜和水果，这是提高维生素摄入量的最佳途径。

②中年人早餐。人到中年，为了减缓衰老的速度，推迟"老年期"的到来，除了要保持乐观的情绪和进行必要的体育锻炼之外，合理地搭配膳食也非常重要。中年人的早餐，既要含有丰富的蛋白质、维生素、钙、磷等矿物质，还应保证低热量、低脂肪，并适当地控制碳水化合物的摄入量。中年人较理想的早餐是：一个鸡

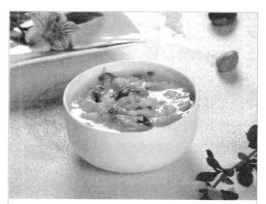

◎中老年人的早餐以清淡且易于消化为宜。

蛋、一碗豆浆或一碗粥、少量干点(馒头、大饼、饼干和面包均可)，适量的蔬菜。

③老年人早餐。以往认为，老年人起得早，早餐也应吃得早，其实不然。如果早餐过早，必然会干扰胃肠的休息，使消化系统长期处于疲劳应战的状态。所以，老年人最好在早8点以后吃早餐。

老年人早晨最好不要进食煎炸、干硬、油腻的食物，否则会引起消化不良。

老年人的早餐最好有营养丰富而又易于消化的牛奶、面条、豆浆、面包等，尤其适合喝粥，因为粥生津养胃，利于人体吸收。如果能在粥中加入莲子、银耳、红枣等营养保健食物，则效果更好。

④孕妇的早餐。怀孕期间，孕妇和胎儿都需要足够的热量和营养，早餐更应该讲究些。孕妇应该多吃些含铁丰富的食物，不要挑食或偏食，以防发生缺铁性贫血。

## ② 午餐吃饱更要吃好

午餐是每日饮食中最主要的一餐。午餐的作用可归结为4个字"承上启下"：既补偿早餐后至午餐前4～5个小时的能量消耗，又要为下午3～4个小时的工作和学习做好必要的营养储备。如果午餐不吃饱吃好，人往往在繁重工作数小时后(特别是下午3～5点钟)出现明显的低血糖反应，表现为头晕、嗜睡、工作效率降低，甚至心慌、出虚汗等，严重的还会昏迷。

午餐食物的选择大有学问。午餐所提供的能量应占全天总能量的35％，这些能量来自足够的主食、适量的肉类、油脂和蔬菜。

### （1）午餐不当的健康隐患

现代人生活和工作压力比较大，午餐吃的不规律，营养搭配不当，或是为减肥吃得很少。这些午餐习惯会造成很多健康隐患。

①胃病。午餐不按时或吃得过快造成胃肠功能紊乱，减肥节食导致消化系统功能退化等都是患胃病的致病原因。

②精力不济。经过了一上午的辛苦工作，如果中午吃得不够营养，那么午后的工作效率肯定会大打折扣。

③厌食。很多上班族不是忙得没了食欲，而是午餐的游击战让他们吃倒了胃口。在小餐馆吃饭担心饮食卫生，再不就是因为天天吃一样的饭菜而没有食欲。

④发胖。如果人们在午间没有吃好，通常会到晚餐时恶补一番。自家的菜合口味，和家人相聚时的气氛也不错，自然吃得津津有味，不知不觉中就违背了晚餐要少的饮食规律。时间长了就会发胖。

### （2）健康午餐

午餐健康与否和客观条件的限制有一定关系，但吃午餐时有意识地选择食物的种类，可以起到营养平衡的作用。

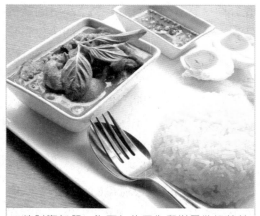

◎按时吃午餐，为下午的工作和学习做好营养储备。

尽量选择不同种类、不同颜色的蔬菜类。食物应以新鲜为主，因为新鲜食物的营养价值最高；多进食全麦食品，避免吸收过高饱和脂肪；应尽量少食盐。如果长时间坚持上述健康的饮食方式，不仅患疾病的概率降低，而且还有可能比预期寿命延长15年。

①辣椒不过量。辣椒热量较低，含有充足的维生素C和人体容易吸收的胡萝卜素，对视力有好处。适量吃辣椒能开胃，有利于消化吸收，但不能过量。辣椒对口腔和食管会造成刺激，吃得太多，容易令食管发热，破坏味蕾细胞，导致味觉丧失。此外，胃溃疡患者不适合吃辣椒。

②不只吃面食。中午如果仅仅吃一碗面，其中蛋白质、脂肪、碳水化合物等3大营养素的摄入量是不够的，尤其是一些矿物质、维生素等营养素更是缺乏。而且，由于面食会很快被身体吸收利用，饱得快也饿得快，对于下午下班晚，或者下午工作强度大的人来说，它们所能提供的热量是绝对不够的。

③不用水果代替正餐。水果与蔬菜各有营养特点，两者不能相互代替。各种蔬菜都含有丰富的膳食纤维，能促进肠蠕动，让肠胃新陈代谢保持正常，同时，使得一些有害物质(包括致癌物质)没有机会在肠道里滞留和被吸收，这是预防便秘的有效方法。

④不喝酒。中午千万不要喝酒，否则会影响下午的工作效率。因为酒的主要成

分是酒精，它对人的大脑有强烈的麻痹作用。如果一次饮用较多的酒，会使人的意识在很长一段时间内处于混乱状态，从而无法控制自己的情绪和行为。

⑤吃饭不过快、过饱。一顿午餐的用餐时间不宜少于20分钟。吃饭求速度不利于机体对食物营养的消化吸收，还会加重胃肠道的"加工"负担。减缓胃肠道对食物营养的消化吸收速度，从而影响下午脑力或体力的正常发挥。

### ❸ 合理搭配晚餐

"早饭吃饱，午饭吃好，晚饭吃少"，虽是俗语，但科学合理。遗憾的是，不少人却倒了过来，"早饭吃得少，午饭吃不好，晚饭酒菜饱"，这对人的健康是很不利的。合理搭配晚餐很重要。

#### （1）不正确的晚餐习惯危害健康

有的人从不回家吃晚饭，下班后就开始"应酬"，吃喝几个钟头才回家。有的人晚上10点才吃晚餐。还有的人加班熬夜后晚餐和夜宵一起吃，吃完后马上睡觉。这些不好的习惯是引起多种疾病的"罪魁祸首"，其危害不容忽视。

晚餐不当很容易导致多种疾病，最常见的疾病有以下8种。

①肥胖症。晚餐过饱，血中糖、氨基酸、脂肪酸浓度就会增高，加之晚上人们活动量小，热量消耗少，多余的热量在胰岛素的作用下合成脂肪，逐渐使人发胖。

②高血脂、高血压。大量的临床医学和研究资料证实，晚餐常进荤食的人比进素食的人血脂要高3～4倍。而患高血脂、

高血压的人，如果晚餐经常进荤食，会使病情加重或恶化。

③糖尿病。中老年人如果长期晚餐过饱，反复刺激胰岛素大量分泌，往往造成胰岛素B细胞负担加重，进而衰竭，诱发糖尿病。

④冠心病。晚餐经常摄入过多热量，可引起血胆固醇增高。过多的胆固醇堆积在血管壁上，久而久之就会诱发动脉硬化和冠心病。

⑤急性胰腺炎。晚餐暴饮暴食，容易诱发急性胰腺炎，使人在睡眠中休克，若抢救不及时，往往危及生命。如果胆管有结石、蛔虫梗阻、慢性感染等，则更容易诱发急性胰腺炎而猝死。

⑥肠癌。晚餐过饱，必然有部分蛋白质不能被消化吸收，这些物质在肠道细菌的作用下，产生一种有毒有害的物质，加之睡眠时肠壁蠕动减慢，相对延

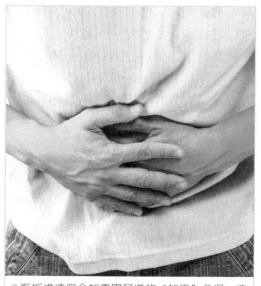

◎吃饭求速度会加重胃肠道的"加工"负担，造成消化不良，严重时会出现腹痛。

长了这些物质在肠道的停留时间，易导致大肠癌的发生。

⑦尿道结石。研究认为，尿道结石与晚餐太晚有关。这是因为尿道结石的主要成分是钙，而食物中含的钙除一部分被肠壁吸收外，大部分排出体外。据测定，人体排尿高峰一般在饭后4～5小时，如果晚餐过晚，排尿高峰期人处于睡眠状态，尿液全部潴留在尿道中，久而久之就会形成尿道结石。

⑧神经衰弱。晚餐过饱会造成胃肠负担加重，而胃肠紧张工作的信息不断传向大脑，使人失眠、多梦等，久之易引起神经衰弱等疾病。

### （2）合理进食晚餐有益健康

①晚餐早吃防结石。晚餐早吃是医学专家向人们推荐的保健良策。据有关研究表明，晚餐早吃可大大降低尿路结石病的发病率。若晚餐过晚，当排钙高峰期到来时，人已上床入睡，尿液便潴留在输尿管、膀胱、尿道等尿路中，不能及时排出体外，致使尿中钙不断增加，容易沉积下来形成小晶体，久而久之，逐渐扩大形成结石。所以，傍晚6点

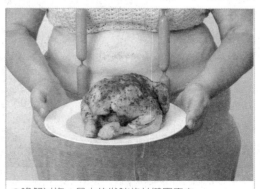
◎晚餐过饱，是人体发胖的关键因素之一。

左右进晚餐较合适。

②晚餐素吃可以防癌。晚餐一定要偏素，以富含碳水化合物的食物为主，而蛋白质、脂肪类吃得越少越好。晚餐时吃大量的肉、蛋、奶等高蛋白食品，会使尿中的钙量增加，同时降低体内的钙贮存，容易诱发儿童佝偻病、青少年近视和中老年骨质疏松症。

另外，摄入蛋白质过多，人体吸收不了就会滞留于肠道中，由于变质而产生氨、硫化氢等毒质，刺激肠壁诱发癌症。若脂肪吃得太多，可使血脂升高。研究表明，晚餐经常吃荤食的人比吃素者的血脂要高2～3倍。而碳水化合物可在人体内生成更多的血清素，发挥镇静安神作用，对失眠者尤为有益。

③晚餐避甜防肥胖。晚餐和晚餐后都不宜经常吃甜食。研究发现，虽然摄取糖分的量相同，但若摄取的时间不同，会产生不同的结果。这是因为肝脏、脂肪组织与肌肉等的糖代谢活性在一天24小时不同的阶段中会有不同的改变。摄取糖分后立即运动，就可抑制血液中中性脂肪浓度升高，而摄取白糖后立刻休息，结果则相反，久而久之会令人发胖。

④晚餐适量睡得香。与早餐、中餐相比，晚餐宜少吃。如果晚餐吃得过多，可引起胆固醇升高，刺激肝脏制造更多的低密度与极低密度脂蛋白，诱发动脉硬化。

如果晚餐过饱可使胃鼓胀，对周围器官造成压迫，胃、肠、肝、胆、胰等器官在餐后的紧张工作会传送信息给大脑，引起大脑活跃，并扩散到大脑皮质其他部

位，诱发失眠。

### （3）晚餐能否少吃也要因人而异

晚餐适量少吃也是因人而异的，有些人晚上不能少吃，如果少吃反而会影响身体健康。

① "开夜车" 的人不宜少吃晚餐。有些人晚饭后有开夜车的习惯，有时甚至工作和学习到夜间十一二点，这样不但晚餐不能少吃，反而应适量加点儿夜餐。否则，到时候就会饥肠辘辘，影响工作和学习，对入睡同样有影响。有饥饿感还会造成胃肠疾病的发生或出现低血糖的现象，对健康是不利的。因此，就寝晚的人晚餐不宜少吃。

② 体质瘦弱的脑力劳动者不宜少吃晚餐。晚餐对于体质瘦弱的脑力劳动者更为重要，应该把晚餐作为他们补充营养的好机会。据营养学家研究，提高晚餐质量，可以有效改善人体的营养状况，这与晚餐摄入的营养物质更利于人体吸收有关。晚餐食谱以安排富含维生素C和粗纤维的食

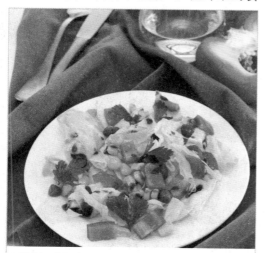

◎晚餐一定要偏素，以富含碳水化合物的食物为好。

物为佳。这类食物既能帮助消化，防治便秘，又能供给人体需要的微量元素，防止动脉硬化，改善血液循环，有利健康。

当然，知识分子的晚餐也要因人而异，对于已明显超重或肥胖的知识分子，晚餐适当少吃些，占全天总热量的30%左右即可。脂肪类食物少吃些，多吃些蔬菜和豆制品，保证吃饱即可。

③ 儿童不宜少吃晚餐。晚饭吃少对正处于生长发育旺盛时期的孩子来说，也是不合适的。因为晚餐距离第2天早上10小时左右，虽然睡眠时无需补充食物，但孩子的生长发育却一刻也不会停止，夜间也是一样，仍需一定的营养物质。若晚餐吃得太少，则无法满足这种需求，长此以往，就会影响孩子的生长发育。可见，孩子的晚餐不仅不能少吃，还应吃饱吃好。

孩子肠胃没有发育完全，每次不可能摄食充足的食物，因此，每日需要5~6餐，少食多餐才能满足其要求。

孩子的晚餐安排应该遵循的原则是热量少而不是数量少，少食高脂类或不易消化的食物。身体较瘦弱的孩子更应重视晚餐，应当以改善晚餐质量来提高孩子的体质。一般来说，晚餐热量为全天进食热量的25%~30%为宜。

如果孩子晚上还饿，可以适当在睡觉之前1小时加餐1~2次。加餐的食物必须要有营养，比如牛奶、面包、少许坚果（花生、核桃等）、水果等，避免给孩子吃太肥腻的食物或者含盐含糖比较多的零食。

# 摄取食物要均衡，平衡膳食是标准

## ① 掌握平衡膳食的原则

平衡膳食即指膳食多样化，所含营养素种类齐全、数量充足，营养素之间相互比例适当，膳食所提供的热量和营养素与机体需要量保持平衡，能提高各种营养素的吸收和利用，从而达到合理营养的目的。

### （1）人体所需的食物

人体只有吸收营养才能保证各个系统的正常运行。日常生活中，人体所需的食物可分为以下5类。

①粮食类。每人每天的粮食摄入量为300～500克，宜占热量供给量的60%～70%，约占膳食总量的32%，若总热量超标则易发胖。粮食最好粗细搭配，如早上吃面食，中午吃窝头，晚餐吃米饭或稀饭。

②肉食类。每人每天肉食摄入量为70～100克。其中肉类（含鱼类）50克，蛋类25～50克，此类食物约占膳食总量的13%(重体力劳动者、孕妇、哺乳期妇女可适量增加)。人体对动物蛋白质吸收率高于植物蛋白。蛋、乳不能完全代替肉类，因肉类及动物内脏中的血色素型铁易于被吸收，其蛋白质能促进铁的吸收。

③豆、乳类。每人每天应补充豆类50克，乳类100克，此类食物占膳食总量的9.5%。因豆类富含蛋白质、不饱和脂肪酸和卵磷脂等，其蛋白质、氨基酸接近人体需要，其组成比例也类似动物蛋白。

④蔬果类。每人每天应摄入蔬菜400～500克，其中绿叶蔬菜应保持250克以上，鲜果100～200克，因为蔬菜、水果是人体维生素、无机盐和食物纤维的主要来源。蔬菜中柿子椒、绿叶菜含维生素较多。但要注意经常变换品种或几种蔬菜合炒，会收到互相补充的良好效果。水果富含有机酸和多种消化酶类，能帮助消化、促进食欲、增强胃肠蠕动、有利于排便、还能有效降低胆固醇。

⑤油脂类。每人每天摄入油脂量10～15克，约占膳食总量的1.5%。油脂可供给热量，促进脂溶性维生素的吸收，供给不饱和脂肪酸，增进食物色、香、味。植物油所含的必需脂肪酸比动物油高，而动物油的饱和脂肪酸多，脂肪熔点比较高，且不易为人体消化吸收，其中胆固醇又可引致动脉硬化和心脑血管疾病。因

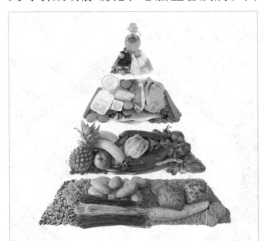

◎膳食所提供的热量和营养素要与机体需要量保持平衡。

此，应多吃植物油，少吃动物油。

此外，每人每天摄入盐6～10克，水1500～2500毫升，每日总热量应控制在6300～7500千焦（1千卡≈4.186千焦）或5000～6300千焦。

以上5类食物中任何一类长期缺乏都会不同程度地影响健康。人们必须满足人体对营养素的需要，不挑食、不偏食，保持膳食平衡，才能保证健康。

### （2）影响饮食的4种平衡

饮食的平衡还要注意下面4个方面：

①杂与精的平衡。人体需要的营养是多方面的。从人类的进化历史看，必须有众多来源的食物才能满足营养平衡的需要。膳食偏简求精，实则有害无益，特别是对生长发育不利。偏食和食物过精易造成微量元素铁、锌、碘、矿物质元素钙和某些维生素的缺乏以及一些营养素的过剩。因此，除需注意食品色、香、味、形以外，更应提倡食品来源的多样化。

②膳食的冷热平衡。食宜暖，生冷食物进食过多会损伤脾、胃和肺气，微则为咳，甚则为泄。体虚胃寒的人，应少吃生冷食物，特别是在夏天更应慎重。民间也强调"饥时勿急，空腹忌冷"。反之，饮食也不可太热，否则易烫伤胃脘、咽喉。据报道，在华北地区食管癌高发区，居民就有喜饮热水、热粥的习惯。

③就餐前后动静平衡。就餐前后动与静的平衡同样很重要，因为人们每天饮食中所摄入的各种食物及营养与身体的热量消耗之间必须保持平衡。中医认为，食后便卧令人患肺气、头风、中痞之疾，这是因为营卫不通，气血凝滞，所以饭后要适当活动。

④进食前后的情绪平衡。进食前和进食中保持平静愉快的情绪有利于消化正常进行。反之则会危害脾胃。中医认为，怒则气上，喜则气缓，悲则气消，恐则气下，惊则气乱，思则气结。所以要保证用餐愉快。

## ❷ 多吃粗粮时尚健康

所谓"粗粮"，其实就是谷物食品，主要是以小米、小麦、燕麦、玉米、红小豆、大豆、高粱、苦荞等为原料制成的谷物类营养高且营养均衡的食品。这些谷物食品与经过精加工的大米、面粉相比，对健康更加有益。

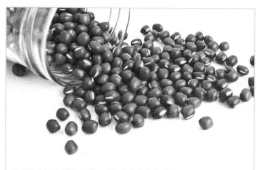

◎红小豆营养丰富，膳食纤维含量及叶酸含量和绿豆近似。

### （1）粗粮富含食物纤维

食物纤维是植物性食物中含有的一些不能被人体消化酶所分解的物质，它们虽不能被机体吸收，却是维持人体健康所不可缺少的。食物纤维的主要作用有以下几点。

①降脂。食物纤维可以减少肠道对胆固醇的吸收，增加胆酸排泄，降低血清胆

固醇水平，起到降低血脂，预防动脉粥样硬化、冠心病和结石症的作用。

②降糖。食物纤维进入胃肠后，吸水膨胀呈凝胶状，增加食物的黏滞性，延缓食物中葡萄糖的吸收，同时产生饱腹感，使糖的摄入减少，防止了餐后血糖急剧上升。

③减肥。食物纤维在胃肠内延缓和限制了部分糖和脂质的吸收，从而减少了能量的摄入，有助于减肥。

④通便。食物纤维吸水膨胀，肠内容物体积增大，使大便变软变松，还能促进肠道蠕动，缩短肠内容物通过肠道的时间，因而能起到通便和预防痔疮的作用。

⑤解毒防癌。食物纤维能促进肠道蠕动，这样就缩短了细菌、黄曲霉素、多环芳烃、脂肪酸、胆汁酸、亚硝胺等致癌物在肠道中的停留时间，减少肠道内毒物的潴留及吸收。另外，食物纤维能吸水膨胀，使肠内容物体积增大，从而对毒物起到稀释作用，减少了毒物对肠道的影响。食物纤维还可与致癌物质结合，因此具有良好的解毒防癌作用。

⑥增强抗病能力。食物纤维能提高吞噬细胞的活动，增强人体免疫功能。增加食物纤维的摄入是避免"三高"饮食结构，预防肥胖、糖尿病、高血压、冠心病、高脂血症、肿瘤等疾病的重要举措。富含纤维的食物有麸皮、玉米、水果等。其中，麸皮还能提供丰富的B族维生素，矿物质锌、镁、铬，具有抗氧化作用的维生素E和硒，以及具有生物活性的植物化合物，如有抗癌作用的木质素，对心脏有

好处的皂素和对肠道有好处的低聚糖。

### （2）几种粗粮的营养价值

①绿豆的营养优势。绿豆的升糖指数在豆类食品中属于较低的，因而明显比米面食品消化吸收得慢，吃后容易让人饱肚子。250克的熟绿豆含约19克膳食纤维，可以满足成年人每日膳食纤维需要的2/3，而热量却只有1000多千焦，是保持身材的好食品。绿豆有较多的植物化合物、丰富的叶酸及较多的镁、钾和维生素$B_1$，有益健康。绿豆的可溶性纤维、植物固醇对防止血液黏稠、血脂有明显的好处。

②红小豆的健康作用。红小豆像许多豆类食品一样，膳食纤维多，可以明显减少饥饿感。红小豆的膳食纤维含量及叶酸含量和绿豆近似。其中的可溶性纤维，有助于降低血胆固醇及血脂。植物固醇有防止心血管病的保健作用。红小豆的营养价值也取决于烹调的方法。煮红小豆粥是传统的烹调方式，也是健康的烹调方法。

③燕麦片的心血管保护作用。燕麦片含大量的可溶性膳食纤维及植物固醇，可以降低血胆固醇及血脂。选择燕麦片时要注意挑选加工不精细的燕麦片，不要那种

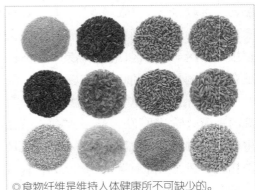

◎食物纤维是维持人体健康所不可缺少的。

迅速冲调的燕麦片，未精细加工的燕麦片升糖指数低。

④全谷麦粉的优点。小麦麦粒主要由胚乳、胚芽及麸皮3部分组成。小麦麸皮含有大量的膳食纤维。所谓全谷麦粉也称为"全麦粉"，是指在小麦加工过程中保留了所有的小麦麸皮和小麦胚芽。所以，一般由全谷麦粉制作的食品，在人体内消化吸收慢。食用全谷麦粉制成的食品比吃由普通白面粉做成的食品更能抗饿。

⑤全谷大麦粉的益处。全谷大麦粉含有大量的膳食纤维，蛋白质丰富，在人体内消化吸收慢，其升糖指数比大多数面粉低，是对健康有益的好食品。

⑥褐米的降糖作用。褐米的淀粉主要是直链淀粉，食入后在人体内消化吸收慢，升糖指数低于各种黏米和香米，是抗饿、防止热量过剩的好食品。糖尿病病人选择褐米作为粮食主食，对稳定血糖有益。

# 让食物发挥最大功效

## ❶ 选择新鲜的蔬菜、水果

### （1）多吃新鲜蔬菜水果，保持健康长寿

新鲜蔬菜水果所含的热量一般比较低，而且含有丰富的膳食纤维、各种维生素、无机盐、微量元素，这些抗氧化剂对人体的益处非常大。

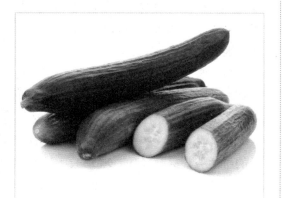

◎一般来说生活中经常生食黄瓜可以起到防止血糖升高的作用。

人体受吸烟、工作压力、精神紧张、环境因素等外界的刺激，细胞、组织会受到一定的损伤，形成一种叫作"氧化自由基"的物质。氧化自由基在体内形成得越多，人越容易得心血管病及长肿瘤。有人把这种危害健康的氧化作用称为"老化"，而抗氧化剂却可以中和这些对人体有危害的氧化自由基，起防止心血管病和肿瘤发生的作用。维生素A、维生素C、维生素E和一些微量元素是抗氧化剂，而食物里的植物化学物也被认为是抗氧化剂。"多维片"等补充剂并非天然的植物化学物、抗氧化剂。大多数新鲜蔬菜水果才含有天然的抗氧化物质，几乎所有人都应该多吃，它也是糖尿病病人、心血管病人的保健食物。

绿叶蔬菜热量低，一般含丰富的胡萝卜素，其中一些含钙很多。一般来说，绿叶蔬菜颜色越绿越深，营养越丰富。黄

瓜、白萝卜含营养素虽然不多，但热量少，水分大，纤维素多，升糖指数低，可以生吃，是防饿的好食品。几种含淀粉的蔬菜如土豆、山药、芋头、藕的热量相对高些。以下几种蔬果均有不同的健康功效，可以经常食用。

①"长寿菜"——马齿苋。马齿苋是一种野菜，又被称为长寿菜。马齿苋含有一定量的Ω-3脂肪酸，是补充脂肪的天然食品。其维生素A、维生素C的含量也不少。

②高叶酸蔬菜——芦笋。芦笋是高叶酸食品，数根熟芦笋里的叶酸就可以满足一个成年人一天的需要。芦笋的维生素A、维生素C含量丰富，是防癌、抗心血管病的好食品。

③防癌蔬菜——番茄。番茄中的茄红素，对预防前列腺癌起着重要作用。番茄含有的维生素A、维生素C和类黄酮都是重要的抗氧化剂，因此，番茄是抗癌、防心血管病的蔬菜一宝。

④降压蔬菜——芹菜。芹菜里的类黄酮是抗氧化剂。芹菜又含有芹菜素，可以

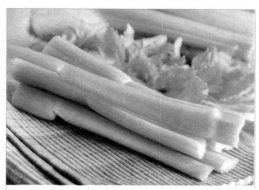
◎芹菜里的类黄酮是抗氧化剂，芹菜素可以帮助降血压。

帮助降血压。芹菜可以清炒，也可以凉拌，或用微波炉烹调，烹制极为方便。

⑤胡萝卜素王——胡萝卜。胡萝卜中的胡萝卜素含量多。两个中等大小的胡萝卜，就可以满足成年人一天维生素A的需要。胡萝卜可以清炒、凉拌，也可以用微波炉烹调。

⑥高纤维蔬菜——青豌豆。青豌豆的膳食纤维丰富。200克青豌豆所含的膳食纤维，就可以满足一天所需膳食纤维的1/2。青豌豆的维生素A、维生素C、叶酸含量都很丰富。

⑦防治现代病蔬菜——苦瓜。苦瓜含较多的维生素A、维生素C和其他营养素。苦瓜里的苦瓜素有助于稳定血糖，苦瓜里的其他植物化学物还可以降低血胆固醇，因此，苦瓜是防治糖尿病等慢性病的功能食品。

⑧加强免疫力蔬菜——葱、蒜、韭菜。这些蔬菜含有丰富的有机硫化合物，可以促进免疫功能，是防癌佳品。

⑨温和水果——苹果。苹果中含有鞣酸等有机酸，具有收敛作用；还含有果胶和纤维素，能够吸收细菌和毒素，食用可治疗轻度腹泻。

⑩止咳水果——梨。梨性寒味苦，有润肺、消痰、止咳等功能；梨与蜂蜜、贝母、冰糖配伍，熟食或饮汤能治疗咳嗽。

⑪抑菌水果——山楂。山楂含有大量的维生素C及苹果酸、琥珀酸、柠檬酸等，具有开胃、消食、收敛、止痛等作用，对痢疾杆菌、变形杆菌、大肠杆菌、绿脓杆菌以及金黄色球菌等多种病原菌，

都具有很强的抑制作用，能够治疗消化不良、菌痢、肠炎和小儿腹泻等症。山楂有良好的降压作用，对老年性心脏衰弱、冠心病和高血压患者大有裨益。

⑫防治维生素缺乏症的水果。对于一些因为缺乏维生素而引起的疾患，其维生素都可以从水果中得到补充。如因缺乏维生素A引起的夜盲症、干眼症和角膜软化症患者，应适当多吃富含维生素A的杏子。因缺乏B族维生素引起的脚气病患者，多吃枣和柑橘有一定疗效。因缺乏维生素C引起的坏血病患者，可以多吃枣、柑橘和柿子等水果。

### （2）饭后不宜立即吃水果

在日常生活中，有些人习惯在饭后立即吃水果，一些酒店、餐馆也会在丰盛的美餐之后送上新鲜水果，认为这样既增加营养，又能帮助消化，有利于人体健康。但是从营养学角度来看，这样食用水果是不妥当的。

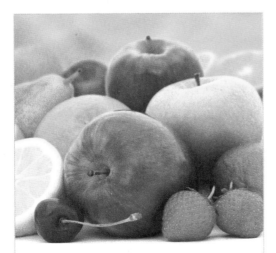

◎饭后不要立即吃水果，应在饭后2小时后为宜，不然易引起消化系统疾病。

①增加肠胃负担。水果中含有较多的糖分，如葡萄糖、果糖、蔗糖、淀粉等，饭后立即进食水果，无疑会增加肠胃和胰腺的负担，尤其是不太熟的水果，其中淀粉的含量很高，并且不大容易消化。

②增加饱胀感。水果中含有丰富的纤维素、半纤维素、果胶等成分，它们均有较强的吸水性，吸水膨胀增加了饭后饱胀感，使人觉得不舒服。另外，纤维素量较大时，它们会在肠道中捕捉和吸附电解质、微量元素和有机酸，延缓和减少肠道对某些营养素的吸收，如铁、锌、铜、胡萝卜素、烟酸等。

③形成难溶物质。在不太熟的水果中含有一定量的鞣酸，它同样可以与食物中的微量元素，如铁、钙等结合，形成难溶物质而阻碍人体对它们的吸收利用。

④导致消化功能紊乱。食物进入胃里，必须经过1~2小时的消化过程，然后才被慢慢排出。饭后吃进的水果会被食物阻滞在胃里。水果是单糖类食物，很容易被小肠吸收，不需要在胃里久留。水果因为很容易腐烂而产生气体，所以如果在胃里停留时间过久，就会引起腹胀、腹泻。

因此，不宜在饭后立即吃水果。一般来说，饭后2小时或饭前1小时吃水果为宜。

## ❷ 让食物保存营养的烹调方法

好的食物还需要好的烹调方法，这样才不会让具有很高营养价值的食物变成毫无益处的垃圾食物。食物的营养价值，不仅取决于食物原料的营养成分，还取决于加工过程中营养成分的保存率。因此，烹饪加工的方法是否科学、合理，将直接影响食品的质量。

### （1）烹调的利与弊

烹调的作用在于使食品更容易被消化吸收，具有良好的口感，并杀灭其中可能存在的有害微生物。食物在烹调过程中可以发生一系列的物理和化学变化。由于食物组成成分复杂和烹调方法的千变万化，所以食物烹调时所发生的变化也是异常复杂的综合的物理化学过程。例如食品中一部分营养素可以发生不同程度的水解，蛋白质分解为肽以及更小单位分子的氨基酸，淀粉变成糊精等。加热时蛋白质的凝固、淀粉的加水浸涨、植物细胞果胶的软化、细胞膜的破坏、水溶性物质的浸出、芳香性物质的挥发、有色物质的形成等都能在烹调过程中产生。

通过上述的各种变化，可以使食品去除原有腥膻气味，使颜色更好看，增强令人愉快的色、香、味，改善其感官性质，营养素变得更容易被人体吸收利用。烹调过程中的洗涤和加热等可将食品可能存在的有害微生物（如细菌、寄生虫等）等杀灭。但是，食物在烹调时也可能发生一些营养素的损失和破坏。

食物里的各种维生素特别是水溶性维生素，加热时，常常被破坏，加热时间越长，损失就越大。烹调原则是只要食物能熟，加热的时间尽可能越短越好，特别是新鲜蔬菜类，宜采用"急火快炒"的烹调方法，以减少维生素的损失。采用"急火快炒"的烹调方法，维生素C的保留率可

提高至60%～70%。而采用长时间的熬煮则维生素C的保留率几乎等于零。

维生素$B_1$、维生素$B_2$、维生素C等水溶性维生素遇到碱性物质，很容易被破坏。在食物烹调习惯上很多人喜欢熬粥时加碱，这可使食物中水溶性维生素被大量破坏。馒头加碱主要是中和面中的酸，没有调味作用，而且食物碱性愈强，食物中的无机盐类愈变得不好吸收，这也是一种间接的损失。

### （2）采用科学的烹调方法

日常生活中，米、面、蔬菜等的烹调要注意保存它的营养价值。

①谷物粮食的烹调。制作米饭和稀饭前，需将大米用水淘洗，并应根据大米的不同情况用不同的方法淘洗。新米淘洗1～2次，去掉泥沙即可，不要用力搓洗。陈米需多次淘洗。如掌握不合理，易使米中的矿物质和维生素大量丢失。做米饭用蒸、焖法好，捞饭不可取。另外，最好用开水煮饭、熬粥。

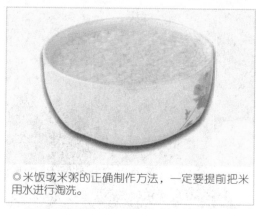

◎米饭或米粥的正确制作方法，一定要提前把米用水进行淘洗。

面粉所含脂肪、碳水化合物、膳食纤维和矿物质一般不受烹调方法的影响，但维生素、蛋白质特别是B族维生素可能受

影响。

煮制食品如面条、饺子、馄饨等，有2％～5％的蛋白质溶于汤中，B族维生素也流失在汤中，所以最好是吃汤面条，将营养素充分吸收。如只吃饺子，捞面条，最好吃后喝汤，这样不但可减少营养素的损失，而且有助于消化，即所谓"原汤化原食"。

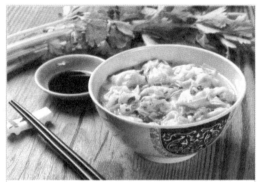
◎煮制食品应喝汤，以充分吸收蛋白质和B族维生素。

蒸法因加入碱来中和面中的酸，对面粉中维生素损失有影响，所以最好用鲜酵母或干酵母直接发面，蒸出的馒头又白又大，营养价值又有所提高。

炸时由于面粉直接与热油作用，并加入碱面，所以维生素损失最大，如炸油条维生素B$_1$损失为100％，其他维生素损失也在50％左右。

烙法能保存面粉较多的维生素，据测定烙饼中维生素B$_1$损失率只有21％，维生素B$_2$为24％，烟酸的损失几乎为零。

②蔬菜的烹调。为保存蔬菜的营养，蔬菜烹调时应注意以下几点。

外层菜叶的维生素C比内层菜叶含量要多，叶部较茎部为多，所以要尽量少丢弃菜边和外层菜叶。

蔬菜要先洗后切，切块均匀，急火快炒；少放水，勿弃汤。

蔬菜要随切随炒，不要放在水里久泡，否则会使蔬菜中的可溶性维生素和无机盐溶解于水中而损失。

烹调蔬菜时适当加点儿醋，可以减少维生素C的损失。这是因为维生素C在碱性环境中容易被破坏，而在酸性环境中是比较稳定的，所以勿加碱。

熬菜或者煮菜时应将水煮沸后再将菜放入，这样可以减少维生素的损失，同时也能减轻蔬菜原有色泽的改变。

菜应现做现吃，勿久置，切忌反复加热。

③肉类的烹调。畜禽肉类食物中所含的蛋白质、脂肪等在烹调中基本不受损失，各种烹调方法也影响不大。但维生素却因烹调方法不同而有所损失，可采用下述方法加以保护。

挂糊上浆法。原料外部裹上一层"保护壳"避免原料与高温直接接触，从而保存原料中的营养成分，如蛋白质、脂肪、水、无机盐，并使肉嫩味香。

急火猛炒法。此法可使肉类的营养成分得到保存，尤其对维生素的保存率最高。据实验，猪肉用"急火猛炒"2～3分钟，维生素B$_1$保存率为87％，维生素B$_2$保存率为100％；如用炖煮法半小时维生素B$_1$的保存率为53％，维生素B$_2$为85％。因此平时吃肉，最好切成丝、丁、条，用急火猛炒，并配以蔬菜，既保存营养素，又可使营养成分合理搭配。

文火慢煮法。其一般指煨、炖、焖、烧肉类食物。文火煮熟的方法、时间较长，易入味，一般在2～3小时；时间不足或过长都会影响风味以及蛋白质和脂肪的保存。

熏炸煎烤法。熏烤煎炸肉类，风味独特。如果熏烤多用木材、电烤箱等，一般认为营养成分特别是蛋白质、脂肪变化不大，产生有害健康的物质也不多，不会影响人体健康。但煎炸油不要反复使用，煎炸不要太焦，并应常配些蔬菜水果类食物。

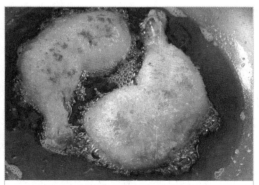

◎生活中在制作或食用油炸类畜禽肉品时，一定要搭配些蔬菜水果，这样才会让身体更健康。

另外，鸡蛋营养丰富，为了保存鸡蛋的营养，宜采用煮、蒸烹调法。鸡蛋不宜生食。豆类适宜做粥，爆炒后，不易被人体消化吸收，最好煮、焖食。

### （3）要保持饮食的卫生

不洁的食物很容易导致疾病和食物中毒。因此，除了进行合理的搭配与烹调外，还需重视饮食卫生。

不要用同一把菜刀切生肉、半生肉和熟食品，也不要将不同用途的刀具放在同一个器皿中，用菜板切熟食时必须用清洁

剂与热水彻底洗干净。

不要把生肉直接放在冰箱内架上，以免血和液体滴在下面没盖好的食物上。

不要乱用厨房抹布和毛巾，最好用纸巾，每次用完就扔掉。

不要让菜板和其他木制厨房用品出现裂缝，如出现裂缝，要及时堵严，否则缝内的细菌将很难清除，而且会粘在食物上。

不要让开罐头的刀粘上一层食垢，每次用完锅、碗、盆、盘以后，都要彻底洗干净。

烹调之前，一定要把手洗干净。

注意环境卫生，厨房应有防蝇和防蟑的设备，保持室内外以及各种用具的清洁。

选择新鲜的食物。为了使食品烹调达到良好的效果，并防止食物中毒，必须选择新鲜的食物。如果食物不够新鲜，必须加以消毒后再食用；腐烂变质的食物，则必须扔掉。

注意操作的方法。为了达到消毒和杀灭寄生虫的目的，食物的烹制应做到煮熟或炒熟。吃凉菜的时候，应将菜洗净后在沸水中烫半分钟。

防止制成品被污染。食品制成以后，应尽快盛于洁净的餐具中，及时食用，避免过多地用手来接触已制熟的食品。

## ❸ 合理使用调味品

调味品是指能调节食物色、香、味的食品。调味品通常包括咸味剂、甜味剂、酸味剂、鲜味剂和辛香剂及由多种调味原料配合而成的复合调味品，常用的有油、

盐、酱、醋、糖等。合理使用调味品也能调出健康。

### （1）常见调味品

①咸味。咸味是绝大多数复合味的基础味。不仅一般菜品离不开咸味，就是糖醋味、酸辣味等也要加入适量的咸味，才能使其滋味浓郁、适口。

食盐增鲜味、解腻、杀菌防腐。盐的主要成分是氯化钠。人体每天都必须摄入一定的盐来保持新陈代谢，调整体液和细胞之间的酸碱平衡，促进人体生长发育。另外，含碘的食盐还有益于甲状腺功能正常发挥。但要注意每天不宜摄盐过多，应以小于6克为宜。

酱油以咸味酱油为主，其使菜肴增味、生鲜、添香、润色，并能补充养分。酱油中的氨基酸是人体的主要营养物质，尤其是一些人体不能合成的氨基酸，必须通过酱油摄取。

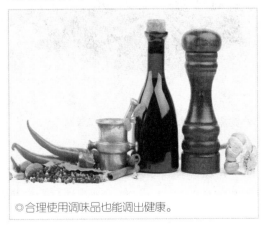

◎合理使用调味品也能调出健康。

②甜味。甜味在烹饪中可单独用于调制甜味食品，也可以参与调剂多种复合味型，使食品甘美可口，还可去苦、去腥等，并有一定的解腻作用。

食糖具有使菜肴甜美、提高营养、使成品表面光滑、加热后呈金黄或棕黄色等作用。运动中需要适量地补充糖，这样可以通过提高血糖水平，增加能量供给，节约肌糖原的损耗，减少蛋白质和脂肪酸供能比例，延缓疲劳发生。砂糖水还可以刺激肠胃，帮助消化。可是过量摄入糖会导致龋齿，并引发肥胖、糖尿病、动脉硬化症、心肌梗死，甚至乳腺癌等癌症。糖尿病病人、肝炎病人要尽量少摄取。

③酸味。酸味在烹饪中应用广泛，但一般不宜单独使用。其能去鱼腥，解油腻，提味增鲜，开胃爽口，增强食欲，同时还有收敛、固涩的效用，可助肠胃消化。

醋能促进新陈代谢，有效防止动脉硬化、高血压。醋还能促进消化液的分泌，同时具有很强的杀菌力。它能在30分钟内，杀死沙门氏菌、大肠杆菌等多种病菌，多吃醋还能维持肠道酸性，达到祛除有害病菌的效果。可是醋不宜大量饮用，尤其是胃溃疡的患者，更要避免喝醋，以免对身体造成伤害。吃羊肉时也不宜食醋，否则会削弱两者的食疗效果，并可产生对人体有害的物质。

④辣味。辣味实际上是触觉痛感而非味觉。辣椒是辣味中的代表，是一种诱发食欲、增添养分的理想调味品。

辣椒中的辣味成分辣椒素营养丰富，可增强食欲，被广泛应用于烹调中。辣椒含有多种生物碱，能刺激口腔黏膜，促进唾液分泌及胃蠕动，有利于食物消化；辣椒中含有较多抗氧化物质，可预防癌症及其他慢性疾病，同时有利于使呼吸道畅通，治疗感冒。长期摄取辣椒，能强化个人对抗衰老的能力。可是辣椒不可大量摄取，否则会引起神经系统损伤、消化道溃疡。同时，患有食管炎、喉咙炎、牙痛、痔疮、肺结核、高血压等病的患者以少吃为好。

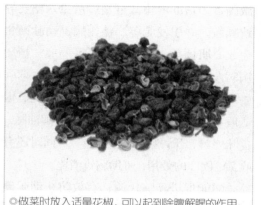

◎做菜时放入适量花椒，可以起到除膻解腥的作用。

花椒具有去腥味、去异味、增香味的作用。花椒含多种挥发油和芳香物质，除了有很好的除膻解腥作用，还有止关节痛、牙痛，温中散寒的功效。可是由于花椒为热性调料，会使人燥不能忍，引起消化道和泌尿道一些病症，所以夏天不宜食。

胡椒能健胃、促进胃肠蠕动，增强食欲，加速血液循环，解毒消炎。感冒时，每隔4个小时嚼烂一些胡椒，就能抑制感冒加重。胡椒辛热、性燥，肝火偏旺或阴虚体热的人，应避免多食；患发热性疾病时，应当忌吃胡椒。心脑血管疾病患者，也不宜食用。此外，胡椒与肉食同煮的时间不宜太长，因火候太久会使辣味和香味挥发掉。

生姜有独特的辛辣味。姜能刺激消化液分泌，增进食欲，帮助消化，减少

血清中胆固醇，可解热、镇痛、防治感冒、散寒镇咳等。外用捣烂敷患处可消炎止痛；饮用姜汤，可防止四季感冒；把姜敷在肚脐上，可防止晕车晕船。姜烂了以后，会产生强致癌物质——黄樟素，所以烂姜一定不能食用。同时胃溃疡患者也要少食。

茴香作为辅料，可以去腥增香，尤其适合炖菜。其有促进食欲、祛痰、祛风、抗痉挛、治便秘、延长睡眠时间等作用。另外，还有助于防治肠胃传染病、缓解饱胀和腹部痉挛。但不可过量食用，八角茴香挥发油中含有黄樟素，有致癌作用；另外，八角茴香为热性食物，夏天不宜食用。

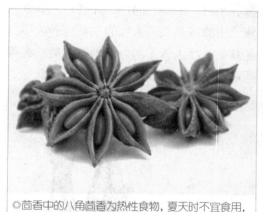

◎茴香中的八角茴香为热性食物，夏天时不宜食用，孕妇更要忌食。

大蒜含有30多种含硫化合物和蒜氨酸等有特色的气体成分。大蒜有较强的抑菌、杀菌作用，口嚼大蒜可使口腔中的细菌大大减少，夏天食用大蒜对防止肠炎、菌痢有一定效果；蒜苷有促进胃液及胆汁分泌和肠蠕动，降胆固醇、降脂作用；大蒜含有一种抑制血小板凝集的活性物质，

可防止脑血栓形成；大蒜含的硒有清除自由基、阻止亚硝胺合成功能，故有良好的防癌作用。大蒜能使胃酸分泌增多，辣素有刺激作用，因此有胃肠道疾病特别是有胃溃疡和十二指肠溃疡的人不宜吃大蒜。此外，有肝病的人过量食用大蒜，可造成肝功能障碍，引起肝病加重。

大葱性味寒，有发表、通阳、解毒的作用，可防治寒热头痛、大小便不通等症。大葱对痢疾、葡萄球菌有抑制作用。葱不能与豆腐同食，否则容易与豆腐形成一种白色的沉淀物，阻止人体对钙的吸收。同时，在服用地黄、何首乌等中药时，也不能同时食葱。

⑤鲜味。鲜味能使人产生舒服愉快的感觉。鲜味主要来自氨基酸、核苷酸和琥珀酸。

鸡精含有丰富的营养成分，如氨基酸、蛋白质和维生素等。因鸡精本身含有少量盐，使用时加盐要少；鸡精所含核苷酸的代谢产物是尿酸，所以痛风患者应少用；鸡精溶解性较味精差，如不在汤食中使用时，应先溶解再使用。鸡精含盐，且吸湿性大，用后要注意密封，否则富含营养的鸡精会生长大量微生物，进而污染食物。

蚝油用牡蛎汁制成，又称牡蛎油。其味鲜美而稍甜，有特殊的芳香气味，主要用于咸鲜味菜肴。蚝油除含有5%～8%的粗蛋白质以外，还含有糖类、有机酸、碘、钙和维生素等多种营养成分，尤其是所含的氨基酸有17种之多，其中有人体必需的8种氨基酸。需要注意的是蚝油中含糖，所以糖尿病患者要慎食。同时，不可将蚝油加热过度，否则鲜味会降低。

桂皮可以提高菜肴的芳香味，促进食欲。桂皮辛甜，有散寒、止痛的作用。可是食用过量的话，轻者有口干、喉咙痛、精神不振、失眠等感觉，重者会诱发高血压、胃肠炎等多种疾病，甚至有形成癌症的可能。因此，日常饮食中尽量少食。

孜然可以消灭80%的细菌和真菌，这使它成为最佳自然杀菌剂之一。孜然还可以预防中风。人体摄入适量孜然，能使血小板凝聚的可能性降低，有助于防止由血液凝结而引发的心脏病和中风。注意胃炎患者应忌食孜然。

### （2）健康地使用调味品

要想健康地使用调味品，首先要选用优质调味品。应选择有质量保证的正规厂家生产的品牌产品。要仔细查看产品标签说明，特别是在选择酱油和食醋时，要看清其制作工艺是酿造还是配制。最后，可

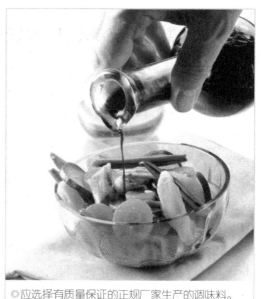

◎应选择有质量保证的正规厂家生产的调味料。

通过感官鉴别调味品的质量。比如，在鉴别酱油时，可将酱油倒入无色杯内，优质酱油呈红色或棕褐色，有光泽和香气，口尝有鲜味、咸味和甜味，汁液稠度一致；而劣质酱油呈黄褐色，液面暗淡无光，汁液稀薄，口味有酸、苦、涩、焦或霉味。

另外，要注意使用调味品要适度。调味品只是用于改变口味、刺激食欲的，无论是从营养学还是健康学的角度，饮食应以清淡为宜。

调味品的使用对不同的体质有不同的影响，因此，要根据个人自身的健康状况选择适合自己的食物。如内热的人不宜多吃辛辣的食物，脾胃较虚的人不宜吃过于油腻的食物。

调味品在烹饪时也有讲究，使用不当不但发挥不了调味的作用，还会不利于健康。

油是使用最普遍的调味品，兼具调味和传热的作用。油的燃点很高，但在炒菜时当油温高达200℃以上时，会产生一种叫"丙烯醛"的有害气体，它是油烟的主要成分，还会产生大量极易致癌的过氧化物，因此，炒菜时油温应控制在八成热。

味精在受热到120℃以上时会变成焦化谷氨酸钠，不仅没有鲜味，还有毒性，因此，味精最好在炒好起锅时加入。

烧菜时如果在蔬菜下锅后就加一点儿食醋，能减少蔬菜中维生素C的损失，促进钙、磷、铁等矿物成分的溶解，提高菜肴的营养价值和吸收利用率。

# 改变不健康的饮食习惯

## ❶ 不健康的饮食习惯导致营养失衡

营养失衡会带来一系列的身体不适，而不健康的饮食习惯是导致营养失衡的主要原因。

### （1）病从口入

"病从口入"并不仅仅指不卫生的饮食带来的身体疾患，而且还有不良的饮食习惯带来的营养失衡问题。

随着人民生活水平的提高，人们的营养状况明显得到改善。由于食物的丰富，我们自觉或不自觉地走向发达国家"三高一低"（高能量、高蛋白、高脂肪、低纤维)的膳食老路，吃精米细面、鸡、鱼、

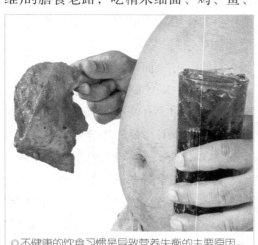

◎不健康的饮食习惯是导致营养失衡的主要原因。

肉、蛋、糕点饮料多了，吃五谷杂粮和蔬菜水果少了；喝茶与白开水少了，喝含糖的饮料及纯净水多了。物质的丰富，导致了高脂血症、肥胖症、动脉硬化、高血压、冠心病、脑血管病、糖尿病和癌症等的发病率直线上升。

### （2）吃出健康

良好的饮食习惯要注意以下几个方面。

①细细品味食物。许多消化不良的毛病和压力过大有关。生气、焦虑或精神涣散，都会影响食物消化吸收。如果你有边用餐边听新闻(看电视)，或者边吃饭边开会的习惯，这显示你并没有把吃东西当一件正事看待。吃什么不重要，身体如何"处理"吃进肚里的食物才是重点，细嚼慢咽，身体才能有充分的时间完全消化食物。

②摄取种类不同的食物。吃不同的食物，你可以得到身体必需的各种营养，营养学有时远不能掌握人类所需要的全部营养。比如锌这种元素，近年来才被列为重要营养元素之一。为了确保营养充分、均衡，多吃各种不同的食物才是最明智的。

③吃新鲜的食物。冷冻、罐装、干燥和煮熟后包装好的食物含有过多脂肪、盐分和糖以及不应有的人工添加剂。事实上，加工食品不及新鲜的食物好吃。

④宁可少吃、不可过量。实验证明，每天被喂食物的能量低于标准需求的动物，平均寿命较长，也较少罹患疾病。事实上，一些科学家开始认为，微量的"营养不足"对身体有益无害。摄食过量的营养食物，并不保证能更健康。

⑤烹调简单好处多。多数人都喜欢品尝新菜色，调理精致的大餐总是让人食欲大动，不过大菜吃多了当心失去欣赏简单食物的能力。虽然并不鼓励大家粗茶淡饭，但是为了健康着想，别让自己丧失对简单食物的品味能力。学着喜欢烹调简单不失原味的食物，将受益无穷。

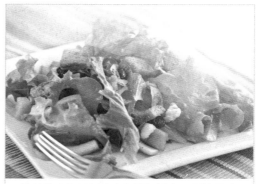

◎简单的食物可以使我们更加健康，更能品味出食物本身的甜美。

## ❷ 少吃零食才能健康

很多人都喜欢吃零食，但是吃太多的零食对身体没有什么好处。吃什么、吃多少关键在把握好"度"。

### （1）如何选零食

吃零食并不都属于不良饮食习惯，不是吃什么都会导致肥胖，只要配合健康低热量的食物，适量吃零食不但可以减轻饥饿感，还有助于防止胰岛素骤升而导致脂肪积聚。建议大家根据3个级别选择健康零食。

第1个级别的零食含丰富的营养素，糖分和脂肪相对较低，适合作为日常零食。比如低脂乳酪、含粗纤维的饼干或一般的巧克力饼干、不太甜的面包和三明治等。如果不是很饥饿，提子、杏脯、无花果等干果也是很好的选择。此外，还有苹果片或香蕉片。这些食物吃起来又香又脆，但并非油炸而成，而是经过高温烘，将水果的水分抽干，这样不仅营养损失小，含脂肪、热量也较低，多吃不会导致发胖。

第2个级别的零食营养高，糖分也高。这类零食只适宜偶尔食用，长期食用对健康有害无益。这一级别的食物主要包括点心、果仁、有馅的甜面包、奶昔及巧克力奶等。很多人以为果仁对健康有益，因此大量进食。其实，果仁的植物脂肪含量非常高，吃多了很容易导致肥胖。奶昔和巧克力奶都是乳类产品，可以为人体补充钙质，但同时糖分含量相当高，属高热量食物。

第3个级别的零食是营养少脂肪高的零食。这一级别的零食主要包括糖果、含糖分较多的巧克力、汽水和甜饮料、炸薯片或薯条、酥皮点心、奶油蛋糕以及街头油炸食物等。这类零食不仅营养含量少，而且糖分和脂肪含量极高，平时应尽量避

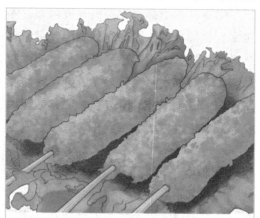

◎日常生活中应少吃或不吃油炸类零食，过食或经常食用会给心脏造成伤害。

免食用。尤其是某些用人造奶油做成的蛋糕中，含有对心脏有害的反式脂肪酸；油炸的肉类中则可能含有苯并芘等致癌物质，更应小心食用。

### （2）合理吃零食

适当地吃些零食，不仅可以丰富和改善我们的饮食生活，还可补充主副食中的营养不足，满足不同人群的生理需要。

从零食本身来说，应该是无害的，除了人为因素，如不卫生、污染或乱加添加剂等。如果说吃零食有害的话，那是由于我们自身贪食或过于偏食，导致摄入的脂肪、糖分过高，影响了正常的三餐进食。因此，对零食应该采取科学的态度，既不大力提倡又不能禁止，要适时、适度、适量。即选择两餐之间进零食，品种多样，控制总数。

幼儿的胃容量小，可以常备些糕点、糖果，以充饥、调节口味、补充营养；女孩子是爱吃零食的一族，由于她们生理上的原因，尤其是经期前后，口味觉得淡，需要酸、甜、咸、辣等刺激性强的食物的刺激；其实男孩子也喜欢吃些香、脆、甜的硬壳类食物，如花生、核桃、栗子、瓜子等；成人一般喜欢吃些花生、瓜子类食品，尤其在喜庆节日或茶话会上，桌上总是离不开水果、糖、蜜饯等；老年人由于味蕾衰退，口淡无味，也需要些甜、酸、咸等食品的刺激。

对零食利弊的评价，并非是提倡和鼓励多吃。人类饮食还是主要以三餐为主，零食绝不能替代主食，食用应注意适时、适度、适量。

**（3）儿童应杜绝的零食**

某些零食对儿童的危害很大，应该杜绝下面几种不好的吃零食的习惯。

①不要过多吃油炸食品。如炸薯片、薯条、炸鸡翅、炸羊肉串、锅巴以及油炸方便面等食物应少吃；脂肪含量过多的食品还包括奶油蛋糕、冰激凌、黄油类食品以及各种果仁，如花生、瓜子、核桃等。油炸食品还对食物中的维生素破坏较大，不宜吃得太多。

②不要过多食用高糖食品。所谓高糖食品，不仅包括加入蔗糖太多的甜食和糖果，也包括以淀粉为主要成分的食品，如膨化食品和饼干等。

③不要过多喝含糖饮料。当前市场上销售的饮料绝大多数含糖量较高，如各种果汁饮料、碳酸饮料、茶饮料等。同时，这些饮料中还包含对儿童、青少年生长发育可能有不良影响的色素、香精和防腐剂等。

④不要大量进食冷饮。大量吃冷饮会使胃肠道温度骤降，局部血液循环减少，容易引起消化功能紊乱，同时还可能诱发经常性的轻微腹痛，从而影响孩子的生长发育和身体健康。

⑤不要以洋快餐充当零食。一些洋快餐脂肪含量太高，营养不均衡，对儿童体格发育不利。

**③ 有节制地饮酒**

酒的主要成分是酒精，这是一种纯热量物质，每克酒精可提供大约29千焦的热量，远远超过主食的产热量。

酒可谓"有利有弊"，关键在酒的"质"与"量"。如果少量饮用果酒、低度酒，可增加胃液分泌，增加食欲，促进消化。但如果饮酒过量，或饮用烈性酒，则会增加高血压、中风等疾病发生的危险，损害肝、肺和神经系统的功能，还可刺激胃黏膜，降低食欲，引起消化不良等各种胃肠疾病。

**（1）少量饮酒益健康**

酒的种类很多，酿造方法多种多样。总的来说，酒味辛而甘，性属温热，有小毒。其能活血脉，通阳气，祛寒邪，消愁壮神，载诸药而行药势，适用于各种风寒痹痛，经脉不利，肢体疼痛，胸中憋闷、隐痛，精神郁闷。还可用于某些食物防腐保鲜。

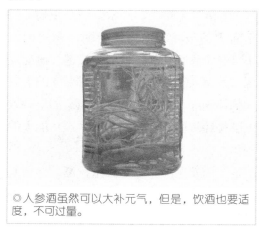

◎人参酒虽然可以大补元气，但是，饮酒也要适度，不可过量。

酒既可单独饮用，也可浸制各类药酒，还可浸制某些食物，如酒枣等。

一个成年人每天喝少量的酒(每天每千克体重酒精的摄入量不超过0.7克)，特别是红葡萄酒，有助于身体健康。

研究表明，少量饮酒的人要比戒酒的人平均寿命长两年。少量饮酒的人患心肌梗死和中风的比例比不饮酒或酗酒的人要低40％。原因可能是酒精能够减少血栓的形成，防止低密度脂蛋白胆固醇氧化后侵蚀和堵塞动脉。

中年人适量饮酒可以预防心脏病，延长寿命。每天喝少量酒的人，体内抗血栓的自然物质的含量较高，而不喝酒的人体内这种物质的含量较低。

### （2）过量饮酒的危害

适量饮酒对身体健康有利，可是过量饮酒对身体健康的危害却很大。

①损害肝脏。酒精要通过肝脏分解和处理，在分解过程中，有相当数量的酒精转化为对人体有害的乙醛。这种物质会使肝细胞变性，纤维组织增生，严重损害肝脏功能，最终诱发中毒性肝炎和肝硬化。

②降低记忆力。经常酗酒会使脑神经不断遭到破坏，从而使大脑体积逐渐缩小，影响大脑功能，使智力减退。研究发现，经常大量饮酒的人中，有95％的人有大脑体积缩小的现象。这可能是酒精导致大脑神经细胞死亡所引起的生理功能上的变化。

③诱发癌症。经常大量饮酒，会引起酒精中毒、动脉硬化，诱发食管癌、胃癌等疾病。

④导致营养不足。长期大量饮酒，会降低食欲，使人体所需的维生素、矿物质、蛋白质等营养素供给不足，不利于维持各组织器官生长发育和生理功能的协调，从而损害人体健康。

### （3）饮酒者应注意的问题

饮酒者要遵循适量、少饮这一原则，遇到喝酒场合，白酒以每次不超过50毫升为宜，最多不应超过100毫升。在这个限度内，对健康人不会造成损害。提倡少饮或不饮烈性酒，以饮葡萄酒、黄酒、啤酒为好。

饮酒既不可过量，也不可狂饮、暴饮，喝酒前，应先吃点儿东西，水果、菜肴、茶水、小食品均可。不可空腹饮酒，因空腹饮酒，酒精会被人迅速吸收，容易伤身。可边说话，边饮酒，边吃菜；同时可以不时喝些茶水，以冲淡酒液。

酒是一种兴奋剂，人在发怒、气愤、伤心等恶劣情绪下，应尽量避免饮酒。因此时肝火旺盛，"怒气伤肝"，饮酒也易伤肝。酒与怒加在一起，等于雪上加霜，损害身体健康。

睡前不宜饮酒。有些人以为睡前饮酒有助睡眠。实际上睡前饮酒有两大弊端：一是对中枢神经有害。它直接破坏了神经系统的兴奋与抑制的平衡，难以达到大脑真正休息的目的；二是酒进入人体内要靠肝脏解毒，白天人的新陈代谢旺盛，能及时把酒毒排出体外，但夜晚入睡后，代谢

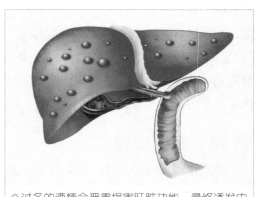

◎过多的酒精会严重损害肝脏功能，最终诱发中毒性肝炎和肝硬化。

减慢，肝的解毒功能也随之减弱，有害物质容易积存在肝脏，故对健康有害。晚上饮酒，应在入睡的4小时以前进行。

睡觉打呼噜的人更不宜睡前饮酒。在睡前饮酒，极易在入睡后加重梗阻性睡眠呼吸暂停，从而可发生呼吸中断。久之则可导致肺动脉和全身动脉压力升高，而且还可干扰心脏正常的节律。

应特别注意的是，切忌1天3喝。有的人遇到对方招待，早、中、晚餐都喝酒，这是非常有害的。一个体重70千克的人，每小时肝脏最多能氧化15毫升白酒，如果1日3喝，就会超过肝脏和大脑能够承受的能力，使健康受到严重的损害。另外，每次饮酒，只宜饮一种酒，不能白酒、葡萄酒、啤酒、黄酒一起喝。多种酒并用极易喝醉，对身体造成的危害会更大些。

## ❹ 不健康食品面面观

了解一些不健康食品的危害，日常饮食中尽量避免，有助于养成好的饮食习惯。

### （1）油炸食品的健康隐患

油炸食物的种类很多，荤食、素食、甜食、咸食都有。它们都是油性大的食物，即含脂肪量高的高脂食物。如果是动物油炸的食品更不宜常食、多食。常吃高脂食物不但可使血脂升高，促使动脉硬化，而且易使人发胖。

油炸食物的营养价值低。油脂和被炸食物经过高温后，油和食物中的维生素A、胡萝卜素、维生素E等遭到破坏，损失达50％左右。在高温中油脂被氧化，所含必需脂肪酸也受到破坏。

经过高温的油脂，其产生的能量也明显减低，而且还可妨碍人体对营养的吸收。

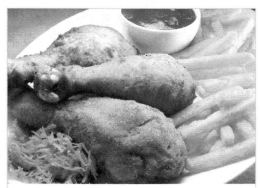

◎常吃油炸食品会使血脂升高，促使动脉硬化，使人发胖。

街头所设的油炸锅，例如每天早上供应的油条、油饼等，大多使用反复煎熬的油，或每天在老油中加一点儿新油，以补充油量的不足。油脂经过反复高温，会发生许多变化，其中脂肪酸的聚合，可产生二聚体、三聚体等10多种有害物质；有机物的不完全燃烧，还可产生强致癌物苯并芘。常吃反复煎熬油炸的食物，有可能使人肝脾肿大、消化道发炎、腹泻，甚至癌变。

反复煎熬的油不但失去了营养价值，而且所冒油烟的气味中有被分解的丙烯醛，可刺激呼吸道及眼睛，还可使人头晕、头痛、呼吸困难，诱发眼结膜炎。因此，家庭炸制食品，入锅的油不宜太多，够食用一次的即可，即便剩下一点儿油，可做炒菜用，切不可在老油中加入新油混用，因新陈油相遇，分解物可引起新油的连锁反应，使油的质量变坏。若每次炸食品都用新油，又不受浓烟的污染，则常食无碍。

患有肥胖症、心脑血管疾病、糖尿病、胃肠疾病者，以少食油炸食品为宜。

## （2）烧烤食品谨慎食用

在烧烤类食品的制作过程中，存在着烧烤方法不科学、制作过程不卫生、加入不符合要求的添加剂等卫生问题，给食用者带来潜在的健康损害。

①在烧烤过程中产生的苯并芘有致癌性。肉类在高温下直接燃烧，被分解的脂肪滴在炭上再与肉类蛋白结合，可产生苯并芘。苯并芘是国际卫生组织公认的较强致癌物，对多种动物有致癌作用，对人类可致胃癌等恶性肿瘤。

②肉类本身也存在质量问题。特别是一些个体摊主，在经济利益的驱动下，购买未经检疫的畜禽肉品。消费者食用了不合格的肉品，会导致寄生虫病或肠道传染病。

③添加剂有问题。一些摊主为了改善烧烤食品的色泽及口感，在肉的腌制过程中，加了嫩肉粉、亚硝酸盐等，严重的可导致顾客亚硝酸盐食物中毒。

④所使用的作料不卫生。一些小摊

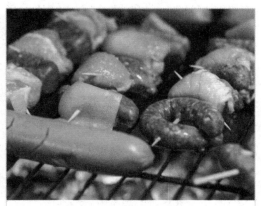

◎烧烤方法不科学会使食品产生致癌物质。

点，加工食品使用发霉变质的作料，对人体健康不利。

因此，应尽量少吃或不吃烧烤类食品。如果实在抵挡不住烧烤食品的诱惑，应选择科学烧烤方法烧制的食品，避免用直接用炭、煤烧烤的食品。

## （3）快餐为什么不健康

快餐之所以不健康，这是因为快餐有以下特点。

①高油脂。快餐食物很多是煎炸炒等方法制作出来的，所以含油量非常高。

②高盐分。由于要使食物易于入口，所以食物一般都含有大量盐分，以提高它的可食性。

③高糖分。快餐的饮品全都是高糖类制品，无论冷饮热饮都一样，是含大量糖分的甜品，加上汽水、雪糕类的甜品，更令食物糖分超高。

④低纤维。快餐因为要力求快速，不但弄餐时要快，也要考虑消费者进食时要快，所以制作过程中尽量选用低纤维食物，令进食速度较快，人们于进食过程不用太多的咀嚼动作，入口便吞下。

⑤大量调味品。味浓是快餐的特征，作用是吸引人进食，增加食欲。使人食得快、食得多，是快餐的特色。没有人喜欢吃清淡的快餐，所以粗茶淡饭的快餐是没有市场的。

⑥含大量人工添加剂。为要做到色香味俱全来吸引消费者，快餐的成分含有大量人造色素、防腐剂、乳化剂、稳定剂等，这些是快餐不可缺少的一部分，也是快餐用以装饰的特征之一。

# 把好饮水健康关

## ❶ 主动喝水

水是生命的源泉。一切生物都离不开水。水对人的健康起至关重要的作用，所以科学饮水意义重大。

### （1）饮水也能健身

喝水可以洗涤肌体，清除污染。环境污染有的通过生物链的连锁反应和浓缩积累，进入我们一日三餐所必需的粮、菜、果和肉、蛋、奶中；有的通过呼吸道和皮肤直接侵入肌体，在人体内蓄积，造成潜在的毒害。而喝水能帮助人体有效排毒。不过，掌握正确的喝水知识对健康非常重要。

不喝生水。生水中含有各种各样对人体有害的微生物。科学实验证明，一滴生水中大约有4000万个细菌，另外还有寄生虫卵，其中的伤寒、痢疾杆菌在水中可以活1个月。这些病菌喝到人肚子里以后，容易使人患急性胃肠炎、伤寒及痢疾等传染病。

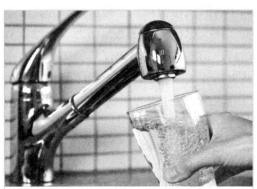

◎生活中不可以直接饮用生水，不然很容易就会造成肠胃细菌感染。

口渴时不要大量饮水。一下子饮水过多，会使胃液暂时停止分泌，导致胃肠的吸收能力减退。大量的水集聚在胃肠中，还会使人的胸腹感到胀满，因而不利于健康。

大量出汗后应喝盐开水。大量出汗会使人体耗去大量水分，这时应该及时予以补充，以免导致脱水。但在大量出汗的时候，随着汗液的排出，盐分也会随之排出人体，因而需要喝一些含有盐分的开水，一般以500毫升水放1克盐为宜。

清晨饮水应以白开水为好，饮水量一般宜为200～400毫升，过多饮水对胃不利，也影响早餐进食，故要适量。

饮水应达到一定的量，成人每日大约需要2200毫升的水，从食物中可得到约1000毫升，其余的1200毫升则需饮用来补充。但这并不是绝对的，可根据具体情况调整饮水量。如在发热、服药时需要多喝一些水。

喝水"适时"很重要。一般人都是渴了才想起来去喝水，其实当我们感觉到渴时，细胞已经处于不同程度的脱水状态了，此时新陈代谢会变得紊乱，血液中毒素也会增多，免疫力自然也会减退。所以我们应随时注意为身体补充必要的水分，不要等渴了再喝。

### （2）早起一杯水，保健功效大

每天早上喝一杯水，持之以恒，对健康有很多好处。

①利尿作用。清晨空腹饮水，15～30

分钟就会排尿，其效果迅速而明显。

②促进排便。清晨饮水可预防习惯性便秘。由于胃肠得到及时的清理洗刷，粪便不会淤积干结。同时，饮水对胃肠也是一种轻微的刺激，能促使胃肠蠕动，有利于排便。

③排毒作用。动物蛋白质在体内分解代谢会产生一定的毒性物质，早晨起床及时饮水，可通过促进排尿，尽快把它们排出体外。

④预防高血压、动脉硬化。若在早晨起床后马上喝杯温开水，有利于让头天晚餐进入体内的盐分很快排出体外。平时饮水多、爱喝茶的人，高血压及动脉硬化发病率就低。

⑤预防心绞痛。人体经过一夜的睡眠后，体内水分随尿液、汗液和呼吸丢失许多，血液会变得黏稠，血管腔也因血容量减少而变窄，这常使供给心脏血液的冠状

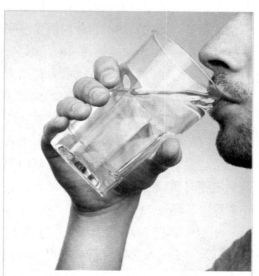

◎每天早上喝一杯水，持之以恒，对健康有很多好处。

动脉发生急性供血不足，甚至发生闭塞。因此，心绞痛及心肌梗死多发生在清晨及上午9点左右。老年人如在清晨喝杯水，就能达到补充水分、降低血液黏稠度和扩张、复原血管的目的，从而减少心绞痛及心肌梗死的发生。

**（3）多喝低温开水保健效果好**

所谓低温开水，即凉开水，是将开水放凉到25摄氏度再喝，过热过凉都会降低喝开水的效果。

低温开水的内聚力增大，分子间更加紧密，表面张力和水的密度、黏滞度和导电率等理化性能都有改变，其生物活性比自然水要高出4~5倍。这些性质与人体细胞的液体十分接近，最易于渗透细胞，因而加强了与细胞的亲和性，所以低温开水最易被人体吸收。

经常饮用低温开水，不仅可以冲淡体内毒素，起到"内洗涤"的作用，而且还有助于改善内分泌及心、肝、肾的生理功能，提高机体免疫力，保持皮肤水分，使人容光焕发。研究发现，低温开水的活性，还在于能提高人体脱氢酶的活性，有利于将肌肉中被称为"疲劳素"的乳酸降低，使人尽快恢复体力与精力。所以，劳动后、运动后、高温出汗后，喝低温开水是最适宜的。相关动物实验还证明，饮低温开水的白鼠，比喝生水的白鼠的血红蛋白高20%。

低温开水，最适合口腔、食管和胃的保健。因为热开水过烫，对口腔、食管和胃的黏膜均有伤害作用，一些爱喝滚烫热茶、吃过烫饮食的人群，也是口腔癌、食管

癌和胃癌的高发人群。而过凉的水，是牙齿、咽喉、食管，尤其是胃肠所不喜欢的。凉水不但刺激胃肠道血管收缩，使胃液和肠液等消化液分泌减少，影响对食物的消化吸收，而且可引起胃肠痉挛，发生胃痛或腹痛、腹泻等。而低温开水，对消化道是一种不冷不热的良性刺激，很适合胃肠的需要。所以，喝水以低温开水最好。

## ❷ 牛奶、豆浆是营养选择

牛奶有丰富的营养，是营养专家推荐的食品；豆浆则是女性最健康的饮品，经常饮用能够预防很多疾病。

### （1）牛奶营养丰富

牛奶营养丰富，食用价值很高。每100克牛奶中含蛋白质3.5克，碳水化合物5克，还有适量的钙、磷、铁及多种维生素。牛奶蛋白质中赖氨酸含量仅次于蛋类，胆固醇含量每100克中仅16毫克。碳水化合物全部为乳糖，甜度较低，但有促进胃液分泌和肠胃蠕动作用，在肠道中可转化为乳酸，有抑制腐败菌生长的作用。

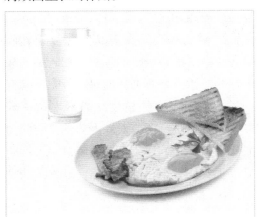

◎每天早上喝一杯水，持之以恒，对健康有很多好处。

牛奶有很好的保健美容功能。

①补充钙质。牛奶有很高的含钙量，且含有较多的乳糖、蛋白质和维生素等，吸收率高达40%，是仅次于母乳的最好补钙品。

②促进幼儿的大脑发育。牛奶中的酪蛋白含有10%的磷，对促进幼儿的大脑发育起至关重要的作用。

③减少中风危险。牛奶中含有的钾使动脉血管壁在血压增高时保持稳定，使中风危险减少一半，同时还可防止动脉硬化。

④解毒。牛奶可以阻止人体吸收食物中有毒的金属铅和镉，具有轻度的解毒功能。

⑤促进钙、铁吸收，防便秘。牛奶中含有将近5%的乳糖，可促进人体对钙和铁的吸收，增强肠蠕动，促进排泄。

⑥增强免疫力，抑制肿瘤。酸奶和脱脂奶可增强免疫功能，阻止肿瘤细胞增长。牛奶中的β-酪蛋白，具有较强的抗变异原机制，能减少癌变；生物活性物质SOD能清除体内有害物质，增强免疫力，具有延年益寿作用。

⑦护目。牛奶中的维生素$B_2$，可提高视力。

⑧改善睡眠。牛奶含有一种可抑制神经兴奋的成分，对人体具有镇静安神作用，睡前喝一杯牛奶可促进睡眠。

⑨美容养颜。牛奶营养丰富，含有各种蛋白质、维生素、矿物质，特别是含有较多B族维生素，它们能滋润肌肤，使皮肤光滑，柔软白嫩，使头发乌黑减少脱

落。牛奶中所含的铁、铜和维生素A可使皮肤保持光滑滋润。乳清对面部皱纹有消除作用。牛奶还能为皮肤提供封闭性油脂，形成薄膜以防皮肤水分蒸发，另外，还能暂时提供水分，所以牛奶是天然的护肤品，也是"绿色护肤品"。

喝牛奶最好选择适当的时间。过去，由于生产方式、保存条件等原因，牛奶都是在凌晨挤好后早上喝。其实，喝奶可以随时随地。早餐时喝奶，会给一天的活动提供充分的营养保证；晚上喝牛奶，不但有助于睡眠，而且有助于人体对其营养成分的吸收；对于节奏紧张的上班族，上午或下午的工作休息时喝牛奶可以起到补充能量、调节身心的作用。

每天摄取牛奶的量要因人而异，应该根据年龄、体质、工作消耗和经济条件等情况确定每天的喝奶量。一般来说，成年人一天应喝400～500毫升，即2杯牛奶，如经济条件许可，最好能达到3杯，即750

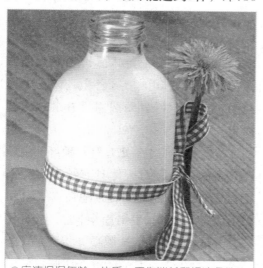

◎应该根据年龄、体质、工作消耗和经济条件等情况确定每天的喝奶量。

毫升左右。

### （2）豆浆有益健康

豆浆是传统早餐的主角，老少咸宜，是非常健康的饮品。

豆浆有神奇的保健功效，保健作用不容小觑：

①豆浆与心脑血管保健。豆浆中含有大豆皂苷、异黄酮、大豆低聚糖等具有显著保健功能的特殊保健因子。常饮豆浆可维持正常的营养平衡，全面调节内分泌系统，降低血压、血脂，减轻心血管负担，优化血液循环，并有平补肝肾、抗癌、增强免疫等功效。

②豆浆与糖尿病病人。糖尿病大多是由于不科学的饮食习惯造成的，不当的饮食往往会影响镁、磷、铜、锌等元素的吸收，最终导致糖尿病的发生。豆浆具有降血糖作用，因此糖尿病患者摄取大豆等富含水溶性纤维的食物有助于控制血糖。

③鲜豆浆与女性养颜。科学研究认为，女性青春的流逝与雌激素的减少密切相关。现代营养研究认为，鲜豆浆除了含有植物雌激素以外，还有大豆蛋白、异黄酮、卵磷脂等物质，对某些癌症如乳腺癌、子宫癌还有一定的预防作用，是一味天然的雌激素补充剂。同时，豆浆还含有一种牛奶所没有的植物雌激素"黄豆苷原"，该物质可调节女性内分泌系统的功能。每天喝300～500毫升的鲜豆浆，可明显改善女性心态和身体素质，延缓皮肤衰老，达到养颜美容之目的。

④豆浆的选择。喝什么样豆浆才更健康呢？

热豆浆新鲜喝。尽量购买热腾腾的豆浆，现场食用。冰的杯装或袋装豆浆常是前一日制备未使用完者。一般豆浆店家不像工厂，具有合宜的冷藏设备及空间（如冷藏库），可以贮存大量液态豆浆，因而可能以防腐剂来保存容易变质的豆浆。若实在想喝冰豆浆，应自备耐热容器，买回自己冷藏。

购买较知名的商品。虽无法完全保证商家一切合乎食品卫生法规，但终究销路大，产品应较新鲜，商家也较在意商誉。

无糖咸豆浆。1杯豆浆约含7克蛋白质，与1杯鲜乳相比，所差无几。脂肪含量约4克，与1杯低脂鲜乳相等，却是不折不扣的植物性脂肪。值得注意的是，1杯甜豆浆中含糖近30克。在不吃其他食物的情况下，喝1杯鲜乳可维持一个上午不饿，但若喝1杯甜豆浆，却可能在1～2小时就明显感到饥饿，这主要是豆浆中的糖分刺激血糖升高，启动了体内胰岛素快速

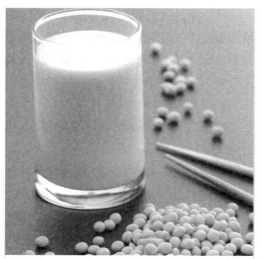

◎常饮豆浆可延缓皮肤衰老，达到养颜美容的目的。

分泌，继而使血糖快速下降，因而饥肠辘辘。对于怕胖、又抵不住饥饿的人或血糖不稳定的糖尿病患者，最好喝清豆浆或改喝咸豆浆以降低"胰岛素效应"。

## ❸ 酸奶营养价值高

酸奶是用鲜牛奶接种乳酸菌后经发酵而成的乳制品。它不仅有牛奶的全部营养成分，还有保健益寿和抗癌的作用。

### （1）酸奶的益菌成分

酸奶中存在着一种能在酸性环境中迅速生长繁殖的乳酸菌。因这种乳酸菌是从保加利亚酸奶中发现的，所以命名为"保加利亚乳酸杆菌"。在适宜的温度下，乳酸杆菌可在鲜牛奶中大量生长繁殖，将奶中乳糖分解成乳酸。乳酸可以使肠道内环境由中性或碱性变为酸性，给人体带来好处。后来又发现嗜热链球菌也具有乳酸杆菌的本领，于是科学家也将其纳入了制造酸奶的行列。

随着科学的发展，近年来酸奶又发展了一支生力军——"双歧杆菌酸奶"。双歧杆菌是肠道里的有益菌，其代谢产物是醋酸，能抑制肠道里的有害微生物，喝双歧杆菌酸奶，可使肠道里的微生物环境恢复正常。因此，双歧杆菌酸奶可用于治疗小儿腹泻。癌症手术后的放疗和化疗期间，喝酸奶可以减少不良反应。

### （2）酸奶的功效

鲜牛奶经过乳酸菌发酵以后，蛋白质可被分解，可溶性氮增加，甚至成为肽或游离氨基酸，这对儿童和老年人更为有益。酸奶中的乳酸菌能使乳脂降解，使消化性能得到

增强。酸奶中的乳糖及发酵后所产生的乳酸，对钙的吸收有很好的促进作用。

　　酸奶中所含的乳酸菌，能产生抗菌物质，具有抑制腐败菌生长和防止自身中毒的作用。酸奶还能降低血中胆固醇的含量，可预防心血管疾病。德国医学专家的调查表明，欧洲有些国家的人口平均寿命之所以较长，与他们普遍喜喝酸奶有一定的关系。美国科学家试验发现，酸奶中的乳酸菌，有吃掉胆固醇的本领，从而可降低人体血液中胆固醇的含量，一般可降低30%左右，而且酸奶中的乳酸菌含量较高，可以调节体内胆固醇的浓度，从而降低血中的胆固醇含量，减少了心血管疾病的发生率。酸奶还具有调节神经、抗老防衰的功效。对胃液分泌不足的慢性胃炎患者和经常便秘者，酸奶是良好的食疗品。乳酸菌在生长繁殖过程中，还能生成一种抗生素，能抑制和杀灭许多肠道里的病菌。

　　酸奶不但有益于健康长寿，而且其抗

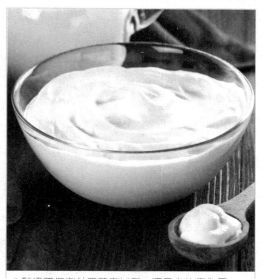

◎酸奶不但有益于健康长寿，还具有抗癌作用。

癌作用已为国内外的科学家所证实。酸奶抗癌的机理和所含的多种有效物质有关。保加利亚医学专家研究发现，酸奶中含有一种能抗癌的酶，这种酶不但使酸奶具有防癌作用，而且可有效地减轻放疗、化疗期间的副作用。一些科学家认为，酸奶的抗癌作用，是酸奶中所含的各种物质的综合作用，不但有大量乳酸、乳酸钙等保护因子，而且还有多种维生素。乳酸可增加肠道内正常细菌的数目，抑制腐败菌的生长，减少了毒素，因此提高了抗癌效果。

## ❹ 不同果汁，不同惊喜

　　应该说，果汁是老少皆宜的饮品。然而，也有人不适合喝果汁，如患溃疡病、急慢性胃肠炎的人。健康人中也会有人喝果汁后出现腹胀和腹泻，这是果汁中含有不能被消化的碳水化合物引起的。所以，应该选择适合自己的果汁，适时适量地饮用。

### （1）饮用果汁有益健康

　　科学家经过长时间研究发现，果汁能增强免疫力，延缓衰老。果汁不仅让我们大饱口福，还为身体提供健康不可缺少的天然化合物，包括果糖、酶、矿物质、胡萝卜素、蛋白质和维生素等。

　　那么，不同的果汁都有哪些健康功效呢？

　　①橙汁。早餐饮用一杯橙汁，能够得到一天所需的维生素C。橙汁不透明，因为它里面含有的天然多糖呈悬浮状。橙汁能促进胃肠道正常工作，天然多糖所含的果胶有助于清除随着空气和食品一起进入体内的有害物质。

②橘汁。橘汁中含有大量果胶，还有天然矿物质，能增进食欲，改善新陈代谢。

③苹果汁、葡萄汁。苹果汁、葡萄汁这两种果汁含有大量的天然糖、维生素、微量元素和有机酸，适合体力消耗后喝，能促进新陈代谢，对血管和神经系统有益，还能预防感冒。

④菠萝汁。菠萝汁里面含有多种芳香物，还有大量有机酸，特别是柠檬酸。此外，还有菠萝蛋白酶。这些物质都有助于消化。

⑤杧果汁。杧果汁含有丰富的食物纤维和胡萝卜素，有助于新陈代谢和改善视力，极为丰富的维生素可以提高机体的免疫力。

⑥杏汁。杏汁中含有丰富的蛋白质和维生素，还有纤维素、果糖和矿物质，这些都是我们身体必需的营养，有很好的预防和治疗心血管病的作用，有益肠道消化，还能预防骨质疏松。在头晕、失眠和工作效率低下时喝杏汁，能使人消除紧张感，并使精神得到放松。

⑦香蕉汁。香蕉汁里含有磷和钾，适合肾病和心脏病患者饮用。香蕉汁饱人，最好在下午喝。

⑧梨汁。梨汁中含有氯原酸，可以预防多种肾病和肝病，保持毛细血管壁的穿透力，在肠功能紊乱时饮用有助于使其恢复正常工作状态。

⑨李子汁。李子汁除了其他果汁所具有的营养外，它对习惯性便秘的胖人特别有益——可以促进胃肠道的蠕动。

⑩葡萄柚汁。葡萄柚汁稍有点儿苦味儿，却让人难以忘怀。葡萄柚汁具有抗癌作用，它还能降血压，有益于肝脏、强健体格。其由于含有大量的维生素C，能预防感冒。

⑪樱桃汁。樱桃汁酸甜适口，含有多种维生素和蛋白质，有益于血管和神经系统，也能预防感冒。

总之，天天饮用果汁，你会倍感精力充沛，情绪饱满，健康又长寿。

### （2）喝果汁的最佳时机

果汁含有多种有机酸、芳香物质和酶类，可以刺激食欲，有助于消化，因此，常常作为早上的开胃食品。既然为了"开胃"，自然不能一饮而尽，一般都是细斟慢品，数量也不宜太多。

果汁也可以餐间食用。不过目的不在于"开胃"，而在于它的营养价值。果汁中富含钾、铁、硒、铬等无机盐和微量元素、维生素C、胡萝卜素以及多种抗氧化活性物质。此外，喝果汁还有利于膳食中铁的吸收。一般谷物中铁的吸收率很低，如大米只有1%，面包也不过3%。然而，若与富含维生素C的水果或果汁一起吃，

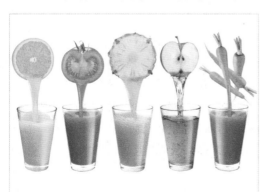

◎果汁不仅让我们大饱口福，还为身体提供健康不可缺少的天然化合物。

铁的吸收率就能提高3～6倍；其营养价值当然不可小视。

新鲜果汁不应加糖。果汁是低热量食品，每百克热量含量不足210千焦，若加糖会使热量增加而影响食欲，造成正餐食量减少，这样就失去了"开胃"的作用。另外，给婴儿饮用的果汁更不应加糖，否则会造成对甜食的依赖。新鲜果汁也不要加热，加热会使水果的香气跑掉，更重要的是一些营养成分，特别是维生素C会被破坏。

### （3）果汁不是多多益善

喝太多的果汁对我们的身体健康还是有一些负面影响的。它会冲淡胃酸，影响我们的消化、吸收，长此下去，会导致人，特别是婴幼儿营养不良。

另外，果汁在配制的过程中，损失了一些营养，比如说纤维素。每天大量饮用果汁容易导致水果摄入量的减少，这样就会使人体内缺乏纤维素。而水果当中富含的纤维素对于预防和减少多种疾病，以及防止胃肠系统病变是很有用的。

还应该注意的是，果汁喝多了不仅使

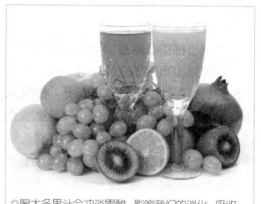

◎喝太多果汁会冲淡胃酸，影响我们的消化、吸收。

人们没有了食欲，影响正餐的食量，而且也导致奶的摄入量的减少。而奶类对于我们大家，尤其对孩子们来说，是增进免疫力、促进骨骼发育不可缺少的。另外，有人还做过这样一项调查，每天饮用200毫升以上果汁的儿童，他们当中许多人的身高、体重不但没有增加，反而比其他同龄人偏低。这又是为什么呢？原来，不少果汁当中含有果糖、山梨酸等难以消化的成分，孩子长期摄入过多，容易引起慢性腹泻，造成营养的流失，影响了孩子的生长发育，所以身高、体重就会偏低。

那每天该喝多少果汁呢？

年龄不同，每天果汁的饮用量是不一样的。举例来说，婴儿每天的饮用量在20～40毫升，最好是加水稀释。因为婴儿的消化系统还没有完全发育成熟，喝浓的果汁对消化系统刺激性较强。对学龄前儿童来说，1次的饮用量可以在150毫升左右，成人为250毫升左右。至于次数，1天可以饮用1～2次，最好不要超过3次。饮用的最佳时间为饭前半小时，这时饮用果汁可使谷物中铁的吸收率提高3～6倍。

另外，果汁不宜送服药物。有些人患病时，用果汁代水服药，这是不科学的。在各种果汁饮料中，大都含有维生素C和果酸。而酸性物质容易导致各种药物提前分解和溶化，不利于药物在小肠内吸收，影响药效；有的药物在酸性环境中会增加副作用，对人体产生不利影响。如发热时常用的吲哚美辛、安乃近、复方阿司匹林等解热镇痛剂，对胃黏膜有刺激作用，若在酸性环境中更容易对人体构成危害，轻者损伤胃黏膜，刺激胃壁，发生胃部不适等症状；重者可造成胃黏膜出血。因此，药物不宜用果汁及酸性饮料送服，若要饮用果汁饮料，也必须在服药后相隔一个半小时以上。

## ❺ 碳酸饮料的健康隐患

碳酸饮料种类繁多，常见的有可乐、雪碧等。碳酸饮料中的主要成分为二氧化碳、水、糖，有的含有一定量的氨基酸。碳酸饮料是存在健康隐患的。

①二氧化碳过多影响消化。碳酸饮料的口味儿多样，但里面的主要成分都是二氧化碳，所以喝起来才会觉得很爽、很刺激。

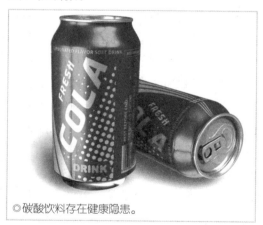
◎碳酸饮料存在健康隐患。

事实上，足量的二氧化碳在饮料中能起到杀菌、抑菌的作用，还能通过蒸发带走体内热量，起到降温作用。不过，如果碳酸饮料喝得太多，对肠胃是没有好处的，而且还会影响消化。因为大量的二氧化碳在抑制饮料中细菌的同时，对人体内的有益菌也会产生抑制作用，很容易引起腹胀，影响食欲，甚至造成肠胃功能紊乱。

②大量糖分有损牙齿健康。碳酸饮料除了含有二氧化碳，碳酸饮料的甜香也是吸引人的重要原因，这种浓浓的甜味儿主要来自甜味剂，也暗示着饮料含糖量很高。

饮料中过多的糖分被人体吸收，就会产生大量热量，长期饮用非常容易引起肥胖。最重要的是，它会给肾脏带来很大的负担，这也是引起糖尿病的隐患之一。所以本身就患有糖尿病的人，尽量不要饮用。

另外，很多青少年，尤其是小孩子特别偏爱这种甜味。糖分对孩子们的牙齿发育很不利。有调查显示，12岁的孩子，齿质腐损的概率会增加59%，而14岁孩子齿质腐损的概率会增加220%。

也许有人会因此而选择无糖型的碳酸饮料，但尽管减少了糖分的摄入，这些饮料的酸性仍然很强，同样可能导致齿质腐损。

③磷酸导致骨质疏松。如果你仔细注意一下碳酸饮料的成分，尤其是可乐，不难发现，大部分都含有磷酸。通常人们都不会在意，但这种磷酸却会潜移默化地影响你的骨骼，常喝碳酸饮料骨骼健康会受到威胁。

人体对各种元素的需求都是有一定量的，所以，大量磷酸的摄入就会影响钙的吸收，引起钙、磷比例失调。

一旦钙缺失，则对于处在生长过程中的青少年身体发育损害非常大。缺钙无疑意味着骨骼发育缓慢、骨质疏松。有资料显示，经常大量喝碳酸饮料的青少年发生骨折的危险是其他青少年的3倍。

## ❻ 饮用适合自己的茶

茶的历史悠久。无论是红茶、绿茶还是花茶，都含有对身体有益的健康成分。

### （1）茶的营养成分

经分析鉴定茶叶内含化合物多达500种。这些化合物中有些是人体所必需的营养成分，如维生素类、蛋白质、氨基酸、类脂类、糖类及矿物质元素等，它们对人体有较高的营养价值。

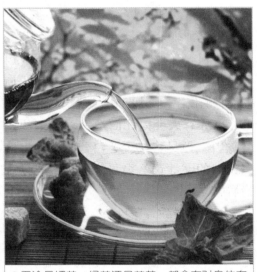

◎无论是红茶、绿茶还是花茶，都含有对身体有益的健康成分。

还有一部分化合物是对人体有保健和药效作用的成分，如茶多酚、咖啡因、脂多糖等，它们对人体有一定的药用价值。

饮茶可以补充人体需要的多种维生素。茶叶中含有多种维生素。按其溶解性可分为水溶性维生素和脂溶性维生素。其中水溶性维生素（包括维生素C和B族维生素）可以通过饮茶直接被人体吸收利用。

维生素C能提高人体免疫力。在茶叶中维生素C含量较高，一般每100克绿茶中含量可高达100～250毫克，高级龙井茶含量可达360毫克以上，比柠檬、柑橘等水果含量还高。红茶、乌龙茶因加工中经发酵工序，维生素C受到氧化破坏而含量下降，每100克茶叶只剩几十毫克，尤其是红茶，含量更低。因此，绿茶档次越高，其营养价值也相对增高。每人每日只要喝10克高档绿茶，就能满足人体对维生素C的日需要量。

由于脂溶性维生素难溶于水，茶叶用沸水冲泡也难以被吸收利用，因此，现今提倡适当"吃茶"来弥补这一缺陷，即将茶叶制成超微细粉，添加在各种食品中，如含茶豆腐、含茶面条、含茶糕点、含茶糖果、含茶冰激凌等。吃了这些茶食品，则可获得茶叶中所含的脂溶性维生素营养成分，更好地发挥茶叶的营养价值。

饮茶可以补充人体需要的蛋白质和氨基酸。茶叶中能通过饮茶被直接吸收利用的水溶性蛋白质含量约为2%，大部分蛋白质为水不溶性物质，存在于茶渣内。茶叶中的氨基酸种类丰富，多达25种以上，其中的异亮氨酸、亮氨酸、赖氨酸、苯丙氨酸、苏氨酸、缬氨酸，是人体必需的8种氨基酸中的6种，还有婴儿生长发育所需的组氨酸。这些氨基酸在茶叶中含量虽不高，但可作为人体日需量不足的补充。

饮茶可以补充人体需要的矿物质元素。茶叶中含有人体所需的大量元素和微量元素。大量元素主要是磷、钙、钾、钠、镁、硫等；微量元素主要是铁、锰、锌、硒、铜、氟和碘等。茶叶中含锌量较高，尤其是绿茶，每克绿茶平均含锌量达73微克，高的可达252微克；每克红茶中平均含锌量也有32微克。茶叶中铁的平均含量，每克绿茶中为123微克；每克红茶中含量为196微克。这些元素对人体的生理功能有着重要的作用。经常饮茶，是获得这些矿物质元素的重要渠道之一。

### （2）茶的保健作用

茶叶成分对人体的生理、药理功效是多种多样的，归纳起来主要有如下8大保健作用。

①兴奋作用。茶叶的咖啡因能兴奋中枢神经系统，帮助人们振奋精神、增进思维、消除疲劳、提高工作效率。

②利尿作用。茶叶中的咖啡因和茶碱具有利尿作用。利用红茶糖水的解毒、利尿作用能治疗急性黄疸型肝炎。

③强心解痉作用。咖啡因具有强心、解痉、松弛平滑肌的功效，能解除支气管痉挛，促进血液循环，是治疗支气管哮喘、心肌梗死的良好辅助药物。

④抑制动脉硬化作用。茶叶中的茶多酚和维生素C都有活血化瘀防止动脉硬化的作用。所以经常饮茶的人当中，高血压和冠心病的发病率较低。

⑤抗菌、抑菌作用。茶中的茶多酚和鞣酸作用于细菌，能凝固细菌的蛋白质，将细菌杀死，可用于治疗肠道疾病，如霍乱、伤寒、痢疾、肠炎等。皮肤生疮、溃烂流脓，创伤破了皮，用浓茶冲洗患处，有消炎杀菌作用。口腔溃疡、咽喉肿痛，用茶叶来治疗，也有一定疗效。

⑥减肥作用。茶中的咖啡因、叶酸、泛酸和芳香类物质等多种化合物，能调节脂肪代谢，特别是乌龙茶对蛋白质和脂肪有很好的分解作用。茶多酚和维生素C能降低胆固醇和血脂，所以饮茶能减肥。

⑦防龋齿作用。茶中含有氟，氟离子与牙齿的钙质有很大的亲和力，能变成一种较难溶于酸的"氟磷灰石"，就像给牙齿加上一个保护层，提高了牙齿防酸抗龋能力。

⑧抑制癌细胞作用。据报道，茶叶中的黄酮类物质有不同程度的体外抗癌作用，其中作用较强的有牡荆碱、桑色素和儿茶素。

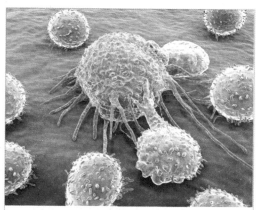

◎生活中经常饮用茶水可以起到抑制癌细胞的作用。

### （3）选择适合自己的茶

茶具有人体所需要的营养成分和有利于人体健康的生物活性物质，非常适合饮用。

茶叶一般分为绿茶、红茶、花茶、白茶、乌龙茶和紧压茶6大类。

①绿茶。绿茶是经过高温消毒，但未做发酵处理的茶，因此，所含有效成分变化较少，基本上保持了原茶的本质，营养与保健价值较高。绿茶属于凉性，有轻度

苦味，适合夏秋气候炎热天气饮用，有解热、清暑作用。体内有热，身体壮实者，宜饮绿茶；但脾胃虚寒、畏寒怕冷者，则不宜饮绿茶。

②红茶。红茶是未经消毒，但经发酵处理过的茶，内含成分发生了较大变化。红茶的品格与绿茶迥然不同。绿茶是以保持天然绿色为贵，而红茶则以红艳为上。红茶对人体的作用比绿茶平缓，有和胃健脾功效，适合脾胃虚寒者饮用，这一点与绿茶正相反。

③花茶。花茶又名熏花茶、香片，是用茶叶和含苞待放的鲜花窨制而成。其特点是保持了浓郁的茶味，又具有芬芳的花香。花茶性质平和，适合大多数人饮用。

④白茶。白茶是采自优良品种茶树的幼嫩尖芽，经过自然萎凋和文火烘焙加工而成。此茶既不像绿茶那样翠绿，又不像红茶那样红艳，也不像乌龙茶那样紫褐，而是色白如银，泡出的茶颜色较淡，故名白茶。其性类似绿茶，属凉性。

⑤乌龙茶。乌龙茶和绿茶是由同一种茶树所生产出来的。乌龙茶综合了绿茶和红茶的制法，其品质介于绿茶和红茶之间，既有红茶浓鲜味，又有绿茶清香并有"绿叶红镶边"的美誉。品尝后齿颊留香，回味甘鲜。乌龙茶的药理作用，突出表现在分解脂肪、减肥健美等方面。

由于人们居住的地区、环境不同，饮茶习惯不太一样，再加上身体素质差异，饮用哪一类茶合适，需要结合自身的需要来选择。以上5类茶，宜根据自己的爱好、身体状况、茶的品格与性质，加以选择。

## 7 健康地喝咖啡

咖啡是一种受大众欢迎的饮品。咖啡是否影响健康也是很多人关心的问题。

许多人都有喝了咖啡后因精神亢奋而睡不着的经验，这是因为人体内有一种叫作腺苷酸的传导物质，它能够控制神经活动，产生呼吸减缓、情绪减弱、降低胃酸分泌和利尿作用。而咖啡因会假冒腺苷酸，使体内以为腺苷酸的作用已经发生，让你感到精力充沛、胃酸增加、尿频，自然也较不容易睡着。值得注意的是，这种咖啡因造成的短暂清醒，并不表示体力真的恢复。此外，每个人对咖啡因的新陈代谢速度不同，对其敏感度也就有所差异，所以有人在喝了咖啡后，并不觉得睡眠受到影响。因此，早上起床后来一杯热咖啡，可以振奋身心，让心情更加舒畅，而晚上则可能会造成失眠。

喝多少咖啡才算过量？其实，这完全取决于个人的承受能力和习惯。一杯咖啡平均含有60~90毫克的咖啡因，而一般人体一天可以消耗将近500~600毫克的咖啡因，并且不产生任何副作用。

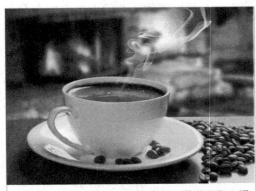

◎适量的咖啡因会加速新陈代谢、促进消化、缓解便秘，改善皮肤。

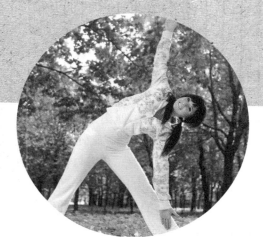

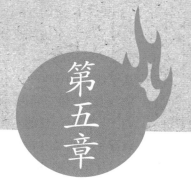

# 第五章

# 让运动为健康加油，
# 做自己的健身教练

● 运动可以帮助我们增强身体各器官功能，提高免疫力，缓解精神紧张。不管你从什么时候开始运动，不管你以前有没有过运动，只要即刻开始运动，就一定会受益。但是要注意，运动量要从小到大，循序渐进。

# 把运动作为健康的保证

## ① 多吃少动是肥胖的根源

随着经济的发展，人们的生活水平不断提高，餐桌上的食物不断丰富，摄入的能量也越来越多。有的人一天摄入的热量甚至能达到16800~21000千焦，几乎超过需要量的2倍。可是，摄入的能量水平提高了，能量消耗的水平却越来越少了。这就导致"能量过剩病"的出现。

### （1）缺少运动导致能量过剩

"能量过剩病"的主要表现形式是身体肥胖，还有高血压、高血脂、冠心病、脂肪肝等疾病，糖尿病也与能量过剩有密切关系。要尽快消耗掉能量的根本办法就是运动。对于糖尿病和脂肪肝患者来说，最简单的治疗方法也是运动疗法。

运动能够以做机械功的方式消耗能量，在运动过程中产生的多余热量，再通过散热而消耗掉。运动后，人体在一段时间内因保持较高的新陈代谢率而消耗掉更多能量。

不管你从什么时候开始运动，不管你以前有没有过运动，只要你即刻开始运动，你就一定受益。但是要注意，运动量要从小到大，比如刚开始的时候，多走走路；使用电脑时间长了以后，站起来运动一两分钟。

### （2）适合身体肥胖者的运动

有氧耐力运动是最适合肥胖者的运动方式。如步行、慢跑、游泳、舞蹈和自行车等运动项目，可消耗肌体能量，使脂肪组织量降低，而且能保持肌肉重量。

①肌力训练。如腹肌练习和肢体的抗阻练习等，通过肌力训练操（如仰卧起坐、俯卧撑等）和运动器械（如拉力器、杠铃和哑铃等）训练，能增加肌肉重量和肌力。

②舞蹈和健身操。舞蹈和健身操可使躯体体形匀称和健壮，肌肉柔软有弹性，动作灵活协调，适于女性减肥健美。

③功率自行车运动。功率自行车运动是原地的带动率计数的自行车运动，其优点是可减轻膝关节的负担，并可通过变换速度的阻力来调整运动强度。

④水中运动。水中运动包括游泳、水中行走、球类和游戏等，因水中有浮力可克服下肢关节的负荷，所以此类运动不仅是减肥的好方式，而且能改善左心室功能。

运动的进展速度取决于个人健康状况。对健康状况好的肥胖病人，在医学上个人能接受的减肥速度，为每周消耗3780~4200千焦热量。参加运动计划的第1周，平均每次运动训练课消耗840千焦，8~12周后平均每次运动训练课消耗1260千焦。对健康状况差的肥胖人，则需较长时间才能达到减肥目标，肥胖并发高血压、冠心病或糖尿病时，应采用与高血压、冠心病和糖尿病相适应的运动处方。

## ❷ 了解体育运动的功用

### （1）运动对身体各器官的积极作用

人的身体有600多块肌肉，必须要经常使用，否则就会萎缩。肌肉不但使我们能跑能跳，也能帮助消化、促进呼吸、舒收血管、运送血液。如果肌肉不能正常发挥作用，就会影响身体各器官的功能。

运动的好处具体表现在以下几方面。

①体育锻炼可增强心肺功能，加强心肌的新陈代谢，有助于血液回流心脏，减少胆固醇等有害物质聚集在血管中。多锻炼可以使身体产生大量高密度脂蛋白，它能清除血管中的凝聚物，使血管通畅无阻，使血压下降到正常水平。适宜的体育锻炼，可预防心肺功能系统的疾病，如冠心病、动脉粥样硬化等。锻炼项目应为持久的、运动强度较小的项目，例如走路、骑车、登山、慢游泳等。进行这些项目的锻炼，最理想的强度是最大运动能力的60%～80%。

②增强和巩固骨骼系统，防止骨内矿

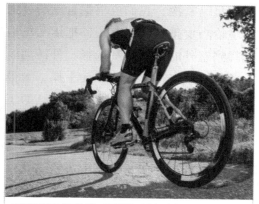

◎适宜的体育锻炼，可预防心肺系统功能的疾病。

物质的流失，防止出现骨质疏松现象。

③增强人体神经系统控制肌肉协调的能力，可维持关节较好的柔韧性，减少关节炎的发生，其中尤以腰、膝部为重要。运动对肌肉来说，可以增加肌力，因为运动实际是肌肉的运动，通过肌肉的收缩与松弛，可使肌肉中毛细血管充分开放，从而使肌肉拥有充足的物质供应而变得粗壮有力。

④运动对于呼吸器官而言，是呼吸的促进力量，可使呼吸肌强壮有力，肺活量增大，使肺内气体变得充分，血液中含氧量增加，从而大大提高新陈代谢能力。

⑤运动还可以促进胃肠蠕动和消化液的分泌，从而增强胃肠的消化、吸收功能。

### （2）运动让我们更好地保持身体健康

除了对身体各器官的作用，运动还可以做到以下几点：

①抑制癌症。研究发现，癌症的发生与体内雌激素水平有关，雌激素偏高的女性易患某些癌。运动能降低雌激素水平，经常进行体育锻炼的女性，其体内雌激素水平明显降低。美国有人对经常参加体育锻炼的女性与不爱运动的女性进行调查发现，不经常参加体育锻炼的妇女比同龄组爱运动的妇女患子宫癌、乳腺癌的概率多2.3倍。初步认为是因为运动降低了雌激素水平，从而减少了癌症的发生。

②降低血脂。人体血液中的脂肪能通过动脉血管壁中的许多微小孔被排出血管。但是血管中的脂肪必须与高密度脂蛋

白结合后才能穿过这些小孔，因此高密度脂蛋白含量越高，脂肪就更能有效地被排出。研究发现，运动能增加血液中高密度脂蛋白的含量，从而降低血脂。人在进食富含脂肪的饮食1~2小时后，做一些适当的运动，体内的高密度脂蛋白含量明显增加，血液中的脂肪在未沉积于血管以前就能被排出，血管中的血脂含量大大减少，这对防止或减缓血管粥样硬化，避免心脑血管疾病的发生极为有效。

③提高免疫力。研究发现，体育运动能增强机体的免疫功能，增强抵抗力，从而免除一些感染性疾病。有人测出长期参加体育锻炼的65岁以上的老人，其体内T淋巴细胞百分率、淋巴细胞转化率等与青壮年对比均无显著差别。但是，锻炼必须持之以恒，否则远期效果不理想。

④保持耐力。经常有规律地进行体育锻炼的人，其动物淀粉含量比不爱运动的人动物淀粉含量增加1倍多。动物淀粉含量的增加可提高人的耐力，使人劳动或运

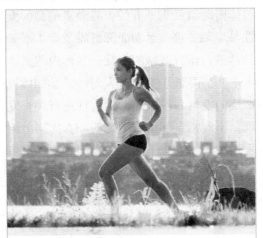

◎运动可使血液中含氧量增加，从而大大提高新陈代谢能力。

动持久而不觉累。

⑤缓解精神紧张。人体带有一定量的电荷，电荷量的多少与运动有关，运动少的人电荷特别强。带有强电荷的人常常感到神经紧张，有的出现类似神经质的症状。研究发现，长期体育锻炼能减少电荷，使人消除疲劳，缓解精神紧张，而保持精力充沛。体育锻炼还能刺激脑下垂体，使之释放5–羟色胺物质，有助人们酣睡。

## ❸ 合理运动促进健康

合理运动促进身体健康，如果运动违背了一定的规律，非但不能起到好的作用，而且会危害身体健康。

### （1）合理运动必须遵循3个原则

①因人因时、合理选择。运动锻炼首先要解决的问题是选择一个适合自己身体条件的运动项目。我们应根据以往的运动基础和爱好来选择项目。同时，应根据自己的体质情况来选择运动项目。体质较好者，就选择运动量较大的项目；体质较差的，可选择运动量较小的项目。其次，我们应根据自己所处的环境恰当安排运动。有条件把运动场地选择到室外的，应尽量选择户外活动。无条件的就安排原地跑、徒手操、太极拳、太极剑等。同时，应根据自己的工作性质合理安排运动。如经常伏案工作的人，要常做伸腰、扩胸、抬头、摇颈等动作。最后，尚需根据季节气候选择运动项目。春季万物苏醒，阳光升发，一切都具有活泼的生机。此时应该早些

# 在脉搏的跳动中读懂运动强度

```
                    运动时的心跳数
           ┌─────────────────┴─────────────────┐
    50岁以下的中年人                      50岁以上的中老年人
    1分钟内100~120下                      1分钟内100下
```

## 脉搏的测量方法

用示指、中指、无名指放在其中一只手的动脉上。

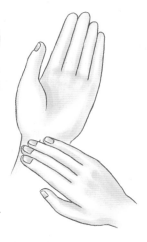

**运动目标以"略微有些疲惫"为佳**

如果累得连一句话都说不完整了，则代表运动强度过大。

① 运动刚刚结束的10秒钟内，按左侧所画图的方法进行测量。

② 用10秒钟的脉搏跳动次数乘以6，估算出1分钟内的脉搏情况。

## 运动中出现不适应立即停止

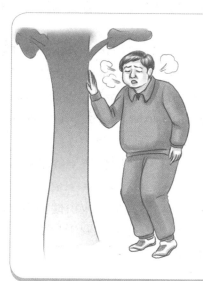

◄ 突然间心跳加快，脉搏跳动加剧

◄ 胸口有"锥子"刺般的疼痛

◄ 头晕眼花

◄ 疲劳感难以忍受

◄ 有很强的饥饿感，头顶冒冷汗，浑身打哆嗦

◄ 关节和肌肉有明显的疼痛

起床，在庭院里散散步，多做户外活动。盛夏酷暑、气候炎热，或者数九寒冬、天气寒冷，可多从事室内活动。

②循序渐进、持之以恒。俗话说："一口吃不成一个胖子。"运动只有遵照循序渐进的原则，坚持不懈，才能使体质逐渐增强。初次参加运动的人，开始时运动则是量不宜过大，且运动项目的选择应由易而难。同时，在时间上也应由短到长。至于具体运动次数和每次锻炼时间的长短，则应根据各人情况的不同而有所差异。

③一般性与专项性协调。一般性的运动是对身体素质的全面锻炼，专项性的运动针对身体的某个系统或器官功能的专门锻炼，如增强肺功能的训练、增强骨密度的负重运动、改善心脏功能的综合训练、防止腿部功能老化的攀登运动等。总之，自己身体哪方面特别欠缺，哪方面就应多练一些。由于人体是一个各组织器官极为密切相关的整体，因此，只有将一般性的与专项性的锻炼结合起来，协调进行，才能真正达到防病治病的目的。

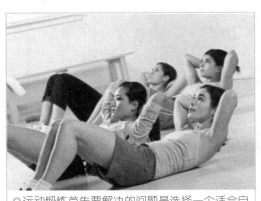
◎运动锻炼首先要解决的问题是选择一个适合自己身体条件的运动项目。

## （2）运动健身的几大误区

人们常常认为只要运动了，就肯定会有健身作用，殊不知，如果不排除下列几种最常见的运动误区，不仅没有效果，还会对身体有害。

①只有出汗才算运动有效。出汗不出汗，不能用来衡量运动是否有效。人的汗腺各不相同，分活跃型和保守型两种，有人属前者，而有人属后者——与遗传有关。因此不能用出汗来判断运动是否有效。

②肌肉疼痛说明锻炼得好。肌肉疼痛只能说明你锻炼过度或训练不当。由于肌肉运动过快，有氧酵解不足，无氧酵解代之，使肌肉组织中的乳酸浓度增加，产生堆积，从而引起肌肉的神经末梢受到刺激而发生疼痛。当停止运动后，疼痛自然逐渐消失。

③大运动量有助于迅速减肥。只有坚持长期训练，消耗大量的热量，对肌肉产生很强的作用，才能达到迅速减肥的目的。

经过一段时间运动后肌肉就不会萎缩。这是十分错误的。运动停止后几个月，身体就会长出脂肪。所以，运动不是一劳永逸的事情，两次运动的间隔时间不宜过长。

④健康运动对任何年龄段的人都有益。运动医生认为，18岁前的年轻人进行健美运动要谨慎。应由健美运动教练员为他们设计一套有利于青少年关节生长的动作。

# 选择适合自己的体育运动

## ❶ 根据自身情况选择恰当的运动方式

许多人不运动的原因可能有很多，但更多的人不知道如何选择适合自己的运动方式。有人因为运动方式不适合未能坚持，或因没有效果最终放弃，也有人因运动不当而造成损伤。所以，选择适合自己的运动方式很重要。

**（1）运动方式要适合自己的体质**

那些身体瘦弱、脂肪少、肌肉力量不强、体力也不佳的人，往往内脏器官也不太强健。这些人运动时，应该先慢慢增强体力，可进行散步、快步走、慢跑等运动，逐渐强化肌肉力量、持久力及身体柔韧度，然后再进行力量训练。

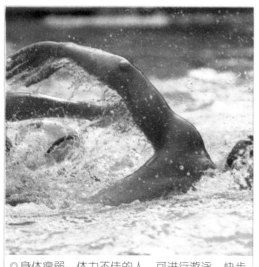

◎身体瘦弱、体力不佳的人，可进行游泳、快步走、慢跑等运动。

有些人看起来瘦弱，但却有很多脂肪，肌肉力量和内脏器官的功能往往也不佳。适合这类人的运动是步行、爬楼梯、跳绳、游泳等能促进脂肪燃烧的运动。

对于体重在标准范围内，但其臂部、臀部以及腹部到大腿的脂肪超过标准的人，只要肌肉和关节没问题，可参加任何运动，如打球、游泳、骑马等。但如果不是锻炼有素，就不能突然参加剧烈运动。运动前的热身运动是十分必要的。

对于各部位脂肪较多、体重过重、骨骼支撑能力弱、日常生活中爬几级楼梯就会"气喘如牛"的人，应该多做有氧运动如游泳，这样可以消耗脂肪。还可常做静态的伸展运动，以强化肌肉、骨骼。值得注意的是，由于肥胖者都有高血压的倾向，请在运动前先量量血压，并注意动作的正确性，千万不要做过度剧烈的运动。身体状况不好时停止运动，不可操之过急。

**（2）运动方式要适合自己的性格**

①紧张型性格。容易紧张的人，应多参加竞争激烈的运动项目，特别是足球、篮球、排球等比赛活动。若能经常在这种激烈的场合中接受考验，遇事就不会过于紧张，更不会惊慌失措。

②胆怯型性格。天性胆小、腼腆的人应多参加游泳、溜冰、拳击、单双杠、跳马、平衡木等运动项目。这些活动要求人们不断地克服胆怯心理，以勇敢、无畏的

精神去战胜困难，越过障碍。

③孤僻型性格。性格孤僻的人应少从事个人化的运动，多选择足球、篮球、排球以及接力跑、拔河等团队运动项目。坚持参加这些集体项目的锻炼，能增强自身活力和与人的合作精神，逐渐改变孤僻性格。

④多疑型性格。性格多疑的人可选择乒乓球、网球、羽毛球、跳高、跳远、击剑等体育运动项目。这些项目要求运动者头脑冷静、思维敏捷、判断准确、当机立断，而任何多疑、犹豫、动摇都将导致失败。

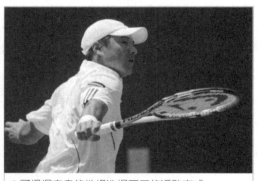
◎可根据自身的性格选择不同的运动方式。

⑤急躁型性格。爱急躁的人可选择下象棋、打太极拳、慢跑、长距离散步、游泳及骑自行车、射击等运动强度不大的活动项目。

## （3）选择运动方式需注意的问题

①要方便自己。如果你喜欢游泳，而泳池又离家很远，那么游泳就不太适宜选择来作为锻炼方式。家居附近有公园的话，可选择缓步跑。总之一定要方便，否则不必考虑。

②要节省时间。因为我们工作的时间长，所剩余可做运动用的时间很有限，所以一定要选择省时的运动。游泳、划艇及健康舞等都需要较长的时间，平时未必有足够时间享受这种运动。

③要容易进行。运动不论简单或复杂，都必须要易于进行。那些需要高科技器械或必须经专业教练指导的体能运动，并不适合普通人。另一些常见的运动，例如缓步跑、原地跑、急步行之类的运动比较易于进行，成功率会高一些。易与难并非指体能上的难度，而是尽量减少给自己借口的机会，很多人都善于为自己制造借口，所以开始时要选择易于进行的运动。

④最好能全天候。无论冬天、夏天、晴天、雨天都可以进行的运动最为上算，不要留机会给自己制造借口，只要停止惯了，人就自然有惰性，"动者常动，静者常静"就是这个道理。一般来说，室内运动都有全天候的好处，不会因着室外的天气变化而产生问题。

⑤要选有针对性的运动。原则上要选择有氧运动，因为有些运动旨在锻炼肌肉，不适宜作为一般的运动方式，例如举重。举重可以锻炼和强化肌肉，也可以美化体形，但是它并非有氧运动，所以不适宜选择。

## ❷ 制订适合自己的健康计划

每个人各个时期的身体情况都不同，因此，锻炼方式也不应该一样，制订适合自己的健身计划，是做好自我保健的一个重要方面。

### （1）不同年龄段的健身方案

①20岁者。可选择具有高冲击力的有

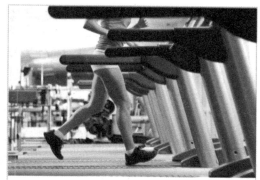

◎跑步能消耗大量热量，强化全身肌肉，并能提高耐力与手眼的协调性。

氧运动，如跑步或拳击等运动。这些运动能消耗大量的热量，强化全身肌肉，并能提高耐力与手眼的协调性。

②30岁者。建议选择攀岩、滑冰、武术或踏板运动来健身。除了减重，这些运动能加强肌肉弹性，特别是臀部与腿部；还有助于加强活力、耐力，能改善你的平衡感、协调感与灵敏度。

③40岁者。选择具有低冲击力的有氧运动，如爬楼梯、网球等运动。其好处是能增加体力，加强双腿的肌肉锻炼。而网球则是非常合适的全身运动，能增加身体各部位的灵敏度与协调性，使人精力充沛。

④50岁者。适合的运动包括游泳、重量训练、划船以及打高尔夫。游泳能有效加强全身各部位肌肉的弹性。重量训练能坚实肌肉、强化骨骼密度。心理上，游泳兼具振奋与镇静的作用；重量训练有助提高自我形象满意度，让压力与烦躁都随汗水宣泄而出。

⑤60岁者。建议选择散步、交际舞、瑜伽或水中有氧运动。散步能锻炼双腿，帮助预防骨质疏松和缓解关节紧张；交际

舞中肌肉主要利用氧化脂肪酸获取能量，因此脂肪消耗得快。运动强度增大，脂肪消耗的比例只占15％。因此，轻松和缓、长时间的低强度运动或心率维持在100～124次／分钟的长时间运动最有利于减肥。

### （2）脑力劳动者的健身计划

脑力劳动者需要长时间地伏案工作，缺少运动，他们一般存在下面几种健康隐患。

①冠心病及呼吸系统病。久坐使心肺活动不足，功能减退。国外一项调查表明，体力劳动者出现高血压的年龄要比久坐工作的脑力劳动者迟10～15年。

②颈椎肥大。由于长期低头伏案导致许多人易患此病，严重者导致脑部严重缺血、头晕。

③痔疮、消化不良、坐骨神经痛。其由长期静坐，全身各部分肌肉活动不足，血管长期受压所致。

④肥胖、神经衰弱。其由体内营养供应不均衡，四肢供血不足，脑细胞过分疲劳、过分消耗所致。

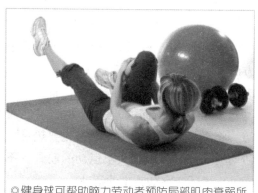

◎健身球可帮助脑力劳动者预防局部肌肉衰弱所导致的疾病。

针对上述情况，脑力劳动者应注意从以下几个方面制订健身运动计划。

①注意增强心肺功能，保证心血管及呼吸系统的健康，如步行、慢跑、游泳等项目都可列入计划。

②选择全身都能得到活动的项目，如球类、爬山、打拳、做操等。

③选择使用拉力器、哑铃、健身球等健身器械锻炼肌肉力量，预防局部肌肉衰弱导致疾病。

④选择能亲近自然、观赏风光的运动项目，如远足可调节身心，保持轻松，驱除脑力疲劳，使人保持良好的情绪。

⑤脑力劳动者要坚持锻炼，只有长期坚持下去才有效果。

## ❸ 养成良好的运动习惯

养成良好的运动习惯会让你受益终生，这也是决定你能否做好自己的保健医生的重要因素。

### （1）做好准备

运动前的准备活动一方面可使肌肉弹性增加，使其应激性上升，提高其收缩效率，增大关节的活动范围；另一方面也能调整心理。这些都有利于预防肌肉拉伤。

运动前的准备工作一般包括下面几个方面。

①事前准备。必需的器材、服装、工具等要准备好，而心理上也要严肃地对待，将全盘计划分期进行。首先要热身，活动活动筋骨，因为久不运动的筋骨，不能一下子适应突如其来的活动。

②热身。每日在大约相同时段做一些轻微的少量运动，不超过10分钟，旨在让疏懒已久的运动系统重新活跃起来，让身体的新陈代谢由静态转为动态。筋骨关节需要活动、血液内荷尔蒙需要调节，这段热身的日子最好能够有一两个星期。这段时间之内不必心急，要打好基础。少量地运动，可以是柔软体操或者是简单的伸展筋骨运动，令四肢有机会自然地活动便可。

③适应。无论你选择的是何种运动，起初都不要全力以赴地进行，否则会令你全身酸软，疲倦不堪。这样会减弱意志力，以致不能坚持。所以适宜的做法是先进行少量缓和的运动，比如慢慢地跑，待肌肉不再有酸痛的感觉之后，再进入正式全速进行的阶段。只要进行的强度是你体力所能轻易负担的即可，起码要一两星期之后才可以开展正式的运动。

④正式运动。经过了近1个月的热身及准备之后，就可以进入真正的运动。周末的时候可以进行康乐式运动，例如打球、远足、放风筝之类，每星期7天均有活动机会，可以强化我们的体能，增强运动的效果。

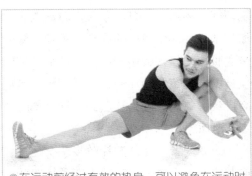

◎在运动前经过有效的热身，可以避免在运动时使身体受到伤害。

# 令运动效果加倍的身体柔韧体操

**①** 拉伸身体两侧、肩部周围的关节

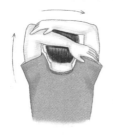

**②** 拉伸胸筋及肩关节周围的肌肉

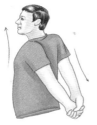

**③** 拉伸身体两侧，活动手腕、脚腕

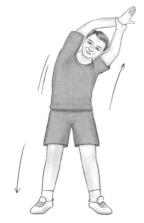

**④** 拉伸大腿内侧肌肉

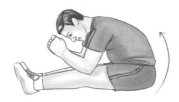

**⑤** 拉伸骨盆、腰部周围肌肉

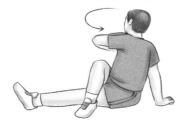

**⑥** 活动膝关节，拉伸大腿肌肉

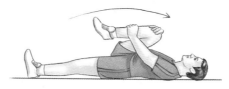

**⑦** 拉伸大腿外侧肌肉及腰部肌肉

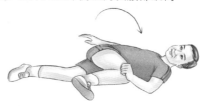

**⑧** 拉伸脊椎、骨关节肌肉及髋关节肌肉

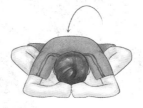

**⑨** 拉伸肩部周围肌肉

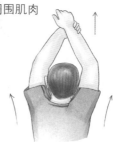

## （2）选择好的健身环境

健身活动与环境有着密切关系。良好的环境，不但有利于增强体质和增进健康，而且有利于缓解心理紧张、陶冶情操；恶劣的环境，则会加重心理负担，破坏正常情绪，损害体质与健康。

健身活动应充分利用空气、阳光、水和山川景物等自然条件。阳光中的红外线既可产生热量，又能促进新陈代谢，增进健康。紫外线与人体健康关系更密切，可以增加皮肤内的黑色素，起防护作用；促进钙的吸收和利用，有利于骨骼的正常成长；可以杀伤细菌，起免疫作用。

空气的温度对锻炼效果有着明显影响。寒冷可使运动者振奋，增强适应能力，锻炼意志，但低气温会使肌肉和韧带处于紧张状态，易于受伤，所以运动前需做充分的准备活动，并注意保护手与脚以防止冻疮。夏季的炎热会使运动者心情烦躁，加大运动消耗，可锻炼意志，但要注

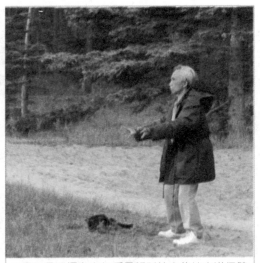

◎最好是选择在空气质量相对较高的地方进行健身，这样才能起到健康的运动效果。

意防止中暑，一般宜早上与傍晚凉爽时进行锻炼。清洁新鲜的空气含氧量高，能促进新陈代谢，增强机体抵抗力。水中锻炼对肺部有明显增强作用，同时可以使心脏受到锻炼。

健身活动时应尽量避免环境污染带来的副作用。随着现代社会的迅猛发展，工业、交通、杀虫剂、垃圾等造成的环境污染，严重威胁着人们工作、生活和健身活动的环境。环境污染对健身活动影响最大的首先是空气污染。工业城市中，燃料燃烧、汽车尾气、工业废气等，使空气中一氧化碳、二氧化硫等有害物质含量增加，车辆来往频繁的地方，污染更严重。由于运动时呼吸强度加大，因而会吸入更多的有害物质，损害呼吸系统，诱发很多疾病。工业废水不加处理排入江河湖海，造成水污染，可使从事水上运动的人受到损害。噪声污染分为生产噪声和生活噪声，噪声刺激可以使人心烦意乱，血压升高，心率加快，破坏锻炼者的心境，损害身心健康。

## （3）运动中要科学补水

我们在运动和健身过程中会大量出汗，造成身体缺水，于是就会感到口渴难耐。有人因口渴喝起水来没完，结果引起腹胀、胃痛等不适，肌肉力量下降；也有人虽口渴难忍，却不敢喝水，害怕身体不舒服，等到运动结束后30分钟才喝水，结果导致身体脱水，危害健康。

那么，在运动中应如何补水呢？

①补水的时机。研究表明，长时间的运动会使身体大量排汗，血浆量可下降

16%，如果能够及时补水，则可以增加血浆量，减少血流阻力，提高心脏的工作效率和运动的持续时间。而且，运动中适量饮水非但不会使排空能力下降，反而还会加强。因此，在运动中身体失去的水分应及时给予补充。

一般来说，在运动前30分钟左右补足水分最好。如果运动过程中口渴难忍，则可以少量补水。如果是进行超大强度的训练，除训练前补足水外，最好在训练后再补水。

②饮水的质量问题。应尽量不喝各种饮料，诸如汽水之类；要喝白开水，或者绿豆汤，或质量浓度10克/升的淡盐水等，补充体内由于大量出汗而丢失的钠。

③忌服过冷的水。因为平时人的体温在37℃左右，经过运动后，可上升到39℃左右，如果饮用过冷的水，会强烈刺激胃肠道，引起胃肠平滑肌痉挛、血管突然收缩，造成胃肠功能紊乱，导致消化不良。

④饮水的量。运动中出汗多，需饮用的水量自然大，但不能一次喝足，要分次饮用。一次饮水量一般不应超过200毫升，两次饮水至少间隔15分钟。另外饮水速度要慢，不可过猛。

## ④ 科学安排运动量

运动负荷是人体在运动活动中所承受的生理刺激。运动负荷过小，刺激不能引起机体效能反应，达不到强身健体的作用；运动负荷过大，机体负荷超载，就会伤害身体。因此，适度运动是体育锻炼的首要原则。

适量运动的标准很难界定，不同体质的人和不同的运动项目，其标准各不相同，即使同一个人、同一项运动，在不同的季节、不同的场所，其标准也不一致。因此，适量运动的标准应以个人感到不疲劳为宜。

①确定适宜的锻炼强度。对不同年龄的健康者来说，在中等强度范围内选择运动时的心率区间比较适宜。若身体虚弱或患有疾病，则应在小强度范围内选择。身体强壮或有训练要求者，可在大强度范围内选择锻炼心率指标。恰当地确定锻炼强度应经过几次试验性练习，依据身体反应等情况，慎重决定。患有心血管疾病的人更应谨慎确定锻炼强度，以免造成对身体的伤害。

②适度选择锻炼时间。锻炼时间长短应视强度大小而定，5分钟以上的练习都可收到一定的效果。如果时间允许，最好练习30～60分钟。时间与强度的配合呈相

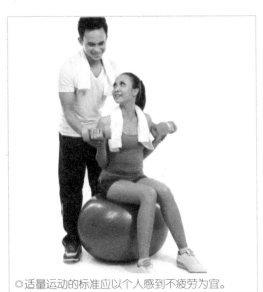

◎适量运动的标准应以个人感到不疲劳为宜。

反关系，即时间短时强度可大一些。反之，时间长则可以让强度小一些。

③合理确定锻炼频度。锻炼的频度应视具体恢复程度而定。一般情况下，上次锻炼的疲劳基本消除，即可进行下次锻炼。正常情况下，1日1次或隔日1次的安排是比较科学的。如若锻炼时间间隔1周，就失去强身健体的作用和效果了。

④了解运动负荷价值阈，避免过度疲劳。连续积累运动过量引起的疲劳，可导致疾病，应尽力避免。运动负荷价值阈，是按一定的心率区间来确定运动负荷的一种计量标准。研究表明，心率达到130次／分钟，每搏输出量接近正常人的最佳状态，故这种程度的负荷锻炼效果明显。当心率达到150次／分钟，每搏输出量开始缓慢下降。当心率增至160～170次／分钟，也未见有良好的效果。因此，应按心率变化，找出最佳锻炼效果，同时避免过度疲劳。

## ⑤ 把握好运动时间

运动时间包括什么时间适宜运动和运动时间的长短问题，它是衡量运动强度的一个尺度。运动时间不宜太长，太长了可能会引起身体疲劳，太短了又起不到保健效果。因此，做好自我保健，就要求我们科学地把握运动时间。

### （1）外出晨练不宜太早

太早进行晨练，效果并不一定好。除了夏天以外，早上的气温一般比较低，并不适宜进行锻炼。太阳升起一段时间后，气温开始回升时，才是锻炼的最佳时机。这时候，太阳驱散了晨雾，植物开始进行光合作用，放出氧气，空气的透明度有所增加，合适的气温也使人的手脚更容易伸展。

一些地区早晨的雾气较重，坚持早起锻炼并不是一个很好的选择。在大雾条件下，空气中的杂质不容易消散，各种病原微生物也比较多，而锻炼时肺活量加大，会吸入大量的有害物质和病原微生物，影响身体健康。因此，应该在太阳出来、雾气消散之后再进行锻炼。可以先在户内做一些不太消耗脑力和体力的活动。经过一夜的休息，人体各脏器的功能尚处在较低水平，需要一段时间去恢复正常。

在太阳出来之后进行晨练，应尽量选择太阳可以直射和有草有水的地方。早晨的太阳并不灼人，反而会使人体有温暖的感觉。晨练过后，特别是有心脑血管疾病的人，应在心跳等恢复正常之后再洗澡。如果过早洗热水澡，会造成体表毛细血管扩张，用血量增加，而影响到心、脑以及其他重要脏器的正常血液供应。

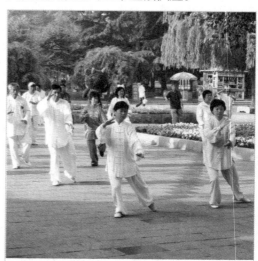

◎早晨应该在太阳出来、雾气消散之后再进行锻炼。

有些中老年人已经养成了天天晨练的习惯，其实这并不科学。晨练也要视个人的具体情况而定，千万不要为了锻炼而去锻炼。如果感到身体不适，例如有感冒、发热等症状，或者一些疾病正处于急性期或者发病期，就应该避免进行晨练；前一天睡眠状况不好的人，也不适合进行晨练；一些心律不齐、肾功能不好、贫血和肝脏有问题的人都要注意最好不要进行晨练。

### （2）最佳运动时间是黄昏

要知道什么时间运动最好，就要知道运动最基本的原理：通过不断增强新陈代谢来排掉体内垃圾，同时让身体内部得到更新。这就是说，运动时需要新鲜的氧气。

很多人都会有这样的误区，认为清晨的空气最新鲜，其实不然。由于昼夜的温差，导致清晨的空气中的灰尘比例大大提高，而空气中灰尘量最小的时候在黄昏时段，具体时间自然根据季节的不同有所改变。

下午3～6点是人体生理周期最适宜运动的黄金时间，因为受脑部生理周期节律的指挥，此时的人体体温处于最高点，肌肉最暖和且最有弹性，人的反应快、力气大、不易受伤，而脉搏跳动最慢，血压则最低。一般人下午2～4点体温最高，之后就开始下降，反之，体温在早晨起床前3小时之内是最低的。运动达不到最好效果。

所以最佳运动时间段不是清晨而是黄昏。不过也用不着斤斤计较体温的差别，更重要的是抓紧你能调配的时间去运动。

### （3）运动时间的长短

每天需要多长时间的运动？预防疾病的最小运动量是每天至少30分钟。对于那些可以测量能量消耗的人来说，每天以消耗630焦热量为宜。不过就算无法测量能量消耗，衡量的办法也很简单，就是每天都要有超过半小时的锻炼。这意味着早上走两站地的路程，回家的路上再走10分钟；打扫10分钟的屋子和骑20分钟的自行车；打30分钟的篮球；跳30分钟的舞。

如果你要加强活动强度，可以每天增加几分钟的活动时间或者逐渐地加快散步或其他活动的速度。当然，半小时的活动时间仅仅是推荐的最小量。你花在活动方面的时间越多，对健康的好处也越多。

每周锻炼几次好？从运动生理学的角度来看，每周锻炼的次数与锻炼的效果有着直接的关系。一次适量的运动对肌肉和全身各器官系统的效果，可以保持几个小时到几天。所以，最合适的运动频度应该这样掌握：即在前1次锻炼的效果尚未消

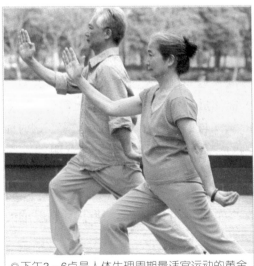

◎下午3～6点是人体生理周期最适宜运动的黄金时间。

失之前，进行第2次运动。否则，每次运动之间的间隔时间过长，破坏了运动训练的连续性，就难以取得应有的健身效果，还容易在每次运动后产生肌肉酸痛、疲劳及某些运动创伤。

体质稍差、年龄偏大或初次参加体育锻炼的人，可以进行慢跑或跑走交替的运动方式，每次15～30分钟，频度为每周2～3次。经过适应期后再根据体质情况再增加

运动频度。增加频度时，一定要结合本人的实际情况及运动后的反应综合考虑。

如果你参加体育锻炼的主要目的是消除体内多余的脂肪，减轻体重，那么，每周运动5次比运动3次的效果要好一些，但运动强度不可过大，运动不要过于剧烈。你可以通过增加运动频度和延长运动时间来增加身体的热量消耗，从而达到控制体重的目的。

# 有氧运动有益健康

## ❶ 有氧运动

有关有氧运动的保健功能越来越引起人们的重视。有氧运动有益身体健康，这一点毋庸置疑。

### （1）有氧运动的基本知识

有氧代谢运动是指以增加人体吸入、输送与使用的氧气为目的的耐久性运动。在有氧运动中，人体需要能量，而人体的能量来源于体内营养物质的化学反应分解释放。这些化学反应需要氧气，所需氧气又能通过外界及时吸入以满足需要，需要的氧气与吸入的氧气呈动态平衡，这时体内的一系列相关反应叫作有氧代谢。

有氧运动的基本特征主要有以下几方面。

①运动量比较大、属于中等程度的运动。

②进行时间比较长。大量的短暂运动不是有氧运动，而是"低氧"运动，因为

身体肌肉消耗体能的速度远远超过心肺功能所能供应的速度，身体肌肉暂时以低氧形成燃烧能量，并非有氧运动。大多短暂而剧烈的运动都属这一类。

③运动时间比较频密。有氧运动只做1次半次是没有意义的。有氧运动要持之以恒，次数较为频密、1星期之内不能少

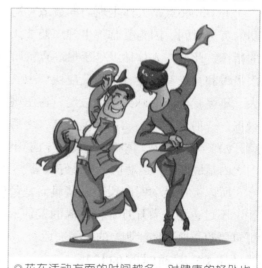

◎花在活动方面的时间越多，对健康的好处也越多。

于3次才能够显示出有氧运动的功效，才可以真正带动氧气输送全身，让心脏、大脑、肌肉等器官受惠。

④心跳加速和出现排汗现象。运动时会感到心跳和呼吸加速，会有排汗现象。即使如此，是不应该感到辛苦的。就是说，运动之时心肺功能明显提升而身体热量显著上升，表示身体已经使用氧气燃烧能量，放出热能，要用排汗来散热。与此同时，身体又不太辛苦，未开始有低氧燃烧的阶段，是非常舒适的运动。

⑤运动完之后不会有肌肉酸痛。其原因是有氧运动刚好将化学能量例如葡萄糖燃烧成为动能及热能，不需依赖无氧燃烧，所以肌肉不会感到酸痛。如果运动过量，就会出现无氧燃烧（亦即是低氧燃烧）的现象，而无氧燃烧会产生大量肌肉乳酸，残留在肌肉之内，产生肌肉酸痛的感觉。

⑥运动的速度是比较缓慢而持久的。有氧代谢运动的特点是强度低、有节奏、不中断和持续时间较长。一般来讲，它对技巧要求不高，加之常带有娱乐性质，因而方便易行，容易坚持。有氧代谢运动的常见种类包括步行、跑步、骑车、游泳、跳健身舞、做健身操、扭秧歌及一些中低运动强度但能持续时间较长的运动项目。不论年龄和性别，有氧运动对促进身体健康、增强体质、治疗慢性疾病都具有重要的作用。

**（2）如何进行有氧运动**

有氧代谢运动的过程如下。

①准备活动。一是活动各关节与肌群，提高体温，增加弹性和活动范围，以适应将要进行的运动；二是逐渐提高心率，使身体做好大强度运动的准备，以防发生意外和损伤。一般需准备5～10分钟，可以慢跑或做伸展柔性练习。

②有氧代谢运动。这是整个运动的核心，质与量都必须保证，所谓"质"就是锻炼时心率要达到"有效心率范围"，并保持在这个区域中；所谓"量"就是每次至少20分钟的耐力运动，每周3次以上。

③放松整理。经过比较剧烈的20～30分钟耐力锻炼之后，若突然停止运动，或坐或躺都是十分有害的，因为肌肉突然停止运动会妨碍血液流回心脏，从而造成大脑缺血，你会感到头晕，甚至失去知觉。正确的做法是放慢速度，继续运动3～5分钟，同时做些上肢活动，让心率慢慢停下来。

④肌力练习。主要是上肢与腰腹部，可以做徒手俯卧撑、引体向上、仰卧起坐、俯卧挺身，然后做几分钟放松性韧性练习，整个锻炼就可以结束了。整个运动

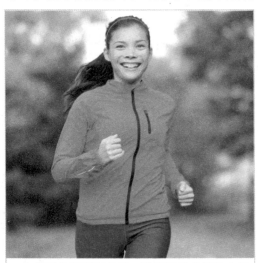

◎有氧运动对增强体质、治疗慢性疾病具有重要的作用。

# 日常运动中每分钟消耗热量一览表

| 散步(缓慢) | 慢跑(匀速) | 韵律操(普通) | 爬楼梯 |
|---|---|---|---|
| 0.13kcal | 0.12kcal | 0.08kcal | 0.09kcal |

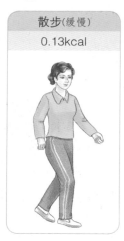 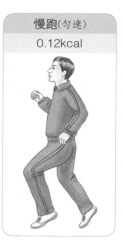 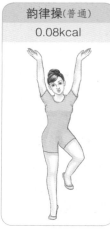 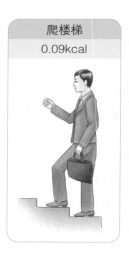

| 保龄球 | 交谊舞(平均) | 骑自行车 |
|---|---|---|
| 0.06kcal | 0.13kcal | 0.08kcal |

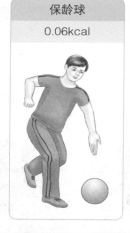 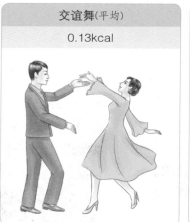 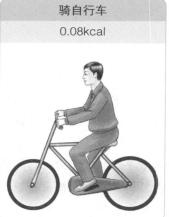

| 体操(轻缓) | 乒乓球 | 游泳 |
|---|---|---|
| 0.05kcal | 0.11kcal | 0.37kcal |

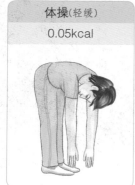 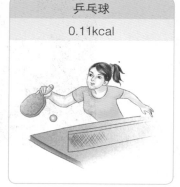 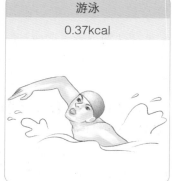

需要40～50分钟。

运动者应根据年龄、体质情况以及个人的爱好，选择不同的活动内容，并定时做体能检测。我们不仅仅要有一个良好的运动开端，更重要的是持之以恒，这样我们肯定会从有氧代谢运动中获得身心健康的益处。否则，将会前功尽弃。

## ❷ 步行是很好的有氧运动

步行是一种有益健康的便捷而有效的运动方式，无需特殊器械、服饰，简单易行。

### （1）步行的保健功能

步行不仅是人体的基本活动形式，还是一种锻炼身体、延年益寿的最佳途径。俗话说，"走为百练之祖"，步行的优点是任何人在任何时间、地点都可以进行，而且动作缓慢、柔和，不易受伤。步行锻炼的好处有以下几点。

①增强心肺功能。长期坚持步行上班，可以增强心肺功能，改善血液循环，预防动脉硬化等心血管疾病以及感冒等呼吸道疾病。步行还可减少荷尔蒙分泌，进而降低血压。

②促进糖类代谢正常化。饭前饭后散步是防治糖尿病的有效措施。研究证实，中老年人以每小时3千米的速度散步1.5～2小时，代谢率提高48%，糖的代谢也随之改善。糖尿病患者经过1天的徒步旅行后，血糖可降低60毫克/升。

③能延缓和防止骨质疏松。步行是一种需要承受体重的锻炼，有助于延缓和防止骨质疏松症。又因为运动能延缓退行性关节的变化，所以步行能预防或消除风湿性关节炎的某些症状。

④能缓和神经肌肉紧张。步行是一种积极性休息的良好方式。轻快散步20分钟，就可以将心率提高70%，其效果与慢跑相同。

⑤防治颈椎疾病。步行时如果伴以昂首远望、抬头挺胸、双肩大幅摆动，有助于调整长期伏案的姿势，防治颈椎疾病。因为头部重量约占体重的1/10，由颈椎与覆盖颈部到背脊的肌肉所支撑，如果驼背或姿势不良，肩胛肌的负担过重，肩膀和颈椎就容易僵硬酸痛。

⑥能保证睡眠质量。每天坚持走路上下班，可提高夜间睡眠质量。另外，吃饭后、睡觉前走路也不错，睡前走路有助于促进睡眠。

⑦能使大脑思路灵活，记忆力变佳。步行中大脑思路灵活，思维能力、注意力和记忆力都较平时有所提高。这是因为步行时血液和氧分被输送到大脑各处，在β内啡肽的作用下，大脑保持清醒，这时正是大脑发挥作用的最佳状态，判断事物和

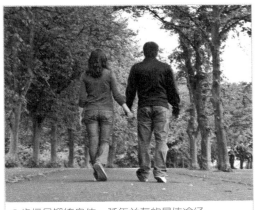

◎步行是锻炼身体、延年益寿的最佳途径。

理清思路的能力和速度都是大脑不清楚时的数十倍。

⑧能让你解忧排压、精神百倍。多用双脚，能改善体内自律神经的操控状态，让交感神经和副交感神经的切换更灵活，有助于缓解压力和解除忧虑。步行对人的精神和心理的积极影响已得到科学论证：健康水平从整体上有所提高，抑郁和焦虑状态能予以消除，身体和精神的过度紧张和压力也能轻易克服。这是因为，疾行可使生命中本该具有但却在无形中失却的人类的第七感觉——运动的自然本能重新置入生命之中，因而从机体到精神便都充满了生机和活力。

### （2）步行中要注意的问题

为了更好地发挥步行锻炼的效果，还需掌握好步行的技巧。

①步行姿势要正确。身体直立，耳、肩、髋、膝、踝应成一直线垂直于地面。头竖直，下巴贴近颈部，背部挺直，臀和腹内收。双肩放松，曲臂，使肘部成直角(手臂下垂易致手指肿胀并影响行走速度)，手松握成拳头状，曲起的肘在行走时做前后直线摆动。避开地面障碍物，眼睛直视4～6米的前方。步子呈自然全跨度，跨出时膝伸直，如果条件允许(例如不是过度肥胖)，尽量使前后脚踩在同一直线上，从脚跟到脚尖，将脚和缓地落地。最好使踩步保持一种韵律，尽量减少停下的次数。如果想增加速度，可增加踩步的频率而不是步子的跨度，跨度过大会损伤膝关节。

②步行时呼吸要自然。应尽量注意腹式呼吸的技巧，即尽量做到呼气时稍用

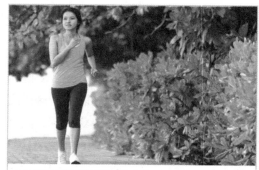
◎步行时应保持正确的姿势和呼吸技巧。

力，吸气时要自然，呼吸节奏与步伐节奏要配合协调，这样才能在步行较长距离时减少疲劳感。

③步行时要注意用力与借力之间相互转换的技巧。这也就是说，可以用力走几步，然后再借力顺势走几步，这种转换可大大提高走步的速度，并且会感到轻松，节省体力。

④步行的最佳运动量。尽量每周步行4～5次，每次30～40分钟，这样对身体非常有益。有规律的活动有助于身体健康，还具有减肥的效果。无需花费巨资去参加健身俱乐部，只要买一双舒适的鞋子就可以了。

⑤步行的最佳运动速度。步行快慢要根据个人具体情况而定。研究发现，以每分钟走80～85米的速度连续走30分钟以上时，防病健身作用最明显。

⑥步行时的衣着要注意。步行时你的衣物最好要松软、有弹性，另外，在步行健身中体温会升高，身体也可能出汗，所以衣服最好分几层穿，以方便在适当的时候增加或减少。更重要的是穿一双合适的步行鞋。步行鞋的基本要求是：鞋底有弹

# 益于健康的步行方法

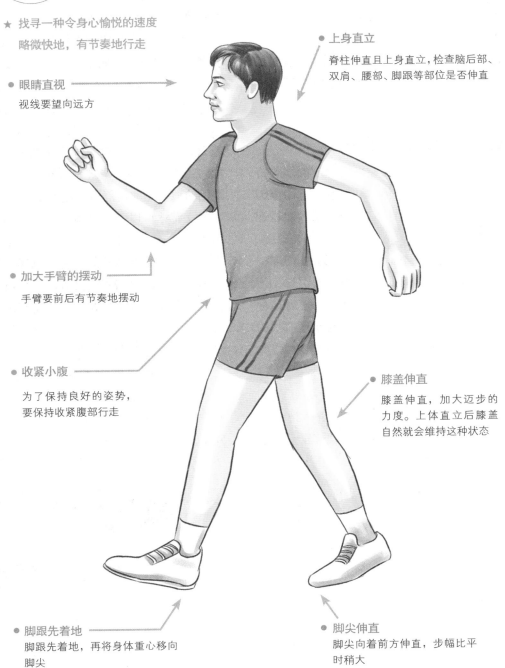

★ 找寻一种令身心愉悦的速度
略微快地，有节奏地行走

● 眼睛直视
视线要望向远方

● 加大手臂的摆动
手臂要前后有节奏地摆动

● 收紧小腹
为了保持良好的姿势，
要保持收紧腹部行走

● 上身直立
脊柱伸直且上身直立，检查脑后部、
双肩、腰部、脚跟等部位是否伸直

● 膝盖伸直
膝盖伸直，加大迈步的
力度。上体直立后膝盖
自然就会维持这种状态

● 脚跟先着地
脚跟先着地，再将身体重心移向
脚尖

● 脚尖伸直
脚尖向着前方伸直，步幅比平
时稍大

性，这样可减少每走一步关节所承受的冲击；另外鞋底也要比跑步鞋更容易弯曲，因为步行时脚后蹬更有力，脚的弯曲程度也更大，脚跟部需要稳定和牢固。步行时脚跟是肩负全身重量的主力，如果经常步行，健身鞋的弹性会丧失得很快，有时虽然鞋还没有坏，但是保护作用已不太好了，因此建议1年最好换1双步行鞋。

## ❸ 想要健康多多游泳

游泳是一项人体在一定深度的水的特定环境中，凭借肢体运动，利用水的浮力而进行的技能活动。它也是广受大众欢迎的有氧运动。

游泳对身心健康能起到很好的作用。

①游泳可使心脏得到很好的锻炼，使心肌逐渐发达，收缩能力增强，更好地促进机体的新陈代谢。所以，游泳运动员的心脏跳动，在平时比一般人慢而有力。一般人的脉搏，安静时为每分钟70～80次，而游泳运动员却为42～60次，这正是其心脏功能良好的具体体现。游泳运动员40～50次心跳，输出的血量就等于一般人70～80次心跳的血输出量。

②游泳运动是所有运动项目中对呼吸系统影响最大的。一般人的呼吸力为8.0～13.3千帕，而经过系统游泳锻炼的运动员可达到26.5千帕以上。游泳运动员的肺活量也比一般人大得多，据检查统计，一般人的肺活量只有3000毫升左右，而游泳运动员能达5000～7000毫升。这样就可使每次呼吸能摄取更多的氧气和排出更多的二氧化碳。肺活量大，其耐受低氧的能力也就强。

③坚持游泳锻炼，能使神经系统功能增强，可使动作敏捷、反应灵活，并使关节得到锻炼，动作协调。

④心跳加速和出现排汗现象。运动时会感到心跳和呼吸加速，会有排汗现象。即使如此，是不应该感到辛苦的。就是说，运动之时心肺功能明显提升而身体热量显著上升，表示身体已经使用氧气燃烧能量，放出热能，要用排汗来散热。与此同时，身体又不太辛苦，未开始有低氧燃烧的阶段，是非常舒适的运动。

⑤游泳可以强身健体，预防疾病。游泳本身就是一种体育疗法。由于经常在水中锻炼，体温调节功能改善，机体对外界的适应力会明显增强，且有舒筋活血、松弛肌肉的作用，对腰背痛、扭伤有治疗作用。如方法得当，对冠心病、高血压、胃肠病也有一定的治疗作用。

⑥游泳可以延缓衰老，使人青春常驻。它可以改善皮肤血液循环和新陈代谢水平，推迟皮肤老化和预防皮肤病的发生。

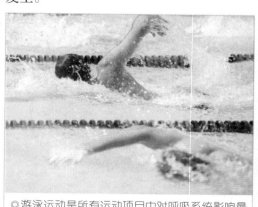

◎游泳运动是所有运动项目中对呼吸系统影响最大的。

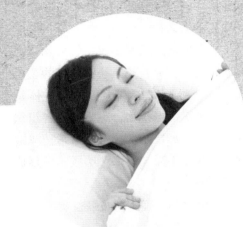

第六章

# 保证良好睡眠，
# 做自己的睡眠专家

●睡眠对健康影响之大是很多人难以想象的。在影响人寿命的7种因素中，睡眠是重要的一项。睡眠障碍往往引起人体免疫力低下、神经衰弱，同时还容易引发心脑血管疾病及心理疾患等，甚至造成猝死。

# 把良好睡眠当成天然的补药

## ① 高质量睡眠是健康保证

睡眠占据人类生活1/3左右的时间。睡眠质量是影响健康的重要因素。

### （1）睡眠不良严重影响健康

睡眠对健康影响之大是很多人难以想象的。晚上睡眠不足，将导致白天昏昏欲睡，思路不清晰，精神无法集中，动作无法协调。儿童变得易怒，在学校惹是生非。过去人们认为这种影响只是暂时的，好好睡上一觉后就会恢复正常。但是，越来越多的证据表明，睡眠不足的影响会累加起来，最终严重危害健康。

英国一项研究显示，不良的睡眠习惯可能导致感冒、抑郁症、糖尿病、肥胖、中风、心脏病等。此外，经常缺乏睡眠还会诱发精神错乱。

美国学者的研究表明，在影响人寿命的7种因素中，睡眠是重要的一项。睡眠障碍往往引起人体免疫力低下、精神烦躁，同时还容易引发高血压、神经衰弱、心脑血管意外及心理疾患等，甚至造成猝死。

### （2）睡眠保健的生理意义

①消除疲劳。睡眠是消除身体疲劳的主要形式，睡觉时人的体温、心率、血压下降，呼吸及内分泌明显减少，从而使代谢率降低，体力得以恢复。

②保护大脑。睡眠不足者，表现为烦躁、激动，或精神萎靡、注意力分散、记忆减退等症状，长期缺少睡眠则会导致幻觉，因此，睡眠有利于保护大脑。此外，大脑在睡眠状态中耗氧量大大减少，利于脑细胞储存能量，恢复精力，提高脑力效率。

③增强免疫。睡眠不仅是智力和体力的再创造过程，而且还是疾病康复的重要手段之一。睡眠时能产生更多的抗体抗原，增强了机体抵抗力，睡眠还使各组织器官自我修复加快。现代医学常常把睡眠作为一种治疗手段，用来医治顽固性疼痛及精神疾病。

④利于美容。睡眠对皮肤健美有很大影响。甜蜜的熟睡可使第2天皮肤光滑，眼睛有神，面容滋润，而由于精神创伤、疲劳过度及其他不良习惯造成的睡眠不足或失眠则会导致颜面憔悴，毛发枯槁，皮肤出现细碎皱纹。睡眠过程中，皮肤表面分泌和清除过程加强，毛细血管循环增多，加快了皮肤的再生。

### （3）保证正常睡眠的常用方法

由于工作、生活上各种因素的干扰，许多人要通过调整自己的睡眠模式来获得正常的睡眠，下面是几种常用的方法。

①足够睡眠法。足够睡眠法主要是根据人体生理需要量来调节人体睡眠时间，改善睡眠环境，排除睡眠过程中的干扰，实现足够睡眠时间和睡眠质量。正常情况下，超过10小时以上睡眠者为多眠，少于6小时睡眠者为不足睡眠。多眠与不足睡

眠，对人体都是有害的。足够睡眠可以采取自身调节与他人协助来实现，每个人必须按照自己年龄、体质强弱选定适宜的生理睡眠时间和合适的睡眠环境。总之应根据不同情况，选择与制订自己适宜的固定睡眠模式，并以此形成良好的睡眠习惯。一般情况下不要改动，如果出现特殊情况，或偶尔被打乱时，立即重建睡眠模式或补足睡眠。

②少时睡眠法。少时睡眠法是通过减少或缩短睡眠时间，提高睡眠质量，从而调动人体生理潜能，激发人体活力，同时仍然能够满足人体生理睡眠需要，并且能够恢复人体精力的方法。少时睡眠是利用人体自身生理调节缩短睡眠时间来实现的。少时睡眠的时间缩短方法可以分阶段逐步推进，减少的睡眠时间必须以身体适宜程度为宜，并且以不能出现身体不舒服症状和病理损害为前提。同时根据适宜的少眠时间形成固定的模式和习惯。这种方法运用合适，既有利于身体保健，也有利于时间的充分利用，否则有害身体。因此，应用时必须根据身体和睡眠质量决定，并选择恰当时间与步骤。此法适用于多眠者。

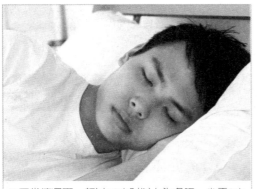

◎正常情况下，超过10小时以上为多眠，少于6小时为不足睡眠。

③多时睡眠法。多时睡眠法是通过延长睡眠时间，来调节和补偿人体生理需要的睡眠时间的方法。由于疾病、身体素质关系，或其他原因致身体虚弱，或睡眠质量差，不能以常规睡眠时间来消除疲劳，恢复精力者，可采取延长睡眠时间来补偿人体需要。

要根据体质、年龄、性别、职业、眠差程度拟定延长睡眠的时间，延长数一般不超过6小时，每日睡眠不得超过12小时。该法适用于久病体虚、长期低质睡眠者，或其他干扰引起的睡眠不足者。嗜睡者不用。

## ❷ 了解有关睡眠的时间问题

### （1）根据需要确定睡眠时间

睡眠时间的长短因人而异。一般来说，成年人只要7~8小时的睡眠就够了，60岁以上的老年人应相应延长睡眠时间。不同年龄所需的睡眠时间也不是绝对的，有些人每日睡十几个小时，仍然感到精神不振，工作效率不高；有些人每天只睡4~5小时，依然精力充沛，工作得很好。胖人一般入睡快，睡眠时间比较长；瘦人一般入睡慢，睡眠时间较少。

睡眠的需要取决于的身体素质，取决于每天的工作和某种天性。睡得好还是不好，很少与睡觉时间的长短有关系，而是与睡觉的深度有关。一般情况下，健康的人入睡不久便可进入沉睡阶段，但只持续1~2个小时，将近天亮时，睡眠就会变得越来越轻，越来越弱。儿童开始睡眠时也都是这种情况，而在睡眠完全变弱，睡眠阶段行将结束之后，又出现一个沉睡阶段。神经衰弱、劳累过度和患有失眠症的人一般是很难入睡的，长时间都处于轻眠状态，直到接近黎明和睡眠快要结束时才进入沉睡的梦乡。如果这些人由于某种原因在睡眠结束之前就不得不起床，天长日久，就会导致筋疲力尽。

有人或许会问，睡眠时间少了不好，那多了是否会对人体健康有利呢？答案是：睡得过多非但无益，反而有害。睡眠时间过长可使大脑的睡眠中枢负担过重。中医认为"久卧伤气"，是很有道理的，因为久卧可造成气血流通不畅，机体的新陈代谢水平低下，体内各个器官的生理功能得不到充分的发挥，最终可引发各种疾病。

总之，人体正常的睡眠时间为5～10小时，成年人每晚的睡眠时间为7～8小时。每100人中仅有1～2人每晚只睡5小时，需睡10小时的也是少数人。研究发现，那些被允许想睡多久就睡多久的志愿者总是要花1个或几个小时才能入睡。

### （2）养成定时睡眠的好习惯

定时睡眠是保证睡眠时间的重要因素。要知道人并不是想睡眠就能睡眠，入睡过程其实非常复杂。要想拥有好睡眠就不要干扰负责控制睡眠的生理时钟，否则的话，后果非常严重。如果状况轻微，就只是睡眠失调，状况严重可能导致精神不足、心神恍惚、精神集中的时间短暂等。

因此养成定时睡眠的习惯对健康至关重要。要定时睡眠，方法也非常简单，只要晚上在大约相同的时段上床就寝。可以是21点、22点或23点半，各人都有自己的生活方式。时段固然重要，而更重要的是定时，能够在相同的时段内睡眠最好了，如果睡不着，也要上床休息、放松，让大脑逐渐平静下来。定时睡眠是维持生理时钟正常运作的好方法，既简单又易行。

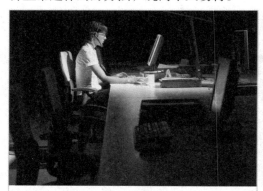

◎如果说到了可以睡觉的时间，还经常熬夜工作或玩乐，久而久之就会对身体造成伤害。

## 营造良好的睡眠环境

### ❶ 睡眠环境与人体健康

有良好的睡眠环境才有高质量的睡眠。因此，营造良好的环境对于健康的睡眠意义重大。

### （1）好环境才有好睡眠

环境对睡眠的影响很大，噪音、低氧、阴暗、过分强烈的光照及环境污染等，都对睡眠不利，所以要尽量使我们所处的环境优美、安静、空气流通、光照适宜，湿度和温度合适，保持清洁卫生等，以下环境因素对我们睡眠质量的提高有一定益处。

①环境绿化好。一个良好的环境应该是树木成荫、绿草如茵。身处其中能够使人心旷神怡、精神振奋，有利于提高睡眠质量。这其中的原因主要有几个：第一，绿色植物细胞中的叶绿素，通过光合作用吸收空气中的二氧化碳，放出氧气，而人的脑组织对氧的需要量约占全身需要量的20%。环境绿化得好，就等于增加了空气中的含氧量。如果空气中有充足的氧气，可以使你的头脑清醒，心情舒畅，睡眠质量好。第二，绿色植物能防尘，消除噪音，可以净化空气，保持环境安静，还可调节空气温度和湿度。第三，绿化较好的环境中，除氧气含量较高外，还有大量负离子，有助于降低血压，改善心肺功能，对大脑皮质的影响则更加明显，它可以对其兴奋和压抑有充分的调节作用，从而可使睡眠更加深入。

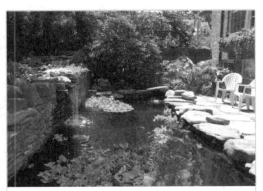

◎优美、安静、空气流通、光照适宜的环境有利于睡眠。

②环境要安静。安静的环境是保障睡眠的基本条件之一，嘈杂的环境使人心情无法平静而难以入眠，故卧室窗口应避免朝向街道闹市或应加上隔音设施。

噪音不仅损伤听觉，对神经系统、心血管系统等其他系统也有不良影响。有研究发现，经过较强的噪音长时间作用后，除可导致听力下降外，还可引起头晕、头痛、耳鸣、失眠、乏力、记忆力减退、血压波动及心律失常等症状。因此，防止噪声污染，保持环境安静，对提高睡眠质量有着十分重要的意义。

③温度湿度适宜。温度在18～22℃时，最有利于人们的工作、生活，如果温度过高，就会影响人们的大脑活动，增加机体的耗氧量。居室在条件允许的情况下，可以安装空调来调节室温，从而改善睡眠环境。空气的湿度太大，或过于干燥也不利于健康，会使人感到不适，不利于正常的生活。如果居室的湿度太大，可以通过通风、光照或安装去湿设施来调节；如果过于干燥，则可以直接在地板上洒一些水，或在睡觉前取一盆凉水放在床头，这样可以保证湿度适中。

**（2）睡觉前要开窗通风**

避免室内空气污染，最切实可行的办法就是保证室内空气流通。

清晨室外空气清新凉爽，此时不用开空调，可将所有窗户全部敞开，尽量使户外新鲜空气进入室内。上午9～10点，户外气温逐渐升高，这时可将有阳光照射的朝南的窗口关闭，拉上窗帘避免热辐射，而朝北窗口可以开启至上午11～12点再关闭。

中午12点至下午5点多之间是最热的时候，应适当开启空调，开启前先通风10分钟；在开启1~3小时后，关闭空调，开窗通风。必要时可用电扇或换气扇朝外送风，使室内外空气对流，让废气、有害气体排出室外，至少通风20~30分钟，再关闭门窗，重新启动空调。

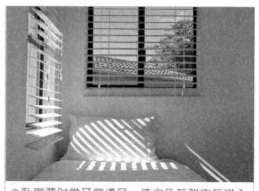

◎卧室要时常开窗通风，使户外新鲜空气进入室内。

晚上10点左右，在入睡前应关闭空调，打开所有窗户，以便室内外空气对流。如果闷热，也可以用风扇降温。

### （3）睡觉时要避免灯光刺激

有的人喜欢开灯睡觉，觉得心里有点儿安全感。而研究证实，人在睡觉时开灯，会抑制人体褪黑激素的分泌，使人体免疫功能降低。

国外已有研究显示，空姐、医生、护士等夜班一族，患癌的概率比正常人要高出两倍。另有研究发现，成年人只要有1次在凌晨3~7时，坐在灯光下不睡觉，免疫力便会显著下降。

人的大脑中有个叫松果体的内分泌器官，它的功能之一就是夜间当人体进入睡眠状态时，分泌大量的褪黑激素，这种激素在深夜11时至次日凌晨分泌最旺盛，天亮之后有光源便停止分泌。褪黑激素的分泌，可以抑制人体交感神经的兴奋性，使得血压下降，心跳速率减慢，心脏得以休息，使机体的免疫功能得到加强，机体消除疲劳，甚至还有杀癌细胞的效果。但是，松果体有一个最大的特点，只要眼球一见到光源，褪黑激素就会被抑制闸命令而停止分泌。我们知道，人的眼皮有部分遮住光源的效果，如果戴上眼罩睡觉，让眼球夜间不触光，即使开灯入睡也不会影响褪黑激素的分泌。可是，一旦灯光大开，加上夜间起夜频繁，那么褪黑激素的分泌，或多或少都会被抑制而间接影响人体免疫功能。

### ❷ 选择舒适健康的床

要想有良好的睡眠，就需要选择健康的卧具。

好的床垫，应该牢固而不硬，舒适而不太软，能平均支撑人体的重量，让脊椎保持正常的曲线。人体的胸和肩部，占整个体重的25％，腰和腿部占体重的45％。人躺在床上，必须是肩部、腰部和臀部贴压在床面上，特别是腰部与床垫之间不能有空隙，否则即会感到不舒适。而且长期如此，会导致腰椎弯曲。床垫的软硬度，一般是人体躺下后，下陷度在1~5厘米为宜。

床垫并非愈厚愈好。床垫的厚度跟它的承托力没有必然的关系，尤其是弹簧床垫，若弹簧厚度没变，加厚底面垫料，换来的只是较佳的舒适度，而非承托力。一

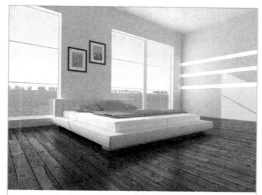

◎要想有良好的睡眠，就需要选择健康的卧具。

张厚12厘米左右、密度较高的乳胶床垫，加硬木板垫底，所提供的承托力已经足够，不过乳胶使用日久，表面易硬化，从而降低弹性。要想弹簧床垫耐用，厚12~18厘米的弹簧最为理想。健康的床垫还必须具备以下几个标准。

①卫生标准，即要符合人体生理学卫生、睡眠卫生的要求。健康的床垫有助于维持和增进身体的健康，不会给体形、姿势和健康带来不良的影响。

②舒适标准，即除获得良好的支撑力外，好的床垫还应提供轻柔体贴、舒适松软的睡眠感受。而且，垫层的结构和用料适当，并设有透气孔，有利于散热防潮，保持干爽清洁，触感良好。

③耐用标准，目前我国的耐用检测标准要求A级床垫达到7.5万次以上的锤压，C级（合格）要达到2.5万次以上的锤压。健康舒适的弹簧床垫不仅耐压性好、经久使用不变形、不塌陷，而且垫层耐磨、不易起毛或破损。

好的床应当是弹性均衡，躺卧时身体任何一个部位都没有压迫感，体重不会集中于某一个部位。仰卧和侧卧时都能保持骨骼和肌肉的正常姿态。人在躺卧时，脊椎骨很自然地呈平直状态。床的弹性好，能随体形下陷，不对肌肉形成强力压迫，不会妨碍骨骼的自然姿态，能保持体形的自然美。否则，弹性差、过分柔软，或者弹力不均衡，很容易改变体形，不仅不能消除疲劳，反而会增加疲劳。

床的长和宽度，要因人而异。合体床的标准是，平躺在床上，双手叉腰，胳膊肘向外弯曲，如果头、脚和肘都不触及床沿，那么这张单人床的宽长就足够了。双人床是其宽度的2倍略窄。床的科学长度是比身高长15厘米。

睡在席梦思床以及水床、棕绷床上会感到十分舒适。因为身体的各个部位都得到了支撑，让全身的重量得到均匀的分布。然而正是这一点，使人体脊柱在舒适中受到了伤害。当人睡在这些柔软卧具上时，脊柱呈弧线弯曲状，日积月累脊柱便会变形。尤其是，当席梦思、棕绷床用久后失去弹性，人体躺上去即陷入其中，危害则更大。人在睡眠时不会长时间地固定在一个位置上，睡在柔软卧具上，无论是处于哪一种姿势，相当于腰部的身体中段总要往下陷，陷下的这部分肌肉总是被动地呈紧张状态，得不到必需的放松休整。久之，人体的腰部肌肉因此而受到损伤。

## ❸ 重视枕头的保健功能

枕头是睡眠时必不可少的。如果枕头不舒服，会影响睡眠，对健康无益。选择合适的枕头也是自我保健的一个重要方面。

## （1）选择健康的枕头

人们通常认为，把枕头垫得高一些，可使人睡得安稳，于是就有了"高枕无忧"的说法。事实上高枕并非无忧，它不但不利于睡眠，也不合乎人体脊柱结构的生理特点，容易使人落枕。枕头过高，睡觉的姿势不正确，可能引起颈椎移位，脊柱弯曲，甚至产生半脱位。长期枕高枕头，肱骨头就容易滑出，造成肩关节移位、粘连，并可压迫神经，使手背活动受阻，产生疼痛。

高枕不好，低枕好吗？枕头过低也不好。因为低枕可引起颈椎生理弧度加深，此时，颈部的屈肌群与韧带劳损，椎间盘前部受拉，后部受压。长期如此，造成颈椎生理弧度消失或加深，失去了正常调节功能。所以，在强调高枕有忧时，也要指出过低的枕头同样有害。

既然高枕头、低枕头都不利于健康，

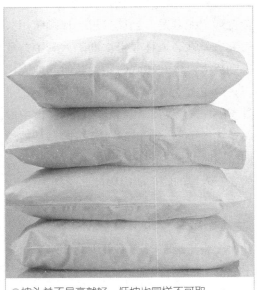

◎枕头并不是高就好，低枕也同样不可取。

那不用枕头行不行？不垫枕头，人仰卧时过分后仰，颈前部肌肉和皮肤绷紧，就会压迫器官，影响呼吸，导致张口呼吸，令人口干舌燥、咽喉干痛或打呼噜。同时，因头过低，会使脑静脉血液充盈，不利于血液回流，易引起脑低氧，睡醒后可出现眼皮水肿、头昏脑涨等现象。因此，枕头过高、过低或不枕枕头都不利健康。

合乎生理标准的枕头，应是不高不低、软硬合适的枕头。通常情况下，合适的枕高以本人拳头的高度为宜。一般成人的枕高，以9～10厘米为好。中医有"长寿三寸，无忧四寸"之说，亦符合这个尺寸。专家曾做过试验，把2000个枕头，分为不同厚度的几组，对躺在枕头上的人进行心电图检测，发现枕头高度在9厘米左右为最佳。此外，枕芯的填充材料，不可用大块的棉花或者海绵，最好用荞麦皮、绿豆皮、稻壳、决明子、蚕沙、蒲绒、桑叶、菊花、残茶叶等。这些材料松散，有较好的可塑性，枕上以后，后脑勺可以压出一个凹来，相应的凸起部分，正好可以把前凸颈部托起。枕头是否合适，不妨根据上述要求检查一下。

### （2）药枕能促进身体健康

中医认为使用药枕有诸多好处，根据不同身体情况选择适合自己的药枕，可以达到祛病、健身、延年的功效。

①茶叶枕。将泡饮过的剩余茶叶晒干，再掺以少量茉莉花拌匀装袋即成，因茶叶具有防火、清热、解毒、明目、利尿和消暑等功效。

②菊花枕。将干菊花装入布袋中做

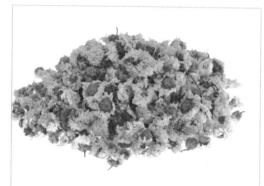

◎菊花有散风热、平肝明目的功效，可以把菊花做成枕头用于日常保健。

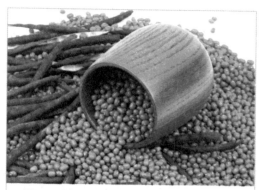

◎绿豆做成的枕头具有清热解毒、止渴防暑和利尿消肿等功效。

枕头，对头痛、头晕、疮疖、肿毒、风火眼赤、昏花或血压偏高等病症，具有防治功效。

③绿豆枕。将煮绿豆汤剩下的绿豆皮晒干，再掺以整个或碎的绿豆装枕即成。因绿豆性寒，故有清热解毒、止渴防暑和利尿消肿等功效，常用来防治头痛脑热、眼赤喉痛、疮疖、肿毒和心烦口渴等症。绿豆如与菊花、决明子共做成药枕，有清心、解热毒和退目翳等功效。民间又将此药枕称为明目枕。

④五叶枕。其由桑叶、竹叶、柳叶、荷叶和柿叶5种掺匀并装袋而成。因其性味苦寒，故能治疗暑热头昏、眼赤模糊、咽喉肿痛和高血压等病症。

⑤白矾枕。白矾性寒，味酸涩，故有解毒与祛湿的功效。用碎末装袋作为垫枕，有清热祛火、降压醒脑以及清痰祛湿毒的治疗作用。

⑥小米枕。其性温平，凉热适中，尤其适合小儿枕用，具有防病健身助发育的功效。

⑦青蒿、藿香枕。青蒿气味芬芳，有清暑驱邪之功，民间多用以防蚊，老幼皆宜。藿香因气味芳香，常用以合制香料，具有清暑醒脾、化湿开胃的功能。用纱布缝成枕芯，装入草药，再套上枕套，铺上枕巾或枕席即可。其适用于治疗头昏、体倦、胸闷不爽等中暑症状甚至畏风肢痛。同时可在枕内再加些香薷、薄荷之类协助祛暑解热，有益无害。

古人爱以香囊为枕，因大凡芳香之品多具升清化浊之效，长久用之，能清神逸志，改善睡眠，消除疲劳。俗话说：一世人生半世枕。利用睡眠的时间治病、防病、健身，实是妙法。

### （3）圆枕能防治颈椎病

人们工作时常低头屈颈，因而颈后肌群、韧带常处于紧张状态，颈椎容易劳损，日久天长就会发生颈椎病。

目前家庭普遍使用的是方枕。方枕容易变形，往往由于颈肩的挤压，使枕头的充料挤压于外侧(头顶侧)，而内侧(肩侧)充料较少，因而形成外侧高内侧低。人仰卧时处于低头位，这不仅造成睡眠者呼吸不畅，易打呼噜，还不利于颈部肌群和韧带的松弛，使颈椎间处于挤压状态。

我国传统的圆形枕头(现在有些地区乡间还使用)呈圆柱状。人仰卧时，头保持稍向后仰的姿势，这既缓解了颈后肌群、韧带的紧张状态，又宽松了颈椎间的相互挤压，起到颈托和轻度牵引的作用。这样做，颈椎病患者可缓解症状，对没有颈椎病者也可起预防和保护作用。

为此，家庭中不妨将方枕改为圆枕。成年人用的圆枕一般以直径15厘米、长50厘米左右的圆柱状枕头为好，充料以木棉为佳，充垫以八九成为宜。睡眠时可将圆枕垫在后颈与后脑交界处，或者全部垫于后颈部位。开始睡圆形枕可能有点儿不习惯，但时间稍长会习惯的。

## ❹ 选择健康的被褥

被褥与床和枕头一样，是睡眠环境的重要组成部分。了解一些选择与使用被褥的卫生知识，可以更好地睡眠。

### （1）根据四季气候的不同选择不同的被褥

①夏季被褥选择。夏天盖被子，一般只是裹着脚，盖着下半身，并不是整个夜晚都盖着。所以最好选用有被罩的袋式被褥。被褥应该使用凉爽带花色的棉布。夏天最适宜用不贴肉的多孔床单。

②秋冬被褥选择。在秋凉冬冷的时节，想要睡得舒服、不着凉，就得换上厚被。除了传统的棉被以外，用新材料比如天然动物纤维制成的被子，保暖功能较强，透气性、吸湿性也较好，蚕丝、羽绒及羊毛各有特色，不妨依个人喜好加以选择。

蚕丝被。蚕丝属天然草本性，刚盖上身时会有冰凉的感觉，透气又轻软。特选的蚕丝纤维极长且强韧，经久耐用，对呼吸器官也不会有影响。

羽绒被。天然羽绒强韧、富弹性，质轻柔软，羽绒被内饱含大量空气，可有效阻绝外在冷空气；且羽绒可随气温变化收缩膨胀、调节温度，有助于睡眠达到最舒适状况，但不建议呼吸器官较敏感者选用。

羊毛被。羊毛的吸湿性特强，厚度重量适中，通常适合老年人。

传统的棉被。传统的棉被吸湿性好，温暖舒适，适合大众。但要注意的是被子不能太厚，这样容易压迫身体，引起不适。

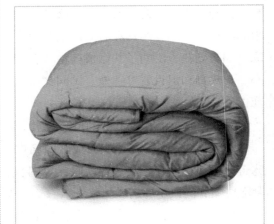

◎被褥与床和枕头一样，是睡眠环境的重要组成部分。

### （2）如何晾晒被褥

晒被子一般以阳光最为充足时为佳。最好的晒被时间是上午11点到下午2点半。被子并不是晒得越久越好。

被套颜色的深浅直接关系到晒被效果的好坏。一般认为，浅色被套的热吸收率比深色被套要差，所以最好在晒被时准备一块大黑布覆盖在棉被上。因为黑色具有更容易吸热的特性，会起到事半功倍的效果。

感觉棉被潮湿，却又无法在白天晒被子的话，可利用电热毯来进行物理"烘晒"。方法是：在铺开的被子上面放置电热毯加热约一个半小时即可。注意：最好每隔20分钟转换一下棉被的位置，使受热均匀。

不是所有的被子都可以拿到太阳下晒，羽绒被与羊毛被千万不可拿去晒太阳，因为太阳光的高温会使羽绒及羊毛中所含的油分起变化，产生腐臭味，并且还变质、变脆，成为虱子细菌的繁殖地。羽绒被和羊毛被只要在阳台等通风处晾1小时就可以了。

化纤面料或混合纤维面料的被子也不宜在阳光下曝晒，因为化学纤维长时间处在高温下会释放出化学物质。这类被子可以先覆盖一层薄棉布再晒。

晒好的被子切忌拍打。因为棉花的纤维粗而短，易断裂，用力拍打会使纤维变成棉尘跑出来；合成纤维一般细而长，容易变形，拍打后纤维一旦缩紧不容易还原，成为板结的一块；羽绒被更不能拍打，否则羽绒会断裂成细小的"羽尘"，从而影响保暖效果。此外，被子经拍打后，表面的粉尘及螨虫的排泄物会飞扬起来，容易引起变态反应。晒好的被子，只要用刷子刷一遍，去掉浮尘就可以了。

## （3）起床后不宜立即叠被子

科学家研究得出，不叠被褥有益健康。乱七八糟的床铺也许有碍观瞻，却可以有效地限制被褥螨虫以及尘螨的生长，有效减少灰尘过敏和哮喘患者的症状。据统计，即使是非常整洁的人家，平均每张床上的被褥螨虫和尘埃螨虫也至少要有1500万只。这些体长远远小于1毫米的螨虫，依靠食用人体自然脱落的皮肤生存，并生产造成人体过敏的各种物质。

螨虫生长需要被褥间的潮湿水分，一旦人体离开被褥，潮湿水分很快就会消失。如果被褥保持原状，那么外面空气中的潮湿水分就无法进入，导致各类螨虫最终干渴致死。

另外，一般人每晚睡大约8小时，在这么长的时间里，从呼吸道和全身皮肤的毛孔可排出许多种气体和汗液。据测定，人们每晚经呼吸和皮肤排出的水分达400

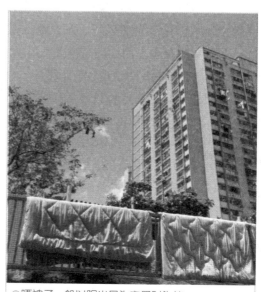

◎晒被子一般以阳光最为充足时为佳。

毫升，从呼吸道排出的废气中含二氧化碳等物质大约149种，从汗腺分泌蒸发出来的物质则更是多达151种，如肌酸、尿酸等。人体排出的这么多水分和物质大多数被覆盖在身上的被子吸收了。起床后立即把被子叠好，则会使那些水分和物质闷在被子里不能散发出去，使被子受潮并被那些有害物质污染。晚上再盖时，由于体温的原因，那些被吸收在被子里的有害物质又蒸腾出来，使废气的浓度增高，日久便对健康造成危害。

正确的方法是：起床后先将被子翻个面平摊在床上，打开门窗通气，以利被子中的水分和气体自然逸出，然后先去洗脸刷牙做其他事情，过个10～20分钟后再来将被子叠好。另外平时注意常在阳光下晒晒被子，并适时拆洗，这才符合卫生要求。

## ❺ 提高睡眠质量的方法

提高睡眠质量要用实际行动。睡觉前不要太饱或太饿。自然入睡，不要睡得太晚。另外，裸睡也有助你提高睡眠质量。

### （1）睡前不要太饱或太饿

吃过饭后，总有昏昏欲睡的感觉，这是消化过程引起的正常现象，假如认为吃得越饱便越容易入睡，那就错了。晚餐吃得过饱，增加胃肠道负担，容易导致消化不良，影响睡眠。但也不要在饥饿时上床。咕咕叫着的胃像其他身体不适一样，会整夜妨碍你安静下来。

以上是针对睡眠正常的人来讲的，而对于早醒或程度较轻的慢性失眠者，临睡前吃少量零食，会有益于睡眠。

古代民间流传这样一句话："朝朝盐汤，暮暮蜜。"就是说早上喝淡盐开水，晚间饮蜜糖水。牛奶中含有某种促进睡眠的物质，睡前1小时喝杯加蜜的牛奶，可助眠。蜂蜜有助于整夜保持血糖平衡，从而避免早醒低血糖，尤其对经常失眠的老年人更佳。

肚子饿睡不着时，吃一点儿甜点对睡眠有一定好处。葡萄糖是补充大脑能源的基本糖分，也就是说，吃吸收快、消化好、能很快转变为葡萄糖的食物，既不给胃造成负担，又能给大脑满足感，在"吃饱了"的状态下放心入睡。

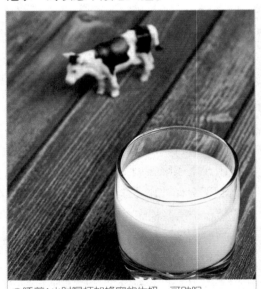

◎睡前1小时喝杯加蜂蜜的牛奶，可助眠。

### （2）尽量裸睡

研究发现，裸睡能使躯体舒展舒适，对身体健康有益处。裸睡有种无拘无束的自由快感，有利于增强皮腺和汗腺的分泌，有利于神经的调节，有利于增强适应能力和免疫力，也有利于消除疲劳，放松肢体。而且裸睡对治疗紧张性疾病的疗效颇高，尤其是神经系统方面的紧张状态容易得到消除，使全身内脏和体表血液循环变得十分顺畅。

①裸睡能祛痛。裸睡的时候身体自由度很大，肌肉得到放松，能有效缓解日间因为紧张引起的疾病和疼痛。有肩颈痛、腰痛、腿痛的人不妨试试。

②裸睡能美容。裸露的皮肤能够吸收更多养分，促进新陈代谢，加强皮脂腺和汗腺的分泌，有利皮脂排泄和再生，使皮肤有一种通透的感觉。

③裸睡护私处。女性阴部常年湿润，如果能有充分的通风透气就能减少患上妇科病的可能性。男性裸睡同样可以营造清凉之境，避免精子因为过热而活动力欠佳。

④裸睡享安宁。没有衣服束缚，身体自然放松，血流通畅，能改善某些人手脚冰凉的状况，有助于进入深层次睡眠。

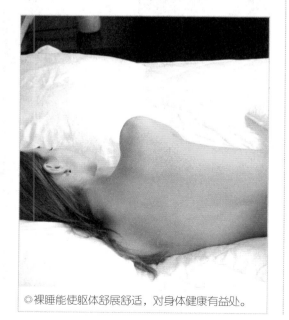

◎裸睡能使躯体舒展舒适，对身体健康有益处。

### （3）自然入睡自然醒

每个人的生理状况，决定了他所需要的睡眠时间。一个人能够定时醒来，是他的生物钟运转良好的表现，具体地说，专司入睡和觉醒的生物钟称为"醒觉钟"（常称为"头部时钟"），定时觉醒可保证它的正常运转。睡眠比吃饭更重要，不吃饭至少可活7天，若喝水可维持20多天，但不睡觉最多可维持5天。从养生保健的角度来看，定时觉醒比睡眠更重要。睡了一夜，到了清晨便会自然地醒来，由于司空见惯，人们面对如此现象反而见怪不怪，觉得很平淡。

而生物钟学说发现，从睡着到醒来，人体内部有许多生物钟在急剧地变化，例如血压、体温、心跳、脉搏、肾上腺皮质激素的分泌都在此时加快和增强，有了这些才可导致觉醒。有的人"头部时钟"相当准，每天自动醒来的时间差不多，这是一个好习惯，应该坚持下去。如果你的睡眠习惯不太好，不妨调整一下"头部时钟"。

找几个晚上，提早半小时上床。如果还是得靠闹钟把你吵醒，就再提早半小时上床。如果事情太多，使你无法早早上床，不妨靠白天小睡片刻来补眠。另外也要注意不要睡得太多，以免白天睡多了晚上失眠。如果白天想睡觉了，最好定个闹钟，这样既休息了身体，也不至于因睡得太多影响晚上的睡眠。

一周7天，每天都同一个时间睡觉、起床，不要利用周末补觉。把睡眠的时间固定下来，睡眠质量也自然得到了提高。

# 养成良好的睡眠习惯

## ❶ 不赖床更健康

许多人由于学习和工作压力大，生活节奏非常快，睡眠严重不足，这样一来，节假日成了许多人补觉的最佳时间，睡懒觉的大有人在。这样的习惯对健康十分不利。

人的生活规律与体内激素分泌是密切相关的，生活及作息有规律的人，下丘及脑垂体分泌的许多激素，早晨至傍晚相对较高，而夜晚至黎明相对较低。如果平日生活较规律，逢节假日贪睡，就可能扰乱体内生物钟的时序，使激素水平出现异常波动，结果白天激素水平上不去，夜间激素水平下不来，使大脑兴奋与抑制失调，使人夜间久久不能入睡，白天却心绪不宁、疲惫不堪。这还会导致机体抵抗力下降，容易感染病原体，诱发多种疾病，所以必须注意睡眠时间的均衡，保持良好的生活规律。

清晨卧室内空气较为混浊，空气中含有大量细菌、霉变和发酵颗粒、二氧化碳气体和灰尘等，以致容易损害呼吸系统，诱发感冒、咳嗽、咽喉炎及头昏脑涨等。时间长了，还可损害记忆力和听力，此时赖在床上有百害而无一益。

睡眠过多会影响精神和体力，因为在睡眠时，血液循环减慢，养分和氧气对脑的供应大为减少。睡眠时间过长，脑细胞就得不到足够的氧气和养分，活动能力减弱。睡眠过多，又使肌肉、筋络组织供血减少，肌肉从血液得到的氧气和养分也少，所以显得松弛无力，自然就感到疲倦。

另外，赖床起得晚就可能不吃早餐，这样又间接影响了饮食健康。

## ❷ 做做有利于睡眠的运动

适合个人特点的运动量、运动形式和运动时间都能帮助人更快地入睡，并且能提高睡眠质量。

### （1）处理好睡眠和运动的关系

对运动和睡眠的关系，各种说法不一。那么，运动到底是促进了睡眠还是有损于睡眠呢？问题的关键在于是否真正掌

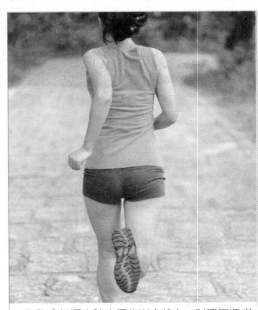

◎长跑会加深大脑皮质的兴奋状态，对睡眠造成消极的影响。

握了适合个人特点的运动量、运动形式和运动时间。

总的来说，在离睡眠时间半小时以上，做一些轻松和缓的肢体运动，练习适合自己的气功导引，是有利于大脑休息的，能消除大脑皮质的疲劳和兴奋，对睡眠有促进作用。而一些比较剧烈的运动，如长跑、球类、健身舞等，反而会加深大脑皮质的兴奋状态，破坏兴奋和抑制的转换过程，对睡眠造成消极的影响。在这方面，专家的认识还是比较统一的。可是有不少人就是做一些轻松的运动，也会引起睡眠不佳，主要原因无非是以下一些。

①对睡前稍事运动尚未习惯。

②运动的时间(包括运动过程和运动后的整理过程)把握不住。

③还未找到最适合自我特点的运动形式。

④运动时不够专心致志，思想和运动不相统一。

⑤运动后又动脑过度或情绪失调。

⑥运动后进食失调。

⑦运动出汗后没有洗浴干净。

因此，要想改善运动和睡眠的关系，就要注意以上几方面原因。

### （2）愉快运动帮助入睡

平时多做运动可以帮你更快地入睡。这是因为机体活动后轻度疲劳，需要靠睡眠得以恢复和补偿。另一方面，运动锻炼还可以直接针对失眠的一些病因进行治疗。实验证明，通过长期的体育锻炼，能有效缓解焦虑、抑郁等不良情绪，从而保证睡眠。

锻炼也要讲究方法。首先，锻炼时要根据个人兴趣选择体育活动项目。曾有这样的实验，将患有神经过敏性紧张而导致失眠的中老年人30名，分为3组：甲组，服用400毫克镇静药粉。乙组不服药，但愉快地参加一些自己喜欢的运动锻炼。丙组不服药，被迫参加一些不喜欢的运动。结果表明，乙组的失眠治疗效果最好，而丙组的效果最差。由此可得出结论，轻松愉快的运动锻炼，胜于服用镇静药。

锻炼的时间以下午4～5点为宜。另有实验把一些志愿者分为两组，在同一日的上、下午分别进行相同种类和等量的运动。他们的活动疲劳程度也相同。而且，两组人都规定在晚上同一时间上床睡觉，由电脑扫描记录仪检测他们每个人的睡眠情况。结果显示，早晨和上午运动的人，晚间睡眠的状况与平日差不多，而下午运动的那组人，晚上的睡眠情形比平日好得多。这是由于下午运动距晚上睡觉的时间不太长，且运动时产生的一定程度的肌肉疲劳以及所消耗的体力，在上床睡觉时仍未完全恢复，故下午运动更有助于睡眠。

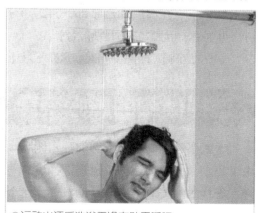

◎运动出汗后洗浴干净有助于睡眠。

另外，晚间散散步，对帮助睡眠也有很好的作用。

### （3）睡前保健的8种方法

选择一些无副作用的睡前保健方法，如果能长期坚持，可以起到促进代谢、防病益寿的作用。

①甲端摩首。即两手示指、中指、无名指弯曲成45，用指甲端以每秒钟8次的速度往返按摩头发1~2分钟，可加强供血，促进血液循环，加快入睡。

②双掌搓耳。即两掌拇指侧紧贴前耳下端，自下而上，自前向后，用力搓摩双耳1~2分钟，可疏通经脉、清热安神，防止听力退化。

③双掌搓面。即两手掌面紧贴面部，以每秒钟2次的速度用力缓搓面部所有部位1~2分钟，可疏通头面经脉，促睡防皱。

④搓摩颈肩。即两手掌以每分钟2次的速度用力交替搓摩颈肩肌群，重点在颈后脊两侧1~2分钟，可缓解疲劳，预防颈肩病变。

⑤推摩胸背。即两手掌面拇指侧，以每秒钟2次的速度，自上而下用力推摩后背和前胸，重点在前胸和后腰部，共2~3分钟，可强心、健腰，疏通脏腑经脉。

⑥掌推双腿。即两手相对，紧贴下肢上端，以每秒钟1次的频率，由上而下顺推下肢1分钟，再以此方法顺推另一下肢1分钟。此法可解除下肢疲劳，疏通足六经脉。

⑦交换搓脚。即用右脚掌搓摩左脚背所有部位，再用左脚心搓摩右脚背所有部位。然后用右脚跟搓摩左脚心，再用左脚跟搓摩右脚心，共2~3分钟。此法可消除双足疲劳，贯通气血经脉。

⑧叠掌摩腹。即两掌重叠紧贴腹部，以每秒1~2次的速度，持续环摩腹部所有部位，重点在脐部及周围，共2~3分钟。此法可强健脾胃，促进消化吸收。

运动时，应闭目静脑，心绪宁静，舌尖轻顶上腭，肢体充分放松。最后一法可仰卧操作，其余他法可采用坐位操作。

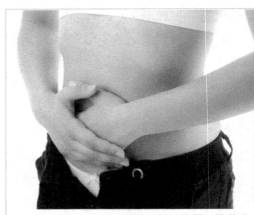

◎睡觉前用双手摩腹可以起到强健脾胃，促进消化吸收并提高睡眠质量的作用。

## 选择健康的睡眠姿势

睡眠姿势不外乎俯卧、仰卧、侧卧。由于每个人的习惯不同，睡姿选择也有差异。怎样的睡姿对健康有帮助？弄清这个问题对健康的睡眠很重要。

### （1）侧卧是最佳睡眠姿势

"坐有坐相，睡有睡相，睡觉要像弯月亮"这是广为流传的健康谚语。从谚语里也反映出了侧卧对健康的益处。侧卧使人体内脏器官受压较小，胸廓活动自如，有利于呼吸，心脏也不会受到手臂、被子的压迫，两腿屈伸方便，身体翻转自如。

中医也强调睡眠应"卧如弓"，建议采取这样的标准姿势：身体向右侧卧，屈右腿，左腿伸直；屈右肘，手掌托在头下；左上肢伸直，放在左侧大腿上，这样的睡姿就像一轮弯月亮。中医认为以这种姿势入睡不损心气，像猫一样蜷卧后大脑很快就能静下来，由兴奋转为抑制状态，不久就能进入梦乡。

睡眠的姿势以向右侧卧为最好。这是因为心脏偏于左侧，右侧卧时，心脏受压小，有助于血液自由循环。向左侧睡时压迫胃，使胃内的食物不易进入小肠，不利于食物消化和吸收，还会压迫心脏，对患有心脏病的人尤为不利。

对于那些血液循环差、防寒功能弱、

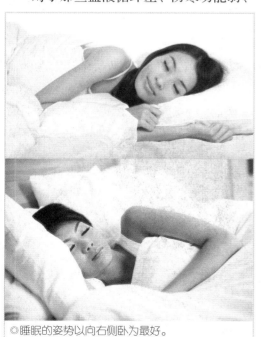

◎睡眠的姿势以向右侧卧为最好。

睡觉时怕冷的人来说，右侧卧可使全身肌肉得到最大限度的松弛，又不致压迫心脏，使心、肝、肺、胃、肠处于自然位置，呼吸畅通，还有利于胃中食物向十二指肠输送。尤其是老年人，他们的内脏肌肉已变得松弛无力，胃肠蠕动减慢，右侧卧便于胃内的食物向十二指肠推进，有利于胃肠的消化吸收，供给全身更多营养。

右侧卧过久，可调换为仰卧。将双手伸直，自然地放在身体两侧，切忌将手压在胸部，也不宜抱头枕肘，下肢避免交叉或弯曲，全身肌肉尽量放松，保持气血通畅，呼吸自然平和。

### （2）仰睡也保健

侧卧的保健功能不容置疑，不过有专家认为，仰卧也有保健功能。这是因为仰睡可以使全身大部分肌肉处于最放松的状态，对老年背痛、腰痛患者来说非常适宜。其次，仰卧不会加重心脏负担。另外，仰睡时，面部肌肉全部松弛，因而皱纹不易生成，已有的皱纹不易加深，也不易出现双下巴。

中老年人特别是患有动脉硬化的老年人，血管病变多，除依赖于白天坚持体育锻炼外，还应仰卧睡眠，这样对防治疾病有很大帮助。

### （3）睡眠时不要高抬手臂

睡觉时手臂上抬，肩部和上臂的肌肉不能及时得到放松和恢复，时间长了会引起肩臂酸痛。睡觉时高抬双臂，由于肌肉的牵拉，横膈膜产生移位，使腹压增高。特别是睡前进食过饱者、老年人，以及妊娠后期的妇女，这种现象更为明显。长时间双手高举过头睡眠，会造成对"反流防止机构"的刺激，一旦这种机构的功能被削弱或破坏，就会引起食物连同消化液反流入食管，使管道黏膜充血、水肿、糜烂、溃疡，造成反流性食管炎。

高抬双臂睡觉，会使肋间外肌、膈肌、腹壁肌和胸廓的前后肌不能自然回拉与舒张，也影响肺部的自然呼吸，易造成胸闷、疲劳，因此，睡觉时不宜高抬手臂。

### （4）男性不宜俯睡

很多人喜欢趴着睡觉，说这样睡得香，入睡快。其实，这种俯卧位的睡眠方式不但容易压迫内脏，使呼吸不畅，对生殖系统也有一定影响，尤其对20来岁的男性来说危害更大。

长期趴着睡会压迫阴囊，刺激阴茎，容易造成频繁遗精。频繁遗精会导致头晕、背痛、疲乏无力、注意力不集中，严重的还会影响正常学习和生活。本来年轻人就对阴茎刺激反应敏感，如果又有频繁遗精的情况，就会加重病情。

建议男性采取仰卧或右侧位睡姿，这样既不压迫精囊，也不压迫心脏，对身体最好。

如果前一天趴着睡了一个晚上，怎么办？别着急，教你健身1分钟，是针对阴茎的补救训练：双臂向前伸展，手掌触地，然后将膝盖以上身体向后拉坐至臀部接触脚，双脚做跪状，双膝贴地，臀部贴脚，尽量舒展手臂、头和背部，舒展动作维持10～15秒，然后慢慢放松，再重复整个动作4～5次。

### （5）针对疾病选择睡姿

有某些疾病的患者要根据自己的身体情况选择健康的睡姿。

①高血压。高血压患者宜采用加枕平卧的睡眠体位，枕头一般高约15厘米，过高过低皆可产生不适感。

②心脏病。心脏代偿功能不好者，可向右侧卧，以减轻对心脏的压迫。如已出现心衰，可采用半卧位，以减轻呼吸困难，切忌左侧卧或俯卧。

③脑血栓。有关专家调查2000例脑梗死病人，发现95％以上的病人习惯于侧卧，这样，在本身已有动脉硬化的情况下，加重了血流障碍，特别是颈部血流速度减慢，容易在动脉内膜损伤处逐渐聚集而形成血栓。为消除这一隐患，仰卧睡眠较为妥当。

④肺气肿。患有肺气肿的中老年人应仰卧，并抬高头部，同时双手向上微伸，以保持呼吸畅通。

⑤胃病。胃溃疡病人宜提倡左侧卧位。如果向右侧卧，从胃部流向食管的酸性液体回流量大大多于正常情况，而且持

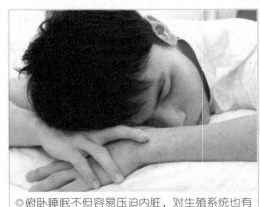

◎俯卧睡眠不但容易压迫内脏，对生殖系统也有一定影响。

续不断，可引起胃部疼痛。

# ❶ 中午小睡有益身心健康

许多人有睡午觉的习惯，中午适当休息1~2个小时，下午就会精力充沛。适当的午睡有益身心健康。

## （1）午睡的保健功能

①午睡能消除疲劳。现代工作快节奏进行，上午的紧张工作，容易使人感到疲劳，特别是大脑更易劳累，加上午饭后胃肠蠕动需要大量血液帮助消化吸收，而且午后气温升高，人体皮肤血管受热扩张，也需要大量血流流向皮肤，从而减少了大脑供血，使人产生疲劳。这时睡一会儿午觉，使大脑和全身各系统休息一下，一方面补充上午工作所消耗的能量，另一方面可消除疲劳，保持精力充沛，有利于提高下午的工作效率。

②午睡能很好地弥补睡眠不足。正常人的睡眠时间不得少于7~8个小时。夏天日长夜短，天气炎热，气温升高，身体新陈代谢旺盛，能量消耗增大，再加上天热，晚睡早起，有时会因高温失眠，常常感到睡眠

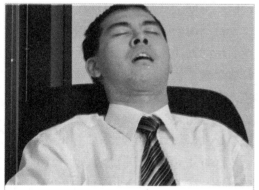

◎适当午睡可使冠状动脉获得休息，减少心脏病发作的可能。

不足，只有通过午睡来弥补睡眠不足。

③午睡能促进分泌和代谢。研究证明，人在一天睡眠中有两个睡眠峰期，凌晨1~2点为第1个峰期，下午1~2点是第2个峰期，补足这两个睡眠峰期不仅对人体分泌及细胞分裂代谢有利，而且对健康长寿也有益。如果人在睡眠峰期不睡眠，易导致健康危机的发生。

④睡眠能增强免疫抗病力。人体合成各种营养，只有在睡眠和休息时才能很好地完成。因此，睡眠不足不但使身体消耗得不到补充，而且会造成机体内各器官失调，破坏人体免疫系统，使之失去应有的抵抗力，使一些疾病乘虚而入。而适当午睡可避免这种睡眠不足带来的危害。研究表明，每天坚持午睡的人，只半个小时，也能使人的冠状动脉获得休息，减少心脏病发作。在睡眠过程中，交感和副交感神经的作用正好与原来相反，从而能使体温下降，脉搏减慢，呼吸减缓，精神紧张缓解，有降低血压的作用。

## （2）控制好午睡时间

午睡虽然好处很多，可是如果时间把握不好，可能对健康不利，因此，我们应该科学地掌握午睡时间。

午饭后休息30分钟左右上床午睡为好。因为午饭后胃里填满了食物，并开始蠕动，各种消化腺也都进入运动状态，如果一放下碗就去午睡，不仅影响消化，而且会感到胞胀不舒服，不利于入眠。

一般午觉时间以半小时至1小时为宜，不宜过久，睡多了会进入深睡眠，醒来后会感到不舒服。午睡时间要因人而

异，体力劳动者一般可午睡30～90分钟，脑力劳动者睡30分钟也可以，但有的人午睡20分钟左右就可以了。

午饭前睡30分钟，据说这30分钟小睡的保健作用，超过了午睡2小时的效果。因为午饭前午睡既能减少脑梗死的危险，又可使大脑得到休息，有利于迅速消除疲劳；饭前因未进食，肚子也不胀满，午睡也感到舒适，更容易入眠。老人晚上睡眠较少，到了第2天上午中饭前11～12点时，也就是中医所谓的"阴阳交替"时间，容易感到疲劳，如能睡上半小时至1小时，可恢复精神与体力，人的思考能力因而得到加强，有利于身体健康。

午睡应因人而异。哪些人需要午睡？首先是体力劳动者，尤其是重体力劳动者更要午睡；其次是脑力劳动者；身体健康的工作人员都需要适当午睡一会儿。总之午睡有利于消除疲劳，保持精力充沛，提高工作效率。

### （3）科学解决午后困倦

如果没睡午觉，在下午的1～4点之间，你就会觉得眼皮沉重，精神恍惚，也可觉得坐立不安，昏昏欲睡，脑子反应迟钝。如果可能遇到这种情况，应好好安排计划来避免上述症状。

①合理调节饮食。首先，早餐要吃得好，多吃含有蛋白质的食物，如蛋类、瘦肉、白干酪、全麦食品、牛奶、酸乳酪等，不要不吃早餐，或只吃甜点等含糖太多的食品。

其次，午餐吃清淡一点儿，多吃富含维生素的食物，如番茄、胡萝卜、菠菜、黄瓜等。午餐吃得太丰富，人的判断力会减轻，对于外界的讯号，比较不容易感知，而且也比较不易分辨物体大小与光线亮度。午餐不要吃得太饱，吃得太饱是引起午后疲惫的主要原因。另外，精制的食物、糖也不要吃，最好是吃百分之百没有加工再制的食物。适当地补充含维生素或矿物质的食物。

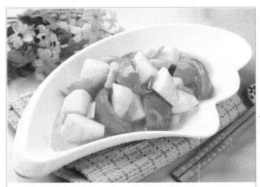

◎午餐吃清淡些，多吃一些含维生素的食物，（如番茄类菜）可以有效防止午后困倦的状况。

②运动。午睡是习惯而不是必需的，也许你真正需要的不是更多的睡眠，而是更多的运动。当午后昏昏欲睡时，最好运动。简短快速的运动最有效。如快走10分钟，深呼吸，如果你一直坐着，请站起来；如果你一直站着，换换环境，原地跳25下；或出去散步，跳绳、拍球、打羽毛球。运动可让体内细胞获得新鲜氧气。只要动起来，让自己深呼吸，那么，转眼之间，你的昏睡感就会消失。

### ❷ 认识到打鼾也是一种病

打鼾者占总体人群的16%～30%，数量庞大，你是否意识到打鼾也是一种病呢？

## （1）给打鼾者开的诊断书

医学专家把打鼾确定为"睡眠呼吸暂停综合征"，是一种病症。此病可能由咽部窄小或阻力增高引起，如鼻中隔偏曲、鼻息肉、扁桃体肥大、咽部松弛、悬雍垂过长、舌体肥大、舌根部肿瘤，及颌面部发育畸形，如小颌畸形等。小儿打鼾多由于扁桃体肥大及腺样体肥大引起。

人在睡眠时全身放松，如果鼻咽喉这3个部位有阻塞，气流冲击狭窄的部位，就会引起共鸣腔的振动而发出不同程度的响声。气道阻塞越重，鼾声就越响，当阻塞的程度较重时，就会出现吸气困难乃至呼吸停止，继而导致低氧和二氧化碳潴留，表现为低氧血症和高碳酸血症，进而刺激中枢发出指令，呼吸肌强烈运动，将肺内的气体排出，然后深吸一口气，这就形成阻塞性睡眠呼吸暂停综合征。

由于打鼾时频繁出现呼吸暂停，使大脑严重低氧，患者出现口干舌燥、头昏脑涨、困倦瞌睡而影响工作和学习。严重者可导致高血压、心脏病、心律失常、糖尿病、肾病、甲状腺功能减退等，甚至发生睡眠中猝死。

研究表明，打鼾与呼吸暂停是脑血管病的独立发病诱因，也是发病的主要原因之一。打呼噜在夜间死亡率急剧增加，未经治疗的打鼾，病史在5年左右的死亡率为11～13％；每小时呼吸暂停大于15次，8年打鼾病史者，死亡率37％；另外，高达80分贝的鼾声对别人睡眠的影响也是不言而喻。因丈夫打鼾而有72.5％的妻子每晚睡眠少1～2小时，或有30.6％从鼾声中惊醒；9.7％的妇女因丈夫的鼾声而导致神经衰弱。因此，打鼾绝不是正常现象，而是严重疾病。

## （2）几种危险的打鼾信号

如果晚上打鼾，而且伴有下面几种症状，应引起重视。

①当出现严重打鼾并伴随频繁而较长的呼吸停歇，次日醒后仍不能恢复精神，合并有血压不易控制、血糖增高，出现夜间憋醒及心脏病频繁发作，以及睡眠困难，而常规治疗效果不明显时，应引起重视。

②当打鼾患者白天明显或严重嗜睡，与人谈话时亦可睡着者，尤其是驾驶员或高空作业者，更应提高警惕。否则不久将损害神经系统，成为重大事故的隐患！

③当打鼾的青少年出现明显的学习障碍或情感障碍时，也要加强注意。否则将妨碍孩子的身心健康与智力发育，将来可能带来家庭与社会问题！

④当重度的鼾声严重扰乱家庭和婚姻生活，导致伴侣不能入睡时，同样不能忽视。否则可能会妨碍家庭与婚姻的幸福。

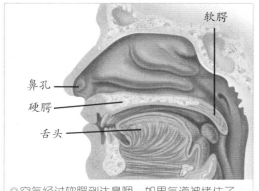

软腭

鼻孔
硬腭
舌头

◎空气经过软腭到达鼻咽，如果气道被堵住了，软腭组织就会震动，导致发出鼾声。

### （3）如何避免打鼾

要想远离打鼾就要调整自己的生活方式和习惯或进行专业治疗，可参考以下几个方面。

①睡前尽量不要饮酒，不要喝浓茶、咖啡，也不要服用某些药物。因为酒精、镇静剂、安眠药以及抗过敏药物都会使呼吸变得浅而慢，并使肌肉比平时更加松弛，导致咽部软组织更容易堵塞气道；养成定期锻炼的习惯，增强肺功能。

②立即戒烟。打鼾者如有吸烟的习惯则需立即戒烟。因为只有保持鼻咽部的通畅，才能减轻鼾声，而吸烟对鼻腔黏膜的刺激只会让已经堵塞的鼻腔和呼吸道变得更加糟糕。此外，打鼾者还应预防感冒，并及时治疗鼻腔堵塞性疾病。

③减肥。肥胖是引起咽部狭窄的因素之一。减肥可以缩小气道阻塞的程度。

④手术治疗。要根据阻塞的平面选择不同的手术方法，如有鼻阻塞的病人应该进行鼻部的手术，使鼻道通畅。咽部狭窄的病人可以行腭咽成形术，该手术主要是通过切除部分悬雍垂及扁桃体，增大咽部

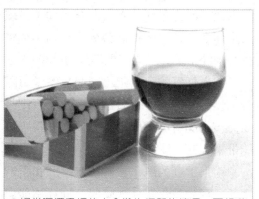

◎经常喝酒吸烟的人会发生打鼾的情况，要想避免应把烟酒戒掉。

的间隙，从而治疗打鼾。它是目前治疗打鼾及睡眠呼吸暂停最常用的方法。

⑤持续正压通气机及口矫器。持续正压通气机（CPAP）主要原理是通过睡眠时佩戴一小型CPAP机，使面罩与呼吸机相连，类似吹气球的原理，将咽部狭窄的部分扩大。每一个病人需要的压力是不同的，因此需要医生利用多导睡眠图检查，以确定一个合适的压力。CPAP机可以明显提高血中氧的含量，适用于中重度打鼾及其他治疗方法失败的病人。

## ❸ 正确认识睡眠与梦的关系

每个人在睡眠中几乎都做梦，做梦是一种生理现象。其实，有梦的睡眠有益身体健康，不过，噩梦有时候和身体疾病有关。

### （1）有梦的睡眠有助于身体健康

研究发现，梦是睡眠时体内外各种刺激作用于大脑特定的皮质，包括残存于大脑的原有兴奋痕迹所引起的一种生理现象，主要发生在快波睡眠期。科学家曾进行过多次剥夺人做梦的实验，结果发现，打断梦的进行，会导致人体一系列生理异常，如脉搏、血压、体温以及皮肤反应值均会增加，自主神经系统功能有所减弱；同时，还会引起一系列不良心理反应，如紧张、焦虑等。显然，正常的梦境活动，是保证机体正常生命活动的重要因素之一。

研究人员还发现，人脑中存在着两类相反的催眠肽，一类催无梦睡眠，另一类催有梦睡眠。研究人员将有梦睡眠肽施加

于多种动物，使其睡眠中的有梦期延长，结果寿命也大大延长了。

这就有力地证明了有梦的睡眠对人体健康有非常重要的作用，它能保证正常的生命活动，而且可能大大延长人的寿命。所以，正常的做梦对身体有益。

### （2）梦境可能与疾病有关

有些梦也许和疾病有关。

老年人做噩梦，梦见有人追逐，自己身体歪斜扭曲，肢体沉重，情绪激动，醒后心有余悸、大汗、心跳加快。这些都可能与心脑供血不足有关，常是冠心病、心绞痛、脑血管意外的先兆。

年轻人梦见吃饭、饮酒可能是溃疡病的先兆。

癫痫病人梦见电视机受干扰，与人相撞，从空中坠落，提示不久此病即将大发作。

梦境内容的改变，也可提示疾病的好转或加重。抑郁症病人梦境并不像白天那样抑郁悲观，甚至有欢天喜地的梦。而欢乐梦的消失，烦恼梦的增加，倒是临床症状趋向缓解的先兆。

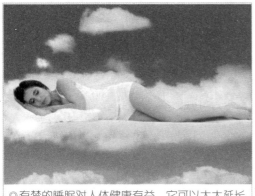

◎有梦的睡眠对人体健康有益，它可以大大延长人的寿命。

人在睡眠时，大脑许多细胞进入"休息"状态，工作功能大大降低，而体内潜在性病变的异常刺激信号，仍然传入大脑细胞，造成相应部分的脑细胞兴奋活动，产生上述预见性梦境的原因是兴奋"波浪"扩散到皮质有关中枢，相应的脑细胞便会应激而起，使沉睡的大脑"放电影"，于是出现这种梦境。

病人就诊时应该把自己有关的梦境告诉大夫，以便根据不同梦境的分析，寻找身体内部潜在性病变部位或病变器官，早期发现疾病，进行早期治疗。

### （3）摆脱噩梦的纠缠

造成噩梦的原因大致有二：一是身体已经发生了某些尚未为我们察觉的疾病，因症状不明显，人在意识清醒的状态不易察觉。而在入睡以后，由于大脑皮质处于抑制状态，这时极小的病症刺激，就可能引起清醒时所难以引起的兴奋，从而在梦中就会出现种种病态的感受。做噩梦的另一个原因就是情绪压抑。

噩梦并不可怕，亦可摆脱，要紧的是要消除现实的"梦源"。如果你身体并没有什么隐疾的话，那么，不妨从以下两方面努力：第一，保持生活乐观，不要成天郁郁寡欢。生活愉快的人，往往很少做噩梦。第二，有了不快要及时疏导，不要埋在心里。一个人生活中总会有不愉快的事情发生，由于工作、家务、交往等原因，出现精神上的压力过大在所难免，有了不快，感受紧张，应自我消化或者及时外泄。保持良好的心境，我们或许就会经常光临美好的梦境了。

# 重视失眠的治疗

## ❶ 经常失眠有害身体健康

睡眠障碍是困扰人类健康的一个难题，经常失眠对健康危害很大。调查表明，我国有20%～30%的成年人有不同程度的睡眠障碍，40%以上的老年人在睡眠方面存在问题。

### （1）失眠的症状和危害

①失眠的症状。失眠症状很不好确定，一般可分为两大类，一种是原发性失眠，一种是继发性失眠。根据时间的长短又可分暂时性失眠、短期失眠和长期失眠3种。它的主要症状有以下一些。

难入睡、晚上睡得不安，时醒时睡，醒后难入睡，时而发噩梦，梦后醒来难入睡，甚至通宵达旦不能入睡。

精力不集中，胡思乱想，萎靡不振，注意力分散，记忆力减退，疲倦乏力，心烦易怒，头昏脑涨。

因睡眠不足，没精打采而影响工作能力的正常发挥。

睡眠时间经常少于6小时。

总体来说，失眠的外在表现为起床后感到关节僵直，无精打采，疲倦乏力，头昏不适，面色灰黄，皱纹增多，脱发白发增多，衰老加快；内在表现为免疫力下降，细胞老化，各器官超负荷运行，神经处于紧张状态，思路不清晰，精神无法集中，动作无法协调，不能明确表达自己意思，感到烦躁不安，易怒。

②失眠的危害。长期失眠对健康危害很大，主要有以下几方面。

睡眠不足引发疾病。睡眠不足，可刺激胃腺，减少胃部血流量，降低胃的自我

---

**小贴士**

如果你有睡眠问题或者总觉得自己睡眠不充足，试试以下建议。

（1）晚上不要过量进食。

（2）避免在晚上喝含有咖啡因的饮料——牢记这些睡前不能喝的饮料，比如可可茶、热朱古力等都含有咖啡因。

（3）不要摄入过量的酒精。

（4）通过运动让自己感到疲劳：运动能让身心平静，但是切记不要在晚上运动，太晚运动反而会使你兴奋，难以入睡，而不是提高睡眠质量。

（5）冥想、瑜伽以及其他一些放松的练习都值得提倡，在晚上做这些练习能够缓解压力，你也可以在睡前做一些其他的日常放松练习。

修复能力，使胃部黏膜变薄，从而增加胃溃疡和癌细胞生长机会，易引发胃病及癌症等疾病。

癌变细胞是在分裂中产生的，而细胞分裂多半是在人的睡眠中进行的，一旦睡眠规律紊乱，睡眠不足，就会影响正常细胞分裂，有可能导致细胞突变，产生癌细胞，从而很难控制这种突然袭击而致癌。

经常睡不好会带来压力，而人在压力下所分泌的激素则会使人长粉刺、面疮、斑点或其他不雅观的突起点。严重失眠或睡眠不好还会使人减弱抗病毒能力，引起脱发、掉牙及牙龈炎、牙周炎等疾病。

失眠有损大脑智力。经常失眠，长期睡眠不足或质量太差，可损伤大脑功能，会使脑细胞衰退老化加快，并引发神经衰弱、脑血栓、中风等脑血管疾病。睡眠不好，会导致精神不振，无精打采，头昏脑涨，智力、记忆力下降，反应迟缓，思维

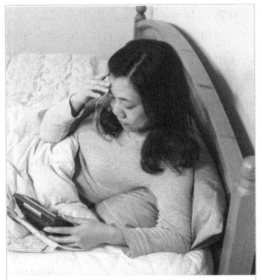

◎长期失眠容易引发疾病，有损大脑智力，导致衰老。

迟钝，语言不清，思路不明，情绪消沉，精力无法集中，动作无法协调，工作效率也会降低。

失眠致衰老。对一批年龄18～27岁身体健康的年轻人做试验，限制他们每晚只睡4小时，6天后对他们身体的各项指标进行测试，发现他们的新陈代谢和内分泌正在经历60岁以上老人才有的变化过程；后6天让他们每晚睡12个小时，以补足前6天的睡眠不足，结果测试他们的各项指标又恢复到年轻人的状态。

研究表明，失眠者每天的衰老速度是正常人的好几倍。一天睡眠不足，就可导致第2天的免疫力下降，其中78％的人呈大幅度下降，而经常失眠者的衰老速度是正常人的2.5～3倍。睡眠不好，经常失眠，累加起来，最终将严重危害健康，会导致神经处于紧张兴奋状态得不到休息恢复，造成各器官超负荷运行而受损，免疫力下降，细胞老化，皱纹增多。

### （2）剖析失眠原因

失眠主要是由于脑部微循环不畅，供血供氧不足引起神经系统功能失调。一般来说，失眠可能是由以下3大原因所致。

①体质虚弱，包括阴虚、血虚、阴阳两虚、脾虚、心虚等。

②某些脏器组织功能紊乱。

③体内代谢产物积聚不能排出体外，造成内毒积聚。

这3大原因导致人体功能失衡，生物钟遭到破坏，因而发生或加重失眠。

很多人失眠的症状可能是暂时的，只要找到失眠的原因，加以治疗，就能够恢

复正常的睡眠。但是习惯性失眠很难一时治好。这种失眠没有特定原因，之所以失眠，与人的性格有很大关系。

研究表明，那些爱操心、易紧张的人，一点儿事也会让他神经紧绷、焦虑不堪。这种人即使没事，睡眠也不好，多梦、梦呓、易醒，处于浅睡眠状态。遇到大事时，比如亲人的死亡、离异、失业、失恋等，他们的精神负担就更大了，根本睡不着。这种性格的人容易形成"习惯性失眠"。这种习惯一旦形成，即使没有压力，也很难安睡。

## ❷ 科学治疗失眠

失眠会使人精神不振、情绪欠佳，而且还会降低人体的免疫功能，我们必须重视失眠，科学治疗失眠。

### （1）正确服用安眠药

失眠并不可怕，如果对症下药能起到不错的疗效。但是现在失眠患者用药存在两种极端：一是不敢服用，认为服用安眠药会产生抗药性；二是滥用安眠药物，长期依赖安眠药睡眠。

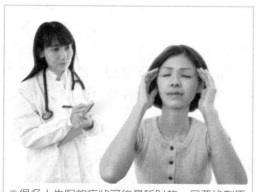

◎很多人失眠的症状可能是暂时的，只要找到原因加以治疗，就能够恢复健康。

针对不同类型的失眠症，选用药物的品种不同。只要选择合适的安眠药，就能对失眠起到很好的治疗效果。对于入睡困难的患者应选用短效而起效迅速的安眠药，易早醒或中途醒者则应选用中效的安眠药，而白天焦虑者可选用长效安眠镇静药。

目前最为常用的催眠药为巴比妥类和苯二氮类及一些中成药。根据药物起效快慢的不同，每类药物又可分为慢效、中效和快效药。这些药物显效和作用时间存在一定的差异，服用剂量及常见副作用也不甚相同。

苯巴比妥在巴比妥类药物中属于慢效，显效时间0.5~1小时，作用持续6~8小时，常用量为成人每次0.05~0.1克。常见副作用表现为醒后精神不佳、头晕。久用会成瘾，肝肾功能严重减退者慎用。

戊巴比妥在巴比妥类药物中属中效，显效时间15~30分钟，作用持续3~6小时，常用量为成人每次0.05~0.1克，睡前服。由于主要在肝脏代谢，所以，肾功能不好的患者仍然可以使用此药。其副作用和苯巴比妥相似。

司可巴比妥又名速可眠，在巴比妥类中起效最快，服用15分钟即可显效，持续作用的时间2~3小时，最适合入睡困难的失眠者。成人每次0.1~0.2克，睡前服。肝功能减退者慎用。

苯二氮类地西泮俗称安定。失眠时，成人睡前服用5~10毫克。副作用比较多，常见的有嗜睡、疲乏、语言不清、视物模糊及复视、心动过缓和低血压等。长期使用也可成瘾。青光眼及重症肌无力患者禁用。

硝西泮作用和地西泮相似，催眠作用较快，在服后15～30分钟入睡，维持6～8小时。特点是引起的睡眠近于生理性，故无明显的后遗反应。常用量为成人每次5～10毫克，睡前服用。不良反应偶见头痛、精神紊乱及白细胞减少，服用时应避免饮酒。重症肌无力及妊娠早期忌用。

三唑仑作用比地西泮强，所以，服用地西泮无效的患者服用三唑仑仍然会有效。其口服吸收好，作用快，效果好，服后两小时内达血药峰浓度。三唑仑虽然适用于各型失眠症，但对入睡困难、易醒或早醒的失眠者最为适用。常用量为成人0.25～0.5毫克。常见不良反应为偏头痛、食欲减退、抑郁、瘙痒、心悸、腹泻等。妊娠和哺乳期妇女、急性闭角型青光眼、重症肌无力患者禁用。

事实上，所有安眠药都有副作用，特别是长期使用，会使机体产生耐药性(所需药物的剂量越来越大)，即通常所说的药物成瘾，因此不得盲目使用安眠药。短期服用适当的安眠药物，可以缓解失眠的困扰，有利于恢复正常睡眠，但是需要长期服用短效安眠药的患者，最好经常改换药品的品种，以避免产生耐药性。患者连续服药超过6个月后需要停药时，为避免可能产生断药反应，应该在医生的指导下以长效药物替代后再停药。

**（2）良好的生活习惯防治失眠**

失眠可以不用失眠药物，只要改变自己的生活习惯，也能有效地防治失眠。

①生活规律。工作、学习、生活要有规律，因为人体"生物钟"有一定规律，不要随意打乱它，要准点不要错点。人在日常生活中也应按规律办事，按时作息，按时就寝。

②精神愉快。精神对睡眠有影响，保持愉快乐观的情绪，有利于保持神经系统的稳定。应避免过多的忧愁、焦虑，尽量减轻思想负担，使心情舒畅。

③经常运动。运动是非常重要的，因为睡眠对大脑的抑制性首先在运动中形成，体力疲劳有助于这个抑制性的产生。

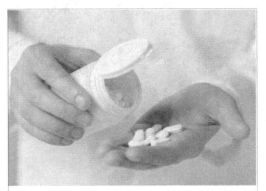

◎所有安眠药都有副作用，长期使用会使机体产生耐药性。

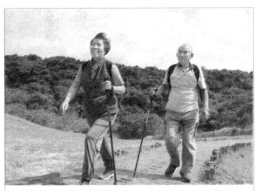

◎经常参加运动可以有效防止失眠症状的发生，可选择散步、登山、骑自行车等。

加强锻炼，适当选择运动项目，如散步、游泳、登山、骑自行车等运动，能促进血液循环及新陈代谢，减轻精神压力，有利于入睡。

④饮食合理。晚餐绝不可过饱，最好吃6～7成饱，不宜多喝酒，多饮咖啡、浓茶，更不宜吃油腻或煎炸等不易消化及辛辣刺激的食物。因为夜间消化系统几乎停止运转，也不需要能量，进入休眠状态。所以在睡前2～3小时不宜吃东西，否则食物停留在体内，致使酶和酸不能把它们变成能量，同时感到饱胀而产生不舒服感，影响入眠。如有条件的话，晚餐或睡前可选择一些助眠食品，如牛奶、食醋、莴笋、桂圆、核桃、红枣、莲子、苹果、橘子、香蕉等。

⑤环境舒适。卧室整洁美观，空气新鲜流通，环境安静，这些对良好的睡眠十分重要。如喧闹嘈杂、阴暗潮湿、空气混浊、二氧化碳含量高、气味难闻、温度过热或冷，在这样的环境里是睡不好觉的。因此，要努力营造一个安静、舒适的睡眠环境。

⑥按摩助眠。用自我按摩方法，可起到调整全身器官的作用，从而缓解失眠症状，达到助眠目的。

A.用手指按揉前额两眉头中间印堂穴，轻揉1～2分钟。

B.用手指点、按、揉两侧太阳穴1～2分钟。

C.用两手拇指紧按后脑颈部两侧凹陷处风池穴，以轻微酸胀感为宜。

D.用两手五指掌面交替反复拍打前额及脸部，轻微敏捷拍打1～2分钟。

E.两手掌搓热，立即用掌心摩擦前额及面部反复36次以上。

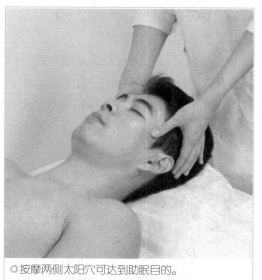

◎按摩两侧太阳穴可达到助眠目的。

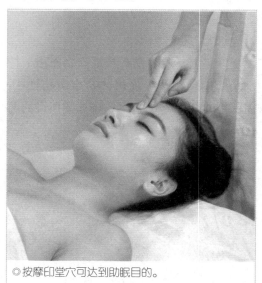

◎按摩印堂穴可达到助眠目的。

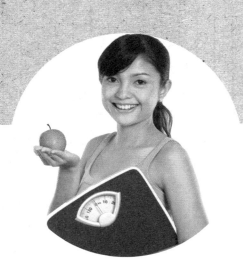

第七章

# 无毒一身轻，
# 做一个排毒高手

●在现今社会，工业、农业大生产和人类生活不断发展所带来的污染日益严重，无处不在的毒素给人类的健康造成了巨大的危害，空气、水、食品、日用品……已不再安全。我们应如何避免"毒素上身"？

# 警惕环境毒素

## ❶ 弥漫在空气中的毒素

20世纪50年代以来，由于社会化大生产和人类生活节奏的加快，汽车被大量投入生产。汽车在给人们的生活带来方便的同时也带来了严重的环境污染，给人类的健康造成了巨大的危害。5亿辆汽车，每年会排出4亿吨一氧化碳、8000万吨碳氢化合物和5000万吨一氧化氮。汽车废气已成为世界城市污染的罪魁祸首。

汽车在发动和行驶过程中排出的污染物主要有一氧化碳、碳氢化合物、氮氧化合物及颗粒物质，汽车废气的组成和排放量与发动机的种类及燃料有关。一般来说，柴油发动机废气中一氧化碳和碳氢化合物的浓度都远低于汽油发动机，氮氧化合物的浓度几乎相等，然而柴油发动机排出大量的黑烟产生的臭气令人反感。

目前还没有足够的资料说明汽车废气中各种有害成分对人类及其他哺乳动物产生危害的综合作用，而只是多借助个别成分的毒性作用来评价其危害。一氧化碳主要通过与血红蛋白结合使血红蛋白丧失携氧功能，严重时可致人死亡。人们吸入氮氧化合物后其刺激呼吸道黏膜，引起肺炎。碳氢化合物除具有致癌作用外，还可刺激皮肤、黏膜，尤其是与氮氧化合物形成光化学烟雾，刺激性更强，重者可危及生命。此外汽车废气中含有铅，可导致慢性铅中毒。

## ❷ 被环境污染的地下水

水与人类的生产生活息息相关，水污染也是环境污染中对人类危害最大的一种。

我们每时每刻离不开水。人体在新陈代谢的过程中，水中的各种元素通过消化道进入人体的各个部分。当水中缺乏某些或某种人体生命过程所必需的元素时，就会影响人体健康。例如，有些地区水中缺碘，长期饮用这种水，就会导致"大脖子病"，就是医学上所称的"地方性甲状腺肿"。当水中含有有害物质时，对人体的危害更大。有害物质可以通过受污染的食物（粮食、蔬菜、鱼肉等）进入人体，还可以通过饮水进入人体。据调查，饮用受污染水的人，肝癌和胃癌等癌症的患病率，要比饮用清洁水的高出61.5%左右。

水中生活着各种各样的水生动物和植物。当人类向水中排放污染物时，一些有益的水生生物会中毒死亡，而一些耐污的水生生物会加速繁殖，大量消耗溶解在水中的氧气，使有益的水生生物因低氧被迫迁徙他处，或者死亡。特别是有些有毒元素，既难溶于水又易在生物体内累积，对人类造成极大的伤害。如汞在水中的含量是很低的，但在水生生物体内的含量却很高，在鱼体内的含量又高得出奇。假定水体中汞的浓度为1，水生生物中的底栖生物（指生活在水体底泥中的小生物）体内汞的浓度为700，而鱼体内汞的浓度高达860。

当含有汞、镉等元素的污水排入河流和湖泊时，水生植物就把汞、镉等元素吸收和富集起来，鱼吃水生植物后，又在其体内进一步富集，人吃了中毒的鱼后，汞、镉等元素在人体内富集，则使人患病甚至死亡。从水生植物→水生小动物→小鱼→大鱼→人体，形成了一条食物链。人体成了汞、镉等元素最后的"落脚点"。

由此可见，当水体被污染后，一方面导致生物与水、生物与生物之间的平衡受到破坏，另一方面一些有毒物质不断转移和富集，最后将危及人类自身的生命健康。

## ❸ 室内环境中的毒素

室内某些材料、装置所造成的空气污染、电磁辐射等也不容忽视，相对密闭的空间则会使这些污染的危害更加严重。

### （1）居室里的健康杀手

居室里的污染源有很多，概括来说，有下面几种。

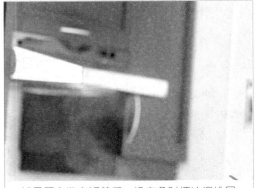

◎如果厨房做完饭菜后，没有急时把油烟排尽，久而久之就会给人体造成伤害。

①燃料的燃烧。居民生活用燃料有煤、液化石油气、煤制气及植物的枝干、茎、叶等。调查资料表明，燃煤的厨房空气中含苯并芘为每立方米0.5微克，二氧化氮为每立方米0.3毫克，二氧化硫为每立方米6.9毫克，一氧化碳为每立方米4.2毫克，颗粒粉尘为每立方米0.8毫克；使用液体气1小时的厨房，一氧化碳可达每立方米3.5毫克，10小时测定为每立方米8毫克；管道煤气的污染物是一氧化碳、氮氧化物。

人体呼出和燃料燃烧时放出的二氧化碳 室内的二氧化碳大大高于室外，大气中的二氧化碳是0.03%左右，室内可达0.1%，如果超过0.2%时，人则会感到发困、精神不振。

②室内的装饰材料。其包括塑料地板、化纤地毯、化纤窗帘、壁纸、塑料用品、家具等。

氡及其子体。氡是一种惰性放射性气体，易扩散，在体温条件下极易进入人体组织。影响室内氡含量的因素除污染源的释放量以外，室内的密闭程度、空气交换率、大气压、室内外温差等都是重要的影响因素。研究发现，在建筑材料表面使用涂料可起一定的防护作用。

甲醛。甲醛是一种挥发性有机化合物，无色，有强烈的刺激性气味。它是室内的主要污染物之一，主要来自建筑材料、装饰品及生活用品等化工产品，如黏合剂、隔热材料、化妆品、消毒剂、防腐剂、油墨、纸张等。甲醛对健康的影响主要是刺激眼睛和呼吸道黏膜，使人产生变态反应，免疫功能异常，引起肝、肺和中枢神经受损，也可损伤细胞内遗传物质。甲醛在室内的浓度变化主要与污染源的释放量和释放规律有关，也与使用期限、室内温度和湿度及通风程度相关。加强室内通风可降低甲醛浓度。

其他挥发性有机物。挥发性有机物是一类重要的室内污染物，已明确鉴定出300多种，虽然它们各自的浓度不高，但其联合作用不可忽视。挥发性有机物除醛类外，常见的还有苯、甲苯、二甲苯、三氯乙烯、三氯甲烷等，主要来自各种溶剂、黏合剂等化工产品。此外，苯类等环烃化合物还可来自燃料和烟叶的燃烧。挥发性有机物具臭味、刺激性，能引起免疫水平失调，影响中枢神经系统功能，使人出现头晕、头痛、嗜睡、无力等症状，亦可影响消化系统，表现为食欲不振、恶心、呕吐，严重者可损伤肝脏和造血系统。

### （2）越来越严重的电磁污染

水污染和大气污染都是以可见的物质形式存在，噪声污染和电磁污染则以能量的形式存在，噪声可以被人们的耳朵感知，只有电磁污染无色无味，看不见、摸不着听不到，其实它穿透力强，充斥整个空间，不同强度的电磁辐射对人们会产生不同程度的影响。

在我们周围，手机、对讲机、微波炉、电磁炉、计算机、电视机、电热毯及户外的高压电线、电焊机、各种高频作业设备和一些医疗设备工作时都会产生一定量的电磁辐射。随着广播电视、输电线路和通讯业的不断发展，辐射源越来越多，

电磁污染日益严重，长期处于电磁辐射环境下，对人体会产生伤害：对心血管系统的损害表现为心悸、心动过缓、窦性心律不齐、免疫功能下降；对视觉系统的损害表现为视力下降，引发白内障；孕妇易产生自然流产和胎儿畸形；血液淋巴液和细胞原生质易发生改变，影响人体的循环系统、免疫、生殖和代谢功能等。

电磁辐射能量通常是以辐射源为中心，以传播距离为半径的球面分布，辐射强度与距离平方值成反比。人们应该采取措施对电磁辐射进行防范，包括远离辐射源，减少与辐射源接触的时间，穿防护服等。

### （3）办公室的健康杀手——臭氧

办公室内臭氧的主要来源为复印机、激光打印机、紫外灯及一些消毒设备等。目前，办公场所使用的复印机大多采用静电复印法。它在工作的过程中会激发空气中的氧分子发生分解，形成较活跃的臭氧。正常情况下，室内臭氧的浓度比室外低，为室外浓度的20%～30%。我国《室内空气质量标准》中规定的臭氧允许浓度为每立方米160微克（1小时均值）。

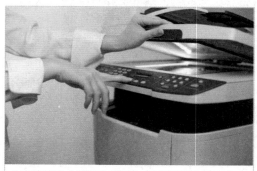

◎应该将办公用的复印机、激光打印机放在离人群远一点儿的地方。

臭氧是具有特殊气味的不稳定气体，具有强氧化作用。有研究表明，臭氧可在5分钟内杀死99％以上的细菌繁殖体；同时臭氧也可起到除臭的作用，许多室内空气净化器以臭氧的强氧化性为原理，将空气中的有机物氧化，以达到净化空气的目的。

臭氧对眼睛有刺激作用，还可引起上呼吸道炎症，影响肺功能，严重者可导致肺气肿、哮喘等疾病。对于有呼吸系统、神经系统疾病的孕妇，臭氧的危害则更大，可诱发或加重原有的病情。

臭氧危害如此之大，我们应该采取哪些具体措施来预防臭氧的危害呢？

经常开窗通风可以保证办公室内的空气新鲜。有条件的办公楼可在每天早、中、晚各通风3次，每次20分钟以上。

办公室的合理布局。最好将复印机、激光打印机等设备与办公人员隔离；或将办公用的复印机、激光打印机放在离人群远一点儿的地方；最好在复印机和打印机室内安装排气扇或换气扇，以便稀释或排出工作环境中的臭氧。应该注意的是，臭氧的比重是正常空气的1.65倍，故常常聚集在室内的下层空气中不易流动，因此，换气装置的安装高度不宜过高。

经常接触复印机、打印机以及在该环境工作的人应该加强营养，增强机体的抵抗能力，多食用牛奶、豆制品、菠菜、玉米等富含维生素E的食物。同时要多参加户外运动。

## ❹ 无处不在的噪声污染

随着交通、建筑、现代化设施的逐渐增多，环境噪声已成为困扰人们生活的污染源。

### （1）危害健康的噪声污染

认识噪声污染源是远离噪声污染的前提，噪声的来源主要有下面几种。

①交通运输噪声。随着城乡车辆、公路和铁路交通干线的增多，机动车、火车和飞机的噪声已成为了交通噪声的元凶。特别是在一些临街、临近高架桥办公楼工作的人员，其所受的损害则更为严重。

②建筑施工噪声。随着城市建设的迅速发展，道路建设、基础设施建设、城市建筑开发、旧城区的改造工程等成为建筑施工噪声的源头。建筑施工现场的噪声一般在90分贝以上。通常，电锯、电刨的噪声为105分贝，捣固机的噪声为115分贝，风镐可达130分贝。

③生活噪声。有研究显示，人们生活活动所产生的噪声也不小，如街头锣鼓秧歌的噪声在90～105分贝之间，学校播放广播体操所产生的噪声为80～90分贝。

④电器噪声。一般来说，各种电器的噪声强度分别为：电冰箱34～50分贝；洗衣机60～70分贝；空调机50～65分贝；电风扇60～70分贝；吸尘器60～80分贝；电视机60～80分贝。

通常，办公室噪声的强度比工业、交通、建筑噪声等要低很多，它一般也不会引起明显的临床症状，多使人处于亚健康状态。每天暴露在强度为75分贝的噪声中8小时，或每天暴露在强度为70分贝的噪声中24小时，均不会使人们出现明显的听力障碍。办公室噪声主要影响人的心理，这多反映在影响人的休息和工作上，表现为使人感到烦躁、萎靡不振、注意力不集中，影响人的工作效率等。

反复、长时间、超负荷的噪声刺激可引起中枢神经系统损害，表现为条件反射异常、脑血管功能紊乱、脑电位发生变化以及头痛、头晕、耳鸣等神经衰弱综合征。累及心血管系统表现为心跳加速、心律不齐、血压升高，严重者可导致心肌梗死。另外，长时间生活于噪声环境中可使听力下降，甚至耳聋。

### （2）远离噪声污染

噪声污染虽然无处不在，可是我们可以采取一定的方法来缓解噪声污染对我们的伤害。

①进行吸声处理。我们可在墙面、顶棚等界面上安装吸声材料来降低室内的噪声；如果居室临街的话可以安装双层隔音玻璃窗、多用布艺装饰和软性装饰来吸收噪音，其中窗帘的隔音作用最为重要。

②电器及设备的选择和摆放问题。应尽量选择质量好、噪声低的电器，不要把电器放在一起，尽量避免各种电器同时使用。可以在电冰箱等大件电器底部的部位安装橡胶垫片，以减轻电器振动所产生的声音。应严格控制电器的音量和开关时间。

③应补充营养并进行自我调适。适当补充氨基酸和维生素有助于消除有害物质，减轻精神紧张和疲劳。此外，多吃各种粗粮、花生、大豆及其制品、水果、各种新鲜绿叶菜、肉、蛋、乳等食物，有利于提高机体的免疫力，减轻噪声对人体的损害。

## 毒从口入——认识各种食物毒素

### ❶ 蔬果上的农药残留污染

蔬果类食物中的残留农药主要来源于以下几个方面：施用农药直接污染农作物；农作物从污染的环境中吸收农药；农药通过食物链污染食品等。常见的残留农药包括有机磷、氨基甲酸酯类、有机氯、杀菌剂等。有机磷是目前使用量最大的杀虫剂，常用的有美曲膦酯（敌百虫）、敌敌畏、乐果等。有机磷属于神经毒剂，主要抑制生物体内胆碱酯酶活性，部分品种有迟发性神经毒作用。慢性中毒主要是指神经系统、血液系统和视觉损伤。

我国农业部已经颁布了部分农药在不同蔬菜上使用的安全间隔期，对于尚未做出具体规定的农药品种和蔬菜品种，目前一般的执行方法为：夏季气温高，农药毒性消失较快，故施用农药后安全间隔期为5～7天；春、秋季则最少需要7～10天；冬季则应控制在15天以上。绝不允许喷施农药后的蔬菜随即采收，因为在这种情况下，被蔬菜吸收的农药即使经过清洗、煮、炒也不能被清除。

为保证食用蔬菜的安全，在市场上选

购农药污染少的蔬菜是预防农药中毒的有效方法之一。蔬菜中因不易染虫害而较少施用农药的品种有圆白菜、苋菜、芹菜、菜花、辣椒、萝卜等。食用部分生长在泥土中的蔬菜，如莲藕、马铃薯、芋头、大头菜等一般不施农药。野外生长或人工培育的食用菌和各种芽菜，在生长和培育过程中无需杀虫，是蔬菜中安全系数较高的种类。野菜营养丰富，一般没有污染，市场上常见的野菜有蕨菜、荠菜、马兰头、马齿苋、扫帚苗、龙须菜等，它们生长在野外，不需要人工施肥，更不需要洒药除虫。野菜的蛋白质含量比一般蔬菜高出约20%。目前使用农药较多的是韭菜、空心菜等叶类蔬菜。

另外，不同的蔬菜有不同的去毒方法。

①冲洗法。如圆白菜、大白菜等，要先剥除外层菜叶2～3片，再一片片剥下来。用大量清水冲洗一次，然后用海绵刷或软毛刷刷除菜叶上的虫卵或污秽，再用清水冲洗第2遍。

②清洁剂刷洗法。使用天然安全的清洁剂，如茶籽粉(茶籽粉是用天然茶籽磨成粉。可用茶籽粉泡成的水来清洗蔬菜水果，甚至是油腻的餐具。其有很强的去污、除油腻效果，而且天然无副作用)、海水提炼的清洁剂、牙膏或天然橘精清洁剂等。采用软毛刷蘸清洁剂，仔细刷洗蔬果表面，再用大量清水冲洗干净。此法适用于连皮吃的蔬果，如苦瓜、青椒、小黄瓜、阳桃、番石榴、樱桃、茄子、莲藕等。

③削皮法。胡萝卜、马铃薯、菠萝、芋头、猕猴桃等均要削皮才能吃，但削皮之前，一定要先用大量清水冲洗干净，用软毛刷刷除表面污秽，洗后还要用纸巾将表面的水分拭干，这样削皮时才不会让污秽或脏水污染到可食部分。

④切除法。小白菜、青椒等，喷洒农药时，农药往往会顺着叶柄汇集在柄基处，所以要先将柄基处切除，再一片片清洗菜叶。像青椒的果蒂处明显凹陷，喷洒的农药便往往蓄积于此，形成一个农药"小池塘"，所以清洗前应先将果蒂凹陷处切除，再仔细清洗其他部分。

⑤高温烹煮法。农药属于有机化合物，高温会造成其分解，所以烹煮愈久，农药也分解愈多。而且烹煮时要掀开锅盖，才能让残留的农药分解、蒸发，随着水蒸气往上飞散掉。农药也可能会溶到汤里，所以，菜汤应该倒掉不要喝；但若是采购有机蔬菜，确定无农药污染时，所剩的菜汤便可以放心喝，何况菜汤富含营养，倒掉实在可惜，所以鼓励大家尽量吃有机蔬菜。

⑥储藏法。有些果菜不易腐烂，可先买回存放数天，但不要放入冰箱，植物体原本含有的天然酵素，会将残留的农药逐步分解掉。适用储藏法的果菜包括瓠瓜、南瓜、洋葱、芋头、胡萝卜、白萝卜、番茄、马铃薯、圆白菜、山药、甘薯、菠萝等。

⑦杀菁法。有些蔬菜适合以杀菁法处理，如芦笋、竹笋、玉米等。将这些蔬菜洗净后，放入90℃以上的热水中，加热1分钟左右，再迅速用冷水冲洗，可让残留的农药随着热气蒸发掉，农药也会遇热分解，溶入热水。

## ❷ 了解食物禁忌，打造健康饮食

不同食物由于成分的不同，一起食用后食物之间相互作用，可能会产生有毒物质，从而严重危害人体的健康，要想避免这种事情的发生，只有事先了解食物的禁忌。

### （1）常见蔬菜的饮食禁忌

不同的身体状况选择不同的蔬菜，有些食物最好不要与其他食物同食。

①黄瓜。黄瓜是许多人夏季的必需蔬菜，食用时要注意以下问题。

不宜与橘子、番茄同时生食。

不宜与辣椒、菠菜同时生食。因为辣椒、菠菜所含的维生素C，会被黄瓜中的维生素C分解酶破坏掉，使营养丧失。

黄瓜为寒凉类蔬菜，脾胃虚寒者不宜食用。慢性支气管炎、溃疡病、结肠炎等患者忌食。

痢疾、疟疾、腹痛、呕吐、腹泻等患者及妇女经期前后，不宜食用黄瓜。

黄瓜含有水杨酸类物质，多动症儿童不宜多吃。

②番茄。番茄也是人们喜爱的一类蔬菜，食用时要注意以下问题。

不宜和黄瓜同时生食。因黄瓜含有分解酶，会破坏番茄中的维生素。

不宜食用未成熟的番茄，因其含有生物碱，多吃会中毒。

大便稀软、腹痛者不宜多吃番茄。

肠胃虚寒、胃酸过多者不宜多食番茄。

③大白菜。大白菜在冬天非常受欢

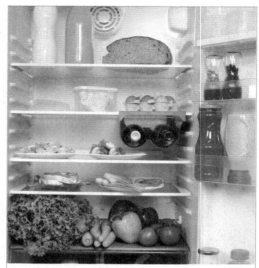

◎有些果菜不易腐烂，可先买回存放数天，但不需要放入冰箱。

迎，可是并不是任何人都适合。

服用维生素K时不宜食用大白菜，否则会降低维生素K的止血疗效。

不宜食用久放的熟白菜。白菜煮熟久放后，会在细菌作用下使硝酸盐还原成亚硝酸盐，易诱发癌细胞。

脾胃虚寒者不可多吃，吃过量容易引起胃酸过多。

肺寒咳嗽者不宜多吃。

④菠菜。菠菜是许多人的最爱，但是，食用菠菜时要注意以下问题。

忌与钙片同食。因菠菜含大量草酸，与钙同食易形成结石。

不能与牛奶同食。

变质及熟后放久变酸的菠菜应禁食，否则易引起亚硝酸盐中毒。

肾炎和肾结石患者不宜食用。

菠菜属寒凉类蔬菜，阴盛偏寒体质者勿吃过量。

不可与韭菜同食，否则易引起腹泻。

木耳、虾米、海带、紫菜等含钙量丰富，不宜与菠菜同食。

⑤油菜。油菜很好吃，不过需注意以下问题。

油菜不宜久存，否则营养会流失，还会受细菌作用产生亚硝酸盐，容易致癌。

其性偏寒，凡脾胃虚寒、消化不良者不宜多吃。

麻疹后及疮疥、眼病患者、狐臭者不宜食用。

⑥花椰菜。花椰菜是抗癌蔬菜，可是，要注意以下问题。

服用铁剂时不可食用。花椰菜含较丰富的钙、磷元素，会与铁剂结合成不溶性的沉淀物，降低铁剂的吸收。

花椰菜含少量致甲状腺肿的物质，不宜过量进食。

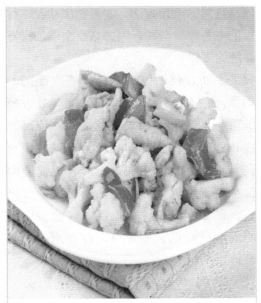
◎花椰菜性凉、味甘，具有补肾填精、健脑壮骨、补脾和胃的作用。

花椰菜中易藏污纳垢，生食易吃到细菌，最好煮熟再吃。

⑦韭菜。韭菜也是一种常见蔬菜，吃韭菜时要注意以下问题。

阴虚内热及眼病患者忌食。

忌与酒同食。

脾胃虚弱、消化不良者，以及咽痛目赤、口舌生疮者，不宜食用。

患有风热感冒、麻疹、伤寒者及肾炎、支气管哮喘、淋病等患者忌食。

⑧茄子。茄子在饭桌上也很常见。食用时需注意以下问题。

茄子性寒，脾胃虚寒者不宜多食。

肠滑腹泻、寒湿痢疾、疟疾、慢性胃炎、子宫脱垂等患者及妇女经期前后，不宜食用。

不宜与墨鱼、螃蟹同食。

过度熟的茄子不宜食用，否则易引起中毒。

皮肤病、痛经患者不可多食。

结核病患者在抗结核治疗期间食用茄子，容易过敏。

多食茄子会使精神不安定，容易亢奋。

### （2）不宜同食的食物

有些食物不能搭配在一起食用，常见的有下面几种。

①海味+水果。鱼虾、藻类含有丰富的蛋白质和钙等营养物质，如果与含鞣质的水果同食，不仅会降低蛋白质的营养价值，而且易使海味中蛋白质与鞣质结合，形成一种难以消化的物质，使人出现腹痛、恶心、呕吐等症状。

②白酒+胡萝卜。胡萝卜中丰富的胡

萝卜素，与酒精一起进入人体，会在肝脏中产生毒素，从而损害肝脏功能。

③萝卜+水果。二者同食，经代谢后体内会很快产生大量的硫氢酸，这是一种抑制甲状腺素的化学元素，并阻碍甲状腺对碘的摄取，会诱发或导致甲状腺肿。

④肉类+茶。茶中的大量鞣酸与蛋白质结合，会产生具有收敛性的鞣酸蛋白质，使肠道蠕动变慢，延长排泄物在体内的停留时间，造成危害。

⑤牛奶+果珍。牛奶中蛋白质丰富，80%以上为酪蛋白。酪蛋白在pH值为4.6以下的酸性环境中会发生凝结、沉淀，不利于消化吸收，引起消化不良。故冲调牛奶时不宜加入果珍及果汁等酸性饮料。

## ❸ 是药三分毒

药绝对不是补品，应该对症选用，有的药物能治疗身体上的病痛，可是用药不当或者过量，反而成了危害身体的毒药。

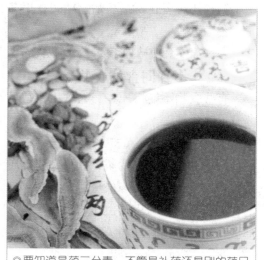

◎要知道是药三分毒，不管是补药还是别的药品都应慎重，用药不当或者过量，都会带来危害。

### （1）正确服用各种药物

所有的药物都会给肝脏带来一定的压力，许多药物还会使人上瘾，这意味着，要维持同样的功效需要增加剂量，停药时会出现脱瘾症状。如果肝脏过度工作，或处于压力之下，它也许就不能完全解除药物的毒性，分解物则在脂肪组织中聚集。有时，分解物本身就具有毒性，甚至对肝脏产生毒害，使肝脏不能有效地发挥它的功能。

①非处方药。人们常常意识不到在滥用非处方药，因为它们可以不用开处方就很容易买到，一般毒性也比其他药物小。服用这些药通常是为了缓解如头痛、打喷嚏和流鼻涕之类的急性症状。不幸的是，服用止痛药是为了减轻头痛，但有时会导致定期的头痛，最后很容易造成需每天或每周服用几次止痛药。总的说来，应试图寻找自然的治疗方法，改善健康状况，尽可能避免化学药物，因为这些会增加排毒系统的工作。

②处方药。停止服药，或改变药的剂量之前，一定要先询问给你开处方药的医生的意见。如果有其他医疗情况，应该和医生说明你的现用药，以防出现药物反应。排毒正在进行时，也需要向医生咨询，因为你的用药量可能需要调整。例如，或许你的血压，或血液中的胆固醇已降低，则足可以减少用药，甚至停止用药。

### （2）生活中常见的用药误区

生活中，人们有一些用药误区，若不能及时认识，对健康非常不利。

①滥用解热止痛药。引起发热或疼痛的原因很复杂，其很可能是重病的初期。所以，在病因尚未查明前，用解热止痛药只能暂时缓解症状，并不能从根本上治疗疾病。另外，也会因此掩盖了疾病的主要矛盾，造成治愈的假象，有碍医生做出正确的诊断，从而耽误治疗。如长期服用吲哚美辛、保泰松等止痛药，则有害无益。因为保泰松能引起水肿，也可引起再生障碍性贫血。消炎药可引起眩晕、精神障碍或腹泻、胃肠出血、胃溃疡等。

②大量用泻药。便秘大多是因为肠蠕动减弱所致的功能性便秘，如单靠泻药导泻，易发生结肠痉挛，使排便更加困难。长期服用泻药还可能造成体内钙和维生素缺乏。因此，还是少用泻药好。实在需要时，用开塞露比较安全。

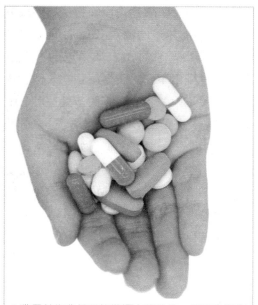
◎滥用药物非但不能发挥它的功效，反而会损伤机体。

③服用安眠药。如果经常有睡眠不良的状况，偶尔服一些安眠药是可以的，但如长期服用就需要增加用量才能奏效。一旦养成习惯，再想不用就困难了，而且久服停药会出现头晕、恶心、肌肉跳动或失眠加重等现象。安眠药不可常服一种，以免形成对药物的依赖性，最好是交替或轮换使用，以保持药物的疗效，且用量一定要小。

④有些患者求快，擅自多种药品并用。很多患者认为药多疗效佳，从而忽视药物间的相互作用。其实，药物之间存在着配伍禁忌，服药不当，会产生耐药性、变态反应，加重某些脏器负担，反而不利于病体康复。

⑤乱吃补药。很多人认为"有病必虚、体虚必补"，从而一味追求滋补。在经济条件比较好的家庭中，一些儿童会出现性早熟现象，如女孩乳房过早发育、男孩胡须丛生，这很可能就是因为服用了成人滋补品。

⑥滥用抗生素、抗感染药物。现在的家庭几乎都有家用小药箱，买一些常用药以备用。这种意识当然是好的，但是由于大部分人并没有相关的专业知识，所以乱买药、乱吃药的情况近年来十分严重，尤其是滥用副作用较大的抗生素，如青霉素类、头孢菌素类及氨基糖苷之类的药。抗生素可以说是西药中最大的品种，人们一有病首先就想到它，把抗生素看成是"万能药"。实际上，抗生素的副作用是不容忽视的，绝不可滥用。

# 认识身体的解毒系统

## ❶ 存在于体内的毒素

从外界环境进入体内的毒素以各种形式存在，而身体又会以不同的排毒方式将它们排出体外。

### （1）体内毒素

生活中我们无时无刻不在吸收着本该避免的各种各样的"毒"，使得我们体内慢慢积存了过多不应有的毒素。

各种各样的毒素在身体的综合作用下，以下面的方式存在。

①宿便。人体的肠道很长且多褶皱，许多残余的废物滞留在肠道褶皱内，无法排出体外，就形成了宿便。中医认为宿便中所含的毒素是万病之源，而西医也认为人体内脂肪、糖、蛋白质等物质新陈代谢产生的废物和肠道内食物残渣腐败后的产物是体内毒素的主要来源。由此可以看出，宿便的危害巨大。如果粪便产生后，不能在12～24个小时的时间里离开人体，就会在肠道内腐烂变质，成为细菌的滋生蓄积地。宿便在人体内停留的时间一长，其中的毒素可能会重新被肠道吸收，再次危害人体。所以，宿便在体内停留时间越长，对人体危害也就越大。

②自由基。自由基是对人体造成最大危害的内生毒素。这种物质是人体内氧化反应的产物，它们源源不断地产生，又不停地参与到人体的各种生理和病理过程中去。在人体的衰老过程和许多酶反应以及药理作

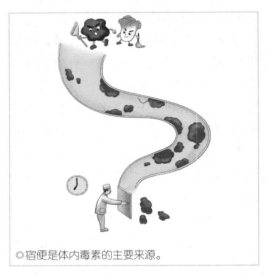

◎宿便是体内毒素的主要来源。

用中，它们都起着重要的作用，还会损害人体内的蛋白质、脂肪、DNA、RNA等，并导致许多细胞的癌变或者死亡。

③尿酸。尿酸是构成细胞核核酸成分的叫作"普林"的物质代谢后的最终产物，主要由肾脏排出。如果尿酸产生过多，或者排出不畅，就会沉积在人体软组织或者关节中，容易引起关节处红肿、酸痛、发热，关节变形等。

④脂肪——血液黏稠。如果经常摄入含有过高营养和过高脂肪的食物，运动量很大，却又时常忘记给体内补充水分，这样很容易导致血液黏稠。

随着血液的黏度增高，血液会变稠，流动速度也会随之减慢，造成大量脂质沉积在血管内壁，使各器官供氧不足，导致人头晕、困倦、记忆力减退，日积月累，当开始步入中年甚至老年时，这些平时沉积

的脂质与衰老脱落的细胞、细胞碎屑聚集在一起，容易形成血栓阻住血管，使依赖该血管供血的组织缺血与坏死，从而引起脑栓塞、栓塞性脉管炎、心肌梗死等病。

⑤胆固醇。人体内的胆固醇绝大部分由肝脏制造，其余部分从食物中摄取。胆固醇是人体发育过程中不可缺少的物质，所以并不能说对人体完全有害。只有当体内的胆固醇量过高时，才会对人体造成危害。人体内过多的胆固醇沉积在血管壁上，会使血管逐渐变窄，从而导致高血压和心管闭塞，严重时会发展成冠状动脉、心脏病和动脉粥样硬化等症。

⑥水毒和瘀血。水毒是人体体液分布不均匀时所处的状态，也就是体内发生水代谢异常的状态。瘀血是人体内的老、旧、残、污血液，是气、血、水不流畅的病态和末梢循环不利的产物。水毒会引起病理的渗出液及异常分泌等，也会使人体出现发汗排尿的异常和水肿。瘀血会引起对细胞、肌肉的养分、氧气供应不足，引发腰酸背痛，同时使身体表面温度降低，

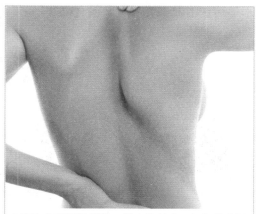

◎瘀血会引起对细胞、肌肉的养分、氧气供应不足，引发腰酸背痛。

有寒冷感。

⑦乳酸。人体在长时间运动或者奔波中容易产生乳酸，乳酸和焦化葡萄糖酸在体内不断积累，会导致血液呈酸性。乳酸积累后，人体会处于一种疲劳状态，腰酸背疼，浑身乏力，动作迟钝笨拙。

要消除这种疲劳，可以在运动后做一些简单的慢跑、伸展和按摩，也可以喝一些醋和果酸之类的酸性饮品，抑制乳酸的产生。对于经常需要在外奔波的人来说，每天喝30～40毫升的醋，或者多喝一些以糯米、新鲜水果为原料酿造的酸性保健饮料，可以起到调节体内环境的作用。

**（2）你是否需要排毒**

如果体内毒素淤积过多，身体会发出某些讯号提醒你。若有以下情况出现，说明你需要尽快排毒了。

①代谢。排泄物恶臭：由肠道不畅，消化不良引起，说明肠道毒素堆积，酸度过高，需要消化酶的帮助。餐前可考虑吞服1粒消化酶胶囊。还要多吃高纤维素食物，比如水果蔬菜。深绿色多叶蔬菜的效果最好。

尿液浑浊：这是由于饮食不佳而导致体内湿气重，酸性大，容易使人出现无精打采、反应迟钝的现象。因此要多食碱性食物、水果、豆类、野生蓝绿藻。

②粉刺。粉刺生长的部位，有时候能反映体内某个器官运转不正常。

额头——肠道；脸颊——肺和胸部；鼻子——心脏；下巴——肾脏；肩部——消化系统；胸部——肺和心脏；背部上

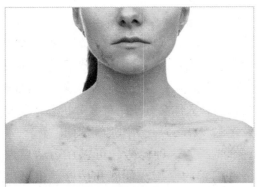

◎粉刺生长的部位，有时候能反映出体内某个器官运转的不正常。

方——肺部；嘴四周——内分泌。

## ❷ 身体排毒器官

为什么我们每时每刻都被毒素侵袭，但我们仍然能健康的生活？这是因为身体内部有一个很好的排毒系统。

### （1）认识自身的排毒系统

人体有一套动态、完善的排毒系统，只要给予他们充分的援助，你就能打一场漂亮的"排毒战"！

大脑虽不是直接的排毒器官，但精神因素明显影响着排毒器官的功能，尤其压力和紧张会制约排毒系统运作，降低排毒的效率。应当保证充足的睡眠，放松心情，给大脑减压，以间接增强排毒功能。

淋巴系统是除动脉、静脉以外人体的第3套循环系统，充当着体内毒素回收站的角色。全身各处流动的淋巴液将体内的毒素回收到淋巴结，毒素从淋巴结被过滤到血液，送往皮肤、肺、肝脏、肾脏等被排出体外。每天可洗10～15分钟温热水浴，以促进淋巴回流，天冷时可以每天用热水泡脚代替。

皮肤受"内毒"影响最明显，但也是排毒见效最明显的地方，是人体最大的排毒器官，能够通过出汗等方式排掉其他器官很难排出的毒素。每周至少进行1次使身体多汗的有氧运动，可以使身体排毒。

对于女人，尤其是爱哭的女人，眼睛的排毒作用发挥得淋漓尽致。医学证实，流出的泪水中确实含有大量对健康不利的有毒物质。很少流泪的人不妨每月借助感人连续剧或切洋葱让你的泪腺运动一次。哭完后别忘了补充水分。

肺是最易积存毒素的器官之一，因为人每天的呼吸，将约1000升空气送入肺中，空气中飘浮的许多细菌、病毒、粉尘等有害物质也随之进入到肺；当然，肺也能通过呼气排出部分入侵者和体内代谢的废气。空气清新的地方或雨后空气清新时练习深呼吸，或主动咳嗽几声都能帮助肺排毒。

肝脏是人体最大的解毒器官，它依靠奇特的解毒酶，对食物进行加工处理，将食物转换成对人体有用的物质，然后吸收，但食物中的某些毒素却可能留存下来。这种情况下练习瑜伽很有益处。瑜伽

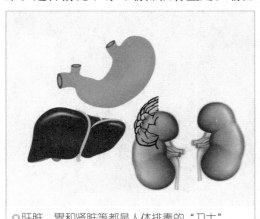

◎肝脏、胃和肾脏等都是人体排毒的"卫士"。

是顶级的排毒运动，通过把压力施加到肝脏等器官上，改善器官的紧张状态，加快其血液循环，促进排毒。

肾脏是人体内最重要的排毒器官，不仅过滤血液中的毒素和蛋白质分解后产生的废料，通过尿液排出体外，还担负着保持人体水分和钾钠平衡的作用，控制着和许多与排毒过程相关的体液循环。尿液中毒素很多，若不及时排出，会被重新吸收入血，危害全身健康。

胃的主要功能虽然是杀死食物中的病原体并消化食物，但偶尔也兼职排毒，通过呕吐迫使体内的毒素排出。不要空腹吃对胃刺激大的过酸、过辣的食物。尽量规律用餐，保证胃的健康。

食物残渣停留在大肠内，部分水分被肠黏膜吸收，其余在细菌的发酵和腐败作用下形成粪便，此过程会产生吲哚等有毒物质，再加上随食物或空气进入人体的有毒物质，粪便中也含有大量毒素。和尿液一样，粪便若不及时排出体外，毒素也会被身体重吸收，危害全身健康。

**（2）怎样让身体更好地排毒**

虽然，我们自身有排毒系统，但它不是万能的，如果不好好保护，它就不能很好地履行职责。

①助肾排毒。充分饮水，不仅可稀释毒素在体液中的浓度，还能促进肾脏新陈代谢，将更多毒素排出体外。特别建议每天清晨空腹喝1杯温水。

黄瓜和樱桃等蔬果也有助于肾脏排毒。

黄瓜：清洁尿道，有助于肾脏排出泌尿系统的毒素。它含有的葫芦素、黄瓜酸等还能帮助肺、胃、肝排毒。

樱桃：很有价值的天然药食，有助于肾脏排毒，同时，它还有温和通便的作用。

②助肝排毒。肝脏是重要的解毒器官，各种毒素经过肝脏的一系列化学反应后，都能变成无毒或低毒物质。

日常饮食中可以多食用胡萝卜、大蒜、葡萄、无花果等来帮助肝脏排毒。

胡萝卜为有效的排汞食物，其中的大量果胶可以与汞结合，降低血液中汞离子的浓度。

大蒜可降低体内铅的浓度。

葡萄可帮助肝清除体内垃圾，还能增加造血功能。

无花果含有机酸和多种酶，可保肝解毒，对二氧化硫、三氧化硫等有毒物质有一定抵御作用。

③润肠排毒。肠道可以迅速排出毒素，但是如果饮食不当，就容易造成毒素停留在肠道，被重新吸收。魔芋、黑木耳、海带、猪血、苹果、草莓、蜂蜜、糙米等众多食物都有利于肠道排毒。

魔芋，中医上称"蛇六谷"，又名

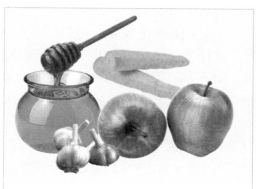

◎可以多食用胡萝卜、苹果、大蒜、蜂蜜等来帮助肝脏排毒。

"鬼芋"，能清除肠壁上的废物，是有名的"肠胃清道夫""血液净化剂"。

黑木耳中的植物胶质有较强的吸附力，可清洁血液，清除体内有害物质。

海带中的褐藻酸能减慢肠道吸收放射性元素锶的速度，具有预防白血病的功能，对进入人体的镉也有促排的作用。

猪血中的血浆蛋白被消化液中的酶分解后，产生一种解毒和润肠的物质，与进入人体的粉尘和金属颗粒结合，直接排出体外，有除尘、清肠、通便的作用。

苹果中的半乳糖醛酸有助于排毒，果胶能避免食物在肠道内腐化。

草莓含有多种有机酸、果胶和矿物质，能清洁肠胃，强固肝脏。

蜂蜜含多种人体所需的氨基酸和维生素，能排毒养颜。

### ③ 出汗、通便、排尿的排毒方式

我们把代谢物通过出汗、通便、排尿等方式排出体外，同时也把一些毒素排出体外。保证这些方式的顺利进行有利于更好地排出体内的毒素。

#### （1）快速排毒——流汗

流汗是一种快速排出身体毒素的形式，新陈代谢所产生的废物毒素能通过流汗而排出。尤其当人体的肾脏功能衰弱时，排尿不顺，体内毒素就要更多地靠流汗来排出。流汗能排出体内的毒素及废物，防止酸中毒，避免病情恶化。

如感冒、发热、头痛、水肿、风湿等，都可通过流汗来促进血液循环，加速

新陈代谢，激发自愈力，减轻症状，使身体早日恢复健康。

进行任何一种发汗排毒疗法时，都应先喝一杯300毫升的温开水，并准备好一杯淡盐水(粗盐3克稀释于300毫升温开水中)，排汗后就要饮用，以防流汗过多导致虚脱(若有高血压或肾病、水肿患者，不可以喝淡盐水，只能喝温开水)。

洗浴时，一定要注意水的温度，以免不慎烫伤。

发汗后绝对不能立即到通风处或寒凉处，应用干毛巾将汗擦干，待无汗后再出门，以免受寒感冒。

采用任何一种发汗排毒法，都不能使身体出汗过多，因为排汗过多，代表体液过度流失，身体顿时失衡，会发生虚脱现象，严重时会使人晕倒。所以一定要适当控制流汗量，而汗并非流得愈多愈好。

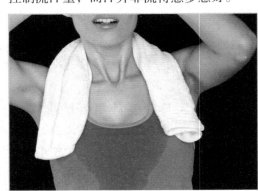

◎流汗是一种快速排毒的方法，新陈代谢所产生的废物、毒素能通过流汗排出。

#### （2）通便排毒

研究表明，倘若1天不排大便，留在人体中的毒素相当于3包香烟的尼古丁含量。解决排便不畅的问题，对体内毒素的排出至关重要，要做到通便排毒，首先要

关注一下：水和纤维素的摄取是否充足。

便秘者的当务之急是检查饮食状况。对付便秘最重要的饮食项目是纤维及水分。大量摄取这两者，是软化大便并促其通过结肠所必要的。

成人每天至少需6杯水，8杯更好。虽然各种液体都有效，但最好的选择还是水。

成人每天应摄取20～35克的食物纤维，便秘患者则至少汲取30克。注意应逐渐增加纤维摄取量，以免引起过度排气。

以下两种通便方式大家不妨试用一下。

①放松心情。当你受到惊吓或紧张时，你会嘴巴干涩、心跳加速，肠子也会停止蠕动。这是一种"战或逃"的应激机

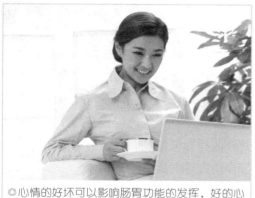

◎心情的好坏可以影响肠胃功能的发挥，好的心情能够缓解和治疗便秘。

理。如果你感到便秘的压力，不妨试着放松自己，多听些节奏轻快的音乐。

②试试蜂蜜。有"百草药"之称的蜂蜜具有良好的养颜、润燥、通便等功效，最适宜用做老年人的通便剂。食用方法是：取蜂蜜30～45克，冲入温开水，搅匀服用。每日早晨饮服1次。若兼有高血压，可在蜂蜜中加入既可滋阴润肠、又能养肝治晕的黑芝麻（蒸熟捣烂)30～45克，开水搅匀服用，对高血压兼便秘患者较为适宜。

### （3）关注利尿排毒

排尿是排出体内废物与毒素的主要途径，与心、肺、肾、膀胱等脏腑的关系极为密切。排尿是否通畅，直接影响到一个人的健康。正常人的每日尿量约1500毫升，如果少于这个量，日积月累就会造成代谢失调，甚至引发肾脏病。如果每天喝水量不是很多，而一日的排尿量却多于2000毫升，也是一种异常现象，同样不可大意。人体的尿液代谢是由肾脏来执行，而依靠脑垂体、肾上腺皮质来进行调节，如果患了心脏病、肝硬化、肾炎及营养不良等疾病，都可能使这一调节系统失控引起局部或全身性水肿。

## 增强免疫功能，阻止毒素入侵

### ❶ 每天做适当的运动

运动是增强免疫力、调节人体自身排毒功能最有效的方法。

### （1）运动促进排毒

①出汗。运动可以让你更多地出汗，出汗可以使皮肤毛孔开放，经络畅通，使体内的铅、铝、苯、硫、酚等毒素和一些

致病物质随着汗液排出体外。

②促进排便、排尿。运动能改善消化系统的功能，促进胃肠蠕动，加快食物的消化和吸收，维持大便的通畅。粪便、尿液中的毒素最多，如不及时排出，会被机体重新吸收到血液中，不但引起腹胀，更会使人头昏脑涨，全身都会受到污染。因此如厕正常的人群身体内的毒素也就少些。

③改善呼吸系统。运动能增大肺活量，增强肺的通气和换气的功能，可促进排出废气和无用的水。比平常多几十倍的氧气使得血红蛋白的含量明显增多，机体营养充足，促使机体细胞防御毒素的能力大大提高。

④加速人体血液和淋巴循环。淋巴系统负责对抗外界有害物质的侵入，并且将身体因新陈代谢所产生的废物排出体外。淋巴循环和血液循环不同，它的流动完全仰赖肌肉的收缩，并没有像心脏这样的"压缩机"来帮助流动。运动使整个循环系统的代谢率和反应性提高了，毒素就不易入侵了。

⑤养护肝脏、肾等人体重要排毒器。

实践证明，某些运动和身体保养方法，如按摩、淋巴推油、太极拳、瑜伽等对人体器官的针对性保健有非常好的功效。

**（2）有利排毒的最佳运动方式**

慢跑、快走、游泳等运动是最有利于排毒的运动。

慢跑或快步走是最简单方便的排毒运动。它可以刺激淋巴系统，有助于淋巴回流。淋巴系统是除了动脉、静脉两大循环系统以外的人体第3套循环系统，一些不容易透过毛细血管壁的大分子物质如癌细胞、细菌、异物等较易进入毛细淋巴系统循环。

为了排毒而运动时必须注意运动量和运动时间的问题。不要忘记，出汗是排毒的重要方式之一。所以，运动的时间尽量长一点儿，强度稍微大一点儿，以出汗为标准，让汗液把体内的毒素全部带走。

运动前最好喝点儿淡盐开水，以增加运动时的出汗量，让汗水将体内的毒物带出，藏在毛孔中的污垢也会随汗水排出，这样既排毒又洁肤。运动对利尿通便的积极作用自然也是不可忽视的。

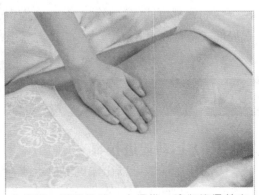

◎按摩、淋巴推油、太极拳、瑜伽等保养方法，能养护肝脏、肾等人体重要排毒器。

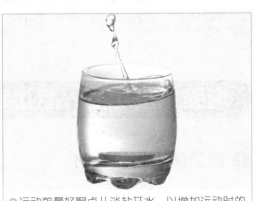

◎运动前最好喝点儿淡盐开水，以增加运动时的出汗量。

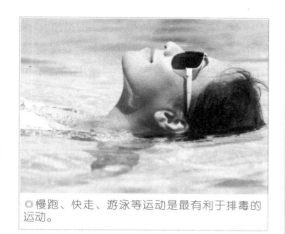

◎慢跑、快走、游泳等运动是最有利于排毒的运动。

不少人都知道，汗液中含有较多的氯化钠，出汗多应该补充食盐，但对出汗后应当补充钙却有所忽略。据有关医学研究，每天出汗丢失的钙仅15毫克，这并不碍事，但夏季高温环境下劳作的人员，每小时汗液中丢失的钙在100毫克以上，这个量几乎占总钙排量的30％，很容易导致低钙血症，表现为病人手足抽筋，肌肉抽搐，长期钙缺乏会导致成人患软骨病，易骨折，以及腰背和腿部经常疼痛。为了防止出汗后低血钙，应该多吃含钙的奶制品、鱼类、海产品及绿叶蔬菜等食物。

游泳是最好的有氧排毒运动。游泳时水的浮力可以减轻人体90％的体重，释放关节压力，刺激淋巴排毒。同时，游泳是肺部保健的首选运动。人呼出的气体中含有16种挥发性毒物，肺可排出25种有毒物质。空气污染使人类与有毒物质的接触越来越密切。大气中的有害化学物质一般是通过呼吸道进入人体的，而肺的内部表皮面积比全身皮肤的面积大40～50倍，所以肺比身体内其他任何部位受有害空气损害性都更大。水中运动对呼吸有更高的要求，能够更好地训练肺。

游泳时间最好选择在饭后1小时左右，每次游泳时间不宜超过3小时，每游半小时应休息15分钟，再继续游。冬泳最好选在午饭后1小时进行，因为此时气温较高，湿度低，能使冬泳的人体温散失慢些，坚持锻炼的时间长些。

## ❷ 随时有一个好心情

压力是精神紧张的一个重要因素，长期处于紧张的状态下，会造成排毒不畅。

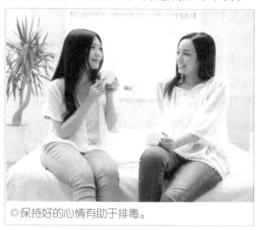

◎保持好的心情有助于排毒。

压力与强烈的负面情绪会刺激交感神经，使人产生"战或逃"的生理反应，引起血管收缩、血压上升、心跳增快、肌肉紧绷、代谢速率增加、手心冒汗、呼吸短促，并消耗大量能量，最可怕的是，它还会产生大量的自由基从而破坏健康。另一方面，肾上腺皮质为了稳定上述激烈的生理反应而分泌可体酮，而不幸的是，可体酮会压制免疫细胞的活性而使免疫力降低。免疫功能的减弱无疑会给身体的排毒系统带来负担。毒素不能及时排出又会危害健康的组织，形成恶性循环。

因此要减压放松，保持好心情。

### ❸ 生活要有规律，防止过度疲劳

有规律的生活是抵抗病毒入侵的有效方式，能帮助我们提高免疫力。

#### （1）有规律的生活益处多

人体内的所有活动都可能产生有规律的周期性变化，而规律性的生活可以使机体形成条件反射，让各组织器官的生理活动能长时间进行而不易疲倦。如果不注意拟定科学的作息制度，经常"开夜车"，必然会影响到工作效率和身体健康。培养规律性生活习惯的最好办法是主动安排好日常生活节奏。

每天起床和入睡的时间应该有规律，成年人保证每天7~8小时的睡眠；工作、学习、劳动的时间有规律，不开夜车，不过度劳累；一日三餐有规律，定时定量，不偏食，不多食，讲究饮食卫生；有条件的中午可平卧休息，减轻心脏负担；每天应尽量定时排大便，保持腹中舒适；早晨和晚间应适度参加力所能及的体育健身活动；每天应有放松、娱乐、阅读和交谈的时间；保持情绪的相对稳定和乐观向上；安排好休闲时间；夫妻间保持适度的性生活，不纵欲，不禁欲。

通过以上井井有条的生活安排，身体各组织器官良好运行，我们就可以及时对付入侵的毒素，保证生机勃勃、精神饱满地投入工作和学习。

#### （2）防止过度疲劳

疲劳是现代社会中多数人的一种普遍反映，并已经影响了我们正常的工作和生活。

大量调查发现，在普通人群中有超过一半的人感到疲劳，这当中至少有20％的人需要采取医疗措施才能缓解。

典型的疲劳是有明确原因的、一次性的和能够自己逐步缓解的症状。然而，有一小部分人的疲劳是持续存在和不能缓解的。因此，如果不是体重过量、心功能不足、贫血和甲状腺功能低下等疾病造成的疲劳，就可能是"慢性疲劳综合征"，它在白领人群中比较常见。

目前多从感染、免疫、神经内分泌、

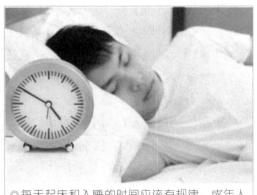

◎每天起床和入睡的时间应该有规律，成年人要保证每天7~8小时的睡眠。

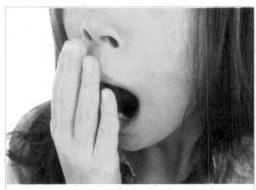

◎慢性疲劳综合征是在生理、心理等多种因素共同作用下产生的。

睡眠和精神心理几个方面探讨慢性疲劳综合征的发生原因，研究资料表明，慢性疲劳综合征是在生理心理等多因素共同作用下产生的。因此，对疲劳或慢性疲劳综合征的预防也应当从多侧面进行。当前其治疗多为对症治疗，包括药物和行为两方面。在实际生活中，防止过度疲劳和慢性疲劳综合征的出现是最为重要的事情。

一旦出现了压力过重和疲劳等健康问题，就要立即采取各种有效方法，力争早日从其阴影中走出，如此才能以饱满的热情投入到事业和生活中去。

## ❹ 选择健康的饮食

不健康的饮食习惯会源源不断地给身体运送毒素，所以，培养健康的饮食习惯意义重大。

### （1）让你蓄毒的物质

①黄曲霉素。粮食、油类、花生、豆类、肉类、鱼类等发生霉变时，会产生大量的病菌和黄曲霉素。这些发霉物一旦被人食用后，轻则产生腹泻、呕吐、头昏、眼花、烦躁、听力下降和全身无力等症状，重则致癌、致畸。

②亚硝酸盐。在腌制鱼、肉、菜等食物时，容易使加入的食盐转化成亚硝酸盐，亚硝酸盐在体内酶的催化作用下，易与体内的各类物质作用生成亚胺类的致癌物质，人吃多了易患癌症。

③高温油烟。食物油在高温催化下，会释放出含有丁二烯成分的烟雾，而长期吸入这种物质不仅会改变人的遗传免疫功能，而且易患肺癌。研究发现，菜籽油比

花生油释放的丁二烯成分要高出22倍，为避免这种危害，食用油加热最好不要超过油的沸点，以热油为宜。

④铅。铅会使脑内去甲肾上腺素、多巴胺等的含量明显降低，造成神经质传导阻滞，引起记忆力衰退、痴呆症、智力发育障碍等症。人体摄铅过多，还会直接破坏神经细胞内遗传物质脱氧核糖核酸的功能，不仅易使人患痴呆症，而且还会使人脸色灰暗，过早衰老。

⑤水垢。茶具或水具用久以后会产生水垢，如不及时清除干净，经常饮用会引起消化、神经、泌尿、循环等系统的病变，这是由于水垢中含有较多的有害金属元素，如镉、汞、砷、铝等造成的。科学家曾对使用过98天的热水瓶中的水垢进行过化学分析，发现有害金属元素较多：镉为0.34毫克、砷为0.21毫克、铝为0.012毫克。这些有害金属元素对人体危害极大。

⑥烟雾。炉火、香烟、灰尘中的有害气体，经呼吸道吸入肺部，渗透到血液中后，会给人带来极大的危害。尤其是吸烟者，将烟吸入肺部，尼古丁、焦油，以及

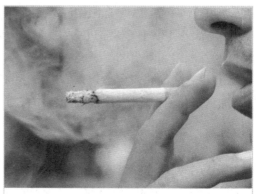

◎吸烟会让肺部产生病变，久而久之会形成动脉硬化。

一氧化碳等为胆固醇的沉积提供了条件，易造成动脉硬化。

⑦酒精。生活中大量饮酒，会使肝脏发生酒精中毒而致使发炎、肿大，严重影响肝脏解毒的功能。

⑧过氧脂质。过氧脂质是一种不饱和脂肪酸的过氧化物。例如，炸过鱼、虾、肉等的食用油，放置久后即会生成过氧脂质；长期晒在阳光下的鱼干、腌肉等；长期存放的饼干、糕点、茶油面、油脂等，特别是容易有哈喇味的油脂，酸败后会产生过氧脂质。过氧脂质进入人体后，会对人体内的酸系统以及维生素等产生极大破坏。

### （2）健康的"素食"风

素食符合人们对自身健康越来越重视的潮流，更能有效排出自身毒素。

科学家对素食者和非素食者做过多次不同的测验，结果令人震惊：素食者无论在体力、耐力、效率上都是非素食者的2～3倍。

素食者如何做到营养均衡呢？

①早餐。早餐以易消化、易吸收、纤维质高的食物为主，主食比例应为最大。生的果菜汁可配上全麦面包或馒头、麦饼、五谷米饭、燕麦粥等。在吃主食时，可配上亚麻油，它包含当代人们最缺乏的必需脂肪酸，对各种慢性疾病的预防极有功效。

②午餐。这是三餐中补充食物最好的时候，应多摄取完整营养，尤其可加强蛋白质的补充。午餐前半小时，最好能喝1杯生蔬菜汁或是吃些水果。五谷米饭是最

好的主食，若能加入豆类，再配一盘以生菜为主的沙拉菜，则营养更加完整。

③晚餐。接近睡眠时间，不宜吃得太饱，尤其不可吃夜宵。应选择含纤维和碳水化合物多的食物。与午餐相同的是：餐前半小时应有蔬菜汁或是水果的供应，有一道以上的生菜沙拉盘。主食与副食的量都可适量减少，使睡觉时应当正好是空腹状态。

晚上大多数人的血液循环较差，所以可以选些天然的热性食物来改善，辣椒、咖喱、肉桂等皆可。寒性蔬菜如小黄瓜、菜瓜、冬瓜等晚上少吃些。晚餐尽量在8点以前吃，8点后进食对人体不利。

晚餐不可过晚，要知道人的排钙高峰期常在进餐后4～5小时，若晚餐过晚，当排钙高峰期到来时，人已上床入睡，尿液便潴留在输尿管、膀胱、尿道等尿路中，不能及时排出体外，致使尿中钙不断增加，久而久之，逐渐扩大形成结石。

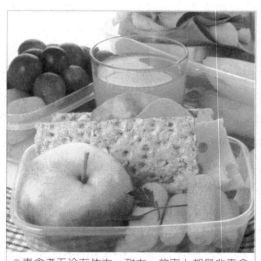

◎素食者无论在体力、耐力、效率上都是非素食者的2～3倍。

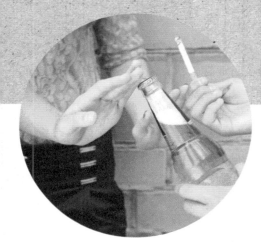

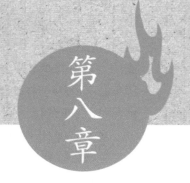

第八章

# 改变不健康生活方式，对健康负责

●生活方式和生活条件，对个体健康起着决定作用，不健康的生活方式是导致身体疾病的根源。人们将不健康的生活方式和环境因素所致的严重威胁人类健康和生命的疾病统称为"生活方式病"。

# 不健康的生活方式危害健康

## ❶ 不健康的生活方式引起亚健康

生活方式就是个人生活所采取的方式，包括衣食住行等方面的生活习惯。不健康的生活方式是导致身体疾病的根源。健康靠的不是得病时求医问药，而是平时的生活习惯，良好的生活习惯使你受益良多。

### （1）现代生活方式的健康隐患

生活方式和生活条件，对个体健康起着决定作用。国外流行病学、社会医学的调查证明，制约人类健康的主要因素，生活条件和生活方式占50%~55%；环境状况占20%~25%；遗传因素占15%~20%；医疗保健机构的工作占10%~15%。

虽然经济的发展，生活水平的提高，有利于健康保健工作的开展，但是，由于居民生活方式的急剧改变，不健康生活方式所带来的健康隐患也日益严重。在城市，不健康生活方式有吸烟、过量饮酒、高糖高脂高胆固醇饮食、少运动、食物过细、精神紧张、不健康夜生活等。在农村，农民的生活方式也发生了许多改变。过去的某些不健康行为没有得到完全地纠正，又增加了新的不健康生活方式，饮用不清洁的水、吃东西前不洗手、膳食不平衡、食物由多粗粮改为多细粮、吸烟、过量饮酒等。人们将主要因为不健康的生活方式和环境因素所致的严重威胁人类健康和生命的疾病统称为"生活方式病"。

"生活方式病"以慢性非传染性疾病为主，如高血压、冠心病、肥胖、糖尿病、恶性肿瘤等。同时，不健康的生活方式也直接与性病、艾滋病、甲型肝炎等传染病相关。

### （2）不健康生活方式引起亚健康

对亚健康状态的定义是"人体除了健康状态和疾病状态外，还存在介于两者之间的第3种状态，即潜病状态，也称为第3状态、亚健康状态"。亚健康状态是身体处于健康和疾病之间的一种临界状态，一般是指机体无明显的疾病，却呈现活力降低，各种适应能力不同程度减退的一种生理状态。

过去人们对健康和疾病的认识是非此即彼，即只要没有疾病，不需要到医院看医生，身体就没病，着重于对静止的、终极的状态的认识。近年来，人们逐渐认识到，人体从健康发展到疾病(特别是慢性病)，其形成是一个由量变到质变的动态渐变过程。值得注意的是，亚健康状态极不稳定，易于转化。

一些西方国家常常因为亚健康而引发猝死、过劳死等病症。亚健康在经济发达、工作生活节奏紧张、竞争激烈的地方最容易发生，目前已经成为危害人群健康的大敌，因而也成为国际上医学研究的热点之一。

美国每年有600万人被怀疑是处于亚健康状态。在亚洲地区，处于亚健康状态的比例则更高。不久前，日本公共卫生研究所的一项调研发现，接受调查的数以千计的员工中，有35%的人正忍受着慢性疲劳综合征的痛苦，而且持续时间至少有半年以上。而不健康的生活方式是导致亚健康的根源。

## ❷ 了解亚健康的表现

现代生活的节奏日益加快，长期处于紧张状态或者受过刺激的人最容易身陷亚健康状态。

### （1）亚健康人群

亚健康人群处在的区域不同，其引起的亚健康状态的形式也不尽相同。在发达的大城市，从事脑力劳动的人群和先富起来的市民中，患"五病综合征"即肥胖、高血压、高血脂、高血黏度、高血糖人数增多；在广大农村和城市相对贫苦的阶层中，亚健康人群则以慢性劳损、肌肉关节病变和疼痛、营养不良和慢性感染导致的亚健康状态为主。

越来越多的人正在被亚健康困扰，成年人报告亚健康状态的情况十分普遍。有

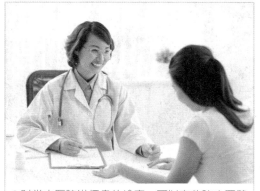
◎时常去医院进行身体检查，可以有效防止亚健康的发生。

敏感、内向、多疑性格特征的人出现亚健康的频率较高，且女性多于男性，尤以中老年为甚。存在的健康危险因素越多，出现的频率也就越高，二者呈正相关。这与个人的耐受力和对自身健康的重视程度、以往的患病经历、个人的文化经济状况等有关，也与疑病倾向有关，且脑力劳动者多于体力劳动者。医学调查发现，亚健康在医院经过全面系统检查、化验或者影像学检查，往往还找不到肯定的病因所在。

最容易出现亚健康的人群有以下几种：中年知识分子、从事脑力劳动为主的白领人士、领导干部、企业家、商人和影视明星，他们是亚健康最为青睐的人群；青少年亚健康问题令人担忧；老年人亚健康问题复杂多变、界定困难；特殊职业人员亚健康问题突出，对作业和工效影响大。

### （2）亚健康的表现

为了便于人们对亚健康有一个更清醒的认识，人们把亚健康的10大表现归纳如下。

①心悸不安，惊悸少眠。主要表现为心慌气短，胸闷憋气，心烦意乱，夜寐不安。

②汗出津津，经常感冒。经常自汗、盗汗、出虚汗，自己稍不注意就感冒，怕冷。

③舌赤苔垢，口苦便燥。舌尖发红，舌苔厚腻，口苦、咽干，大便干燥、排尿短赤等。

④面色有滞，目围灰暗。面色无华，憔悴；双目周围，特别是眼下灰暗发青。

⑤四肢发胀，目下卧蚕。有些中老年妇女，晨起或劳累后足踝及小腿肿胀，下眼皮肿胀、下垂。

⑥指甲成象，变化异常。中医认为，人体躯干四肢、脏腑经络、气血体能信息层叠融会在指甲成象上称为甲象。如指甲出现卷如葱管、相似蒜头、剥如竹笋、枯似鱼鳞、曲类鹰爪、塌同瘪螺、月痕不齐、峰突凹残、甲面白点等，均为甲象异常，病位或在脏腑，或累及经络、营卫阻滞。

⑦潮前胸胀，乳生结节。妇女在月经到来前两三天，四肢发胀、胸部胀满、胸肋串痛，妇科检查，乳房常有硬结，应给予特别重视。

⑧口吐黏物，呃逆胀满。大多数人常有胸腹胀满、大便黏滞不畅、肛门湿热之感，食生冷干硬食物常感胃部不适，口中黏滞不爽，吐之为快之感。重时，晨起非吐不可，进行性加重。此时，应及时检查是否胃部、食管有占位性病变。

⑨体温异常，倦怠无力。下午体温常常37～38℃，手心热、口干、全身倦怠无力，应到医院检查是否有结核等。

⑩视物模糊，头胀头疼。平时视力正常，突感视力下降(非眼镜度数不适)，且伴有目胀、头疼，此时千万不可大意，应及时到医院检查是否有颅内占位性病变。

有亚健康表现时要特别注意自己的生活方式，尽快改变，让健康回到正轨上来。

# 改变不健康的休闲方式

## ❶ KTV的健康隐患

练歌房已经成为一种广受大众欢迎的娱乐活动，许多年轻人在周末或者节假日都喜欢邀朋友去KTV大展歌喉。

但是，练歌房活动场所往往都比较狭小，通风条件极差，加上不少顾客"喷云吐雾"，易造成空气混浊。而唱歌是一项需氧运动，演唱时，呼吸加深加快，肺活量剧增，空气吸入量可能较平时增加25％以上，所以混浊的空气对演唱者极为有害。

其次，在正常情况下，人的声带一般每秒钟震颤50～100次，而唱歌时则高达80～120次，持续不断地放声高歌，声带黏膜就会充血、水肿，甚至发生声带血管破裂，出现声音嘶哑、轻度呼吸困难等症状，医学上称之为"声疮"，即所谓的

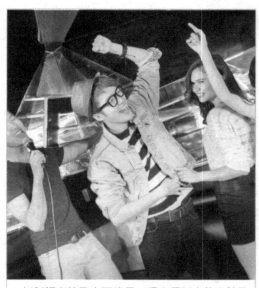

◎长时间在练歌房环境里，很容易对人的心脏及眼睛造成伤害。

"卡拉OK疮"。另外，卡拉OK是唱歌、观看电视幕相结合的一项活动，闪烁的屏幕与黑暗的环境造成强烈的反差，对演唱者的视网膜刺激十分强烈，容易引起眼球充血、视疲劳，头昏、心悸、血压上升，时间一长，会导致食欲不振、神经衰弱、精神萎靡等。

## ❷ 网络背后的"上网综合征"

电脑已经成为人们生活和工作不可缺少的工具，可是它在给人们生活和工作带来方便、快捷的同时，也在悄悄地危及人们的健康。

### （1）电脑的危害

①辐射危害。电脑的低能量X射线和低频电磁辐射，可引起人的中枢神经失调。英国一项研究证实，电脑屏幕发出的低频辐射与磁场，会导致7～19种病症，包括流鼻涕、眼睛痒、颈背痛、短暂失忆、暴躁及抑郁等。对女性来说，还会出

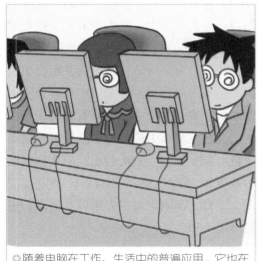

◎随着电脑在工作、生活中的普遍应用，它也在悄悄地危及人们的健康。

现痛经、经期延长等症状，少数准妈妈还可能发生早产或流产。此外，长期电脑作业，精神紧张，心理压力大，易全身疲劳，加上电磁辐射，女性操作者乳腺癌的发病率比一般人要高出30%左右。

②电脑对视力的危害不能忽视。由于许多电脑使用者不注意对自己的约束，眼睛长时间盯着屏幕，造成视力下降、眼睛干涩、眼红。如每次看电脑屏幕超过两个小时，则对眼睛的伤害极大，很容易造成眼部血液循环减慢，从而导致上述症状。

③长期使用电脑还容易对肌肉组织造成危害。操作电脑时重复、紧张的动作，会损伤某些部位的肌肉、神经、关节、肌腱等组织。除了腰背酸痛外，还会导致腕管综合征。患上腕管综合征者，手腕疼痛甚至麻痹，症状还会延伸至手掌和手指。多运动是克服这种电脑危害最有效的方法，运动量不需要太大，散散步、举举哑铃以及轻微的有氧运动，都对人体健康有益。

④长期使用电脑对呼吸系统的危害也不容小视。研究指出，办公设备主要是电脑、激光打印机等，会释放有害人体健康的臭氧气体。这些臭氧气体不仅有毒，而且可能使人造成呼吸困难。对于那些哮喘病和过敏症患者来说，情况就更为严重了。另外，人体在臭氧气体浓度较高的地方时间较长，还会危害肺部健康，易发生肺部病变。

### （2）小心"电脑并发症"乘虚而入

长期使用电脑还容易引起电脑并发

症。主要有以下几个方面体现。

①电脑忧郁症。长时间的电脑操作易使操作人员形成"非此即彼"的思维定式，不习惯与人达成妥协和谅解，工作难以展开，以致丧失自我，身心疲惫。

②电脑躁狂症。这种症状是由于对电脑过度依赖造成的，这种症状表现为精神紧张，情绪烦躁、不安，甚至有对电脑"动武"的倾向，如通过有力敲打键盘、鼠标，大骂电脑，摔砸电脑等方式发泄怒火，有的还将不满情绪发泄在家人或同事身上。

③中枢神经失调。由于长时间在密闭环境中操作电脑，辐射将会引起中枢神经失调。表现为头痛、头晕、失眠、厌食、恶心，以及情绪低落、思维迟钝、健忘、容易被激怒、常感疲惫等。

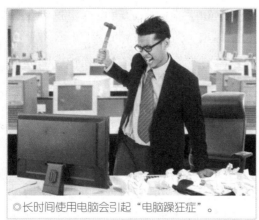
◎长时间使用电脑会引起"电脑躁狂症"。

## （3）正确使用电脑

"电脑病"的产生主要和人们的使用方法，以及使用时间长短等有关。因此，对长期使用电脑的人来说，做好防护工作非常重要。

①使用电脑时坐姿要正确。在操作电脑时尽可能保持自然的端坐位，将后背坐直，并保持颈部的挺直。两肩自然下垂，上臂贴近身体，手肘弯曲成90°，操作键盘或鼠标时，尽量使手腕保持水平。

②电脑的摆放高度要合适。将电脑屏幕中心位置安装在与操作者胸部同一水平线上，最好使用可以调节高低的椅子。应有足够的空间伸放双脚，膝盖自然弯曲成90°，并维持双脚着地，不要交叉双脚，以免影响血液循环。

③注意要与屏幕保持恰当的距离。眼睛与电脑屏幕的距离应在40～50厘米，使双眼平视或轻度向下注视荧光屏，这样可使颈部肌肉轻松，并使眼球暴露于空气中的面积减小到最少。

④要做到劳逸结合。避免长时间连续操作电脑，使用电脑的时间最好是40分钟就休息一下，可到室外散步，或抬头望天，或向远处眺望，或进行10～20次伸颈和扩胸练习。

⑤注意保持皮肤清洁。电脑荧光屏表面存在着大量静电，其积聚的灰尘可转射到脸部和手的皮肤裸露处，时间久了，易发生斑疹、色素沉着，严重者甚至会引起皮肤病变等。为减少辐射，应使办公室保持通风干爽，这样能使那些有害物质尽快排出。在电脑桌下放一盆水或是放一盆花草也可减少辐射，勤洗脸也能防止辐射波对皮肤的刺激。使用电脑后，一定要洗手。键盘上面附着着很多细菌和病毒，也对健康不利。

⑥注意周围环境的卫生。电脑室内光线要适宜，不可过亮或过暗，避免光线直

接照射在荧光屏上。定期清除室内的粉尘以及微生物，对空气过滤器进行消毒处理，合理调节风量，更换新鲜空气。

⑦睡觉前不宜用电脑。根据研究显示，人的体温在白天活动时会升高，而夜间睡眠时会降低。大约清晨6点开始，大脑的温度会逐渐上升，午后趋于缓和，黄昏时达到最高点，入夜后两三个小时开始下降，直至凌晨出现当天脑部温度的最低点。如果两个温差大，就容易获得深度睡眠。在睡觉前使用电脑会使体温升高，破坏体温变化规律。

⑧使用电脑时还要注意合理膳食。平时多吃些胡萝卜、白菜、豆芽、豆腐、红枣、橘子以及牛奶、鸡蛋、动物肝脏、瘦肉等食物，以补充人体内的维生素A和蛋白质，少食肥甘厚味及辛辣刺激性食品。

合理补充维生素也有利于使用者的健康。维生素$B_1$、维生素C、维生素E被国外专家称作"消除压力的维生素"，在帮助神经系统正常工作、提高肾上腺作用等方面分别起着不可替代的作用。维生素C、维生素E可缓解头痛，保持皮肤弹性，防止皮肤细胞早衰。维生素$B_1$、维生素C可缓解肩背和腰部疼痛，并可降低黑色素的生成与代谢，防止衰老。维生素C对于减轻长时间使用电脑引起的眼睛疲劳最有效，可以使人的皮肤细腻、红润，眼睛明亮，而维生素$B_6$、维生素$B_{12}$也在保护眼睛方面起着重要作用。

使用电脑时还要多喝茶。茶叶中的茶多酚等活性物质利于人体吸收并可抵抗放射性物质。

### ❸ 小心宠物带来健康隐患

活泼有趣的宠物身上潜伏着许多危险的疾病传染源，可能有相当大的危害性。

#### （1）隐藏在狗身上的传染病菌

除了人们熟悉的狂犬病外，狗还会传播"包虫病"。它是一种细粒棘球绦虫（俗称犬绦虫）的幼虫所引起的慢性寄生虫病。犬绦虫寄生于狗或狼的小肠内，虫卵随粪便排出体外，可污染犬的周身皮毛。凡跟病犬接触的人，都有可能由于抚摸犬的皮毛，把虫卵带入口中。一旦虫卵进入人的肠胃，卵内的六钩蚴会脱壳而出，钻入肠壁随血液带到全身各脏器，逐渐发育成棘球蚴。棘球蚴开始像一粒小豌豆，由于它的繁殖力较强，体积很快增大，最大的可形成小孩头大小的囊体，如寄生在肝脏、肺部，还极易引起其他病变。据专家介绍，对"包虫病"目前还无特效药治疗，关键在于预防。

还有一种黑热病，就是由一种比蚊子

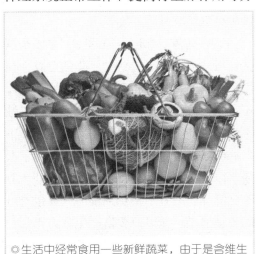

◎生活中经常食用一些新鲜蔬菜，由于是含维生素C的，能减轻长时间使用电脑引起的眼睛疲劳。

还小的白蛉叮咬犬类传播的。白蛉一旦叮吸病犬的血，病犬中的杜氏利什曼原虫即进入白蛉体内。白蛉再叮咬人时，就会将原虫送入人体皮肤内寄生感染。原虫主要寄生在肝、脾、淋巴结的巨噬细胞中，患者往往会出现原因不明的肝、脾肿大，且以儿童为多，易被误诊，得不到及时有效治疗，死亡率较高。

此外，狗还能传播人体曼氏裂头蚴病、肺吸虫病等，人体许多寄生虫病原体都是通过狗来贮存、传播和引起流传的。

当然，绝大多数的狗是健康的，经常到兽医那儿检查、注射防疫针等也可以在一定程度上预防传染病的发生。

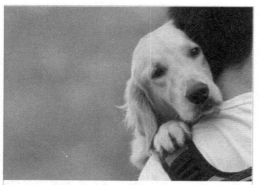

◎活泼有趣的宠物身上潜伏着许多危险的疾病传染源。

### （2）猫给人带来的健康隐患

猫对健康最大的危害是影响女性生育。影响人生育的主要疾病是弓形虫病。感染途径包括经口吃入或经破损的皮肤等组织感染。

此外，猫癣的传染性很强，养猫的人应该注意预防。

猫癣多见于营养不良和体弱多病的猫，增加营养特别是B族维生素的摄入，有利于预防该病和已染病猫的恢复。

猫患上猫癣后为了尽快治好猫癣，避免传染给自己，要注意：家中环境要勤消毒，尤其是猫常睡的窝、垫子，每天用按要求稀释后的宠物环境消毒液喷洒居室，家中的地板、家具要隔天或隔两天用稀释后的消毒液擦拭，这样能够有效地防止猫癣的扩散。

### （3）真菌传染

现在发现有5种真菌能引起狗、猫的皮肤病，有犬小孢霉、石膏样小孢霉、奥杜安小孢霉和变形小孢霉等，其中犬小孢霉最常见，其次是石膏样小孢霉。

首先说说犬小孢霉。犬猫钱癣70%是由这个真菌引起，主要在皮肤形成类圆形痂皮，虽说叫犬小孢霉，但也是可以感染猫的，而且全年都可发病。犬小孢霉对人主要引起头癣。石膏样小孢霉生存在土壤里，人也易感。本病比较急，病损严重，有时候引起皮肤大面积病变，很容易继发细菌感染，局部发生渗出性化脓，转为慢性后可延续数月甚至数年。

那么真菌是如何传染的呢？主要是直接接触传染，另外接触被污染的器具，梳子、剪刀、垫物等也可以引起间接传染。不过真菌毕竟和细菌病毒不一样，传染性不强，一般当机体抵抗力下降，免疫力下降的时候才会感染，比如，大剂量用了激素，以及得了一些免疫性疾病。另外营养不良、体弱或处于炎热潮湿的气候也有可能会被感染。所以只要自己免疫力正常，平时注意卫生清洁，注意不要密切接触猫狗，这样就能起到很好的预防作用。

如果你非常喜欢小动物，那么，在饲养时也要避免宠物传染疾病。如何避免宠物传染疾病呢？

首先，要定期为宠物做检查。定期免疫。发现疾病及时治疗，杜绝传染源。

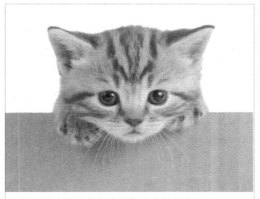

◎猫对健康最大的危害是影响女性生育。

其次，不要让动物舔人的伤口。禁止动物乱排泄，及时处理动物的排泄物。接触宠物后要及时洗手。

最后，还要注意要定期给宠物的生活环境消毒。

## ④ 迷恋麻将于健康无益

如果把麻将作为自己休闲娱乐的选择，未尝不可。可是许多人不是仅仅把它当成一种娱乐方式，而是沉迷其中，这样一来，就会危及健康。

### （1）沉迷麻将引发健康危机

①引致胃病。许多人因贪玩麻将来不及吃饭便匆忙上场，一搓便几个小时不摆手。到了吃饭时间也不回家。有时一直到半夜或天亮前才不得不胡乱凑合一顿剩饭，而且狼吞虎咽。久而久之便导致胃分泌功能紊乱，使胃黏膜充血、水肿、糜烂及出血，造成胃炎或胃溃疡。

②引发脑出血。搓麻将使人精神高度紧张，情绪也始终处于喜怒恐忧等复杂变化中，而且无论赢输的激动均可促使血压突然升高。原本脑动脉已十分硬化的中老年人或原本高血压已比较严重者，一旦出现血压的再度波动，可因脑出血而猝死。

③导致神经衰弱。沉湎于麻将桌旁的人们为了安排好的搓麻将的时间，大都减少休息，压缩睡眠。不能保证足够的休息与睡眠人会头晕、目眩、失眠、健忘，久而久之也就形成了神经衰弱，变得更易激动与疲劳，甚至出现幻视与幻听等错觉。

④染上传染病。搓麻将需反复摸弄麻将，牌友间因近距离密切接触，使流感等呼吸道传染病通过呼吸、喷嚏或咳嗽等更易传播。久坐麻将桌旁边吃边玩，痢疾、肠炎等消化道传染病也可能随时袭来。

⑤酿成痔疮。久坐因体重压迫使肛门部痔静脉丛血液回流不畅，坐到后半夜时也只会越来越凉，更不利于血液回流。久而久之会造成局部静脉曲张，便形成痔。

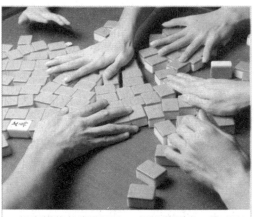

◎打麻将的危害可不少，如引发胃病、酿成痔疮、染上传染病等。

⑥引发骨质增生。脊椎骨在不断和缓的体位变换中能够保持正常稳定，而长久的不良刺激可造成椎骨的增生。久坐麻将桌旁因持续不变的体重压迫刺激，易使椎体，尤其腰椎发生骨质增生。也可使着力重心点的两个坐骨结节处生发骨刺。

⑦造成肺癌。麻将迷以男性居多，而男性中吸烟者的比例又相当大。在久搓麻将的斗室内，只要有人不停地吞云吐雾，必然使整个屋子乌烟瘴气。久而久之，主动吸烟与被动吸烟者都更易患肺癌。

⑧易导致伤人害命。一旦因赌大钱而较上劲，在一定条件下随时可引起吵架、斗殴以至于伤人害命的严重纠纷。

因此，为了保证身体健康，减少疾病的发生，不要玩麻将成瘾。

### （2）孕妇不适宜打麻将

①持续坐姿的危害。孕妇玩麻将时，若长时间处于坐位，胃肠蠕动减弱，胃酸反流刺激黏膜，易引起厌食、呕吐、咽喉与上腹部烧灼感。同时腹部的压迫，使盆腔静脉回流受阻，围绕肛门下端的静脉充血突出，而发生痔疮，在大腿内侧及小腿背侧易出现静脉曲张和下肢的严重水肿，甚至小腿抽筋。

②生活不规律对胎儿的影响。古人养生讲究"起居有常"，是指生活要有规律，这点对孕妇更为重要，而打麻者往往将身不由己，正常的生活规律被打乱，睡眠昼夜颠倒，饮食上变得不定时定量，冷热饥饱失调，结果母亲和胎儿都得不到充分的休息和充足的营养，影响胎儿的健康生长。

③环境对胎儿的影响。孕妇所处的环境，能直接影响胎儿的生长发育和他将来的仪表与性格。如此麻将胎教，怎能培养出具有高尚道德情操的下一代？另外，"方城之战"的环境多是烟雾弥漫，酒气扑鼻，尽管孕妇本人不吸烟，被动吸烟也可造成对母体和胎儿的严重危害。干热的烟雾还能刺激呼吸道，使机体防御能力降低，易患呼吸道疾病。

④情绪对胎儿的影响。孕妇的情绪状态对胎儿发育起着很大的作用，玩麻将时，孕妇往往处于大喜大悲、患得患失的不良心境中，加之为了输赢往往争论激烈，语言粗暴，神经系统过于兴奋，母体内的激素异常分泌，对胎儿大脑发育造成的危害，远远超过对母体自身的损害。

⑤传播疾病。麻将牌上面沾有多种致病菌，为传染性疾病提供了良好的传播机会。而且，打麻将的场所往往空气流通欠佳，特别是在冬春季，门窗紧闭，室内人数多，又恰逢呼吸道传播疾病的高发季节，如风疹。孕妇一旦染病，将对胎儿产生极为不利的影响。

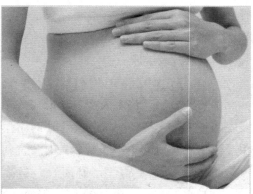

◎孕妇不适宜打麻将，因为打麻将会对胎儿产生极为不利的影响。

# 谨防假日综合征

## ❶ 暴饮暴食的恶果

节日里，亲戚朋友相聚，大家都会准备丰盛的佳肴美酒，把酒言欢，可是往往不加节制，暴饮暴食，这样会给消化系统造成负担。

首先，人进食后，食物的消化和吸收依赖于胃肠道和消化附属器官的正常结构和功能。食物通过食管、胃、小肠、大肠，蛋白质、脂肪、维生素等营养物质得以消化吸收。而暴饮暴食会完全打乱胃肠道对食物消化吸收的正常节律。

其次，消化的附属器官在食物的消化吸收中发挥着同样重要的作用。胰腺分泌胰岛素及多种消化酶，肝脏参与物质的代谢合成等。而暴饮暴食会在短时间内需求大量消化液，明显加重附属消化器官的负担。

再次，胃肠壁中存在完整的神经系统网络，对胃肠道运动进行着调控，保证人体每天规律的食欲和排便。中枢神经系统

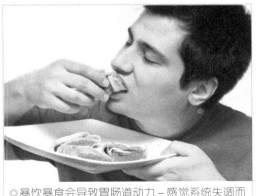

◎暴饮暴食会导致胃肠道动力－感觉系统失调而致病。

通过"脑－肠轴"持续控制食物的消化和吸收。但是暴饮暴食，情绪亢奋、精神紧张，会影响中枢神经系统，导致胃肠道动力－感觉系统失调而致病。

暴饮暴食后会出现头昏脑涨、精神恍惚、肠胃不适、胸闷气急、腹泻或便秘，严重的会引起急性胃肠炎，甚至胃出血；大鱼大肉、过量饮酒会使肝胆超负荷运转，肝细胞代谢速度加快，胆汁分泌增加，造成肝功能损害，诱发胆囊炎，使肝炎病人病情加重，也会使胰液大量分泌，十二指肠内压力增高，诱发急性胰腺炎，重症者可致死。研究发现，暴饮暴食后2小时，发生心脏病的危险概率增加4倍；老年人若暴饮暴食导致腹泻，会因大量丢失体液，全身血循环量减少，血液黏稠，流动缓慢，而引发脑动脉闭塞，脑血流中断，脑梗死形成。一旦出现上述不良后果，症状重者应及时就医，进行正确处理，以防延误。

## ❷ 假日综合征

### （1）假日综合征的表现

度过令人难忘的假日以后，很多人觉得头脑昏昏沉沉、精神萎靡不振，不能很快地投入工作和学习，这些就是假日综合征的症状。每次长假过后，假日综合征都会出现。

假日综合征与人的适应能力和自我调节能力有关。放假以后，人们从平时心

理、生理高度紧张的状态突然放松，身体的抗病防线也突然松弛，加上节假日额外应酬增多，生活变得没有规律，身体自然就产生不适了。

引发假日综合征的具体原因多种多样，但表现出来的症状大同小异，如无精打采、食欲下降、消化不良、难以入睡、注意力不集中等，严重的还会出现胃肠功能紊乱，血压发生变化，甚至出现心脑血管功能变化等。

据分析，有两种类型的人最容易患上假日综合征，一种是神经特别兴奋的人，自我控制能力较差，在假日里疯玩，消耗大量的精力，致使放假没起到休息的作用。另一类是适应能力较差的人，他们在7天时间里放慢节奏，起初会感到不知所措，等刚刚适应了假日生活，又要重新开始紧张的工作，结果又不适应了。

### （2）假日综合征的原因及对策

造成假日综合征的因素有很多，日常工作和生活中的压力和疲劳，不切实际的期望，社交活动过多，无法和最亲的人团聚等都是其中之一。总体说来，这些原因可以分为3种。针对这3种原因我们分别提出了建议，你可以根据自己的情况调整对策。

①心理原因。没有或无法同最亲近的人共度假日所带来的孤独感最容易让人在假日里伤感，当你看到周围的人都欢聚一堂时，情形就会变得更糟；另一种情况则正好相反，即家庭成员之间愿望上的冲突使你对假日失望，比如说，你希望和朋友外出旅游，而你的父母却坚持要你守在他们身边。

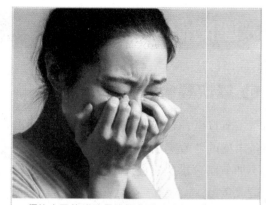

◎释放自己的感情是排解悲观情绪最好的方法。

如果你是一个人过假日，假日里怀旧和悲观的情绪就会比往常更强烈。你应该对此有足够的心理准备，不要压抑自己的感受。如果你想哭，就痛痛快快地哭出来。不要觉得在大家都欢笑的日子里你痛哭会很不合时宜，或在别人都成双成对的地方你孤身一人会有些异样，压抑自己的某种情感只会让这种情感持续的时间更长，所以释放自己的感情是最好的方法。

再隆重的假日也是生活中的一天或几天，这也就是说，你在平常日子里能碰上的不顺心，能遇到的不如意，在假日里同样也会遇到。将假日看得"非同一般"是很多人在假日里感到失望和不如意的主要原因。学会降低自己对假日的期望，不要指望家里的所有成员都有着和你一样的假日计划，不要盲目地认为在你想聚会的时候朋友们都恰好有时间，更不要幻想假日里将只有美酒佳肴、欢声笑语，选择适合自己的度假方式才是最好的。

②经济原因。假日会给所有的人带来额外的经济负担。外出旅游、互赠礼品、聚会聚餐、购物热潮……没有哪一样不会

让人们花比平常多得多的钱。假日当中的入不敷出和假日之后的捉襟见肘也是令许多人感到烦恼和沮丧的原因之一。

要想解决这个问题就要在假日之前做好预算。请记住，量入为出永远是根本所在。为了防止你在假日里一改平日的节制，几天尽情享乐之后便陷入钱的烦恼中，你应该在假日之前对各项支出做出大致的预算。为了让假日过得与平日不同，你可以留出一定的"休闲资金"，一旦制订预算，假日里就应该尽可能地照章执行。

如果你已经在假日里花了大量的钱，假日之后就不要再为此后悔不已了。假日之后你要应付的烦恼还会有很多，不要让自己在好不容易轻松几天之后又轻易地陷入金钱所带来的烦恼当中。

③生理原因。长时间逛街购物、频繁参加社交聚会和作息不规律造成的疲劳，会让你在假日后的数天内感到情绪低落，精力不济。假日里烟酒无度、暴饮暴食造成的肠胃负担也会让你对紧张的工作一时间难以重新胜任。这两方面的原因都会加重你的假日综合征。

因此在假期我们也要坚持健康的生活习惯。如果你正在实施节食或减肥计划，如果你平常坚持每天活动1刻钟，就一定不要放弃这些良好的习惯。在假日里打破这些习惯之后不仅恢复起来不容易，而且某种秩序被破坏之后的"混乱感"也会让你在毫无意识的情况下加重烦闷情绪。

保证充足的睡眠，最好是假日里每天都能保证足够但不是过剩的睡眠。即使做不到这点，你也应该在假日结束前的一两天内恢复充足的睡眠，这对你的心情会大有好处。

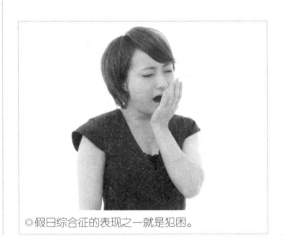

◎假日综合征的表现之一就是犯困。

# 关注白领不健康的生活方式

## ❶ 高跟鞋的美丽后遗症

高跟鞋是很多女性朋友的最爱，细细的高跟鞋使身体重心前移，整个人挺胸收腹，更显得健美轻盈，风姿绰约。可是高跟鞋带给你美丽的背后却深藏着健康隐患。

（1）高跟鞋带来的痛苦

①拇外翻。也就是大家常说的"大拐脚"。拇趾向外的生理倾角超过13 就可诊断为拇外翻，如果外倾角超过30 ，则有明显的疼痛出现，严重者甚至顶起第2趾，如同"鸡爪"。

②小趾内翻。小趾内翻是指足部第5趾向拇趾方向弯曲，当超过一定限度时，人会感到钻心的疼痛。

③鸡眼、胼胝。鸡眼是由于足部皮肤受挤压，表皮抵抗力下降，病原体侵入皮下，不断增生繁殖而形成，好发于趾间等部位。胼胝也称为"老茧"，是由于皮肤反复受挤压和摩擦，表皮组织增生而形成。

④嵌甲和甲沟炎。嵌甲也称为"倒刺""甲内生"等，是指趾甲向肉里面长，大多数人出现在足第1趾上。如果趾甲的残角刺入肉里，红肿疼痛，即会引起"甲沟炎"。这两种疾病都与高跟鞋的流行有密切关系。

⑤跖骨头塌陷。当后跟抬高时，前脚掌就要负担全身的重量，久而久之，这个部位的皮肤就会增厚，形成一块难以消失的"硬节"，会出现一走路就痛的现象。

⑥腰膝疼痛。当足跟升高后，人体的中轴线也会前移，腰部和膝部的受力也相应发生变化，时间一长，腰部和膝部就会出现难以名状的痛楚。

听到这么多关于高跟鞋的健康隐患，你还敢向"邪恶"挑战吗？其实我们可以做一些运动以减轻这些危害。

### （2）高跟美女的自救法

①休息时伸展运动。此时的身体处于极其放松的状态，这是调节全身、运动肌肉的最佳时段。取放松的立姿，一手紧握椅子靠背。骨盆稍向前移，略屈膝。肩膀放松并保持挺直，将重心移向脚后跟。保持这一姿势40秒钟，然后歇1分钟。左右重复练习5次。将双腿向上举高10分钟，然后在原地散步几分钟。或者身体站直，脚张开与肩膀同宽，右手向身体左侧弯，重复做4次后再换另一侧。用力时吐气，放松时吸气，这有助于舒筋活络。

②坐班时伸展运动。久坐不动或叠腿坐姿(即"二郎腿")必使大腿肌肉呈现缩短状态，由此引起肌肉痉挛和背部疼痛。而穿高跟鞋又总是久坐不动，或者总是爱跷起"二郎腿"者适合练习以下运动，使肌肉恢复平衡。

采取挺直坐姿，两腿尽量叉开，直至从大腿内侧至足部的肌肉出现轻微的紧张感觉为止。此时脚尖应放松。双手完全靠近臀部，掌心紧贴地面并向下施压，直至脊椎完全挺直为止。双目注视前方。保持这种紧张状态40～60秒钟，全身重新放松，重复练习3～5次。

③奔波时伸展运动。在外奔波，小腿肚最受罪，会引起腿部劳累或夜间痉挛。取弓步姿势，一腿前，一腿后，前腿放松，后腿伸直，双脚保持平行，上身稍向前弯曲，但背部保持挺直。后腿的脚后跟紧踏地面40秒钟。歇1分钟，然后重复上述练习，做5次。换腿再做5次。

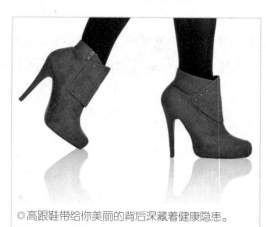

◎高跟鞋带给你美丽的背后深藏着健康隐患。

④注意行姿。除了上面的运动补救方法外，还应该注意走路的姿势。脚尖往前伸直，着地时让膝盖保持弹性地走路，臀部夹紧，上半身挺直。这样可以避免压力过多地分布不均，从而改善腿部、足部水肿的现象，促进血液及淋巴液的循环，远离腿部酸痛。

**（3）穿高跟鞋应注意的细节**

①选购时间。选购高跟鞋的最佳时间是在下午3～4时，此时试穿可以确保鞋子真正合脚舒适；穿高跟鞋时，可在脚前掌或脚跟等受压处做个软鞋垫，减少脚底所承受的压力；高跟鞋的鞋跟高度不宜过高，最好不超过5厘米，鞋跟不宜太小，否则难以支撑体重，而鞋头宜稍宽松，让脚掌及脚趾多一点儿空间。

②高跟鞋不宜时时穿。需要长时间行走的女性，不妨在办公室准备一双舒适的平底鞋，与高跟鞋交替着穿，减轻局部的疲劳。

青春期女性更不适宜穿高跟鞋，最好穿坡跟鞋及鞋跟不超过3厘米的鞋子。女性的足骨发育成熟在15～16岁，过早穿高跟

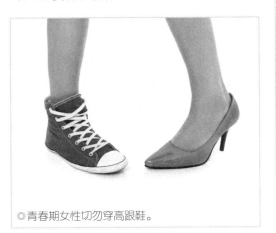

◎青春期女性切勿穿高跟鞋。

鞋使足骨按高跟鞋角度来完成骨化过程，易产生畸形。而骨盆是由骶骨、尾骨、左右髋骨、韧带及关节结合而成的一个骨环，一般到25岁才定型。骨盆是人体传递重力的重要结构，未定型的骨盆负荷加重导致骨盆口狭窄，直接影响成人后的分娩。

## ❷ 久坐也伤身

久坐不动是写字楼里很多白领的通病。很多疾病都是由于坐得太久、缺乏运动引发的，如心脏病、糖尿病及肥胖症等。

**（1）为何久坐伤身**

①导致心肺功能降低。久坐的人难以适应突然用力，从而引起机体强烈的应激反应，肾上腺素和去甲肾上腺素大量分泌，导致冠状动脉痉挛、心肌急性缺血，出现心绞痛和心肌梗死病症。那些原来就有动脉粥样硬化的人，最易在突然用力时引起心肌梗死。久坐者心肺的储备能力低，代偿能力差，所能承受的最大负荷也小，因为肺的储备能力低容易发展成低氧血症，并增加呼吸时的功耗，所以也就减少了抗病防病的能力。

②引发肌肉萎缩。中医学早就认识到"久坐伤肉"。久坐不动，气血不畅，缺少运动会使肌肉松弛，弹性降低，出现下肢水肿，倦怠乏力，重则会使肌肉僵硬，感到疼痛麻木，引发肌肉萎缩。

③能伤筋动骨。久坐，颈肩腰背保持固定姿势，椎间盘和棘间韧带长时间处于一种紧张僵持状态，就会导致颈肩腰背僵硬酸胀疼痛，或俯仰转身困难。特别是坐姿不当(如脊柱持续向前弯曲)，还易引发

驼背和骨质增生。久坐还会使骨盆和骶骨关节长时间负重，影响腹部和下肢血液循环，从而诱发便秘、痔疮，出现下肢麻木，引发下肢静脉曲张等症。

④久坐会伤胃。久坐缺乏全身运动，使胃肠蠕动减弱，消化液分泌减少，日久就会出现食欲不振、消化不良以及胃饱胀等症状。

⑤伤神又损脑。久坐不动，血液循环减缓，会导致大脑供血不足，伤神损脑，产生精神压抑，表现为体倦神疲，精神萎靡，哈欠连天。而且由于大脑供血不足，人突然站起来，就会感到头晕眼花，甚至恶心欲吐等。久坐思虑，耗血伤阴，老年人则会导致记忆力下降，注意力不集中。若阴虚心火内生，还会引发五心烦热，以及牙痛、咽干、耳鸣、便秘等症。

⑥导致肥胖和糖尿病。久坐新陈代谢缓慢，不能消耗多余的脂肪而导致肥胖，这是显而易见的，而肥胖与2型糖尿病的发生关系密切。过量摄食会引起葡萄糖水平突然升高而胰腺不能分泌足够胰岛素来将多余糖转化为能量，故而引起2型糖尿病。

⑦使肠癌的发病率上升。以往人们只知道结肠癌与摄入脂肪过多、纤维素和维生素过少有关，近年来发现，结肠癌与久坐少运动有密切关系。因久坐胃肠蠕动迟缓，易产生便秘，粪便在结肠内停留时间过长，增加了有害物质与肠黏膜的接触时间，导致结肠癌的发生。

⑧对生殖系统的健康造成不良影响。白领女性由于久坐，加上缺乏正常运动，以致气血循环障碍，月经前出现经前综合征及月经期会出现痛经；久坐亦会使循环不良，慢性盆腔充血，抵抗力变差，而导致盆腔炎、附件炎等妇科疾病。此外，气滞血瘀也易导致淋巴或血液栓塞，使输卵管不通。这些都是引起不孕的原因。

对于男性来说，久坐不动、工作节奏紧张、疲惫过劳等可以造成对前列腺的直接压迫而使得前列腺充血、瘀血，导致慢性前列腺炎的发生，而且往往发病隐匿，临床症状不明显，导致误诊、漏诊。

### （2）培养健康的生活习惯

要防止因久坐而造成的种种疾病，就要改变自己的生活习惯。

不应放弃一切可能在户外活动的机会。平时可在早晚加强体育锻炼，以增强心肌及四肢的活力，加强血液循环，增加免疫细胞的数量。同时，在工间休息和会议间隙期，应抓紧时间到室外去活动活

◎久坐不动是写字楼里很多白领的通病，易导致多种疾病。

动，如散步、踢脚、弯腰、活动颈项等，哪怕只有几分钟也有利于改善局部和全身的血液循环。凡工作需要久坐的人，不但要注意保持正确的坐姿，而且一次最好不要连续超过1小时。工作中每2小时便进行一次约10分钟的工间操或自由走动一下。人一天的活动时间中，1/2坐着，1/4站着，还有1/4时间用来走动为好。

在条件允许的情况下，可坐在原地进行以下锻炼。

活动躯干。左右侧身弯腰，扭动肩背部，用拳轻捶后腰。每次做20下左右，有助于松弛腰背部肌肉，预防腰肌劳损和椎间盘组织弹性减退。

伸懒腰。看上去这个动作有些不雅，但可以加速血液循环，舒展全身肌肉，消除腰肌过度紧张，纠正脊柱过度向前弯曲等，具有很好的保健作用。

转颈。先抬头，尽量后仰，再把下颌

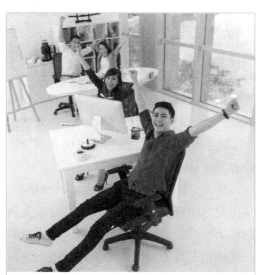

◎在工间休息间隙，哪怕只有几分钟的活动也有利于改善局部和全身的血液循环。

俯至胸前，使颈背部肌肉拉紧和放松，然后向左右两旁侧倾10～15次，再将腰背贴靠椅子背，两手于颈后抱拢片刻，也有活动肌肉、醒脑提神的效果。有颈椎病的患者做此动作时，动作要轻、慢，以免刺激周围组织。

踮脚。双脚踩地，双脚或单脚足尖着地，足跟上抬，然后放下，如此反复进行30～50次，可以促进下肢静脉血液回流，预防下肢静脉曲张。

提肛。即像忍大便一样，将肛门向上提，然后放松，接着再往上提，一提一松，反复进行，站、坐、行时均可进行此动作，每天50次左右，可以促进肛门局部的血液循环，对久坐者来说，是预防痔疮等肛周疾病的有效方法。

最后，要注意保持空气清新。不要在室内吸烟，即使在冬季，也要定时开窗通风，以保持室内空气的新鲜。

## ❸ 有车一族的健康隐患

汽车带给我们的，不仅是出行的便利，还有驾驭的自由和快乐。可是人们在享受便捷的同时，不能不注意一些健康隐患。

### （1）开车带来的健康危机及应对措施

①以车代步，肥胖难逃。长期开车缺乏必要的运动会导致肥胖，有车族每天应当保证半个小时的活动，路途不远时尽量以步代车。

②挡风玻璃质量差引发视疲劳。解决这个问题就要检查一下车挡风玻璃质量如

何，车的挡风玻璃板如质量粗糙，高低不平，厚薄不一，会加重视疲劳，应及时解决。其次，开车时间尽可能减少，最好相隔一段时间把车停在安全地带闭目养神，让眼睛休息。

③开车容易引起肌肉痉挛。这是因为汽车的震动会通过方向盘直接传递给人体，长此下去极易导致肌肉痉挛、萎缩，甚至使骨关节发生病变。开车时应戴上驾驶专用手套。此外，可在座位和靠背垫上富有弹性的垫子。长时间开车应适当活动一下指关节。

④噪声太大容易使听力损伤。开车时应使用低音喇叭，播放音乐音量不宜太大，同时可戴防噪声耳塞。此外，检查一下，看看是否有故障性的噪音产生，如有应尽快修复。如果是长期开车，反复接触强噪声，就会造成不可逆性耳聋。

⑤常开空调会出现头晕呕吐的状况。长期开汽车空调，浑浊不堪的空气会危害

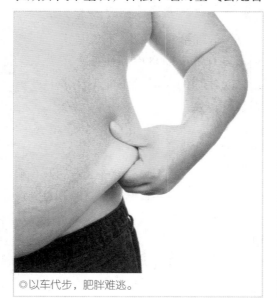
◎以车代步，肥胖难逃。

健康。开车开空调，最好每隔一段时间把车窗开启5分钟，让空气流通。

⑥超速行驶会让心率过速。如果车辆速度超过每小时80千米，心率会增至每分钟100～110次；车辆行驶速度每小时120千米以上时，心率会超过每分钟110次。长时间高速行车，可影响心血管功能，还容易诱发冠心病。

⑦久不活动肌肉力量差。"有车族"的腿部力量通常比常人差，这是未老先衰的迹象。要避免未老先衰，必须多参加运动。最好选择全身性的、大肌肉群参与的运动，如跑步。

⑧"有车族"要注意保护腰椎。"有车族"要尽量减少震动，应避免旧车"超期服役"，及时更换陈旧、磨损的零部件。驾驶座椅可安装空气隔震装置，在座椅上增加软硬适度的坐垫。保持正确的驾车姿势，确保腰椎受力适度。驾车时双眼平视，座椅的靠背向后微倾，坐垫略向前翘起，臀部置于坐垫和靠背的夹角中。一次驾车时间一般不宜过长，一般每隔2小时应停车休息一会儿。遇到路况不好时，车速不能过快，操作不宜过猛，否则汽车的剧烈颠簸对腰椎的伤害极大。如果驾车者多次发现腰部酸、胀感时，切不可掉以轻心，应及时到医院就诊。

⑨驾车过久影响生育能力。长时间驾车会引起阴囊温度增高，而高温对睾丸内的精子形成，会产生不良影响。这也是职业驾驶员生育能力降低的重要原因之一。内、外裤的大小及薄厚，对阴囊温度有更重要的影响，驾车者应当予以重视。

## （2）女性驾车族的健康问题及保养经

①防颈椎病。对于包括女性驾车族来说，颈椎病是最常见的。许多女性尤其是驾龄较短的女性，由于经验不足，往往精神上比较紧张，因此开车时姿势也比较紧张，经常是长时间保持同一姿势，这样颈部肌肉很容易僵硬甚至发生痉挛，手也会出现发麻、发凉或发胀等情况，时间长了还会出现椎体不稳、移位甚至压迫神经等情况，甚至会患上神经根炎。此外，本身女性腰部疼痛的发生率就相对比较高，而长期开车更容易导致颈椎病和腰椎病的并发。

②防心脏病。女性本身在更年期前后就容易发作心绞痛等心脏疾病，而开车的女性更加容易被心脏病所扰。对一些喜欢开快车的女性来说，她们的心脏要承受的更多。如果心脏长时间处于紧张状态下，思想集中、神经紧张、血液流动缓慢，就可能诱发心脏病，而原本就有冠心病的患者会更容易发作。建议女性朋友开车不要太快，每隔1小时最好休息一会儿。

③防视疲劳。视疲劳在女性身上更突出，这可能和女性开车时更加紧张有关。因为长时间紧张地盯着道路，人很容易出现视力疲劳，此外长时间户外强烈的光线刺激，眼睛也更容易感到疲劳。而且对于女性来说，如果在月经期或更年期，更容易受到视力问题困扰，视疲劳还会引发头晕、视物模糊、眼睛发酸发涩或发胀等问题。

④防关节疾病。由于开车时人长期采取单一的坐姿，而且运动少，因此很容易由此引发一系列身体问题，如下肢疲软，因活动受限导致关节僵硬，加重骨关节病。对女性朋友来说，运动少还更容易出现骨质疏松。此外，在长期开车而没有适量运动的情况下，女性朋友的腹部会逐渐堆起"救生圈"，而大腿或上臂也会由于脂肪堆积变粗。

⑤防泌尿系统疾病。都市里快节奏的

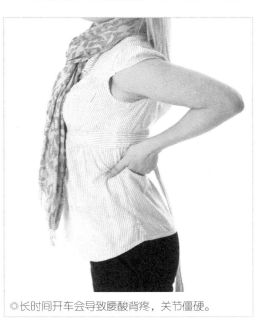

◎长时间开车会导致腰酸背疼，关节僵硬。

生活方式，使许多女性朋友往往吃饭后就匆匆开车出门，这对消化系统非常不利。许多开车的女性同时还在减肥，而且很多是通过吃减肥药来减肥，要知道某些减肥药对人的中枢神经有影响，会带来头晕、恶心等问题，影响开车，而且还容易引发内分泌紊乱。

女性的尿道比较短，细菌很容易侵入，而且外阴部汗腺特别丰富，长时间开车会使外阴局部长时间潮湿。细菌会大量繁殖并侵害女性身体，导致出现尿急、尿痛等症状，这种病状在夏天尤其突出。因此女性应该有效把握开车时间，并进行身体锻炼，增强自身体质。

⑥不宜长时间开空调冷风。许多女性在夏天开车喜欢穿短裙，如果这个时候再开很冷的空调，容易患风湿性关节炎和感冒。冬天则最好让车内保持温暖，因为人体受到寒冷刺激后会发生痉挛，血液淤滞，也会加剧心脏的不适。

⑦要注意皮肤养护。有的女性可能抱怨，尽管车子贴了膜，自己又戴了帽子，涂了防晒霜，可风吹日晒后，脸上的色斑还是不断疯长；还有的人觉得待在车内时间久了，皮肤会发暗、干燥、毛孔变大。对于这种情况，只能尽量减少日光暴晒时间，并补充皮肤水分，多使用一些保湿的化妆品。

## ❹ "工作狂"的健康堪忧

生活节奏的加快让越来越多的人成为"工作狂"。"工作狂"往往忽视生活，一心扑在工作上，这样的人事业往往很成功，可是健康却不像事业那样乐观。

### （1）工作狂易患慢性疲劳综合征

慢性疲劳综合征已经成为一种普遍发生在职场白领身上的疾病，而且有继续蔓延的趋势。

有调查显示，医务人员、计算机软件开发人员、媒体从业者和市场销售人员是最容易患上慢性疲劳综合征的人群。越是工作压力大的人越容易患慢性疲劳综合征。

白领易患慢性疲劳综合征和他们的工作性质有关。

首先，白领的工作量很大，他们虽然不像体力劳动者那样消耗体力，但工作压力大，需要经常加班加点，致使体力消耗和心理压力长期处于超负荷的状态。

其次，白领要面对错综复杂的社会环境，面对越来越多的竞争和挑战。为了实现自身的价值，他们会不遗余力地拼搏，一直处于紧张状态，极易产生焦虑感，这对于慢性疲劳综合征的发生、发展起着推波助澜的作用。

再者，就是负面情绪的作用。相当一部分白领因工作忙碌，人际关系淡漠，亲情减少，容易产生忧愁、烦恼等负面情绪；

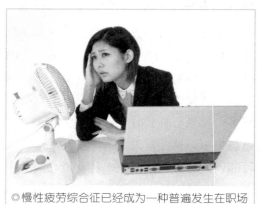

◎慢性疲劳综合征已经成为一种普遍发生在职场白领身上的疾病。

有的人由于事业上遇到挫折，因而对自己的评价降低，整天郁郁寡欢。此外，性格内向、不善于交际、心理承受能力差等因素也可以导致慢性疲劳综合征的发生。

此外，慢性疲劳综合征多见于受教育程度较高的女性。据统计，慢性疲劳综合征的高发年龄在30~50岁之间，女性的发病率大约是男性的4倍。发病时，常有持续或反复出现的原因不明的严重疲劳，充分休息后疲劳症状仍不能缓解；同时会有记忆力下降或注意力不集中、咽炎、颈部或腋窝部淋巴结触痛、头痛、睡眠障碍等症状出现。由于体格和实验室检查没有其他异常，所以界定该病比较困难。

慢性疲劳综合征的病因尚不清楚，目前缺乏有效的病因治疗。白领应学会为自己减压，这是预防和治疗慢性疲劳综合征的一剂良方。以下是关于减压的一些建议。

工作时多进行几次短暂的休息，做做深呼吸。呼吸新鲜空气可以使你放轻松，防止不良情绪的形成。千万不要放任不良情绪的发展，不要让它在一天的工作结束后升级。

心情不好时采取适当的方法"发泄"出来对健康有好处，如向朋友、年纪大的人倾诉内心的痛苦或者是大哭一场。心理学家认为，痛哭是一种自我保护措施，它能使不好的情绪得以宣泄，哭后心情自然会畅快许多。

积极参加体育运动，转移并释放压力。体育运动能使你很好地发泄。运动后的你会感到轻松，不知不觉就把压力释放出去了。

## （2）适合白领的脑保健操

白领这样的脑力劳动者在长时间的工作后会感到头昏脑涨，出现神经衰弱、头痛、注意力不集中等现象。进行积极的自我按摩，能很好地消除大脑疲劳，振作精神，增强记忆力。

①按揉太阳穴。用拇指指腹按住眉毛到耳朵之间最凹陷的地方，前后左右移动，试探着按压，感到最疼痛的地方就是太阳穴。取坐姿，脊柱挺直，臀部微突，安静平和，做两次腹式呼吸。然后以两手拇指或中指、示指按压在两侧太阳穴上，用点按法或指摩法先顺时针按揉20次，再逆时针按揉20次。

②按揉印堂穴。用拇指或中指、示指指腹贴于两眉中间的印堂穴上，以点按法

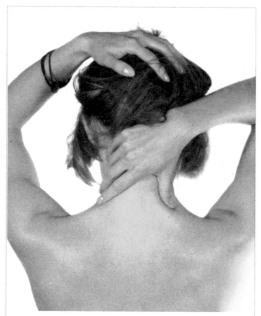

◎积极的自我按摩，能消除大脑疲劳，振作精神，增强记忆力。

环形按摩20次，左右手交替进行。

③点按攒竹穴。屈肘置桌上，两手半握拳，拇指伸开，以拇指端附着在眉头下缘攒竹穴（眉毛内侧端），然后两拇指逐渐用力向穴位上（眶下缘）顶压。待穴位周围至眼区有酸胀感时，深呼吸休息约1分钟再进行。

④按摩天柱、风池穴。在后颈的颈窝外侧的发际处，有一个叫"天柱"的穴位。再稍微向上一点儿，又有一个叫"风池"的穴位。将双手指交合起来，连同掌部一起放在脑后处，用拇指的第1关节均匀地上下轻揉这两个穴。按摩时要抬起下巴，脑袋后仰，效果才会明显，每按摩5秒钟，稍间歇一下，如此反复5～10次。

⑤按揉百会穴。示指按于百会穴（在两耳尖向上的头顶交叉处），先顺时针按揉20次，再逆时针按揉20次。

⑥按摩劳宫穴。先以右手拇指按压于左手劳宫穴上（在手掌正中凹陷处），围绕劳宫穴逆时针按摩24次，至劳宫穴发热为止，再换左手按摩。

⑦手指梳头。双手掌心相对，快速摩

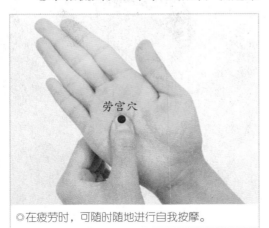
◎在疲劳时，可随时随地进行自我按摩。

擦至手心热到极点，两掌心按前额，五指分开，微弯手指，由前发际往后发际梳发按摩20次。

⑧摩面擦耳。两手掌面紧贴在同侧面部，上下往返擦动，至面部出现热感后止（10～15次）。然后两手掌面横至两耳，均匀用力向后推擦，回手时将耳郭向前推擦，往返交替10～15次，直至两耳出现热感后为止。

⑨掩耳弹脑。用两手掌心紧按住两耳，两手示指肚置于中指背上，轻轻敲后脑枕部20余次，然后手指紧贴住后脑枕骨部不动，掌心骤然离开耳孔，放开时耳内出现响声，如此连续开闭放响约10次。

以上按摩，在感到疲劳时可随时做，按摩后自会觉得头脑清醒、耳聪目明、全身舒服。

## ❺ 快节奏带来一系列健康问题

当快节奏成为城市的主旋律，由此带来的一系列的健康问题也日益暴露。提倡慢节奏的生活对我们的健康有很大帮助。

### （1）当快节奏成为城市的主旋律

"快餐"使营养丢失，让人快速发胖；填鸭教学灌得多，忘得也快，使美好的童年黯淡无光；超负荷工作使职场年轻人易患消化道炎症、内分泌功能失调、失眠症、偏头痛以及心脑血管等疾病，英年猝死也已不是新闻；当代人的生活被束缚在"毫微秒文化"中，人们的时间被切分到最小，1周7天，每天24小时不停工作，日常生活被忙碌和焦虑充斥。

这种毫微秒文化发展到极致，人的身

心已超负荷运转，长期处于亚健康状态。用激素催起来的早熟果菜大而无味……这一切警示人们：泡沫快速的心态已成为一种时代病。

美国人富兰克林的名言——"时间就是生命，时间就是金钱"，作为大工业时代的座右铭，曾影响了整个世界，激励了无数人化身为整个社会的一个齿轮，为了梦想，日夜运转不息。人们为此付出的代价也恰是健康甚至生命。

首先是心理的健康。忧郁症已经成为继癌症和心血管病之后的第3大疾病，并且发病年龄在不断下降。其主要原因，正是由于人们长期生活在紧张的状态中、没有人可以倾诉烦恼、生活不规律且节奏太快。而人一旦慢下来，就能有更多的时间品味生活，丰富阅历，从而达到减压的目的。

其次就是生理的健康。压力会导致人体产生大量的肾上腺素和肾上腺皮质激素。它们通过动脉传遍全身，使感官、神经系统、免疫系统、肌肉等都出现紧张反应。时间一长，就会出现失眠、健忘、噩梦频繁、焦虑、工作中失误增多等现象。慢下来，带来的是压力的降低、神经和内分泌系统的恢复，同时还能避免体能的过分消耗。

很多平常忙碌的人在度假的时候病倒；有些人工作时没事，退休之后反而突发心肌梗死。这是因为，如果一个人长期处于紧张中，身体就会习惯于这种状态。一旦紧张因素消失，对身体来说就是一种反常现象，肾上腺素大量减少，使器官失控，导致各种疾病。而在生活中有机会就慢下来，正是一种循序渐进地改善生活、促进健康的好办法。

热爱生活的人们，不要总是让自己步履匆忙，眼中只有远处的高峰，放慢脚步看看沿途的风景，会让你的人生有更多享受与回味。"慢生活"不是支持懒惰，放慢速度不是拖延时间，而是让人们在生活中找到平衡。

## （2）慢生活方式

20世纪末，在法国巴黎展开的"国际慢餐运动"以及欧洲人发起的一种"慢生活运动"，如今已经在全球悄然兴起，他们主张："慢生活的本质不是懒惰，而是对生活的珍视。"他们要让大工业时代延续至今的"快文化"导致全世界每100人中就有40人患上"时间疾病"的状况一去不复返，他们希望生活的脚步慢下来，生活更加人性化。

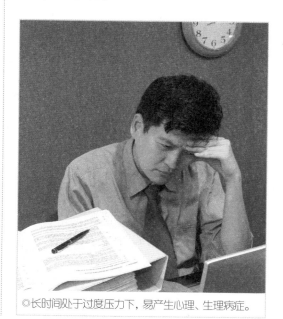

◎长时间处于过度压力下，易产生心理、生理病症。

如果你想要慢生活，可以考虑一下"慢生活"支持者的独特生活方式。

①慢餐饮。"慢生活"支持者们反对快餐，认为应该在轻松的环境下吃精心烹制的食品，讲究饮食的营养搭配和制作工艺，从头到尾地享受食物带来的乐趣。

②慢工作。为了对抗现代工作的快节奏，"慢一族"把办公室搬到了家里。在法国，3%的企管人员在家办公。这样不仅没有耽误工作，而且还简化人事管理。此外，"慢一族"还强调花更多的时间处理一件事，而不是在不同的事之间周旋。

③慢读书。"慢一族"开始放慢阅读速度。他们认为"细嚼慢咽"地读书可以完全沉浸在书籍的氛围中，对细节给予更多的关注，这样做不仅阅读效果好，也能够带来更多心灵上的愉悦。

④慢运动。如今，无论是在忙碌的美国还是浪漫的澳洲，一种"每天1万步"的健身方法相当流行。医学研究表明，每天步行1小时以上的男子，心脏局部缺血症的发病率比很少参加运动的人低4倍。中医认为，脚掌是人体的"第2个心脏"，人体的五脏六腑都与两只脚息息相关。人类脚踝以下有51个穴位，其中脚底有15个穴位。日行万步，就等于不断地在按摩第二个心脏。那么，请试想一下，在离家还有3站地距离的时候，如果改乘车为走路，你觉得如何？或许你会不假思索地说："又耽误了宝贵的15分钟。"但换个角度想，这15分钟里，你的全身机体都在运动，你又享受到了什么？

⑤慢休闲。去迪厅蹦迪，到练歌房狂喊，这种大肆宣泄的现代休闲方式为"慢一族"敬而远之。不接受任何大规模聚会邀请，看一盘轻松愉快的影碟、预约一次美容护理，和家人外出野炊郊游，就是他们心目中理想的休闲方式。

⑥慢旅行。缓缓旅行强调并不是去哪里，而是在哪里。除了从历史遗迹入门，了解历史宗教对当地人的影响，更可以到街巷上的百年老店，去品味当地人在日常生活中的美感意识。缓慢的城市更需要缓慢的步调。你可以不搭电车、巴士，用脚踏车或步行穿梭在大街小巷。

⑦慢心态。你只要记住人永远只能停留在一个时空中做一件事情，着急是于事无补的，这样心情就会平静下来，就不会被时间"捉住"，成为时间的奴隶。

总而言之，让生活和工作慢下来！

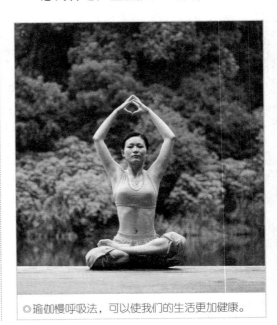

◎瑜伽慢呼吸法，可以使我们的生活更加健康。

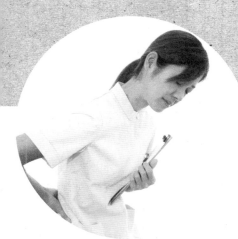

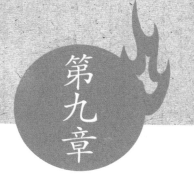

第九章

# 识别身体的健康
# 讯号，有病早知道

●俗话说："病来如山倒，病去如抽丝。"实际上，任何疾病的发生发展都有一个过程，在突发前都会有一些身体上的先兆。随着健康意识的增强，我们应该对人体发出的不良信号给予足够的重视，避免酿成大祸。

# 发现头发隐藏的秘密

## ❶ 了解你的头发

只观察头发就能知晓一个人的某些健康状况，身体会给你发出细小但明确的讯号，提示你关注自己的健康。

### （1）头发的基本构造

人的头发的主要成分是角质蛋白，同时还含有水分及金属和矿物质。

头发的可见部位称发干，是由枯死的细胞组织构成。从其横截面来看可分为3层：表皮层、皮质层、髓质层。表皮层是由许多细小的鳞片(又称毛鳞片)重叠而成，可说是一种保护层，如果发丝上的小鳞片排列整齐，就会折射更多的光线，那么头发将显得亮丽动人，如保护不当，用力梳刷、吹发或经常洗发、烫发、染发等就会损害头发的表皮层，使头发失去亮泽。

毛皮质被毛小皮覆盖，由成束的角蛋白构成，是头发最主要的部分，决定头发的弹性、强度与屈曲性。毛皮质中含有许多黑素颗粒，是头发从毛囊中生长时带入的。不同人种头发形态的差别，就是由毛皮质中的蛋白纤维和黑素颗粒决定的。

毛髓质是头发的中心部分，其中充满空气间隙，在一定程度上起着防热的作用。

发干的外表有一层发根皮脂腺分泌的皮脂，它是发干一层极好的保护膜，能平滑毛鳞片，使头发保持水分和弹性，毛鳞片的不完整会阻断皮脂由发根向发梢传递。

完整的毛鳞片，平滑，边缘整齐。毛鳞片未受损伤，头发柔顺，亮泽，易于梳理；毛鳞片损伤，毛鳞片拱起或被破坏，头发开始失去光泽，手感粗糙；损失部分毛鳞片，使皮质暴露，头发变得粗糙呆板；毛鳞片的进一步损失则使皮质变弱以致干枯，导致头发开叉。

### （2）头发的类型

头发的类型由头发的天然状态决定，即由身体产生的皮脂量决定，不同的发质有不同的特性。

头发分为干性头发、油性头发、混合性头发、中性头发和染色或烫过的头发。

干性头发的特征是无光泽，干燥，易缠绕，特别是在受湿的情况下难于梳刷。通常头发根部颇稠密，但至发梢变得稀薄，有时发梢还开衩；油性头发的特征是细长，油腻，需经常清洁；混合性头发的特征是头发根部为油性，而发梢为干性甚至开叉；中性头发的特征是不油腻，不干燥；染色或烫过的头发的特征是比未经染烫的头发更具多孔性，容易变得粗糙和开叉。

## ❷ 观察头发辨健康

### （1）健康头发的标准

什么样的头发才算健康的头发？健康头发发干的表皮呈屋顶鳞瓦状排列，能正常地反射光线，看起来柔顺亮泽，手感柔滑，易于打理。而受损头发的毛小皮不再呈屋顶鳞瓦状排列，粗糙甚至缠成一团，不能规则地反射阳光而显得色泽黯淡，同时，头发的柔软性也大大降低，不易打理，持续的损伤还会导致发端开叉。

健康的头发还要干净。如果不经常清洗头发，空气中的灰尘和细菌就极易与头发的分泌物黏附在一起，不仅显得脏、重、缺乏光泽，日常的梳理甚至也会导致头发受损和脱落。另外，健康的头发一般都没有头皮屑。

### （2）头发问题揭秘身体健康

头发具有保护头部美化面容的作用。不仅如此，我们从头发上还可以发现许多健康问题。例如，乌黑整齐的头发，往往表现了一个人体内气血旺盛；如果是枯黄蓬发，则表现了这个人体内气血不足，体质虚弱。

头发的主要成分是蛋白质，除含有碳、氢、氧、氮4种主要元素外，还含有一些其他的微量元素。现代医学研究证明，积累在头发内的微量元素含量比血清和尿

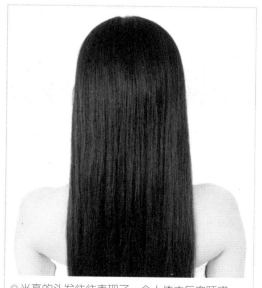

◎光亮的头发往往表现了一个人体内气血旺盛。

液里的多10余倍。头发分析正成为血清分析和尿液分析的理想的补充指标。

健康人的每克头发大约含有铁130毫克，锌172毫克，铝5毫克，硼7毫克等。如果比例有变化，说明人的健康状况不佳。分段分析其成分，可以使医生了解患者在各段时间新陈代谢的情况。

吸烟人的头发中铅、铁、硒等元素的含量均较不吸烟的人高。并且在头发中，有害金属的含量增高，与血液、骨骼中的积蓄水平存在一定的比例关系。

因此，只要通过几根头发的分析，便可知道人的生活习性、健康状况、智力发展状况和是否有汞、镉、铅、砷中毒病症。

掉头发这件很普通的事情，也可能带来健康讯息。一旦你注意到溜过指缝的头发变稀薄了，这就意味着你已失去了15%的头发。要是每天掉70根以上的头发，或者头发的直径变小，首先要搞清楚是否有营养不足的问题，比如，食物太少、太偏，以至于低铁、低蛋白；如果不是营养不良，就该到医院检查检查，咨询大夫是不是甲状腺出现问题或是激素有变化。研究表明，多囊性卵巢囊肿也可能导致头发变稀。所以，如果头发丢失过快，应尽快向医生寻求治疗和营养调理方面的建议。

头皮屑问题是头发反馈的另一个健康讯号。如果你感到压力重重，而且头皮屑开始增多，那么两者之间的关系不言自明——压力是头皮屑最通常的形成原因。压力还会造成其他后果，因此最好改变生活方式，尽量减压。如果头皮屑每个月固定出现的话，那可能是激素的关系，需要

去内分泌科检查血液中的各项激素水平，找出问题究竟出在哪里。

**（3）问题头发的饮食调养**

①辐射性黄发。长期受射线辐射，如从事电脑、雷达以及X光检查等工作而出现头发发黄者，应注意补充富含维生素A的食物，如猪肝、蛋黄、奶类、胡萝卜等；多吃能抗辐射的食品，如紫菜、高蛋白食品以及多饮绿茶。

②营养不良性黄发。其主要是高度营养不良引起的，应注意调配饮食，改

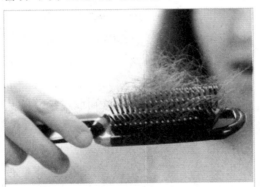

◎如果头发脱落过快，应尽快向医生寻求治疗和营养调理方面的建议。

善机体的营养状态。鸡蛋、瘦肉、大豆、花生、核桃、黑芝麻中除含有大量的动物蛋白和植物蛋白外，还含有构成头发主要成分的胱氨酸及半胱氨酸，是养发护发的最佳食品。

③病原性黄发。患有某些疾病，如缺铁性贫血，或大病初愈时，都能使头发由黑变黄。此种情况应多吃黑豆、核桃仁、小茴香等。黑豆中含有黑色素生成物，有促生黑色素的作用。小茴香中的茴香脑有助于将黑色素原转变为黑色素细胞，从而使头发变黑变亮。

④功能性黄发。其主要原因是精神创伤、劳累、季节性内分泌失调、药物和化学物品刺激等导致机体内黑色素原和黑色素细胞生成障碍。此种黄发要多食海鱼、黑芝麻、苜蓿菜等。苜蓿中的有效成分能复制黑色素细胞，有再生黑色素的功能；黑芝麻能生化黑色素原；海鱼中的烟酸可扩张毛细血管，增强微循环，使气血畅达，消除黑色素生成障碍，使头发祛黄健美。

# 从脸色判断身体健康

## ❶ 脸色与健康

一个人的脸色与他的健康状况密切相关。脸上的小瑕疵也许是某种疾病的预警。

**（1）脸上的变化不容忽视**

脸上起了让人心烦的变化，往往意味着你的身体可能有某些隐患或是饮食不当。

①脸色。脸色过于苍白，显示饮食中缺乏叶酸、铁质及维生素$B_{12}$。

②前额。前额出现痘斑，是肝脏里含有过多的毒素所致，必须减少食用含糖分过高的食物，更要避免喝酒。

③太阳穴。太阳穴附近出现小粉刺，显示你的饮食中包含了过多的加工食品，造成胆囊阻塞，需要赶紧进行体内大扫除。

# 面部反射区

## 《黄帝内经》对面部的分区

《黄帝内经·灵枢·五色》把人体面部分为：鼻部称为明堂，眉间称为阙，额称庭（颜），颊侧称为藩，耳门称为蔽。

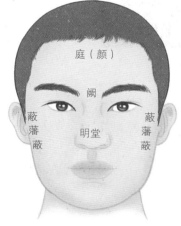

## 面部反射区

人体面部是一个全息图，不仅脏腑在面部有分布，人体各个器官也按照一定的规律分布在面部。

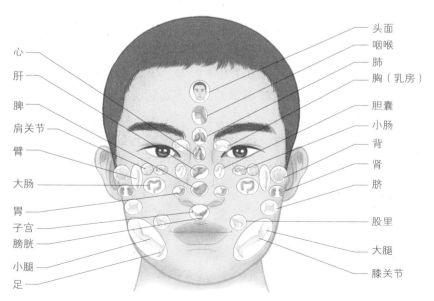

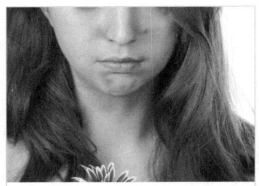

◎一个人的脸色与他的健康状况密切相关，脸上的小瑕疵也许是某种疾病的预警。

④眼睛周围。眼睛四周干涩，或是出现像干燥地表的裂纹，显示你有必要加强维生素B₂及维生素B₆的摄取。

⑤眼睛下方。眼睛下方与肾脏有直接关系，当出现黑眼圈、眼袋及水肿现象时，表示你喝了太多的咖啡和茶，有必要节制这类饮料，同时多喝开水。

⑥嘴角。嘴角出现细微的皱纹，表示你要多多补充铁质了。

⑦嘴唇。冬天特别干冷，嘴唇出现干燥、脱皮、剥裂现象，这是缺乏B族维生素的信号，需要加以补充。

⑧鼻子两侧。鼻子两侧出现黑头粉刺，轻微干燥脱皮现象，表示血液循环不良。可以适度地进行按摩，加强这部分皮肤的血液循环，或是适量补充锌、维生素B₂及维生素B₆，这些都对改善皮肤的血液循环与去除油腻大有帮助。

⑨脸颊两侧。这部分皮肤出现粉刺，表示饮食必须加以节制，不要暴饮暴食，要多食用帮助身体去毒的食物，如苹果等。

### （2）皱纹透露的秘密

皱纹是人衰老的标记，不同的皱纹反映出不同的健康状况。

眼睛周围出现弧形"笑纹"，是机体内结缔组织弱和听力可能下降的迹象，这样的人还可能有痔疮。

眼睛下面出现半月形皱纹，是肾、膀胱和心脏有病的征兆。

鼻梁上出现许多十字形皱纹，不排除脊柱或肾脏有严重病变的可能性，有这种皱纹的人脊柱通常会变形。

前额有皱纹，说明这个人大概从事的是常常需要冥思苦想的脑力劳动，有这种皱纹的人容易犯偏头痛。

如果前额上的皱纹不连贯，呈波浪状，这样的人常会出现心绪不宁的情况，精神上可能有痛苦，可能患抑郁症。

如果右脸比左脸的皱纹深，大概是肝脏不好。

面颊出现斜纹，应查查有无高血压。

如果从鼻子到唇边出现的长皱纹呈斜线，心脏可能不好。

如果颧骨上出现镰刀形皱纹，脚上可能有病。

下巴下面有"猫爪形"皱纹，说明皮下脂肪层被破坏。

嘴角有小皱纹是傲慢和有胃病的特征。

嘴上面、鼻子下面有皱纹，说明这个人可能墨守成规，对人不大友好，这是激素活动弱的迹象。

如果下巴和下唇之间出现皱纹，可能有痔疮。

颈部皱纹深，应查查颈椎和新陈代谢系统。

颈部侧面有呈斜线，但低而短的皱

纹，说明这个人胃部有病。

### （3）从脸色看疾病

脸色与健康的关系也十分密切。对于黄皮肤的人来说，身体健康则脸色通常是微黄、红润而有光泽；身体不健康的人，脸色常常显出多种异常来，例如，苍白、潮红、发黄、发黑、发绀等。

①潮红。潮红有生理性脸色潮红和病理性脸色潮红两种。前者出现在日晒、饮酒、剧烈运动或情绪激动、愤怒和害羞等情形下；后者主要发生在感染引起高热性疾病(如伤寒、疟疾、肺结核、肺炎等)或服用阿托品等扩张血管药物或者大量服用激素之后。

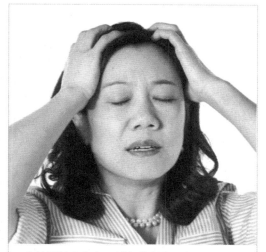

◎身体不健康的人，脸色常常显出多种异常，脸黄往往就是脾胃不和造成的。

如果你发现自己的脸色变得比较红，而且最近服用了高单位维生素，不妨看一下药瓶上标注的药物成分，可能是烟草酸(烟碱酸)所引起的症状，停服维生素或改服其他药物后脸红可能就会减轻或消失。

如果脸部涨红并伴有眼睛微突感、经常感到紧张且有神经过敏、双手微颤、体重减轻等症状，则是甲状腺功能亢进造成的。在适当治疗后，这些症状将有所改善。

一氧化碳中毒者、红斑狼疮患者，也会出现脸色潮红的症状。另外，肿瘤的典型症状是脸红、腹泻、哮喘，如果你毫无缘由地突然出现这3种状况，建议提高警惕，马上就医。

②发黄。发黄主要是因为肝细胞损害或胆管阻塞，使血液中胆红素浓度超过正常范围、渗入组织与黏膜而造成的，医学上称之为"黄疸"。此种脸色主要见于患有急性黄疸型肝炎、急性胆囊炎、胆结石、肝硬化、肝癌、胰腺癌等症的患者。此外，钩虫患者由于长期慢性失血，也会出现脸色发黄的症状。

③苍白。苍白主要是由于脸部皮下毛细血管充血不足而引起的。中医认为，苍白脸色大多属于虚症或寒症，是体质差的表现。大出血或休克引起毛细血管强烈收缩、甲状腺功能减退、慢性肾炎、铅中毒等，也会引起脸色苍白。此外，见光不足和贫血也可能导致脸色苍白。见光不足也就是晒太阳的时间有点儿少。如果每天早起上班，整天都待在办公室，太阳下山才回家，肤色当然不可能红润。对此，多晒晒太阳会有所收获。引起贫血的原因很多，出血、营养不良、癌症等都有可能；如果伴有心动过速或呼吸急促的现象，则贫血可能比较严重。

④发绀。其多数情况下由低氧引起。剧烈的疼痛常使脸色苍白而带有发绀；心力衰竭、先天性心脏病等，也都会使病人

脸色变为青紫色。

⑤发黑。中医认为，脸色发黑是肾亏表现，故需用补肾药物治疗。另外，肾上腺皮质功能减退、肝硬化、慢性心肺功能不全、慢性肾功能不全、肝癌等患者，也会脸色变黑。长期服用某些药物，如抗癌药物，也会出现这种现象。

## ❷ 从五官看疾病

除了从脸色可以看出身体的健康情况，五官也能反映出某些身体疾病。

### （1）从眼睛透视健康

早上起床时，上下眼睑被眼屎粘住，结膜充血、水肿，并常伴发睑缘炎和湿疹，眼睑水肿，好流泪，眼球转动时有疼痛和疲劳感，视力相对减弱，这是流行性感冒的症状。

眼睛突然发涩流泪，怕光，泪水汪汪，这往往是麻疹的先兆。发病后，眼结膜多充血，眼睑红肿，视物昏花，视力明显下降。

眼睛怕光、爱流眼泪，接着眼睑出现水肿，在眼睑的一侧或两侧可见到水珠样的疱疹，这是水痘发病的症状。

眼睑水肿、充血、怕光、流泪等表现，但较麻疹为轻，视物稍感模糊，可能是流行性腮腺炎。

在某一次休息后，突然感到视物模糊，视力下降。可能是枕叶梗死的征兆，当出现视力急性障碍并伴有头晕等症状时，要尽快去医院做全面检查，及时治疗。

眼睑突然肿胀，结膜充血，眼部有触痛感，启张困难，怕见光，一见光线就流泪，有可能患有甲状腺功能亢进。

### （2）观嘴唇断健康

①嘴唇红润，湿燥适度。其表明肠胃健康。

②上唇颜色发焦或暗红。其为大肠病变，并伴有肩膀不舒服、口臭口疹、喉咙不畅、耳鼻不通等症状。

③上唇苍白泛青。此时为大肠虚寒，泄泻、胀气、腹绞痛、不寒而栗、冷热交加等症间或出现。

④下唇绛红色。其表现胃热，并见胃痛、肢体重滞、噎呃、腹胀等症。

⑤下唇苍白。其表现胃虚寒，会出现上吐下泻、胃部发冷、胃阵痛等症状。

⑥唇内红赤或紫绛。其表现肝火旺，脾气急躁，胁下胀痛，吃食不下。

⑦唇内黄色。其表现有肝炎迹象，若黯浊，肝胆一定不佳。

⑧唇色火红如赤。其表现发热，心火

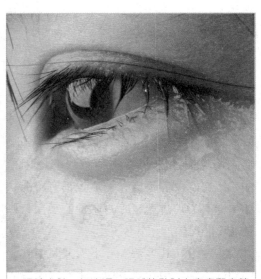

◎眼睑水肿，好流泪，眼球转动时有疼痛和疲劳感是流行性感冒的症状。

旺，呼吸道有炎症。

⑨唇色黯黑而浊。其表现消化系统功能失调，时见便秘、腹泻、头痛、失眠、食欲不振等。

⑩唇色泛白。其为血虚的特征，表明血液循环弱，冬天四肢冰冷发紫，若营养失调，起居不良，容易导致贫血。

⑪双唇变黄而燥。其表明脾脏分泌工作有碍，削弱免疫系统的抵抗力及辅助造血功能，很容易受感染。

⑫唇青紫。现代医学称其为"发绀"，这是机体低氧或药物中毒的征象，常伴有面色暗红或淡青，胸闷不舒或时有刺痛，心慌气短，舌有瘀斑瘀点。

⑬唇裂。其是指口唇出现裂隙或裂沟，古称"唇裂肿""唇燥裂"，是维生素$B_2$缺乏或脾胃热盛及阴虚火旺的征象。

# 注意口腔的健康信号

## ❶ 从口气辨疾病

口气形成的原因很多，主要有下面几种。

①由舌头引起的。舌头后部的舌乳头间经常会存在一些分泌物。如果这些分泌物较多，且处于厌氧环境，厌氧菌非常活跃，不断分解产生出硫化物，就会导致口腔异味。

②由心理因素导致。精神紧张、压力过大、工作量过大等原因也有可能带来口臭。因为紧张、压力等心理因素会令机体副交感神经处于兴奋状态，反射性地出现唾液腺分泌减少，导致口干。另外，一些消化系统疾病，如幽门螺杆菌感染等，也有可能直接产生硫化物或使厌氧菌处于活跃状态而间接产生硫化物，导致口腔异味。

③由口干引起。口干是导致口臭最直接的原因。口干时，口腔内的无氧环境很适于含硫厌氧菌的生长和大量繁殖，并会

分解产生出硫化物，散发出腐败的气味，这就是口臭的根本原因。一般地，人们晚上睡眠过程中，口腔的功能降低，唾液分泌减少，非常有利于厌氧菌的滋生，因此早上起来就会出现口腔异味。另外，老年人的唾液腺功能降低、妇女在月经期间出现内分泌紊乱而导致唾液分泌减少，则是

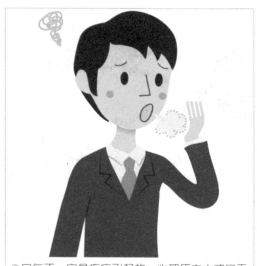

◎口气不一定是疾病引起的，心理压力大或口干也会引起口气。

这两类人出现口臭的原因。

④由一些生活习惯引起。有些食物会加重口臭症状。例如，洋葱、蒜等辛辣食物，奶制品、糖类等在口腔内都会分解出硫化物，导致口腔异味。喝咖啡、饮酒、吸烟等生活习惯也会导致或加重口腔异味。值得一提的是节食也会导致口臭，其是缘于节食消耗体内储备的脂肪，代谢出丙酮气息所致。

⑤由疾病引起。鼻腔疾病如鼻窦炎等臭气通过口腔散发出来。长时间滴用萘甲唑啉会影响鼻咽部黏膜，这些黏膜黏液也会分解产生硫化物，导致口臭。

⑥口腔疾病。龋齿以变形链球菌、乳酸杆菌等为主要致病菌。龋洞中存有多种微生物，可散发出一种臭味；牙龈炎、牙周炎主要的致病菌有牙龈卟啉菌、梭螺杆菌及其他厌氧菌、微需氧菌。这些病菌本身散发一种特别气味，口腔中的臭味多数是由此引起的。对于文森氏龈口炎，主要是梭螺杆菌引起牙龈组织坏死而散发出臭味。其他口腔疾病还有白血病性龈炎、牙龈坏死等。

⑦口腔溃疡。黏膜组织坏死，牙龈坏死，导致口腔异味。

⑧消化道疾病。消化道疾病，如胃炎、十二指肠溃疡等，均能导致口臭。

⑨肺病。肺病导致口腔病变时，散发出臭味。

## ❷ 不同味觉背后潜伏健康危机

中医认为，口腔味觉的正常与否，主要取决于心、脾的功能。如果心气不和，脾气不足，运化失常，就会出现口味异常。因此，口腔异味经常是某些疾病的"信号"，应当引起注意。

### （1）不同味觉揭示的健康问题

①口甜。口腔出现甜感，与消化系统功能紊乱有关。由于消化系统功能紊乱，导致各种酶的分泌异常，唾液中淀粉酶的含量过多，舌部味蕾受刺激而产生甜感。一般认为，此症也多见于糖尿病患者。

②口苦。口腔出现苦味，多属肝胆热症和肠胃热症。此症多由胆气蒸腾所致，多见于各种炎症急性发作期。口苦与胆汁排泄失常有关。有些癌症患者由于舌微循环发生障碍，舌尖感受甜味的味蕾萎缩，加上唾液成分的改变，所以常有口苦之感。

③口咸。口咸主要是肾阴不足、虚火上浮的一种表现。症见腰膝疲软、午后潮热、舌红少苔，脉细数。多见于慢性咽

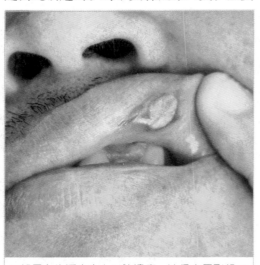

◎如果在生活中患上口腔溃疡，这很容易引起口气，给生活带来不便。

炎、口腔溃疡患者，有时也可出现在慢性肾炎、肾功能损害者身上。

④口酸。口酸多系肝胆之热乘脾所致。"肝热则口酸"，这是中医的见解。口酸反映了"脾胃气弱"，多见于胃炎和消化道溃疡。有些胃肠道异常病人的胃酸分泌过多，也往往有口酸的感觉。

⑤口淡。口腔感到淡而无味，多见于脾胃虚寒或病后脾虚运化无力者；此外，消化系统疾病、内分泌疾病及长期发热的消耗性疾病、营养不良、维生素及微量元素锌的缺乏、蛋白质及热量不足等，均可使舌部因味蕾敏感度下降而产生口淡之感。患者常常食欲不振，进食无味而厌食。在部分高龄的老年人中，由于味蕾退化，也多出现此症。

⑥口辣。肝火偏旺、肾虚痰热者，口腔多感辣味。其多为肺热或胃火上炎所致。在大叶性肺炎、支气管肺炎、高血压、神经官能症、更年期综合征和长期低热患者中也可出现。

⑦口香。其多见于糖尿病重症。患者口腔中常感有一股果味萦绕。出现这种情况时，应去医疗机构检查，对症治疗，切不可大意。

### （2）口腔味觉失调的食疗

口苦在饮食上宜忌食辛辣、油煎、烧烤等燥热之品，可多进食清凉汤水，如枸杞叶鸡蛋汤、菊花薏米冬瓜糖水、鲜竹笋煲瘦肉等。

口甜反映脾脏有热，其中有实热与虚热的不同。实热者口干喜饮，便结尿黄。虚热者，食纳减少，神疲乏力。在饮食上，实热者宜忌燥热辛辣之品，可进食清热泻火之物，如豆腐白菜汤、粉葛煲鲮鱼汤、野苋菜汤等。虚热者可食莲子糖水、淮山莲子煲水鸭、党参淮山煲生鱼等。

口酸是脾胃气弱，或肝经有热之表现。在饮食上，肝胆有热者不宜进食辛辣、煎炸等燥热之品，宜进食清凉之品，如生鱼片枸杞汤、甘菊粳米粥、海带明子汤等。脾虚不足者宜进食健脾暖胃之品，

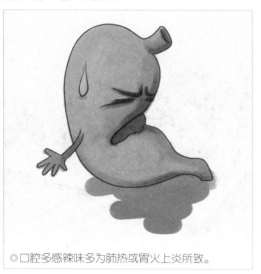

◎口腔多感辣味多为肺热或胃火上炎所致。

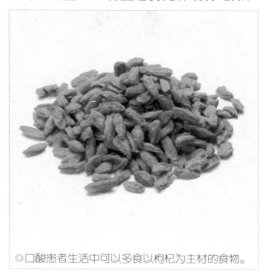

◎口酸患者生活中可以多食以枸杞为主材的食物。

如党参杞子淮山煲乌鸡、胡椒煲猪肚、鲫鱼糯米粥等。

口咸是肾阴不足的表现。在饮食上，肾阴虚者不宜进食辛辣燥热助阳之物，宜进食滋阴补肾之品，如淮山枸杞炖水鱼、黄精淮山炖母鸡、海参糯米粥、淮山枸杞煲野鸭等。肾阳虚者不宜进食寒凉生冷伤肾之品，宜进食温肾壮阳之物，如鹿角胶生姜大米粥、枸杞栗子炖羊肉、鹿茸片炖瘦肉等。

### ❸ 看舌头识健康

健康人的舌头色淡红而润泽，舌苔薄白，没有裂痕和凹痕。如有以下情形者往往提示身体不健康。

①舌面味蕾丝聚在一起，形成沟和脊。其表明长期缺乏B族维生素。

②舌部运动不灵活，有些僵硬，说话不清。其常是脑血管破裂的先兆，或是中风的后遗症。

③舌面出现芒刺。其一般表明患有肺炎及其他发高热的疾病，猩红热病人也是这样。

④伸舌时震颤。其表明神经衰弱和久病体虚。

⑤舌苔黄腻。其反映消化不良、食欲不振，消化道中腐败有机物增多。急性肝炎病人也往往有这样的舌苔。

⑥舌色过淡。其说明是贫血或组织水肿。

⑦舌色青紫。其是身体低氧的表现。

⑧舌头胖大。可能病人患有甲状腺功能低下或肢端肥大症。

⑨舌体胖嫩。舌连齿痕，表明患有水肿，中医认为是"气虚"。

⑩舌质干燥。其表明交感神经紧张性增高，副交感神经紧张性降低，因此唾液的分泌减少。

⑪舌色鲜红而平。其往往表明患有糖尿病。

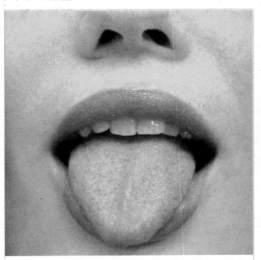

◎健康人的舌头色淡红而润泽，舌苔薄白，没有裂痕和凹痕。

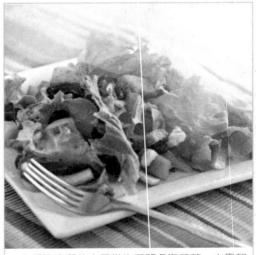

◎有舌边齿印的人日常生活要多吃蔬菜、水果和清淡的食品。

# 舌部的脏腑分区

## 舌部脏腑分区图

中医望诊时，望舌是关键的一步。了解舌的分区，以及舌与脏腑的关系，在面诊时很重要。

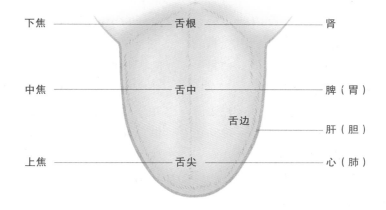

下焦 —— 舌根 —— 肾

中焦 —— 舌中 —— 脾（胃）

舌边 —— 肝（胆）

上焦 —— 舌尖 —— 心（肺）

## 舌头颜色与健康

舌色即舌头的颜色，一般可分为淡白、淡红、红、绛、紫、青几种。除淡红色为正常舌色外，其余都是主病之色。

| 舌 色 | 征 象 |
| --- | --- |
| 淡红舌 | 舌色白里透红，不深不浅，淡红适中，乃气血上荣之表现。说明心气充足，阳气布化，为正常舌色 |
| 淡白舌 | 舌色较淡红舌浅淡，甚至全无血色。是由于阳虚生化阴血的功能减退，以致血液不能营运于舌中。主虚寒或气血双亏 |
| 红舌 | 舌色鲜红，较淡红舌为深。是因热盛致气血沸涌、舌体脉络充盈，故主热证。可见于实证，或虚热证 |
| 绛舌 | 舌色深红，较红舌颜色更深浓之舌。主病有外感与内伤之分。在外感病为热入营血；在内伤杂病，为阴虚火旺 |
| 紫舌 | 紫舌是由血液运行不畅，瘀滞所致，主寒或热。热盛伤津，气血壅滞，多表现为绛紫而干枯少津；寒凝血瘀或阳虚生寒，舌淡紫或青紫湿润 |
| 青舌 | 舌色如皮肤暴露之"青筋"，全无红色。阴寒邪盛，阳气郁而不宣，血液凝而瘀滞，故舌色发青。主寒凝阳郁，或阳虚寒凝，或内有瘀血 |

# 破译指甲的健康密码

## ❶ 了解你的指甲

①甲基。甲基位于指甲根部，其作用是产生组成指甲的角蛋白细胞。甲基含有毛细血管、淋巴管和神经，因此极为敏感。甲基是指甲生长的源泉，甲基受损就意味着指甲停止生长或畸形生长。剪指甲时应极为小心，避免伤及甲基。

②甲根。甲根位于皮肤下面，较为薄软。其作用是产生新的指甲细胞，推动老细胞向外生长，促进指甲的更新。

③指皮和指甲后缘。指皮是覆盖在甲根上的一层皮肤，它也覆盖着指甲后缘。指甲后缘是指甲深入皮肤的边缘地带。

④甲弧。甲弧位于甲根与甲床的连接处，呈白色，半月形。需要注意的是，甲盖并不是坚固地附着在甲基上，只是通过甲弧与之相连。

⑤甲盖。甲盖位于指皮与指甲前缘之间，附着在甲床上。甲盖由几层坚硬的角蛋白细胞组成，本身不含有神经和毛细血管。清洁手指的污垢时不可太深入，以免伤及甲床或使甲盖从甲床上松动，甚至脱落。

⑥甲床。甲床位于指甲的下面，含有大量的毛细血管和神经。其由于含有毛细血管，所以甲床呈粉红色。

⑦指甲前缘和指芯。指甲前缘是指指甲顶部延伸出甲床的部分，指甲前缘下的薄层皮肤叫指芯。打磨指甲时应注意从两边向中间打磨，切勿从中间向两边来回打

磨，否则有可能使指甲破裂。

⑧甲沟和指墙。甲沟是指指甲周围的皮肤凹陷之处，指墙则是甲沟处的皮肤。脚趾甲的结构大致与手指甲相同。

指甲可保护娇嫩而多神经的手指尖免受损伤，又能加强触感，协助我们操持微小的物件。指甲的化学成分与头发相似，主要由含硫丰富的蛋白质角质素构成。指甲下面的皮肤有大量血液流经，在靠近皮肤表面的地方有很多微血管，使指甲看起来带有粉红色。指甲、骨骼及牙齿是人体上3种最坚硬的组织，部分原因是它们所含水分少，大约只有10%。不过，指甲是能吸收水分的，如果浸在水里，指甲所含水分会大量增加，使它们变软。手指甲平均每星期长0.5～1.2毫米，比脚趾甲的生

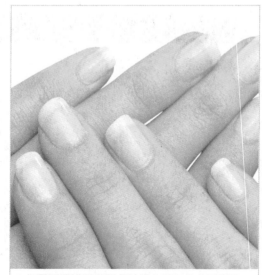

◎指甲可保护娇嫩而多神经的手指尖免受损伤，又能加强触感，协助我们操持微小的物件。

# 看指甲诊病

## 指甲诊病主要观察指甲的颜色、形状和月白

观甲诊病主要在于观察指甲的颜色、形状和月白，如果指甲的这几方面发生了异常变化，就意味着身体某些部位也在发生病理变化。

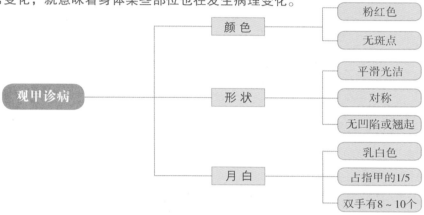

观甲诊病
- 颜色
  - 粉红色
  - 无斑点
- 形状
  - 平滑光洁
  - 对称
  - 无凹陷或翘起
- 月白
  - 乳白色
  - 占指甲的1/5
  - 双手有8~10个

## 指甲与人体部位的对应关系

双手的指甲与人体部位有着一定的对应关系，根据这种对应关系就可以诊断出身体相应部位的健康状况。

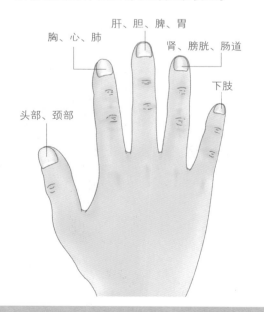

胸、心、肺
肝、胆、脾、胃
肾、膀胱、肠道
下肢
头部、颈部

## 指甲九畴十区划分法

有些手相专家把指甲划分为十区，这种划分法被称为九畴十区划分法。这十区分别对应人体的脏腑器官，因此观察此十区的变化，即可了解身体健康的状况。

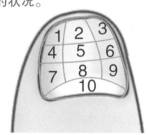

| 1、3区 | 肺 |
|---|---|
| 2区 | 心脏 |
| 4、6区 | 肝、胆、胰 |
| 5区 | 脾、胃 |
| 7、9区 | 小肠、大肠 |
| 8区 | 肾脏、膀胱 |
| 10区 | 胞宫、精室、骨骼 |

长速度大约快4倍。

指甲的生长和健康状况取决于身体的健康状况、血液循环情况和体内矿物质含量。

健康的指甲光滑，亮泽，圆润饱满，呈粉红色。长宽比例应该是4∶3。指甲新陈代谢的周期约为半年，一般每个月生长约3毫米。

## ❷ 透过指甲看健康

指甲也隐藏着健康的密码，从指甲的形状、光泽、颜色、纹理都能看出人的一些健康问题。

### （1）指甲的形状

甲形主要包括指甲的长宽比例和指甲的形状这两个方面，因为甲形多与先天性的遗传因素有关，所以从甲形上看出来的多半属于本身体质上的差异。

①长形。指甲偏长的人，性格比较温和不急躁，所以精神因素刺激引起的疾病在他们身上比较少见。但是因为先天的体质比较偏弱，免疫系统较差，很容易患上急性炎症性疾病，如上呼吸道感染、胃肠炎，以及脑部、胸部的疾病。

②短形。指甲偏短的人，比较容易急躁冲动。这类人的心脏功能先天性相对较弱，比较容易发生从腹部到腰部，以及腿脚等下半身的疾病。如果指甲的尖端平平并且嵌进肉里面了，则比较容易发生神经痛、风湿等疾病。

③方形。这类指甲的长度与宽度相接近，指甲接近正方形，这类人的体质比较差，往往属于无力型，虽然没有什么明显

的大病，但是很容易成为很多遗传性疾病患者。如果女性出现这样的指甲，应该警惕子宫和卵巢方面出现问题。

④百合形。此形指甲比较长，中间明显突起，四周内曲，形状犹如百合片。这类指甲多见于女性，这种指甲的形状是最漂亮的，但拥有此甲的人多半从小就比较多病，尤其是消化系统方面经常容易出问题，还比较容易患血液系统疾病。

⑤扇形。这类指甲下窄上宽，指端成弧形。拥有扇形指甲的人，多半为天生的强体质型，从小身体素质就很好，耐受能力很强，但是他们很容易忽视自己的健康。在成年或者老年时比较容易患十二指肠溃疡、胆囊炎，甚至肝病等。

⑥圆形。呈圆形的指甲，主人看上去体格健壮，很少得病。这类人对于疾病的反应十分的不灵敏，很难自觉出身体的异况，所以，一旦生病，往往就很重。在他

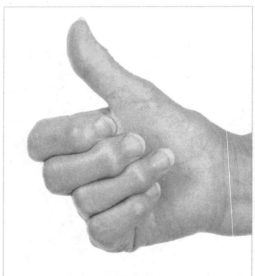

◎各种不同的指甲形状往往能表现出不同的病理特征，如圆形往往在反应上就会不太灵敏。

们身上最易发生的便是溃疡出血、胰腺炎、心脏功能紊乱，甚至癌症。

### （2）从光泽、颜色、纹理来分辨健康

健康人的指甲有一定的光泽并且很均匀，一旦甲色、甲纹发生变化，就说明体内某些地方已经发生了问题，应该引起重视。

①甲泽变亮。甲泽变亮有两种。一种是指甲上块状或者条状部位变亮，而不是整个指甲，这种情况多与胸膜炎、腹腔出现积液有关；另外是整个指甲都像涂了油一样，变得光亮无比，而且指甲变薄，这种多见于甲亢、糖尿病、急性传染病患者。

②光泽不均。指甲的光泽度不均匀可以表现在不同指甲，也可表现在同一指甲的不同部位。如每个指甲都是前端有光泽，根部毛糙无光，可能存在慢性气管炎和胆囊炎；如果只有部分指甲光泽不均，暗示体内存在某些慢性损害和炎症。

③失去光泽。如果整个指甲都像毛玻璃一样，完全没有一丝光泽的话，说明体内存在着某些慢性消耗性疾病，如结核病等；而如果体内有着严重的消耗性疾病，如肝脓肿、肺脓肿或长期慢性出血的患者，也都会出现这种情况。

④甲色变黄。指甲变黄，在中医上认为多由湿热熏蒸所致，常见于甲状腺功能减退、胡萝卜血症、肾病综合征等；西医上则认为指甲偏黄多半与体内维生素E的缺乏有关。如果所有的指甲都变黄，就必须接受治疗了，因为那是全身衰弱的象征。

⑤甲色偏白。指甲颜色苍白，缺乏血色，多见于营养不良，贫血患者；此外如果指甲突然变白，则常见失血、休克等急症，或者是钩虫病、消化道出血、肺结核晚期、肺源性心脏病等慢性疾病。需要注意的是，如果指甲白得像毛玻璃一样，则是肝硬化的特征。

⑥甲色变灰。指甲呈灰色，多是由于低氧造成，一般抽烟者中比较常见；而对于不吸烟的人，指甲突然变成灰色，最大的可能便是患上了甲癣，初期指甲边缘会发痒，继而指甲还会变形，失去光泽变成灰白色，如灰指甲等。

⑦竖纹。指甲表面不够光滑，出现一条条的直纹，一般会出现在操劳过度、用脑过度后；在睡眠不足的时候，这些竖纹会很清楚地显现出来。如果竖纹一直存在，则可能是体内器官的慢性病变。如果不加以调养，随着病情的发展指甲会变得

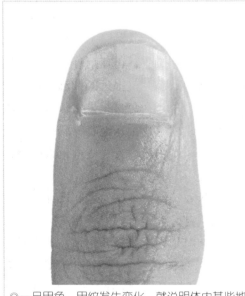

◎一旦甲色、甲纹发生变化，就说明体内某些地方已经出现了问题。

高低不平，甚至会裂开。

⑧横纹。指甲上的横纹是一种对已经发生的病变的记录。换句话讲，当指甲上有横纹出现时，体内必然已经出现一些病变。一般而言，开始的时候横纹只在指甲的最下端，随着指甲的生长，逐渐向上移动，也就预示着离发病时间越来越近了。

⑨斑点。指甲上有少量白点，通常是缺钙或者寄生虫病的表现；白点数量比较多，可能是神经衰弱的征兆；而指甲上出现黄色细点，则可能患上了消化系统的疾病；如果指甲上出现黑色斑点则要小心，轻者只是操劳过度、营养不良，重者可能是胃下垂、胃癌、子宫癌的先兆。

# 重视异常排便的警示

## ❶ 了解排便的生理过程

正常的粪便主要包含食物中不能消化吸收的残渣，如纤维素；肠道排泄物，如胆色素、无机盐；细菌及其发酵、腐败的产物。

粪便主要在大肠内形成。大肠运动的主要特点是少而缓慢，因而食物残渣在大肠的停留时间可达10小时左右，有利于水分的吸收和粪便的形成。当食物经胃消化后进入十二指肠时，可反射性地引起大肠进行一种很快且推进很远的蠕动，称为结肠运动。结肠运动每日只发生数次，能将一部分大肠内容物推送至降结肠、乙状结肠以至直肠。当肠内容物被推入直肠时，就产生便意。

有些人不懂得排便的生理过程，不注意肛门保健，大便干燥也不想法软化，只是在排便时用力而造成肛门损伤。也有一些人每当有便意时，不考虑是否真有粪便，就去厕所盲目用力，或在厕所里长时间蹲坐，使肛门负担过重。这都是不好的习惯。

良好的排便习惯是：每日定时排便，排便时所用的力气最小、所需时间最短、排出通畅、便后有轻松感。不要人为地控制排便时间，当便意明显时要立即去厕所排便。

早饭前后是排便的最佳时间，因为它符合人体的生理规律。人吃饭后由于食物

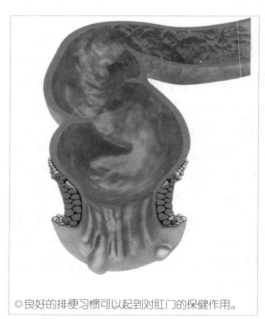

◎良好的排便习惯可以起到对肛门的保健作用。

的刺激可加速胃肠蠕动，这种胃肠反射性的蠕动容易产生便意。早上起床后的直立也可出现结肠运动，所以许多人起床后就要上厕所。

总之，维持正常的排便规律对肛门保健和增强体质都有一定的意义。

## ❷ 异常排便警示疾病

### （1）看颜色知疾病

健康的大便呈棕黄色，这是因为正常人的大便中夹杂着胆红素。如果大便呈以下颜色，需引起重视。

①深黄色。其多见于溶血性黄疸，即红细胞被大量破坏所产生的黄疸。常伴有溶血性贫血，可由红细胞先天性缺陷、溶血性细菌感染、恶性痢疾、配错血型的输血、某些化学药品或毒素的中毒、各种免疫反应（包括自体免疫）等引起。

②白色或灰白色。其说明胆汁的排泄受到障碍，提示胆管梗阻，有胆结石、胆管肿瘤或胰头癌的可能。此外，灰白色粪便还可见于钡餐造影后，这并非疾病所致，属生理性粪便。白色淘米水样即粪便呈米泔水样无粪质的白色混浊液体，量多，常见于霍乱。白色油脂状，量多，并有恶臭，常见于胰源性腹泻或吸收不良综合征。白色黏液状，提示可能为慢性肠炎、肠息肉和肿瘤。

③绿色。呈水样或糊状，有酸臭味、多泡沫，多见于消化不良、肠道功能失调等疾病。若绿便中混有脓液，则是急性肠炎或菌痢的表现。腹部大手术后或接受广泛抗生素治疗的病人，如突然出现带腥臭味的绿色水样大便，并有灰白色片状半透明蛋清样的膜，提示可能是金黄色葡萄球菌肠炎。此外，吃了大量含叶绿素的食物，或肠内酸度性过高，也会使粪便变成绿色。

④鲜红色。其常见于下消化道出血。外层沾有鲜血，量少，并伴有剧痛，便后疼痛消失，是为肛裂；若血色鲜红，量多少不一或呈血块，附在粪便外层，与粪便不相混，可用水将血液或血块冲走的，有内痔出血的可能。痔出血的另一个特点是，常在便后滴出少量鲜血，稍后自行停止；若血色鲜红并与粪便混在一起，提示可能为肠息肉或直肠癌、结肠癌所致，直肠癌的血便中常混有糜烂组织。结肠癌的血便特点为鲜血，量少，伴有大量黏液或脓液。

⑤淡红色。像洗肉水样大便最多见于夏季食用某些被嗜盐菌污染的腌制品后。常见的有沙门菌感染引起的腹泻。

⑥暗红色。血液与粪便均匀地混合，呈暗红色，又称为果酱色。常见于阿米巴痢疾，结肠息肉和结肠肿瘤。此

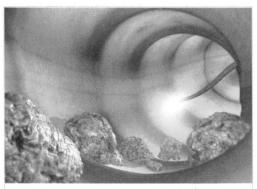

◎如果生活中经常大便呈暗红色，很可能就是患上结肠肿瘤等疾病。

外，某些特殊性疾病，如血小板减少性紫癜、再生障碍性贫血、白血病、流行性出血热等，由于凝血机制障碍，亦可导致便血，这种便血一般呈暗红色，有时也呈鲜红色，且常伴有皮肤或其他器官出血现象。另一种情况是正常人进食过量的咖啡、巧克力、可可、樱桃等也可出现暗红色的大便。

⑦黑色大便。黑如马路上的柏油色，又称柏油样便，是常见的一种消化道出血大便。它包括十二指肠溃疡、胃溃疡、胃黏膜脱垂、肝硬化、胃底静脉曲张破裂出血等，但是，食过多的肉类动物血、肝脏、菠菜、口服铁剂、铋剂等，粪便也可呈黑色，应加以区别。

### （2）从大便的性状和次数辨疾病

大便不同的性状也是身体疾病的反映。

大便清稀，可见消化不良或肠滴虫所致的腹泻，如同时有黏液、脓血则应考虑急性肠炎。

大便带脓血、黏液，则以细菌性或阿米巴性痢疾为多见。

大便呈血水或洗肉水样，可能为嗜盐杆菌感染或急性坏死性肠炎等。

大便呈米泔水样，常见于霍乱或副霍乱。

大便内含有大量脂肪及泡沫，多气而臭为胰腺疾病或肠吸收不良综合征等；若大便呈糊状，一般为功能性腹泻所引起。

另外注意大便的次数也很重要。正常粪便量的多少和食物有关，进食肉类及蛋白质者量较少，素食者量较多。次数过多

或过少都是疾病的表现。

①腹泻。腹泻是指排便次数增多。大便稀薄或杂有脓血、黏液者，常可伴有腹痛和里急后重等症状。腹泻常见于急慢性肠炎、急慢性痢疾、某些食物中毒、急性传染病、肠变态反应性疾病，也可见于某

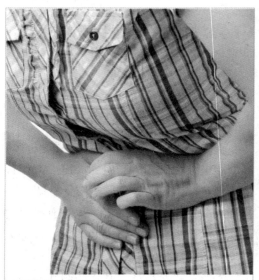

◎腹泻的病因很多，可根据腹泻与腹痛的关系进行自我鉴别。

些胃肠激素分泌增加，内分泌代谢障碍疾病，如甲状腺功能亢进症等。此外，饮食不当，着凉等引起的消化不良，均可产生暂时性的腹泻。

根据腹泻与腹痛的关系可以进行自我鉴别，初步了解腹泻的病因。

腹泻伴有腹部肿块，多见于结肠癌和增殖型肠结核等；腹泻伴随里急后重，一般来说病变在乙状结肠下段或直肠，如细菌性痢疾、直肠癌等。

腹泻伴随发热，多见于肠道感染性疾病，如细菌性痢疾、食物中毒等。

如果起病急、病程短，腹泻次数多，

一般为急性腹泻；病程较长，腹泻次数较少，多为慢性腹泻。

腹泻伴随脐周围绞痛，多为嗜盐杆菌食物中毒。

左下腹疼痛，多为细菌性痢疾。

右下腹疼痛，多为阿米巴性痢疾和肠结核；中上腹部疼痛，多为肠胃炎。

腹泻后绞痛不缓解者，多为痢疾；腹泻后腹痛能缓解者，多为肠炎、肠结核。

如果腹泻伴随呕吐、腹痛，常见于食物中毒或肠变态反应性疾病等。

②便秘。正常成人每1～2天就应该大便1次，如果2～3天以上仍不大便，粪便干燥，坚硬，不易解出，称为便秘。诊断便秘并不难，但确定其便秘的原因则比较复杂。首要的是分清是功能性还是器质性便秘。功能性便秘可从患者的饮食、生活习惯等方面进行检查。从改变不良的饮食、生活习惯和体育锻炼着手，试一段时间如有效果，可以基本确定为功能性便秘。器质性便秘，可以结合自己的年龄、性别、是否有过腹泻、肠本身是否有过疾病、腹部是否有肿块等来考虑，可依此初步诊断是否为器质性便秘。

功能性便秘又称习惯性便秘，常见的原因有：不良的饮食习惯，如偏食、食品中缺少水分及粗纤维；生活无规律，缺少一定的活动量，肠蠕动减弱，致使粪便在肠内停留过久，水分被过多吸收，造成粪便干结、坚硬和排便不畅；某些药物如吗啡、阿托品等，也可引起便秘。

痉挛性结肠性便秘，一般是由于迷走神经兴奋性增高，以致横结肠、降结肠部位产生痉挛而引起便秘。

梗阻性结肠性便秘，是由于肠内或肠外的机械性肠梗阻，使肠内容物运行障碍所致。肠内梗阻常见于结肠癌、增殖型肠结核、不完全性肠套叠、肠扭转及结肠狭窄和其他原因所致的肠道梗阻。肠外压迫性梗阻常见于手术后的粘连、结核性腹膜炎（粘连型）、妊娠等。

便秘与腹泻交替出现者，多考虑为肠结核、结肠过敏、结肠肿瘤等。如果便秘伴消瘦、贫血、粪便偏小呈带状，表现带血丝或鲜血便者，多考虑结肠癌或直肠癌等。

如果便秘伴有偏食，活动过少或无定时排便习惯者，应考虑习惯性便秘。

如果便秘伴有腹痛、腹胀、呕吐或腹部肿块，多考虑肠梗阻。

# 警惕疾病的常见信号：疼痛

## 1 认识疼痛

疼痛属于人的感觉功能，每个人对刺激都有一个可承受的阈值，即"疼痛阈"。不同人对疼痛的敏感度和耐受力有很大的差异，即疼痛阈有的人高，有的人低，也就是人们所说的有人耐痛有人不耐痛。对于同一个人，不同的部位又有很大的区别，有的地方非常敏感，如眼、肛门、指尖，有的部位就比较迟钝。

疼痛的感觉和致痛因素是急性或慢性也有很大差异，一般人对短时间内出现的刺激，承受力较差，对慢性的、渐进式的刺激因能逐渐适应，承受力就大得多。但也有例外，如进行注射，操作者将患者局部皮肤绷紧，快速进针就不觉得痛，边按揉周围边推药，有刺激性的药也易接受，相反将针头慢慢刺入疼痛就明显增强。因

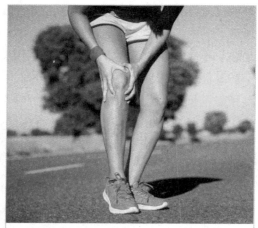

◎疼痛对于我们来说，都曾经历过，如果是在运动时发生，那么往往就是急性疼痛。

此说对疼痛的感觉和人的局部及全身的状况密不可分。

## ② 急慢性疼痛

### （1）走近慢性疼痛

慢性疼痛有以下几种。

①劳损或退变性疼痛。其指关节、软组织（肌肉、筋膜、韧带等）长期劳损或者退行性变化引起的疼痛。

②神经损伤或刺激性疼痛。其指外周神经、中枢神经系统等的损伤、受刺激或

缺血性变化引起的疼痛。

③慢性炎症性疼痛。其指长期、慢性的神经周围组织或其他组织慢性炎症所产生的疼痛。

④肿瘤相关性疼痛。其指由于肿瘤本身的生长、压迫或者由于转移性肿瘤所产生的局部或对于邻近组织的侵害性变化引起的疼痛。

⑤免疫相关性疼痛。其指由于各种和免疫机制改变有关的相关因素而引起的疼痛。

⑥缺血性疼痛。其指由于血液供应减少而产生的各种疼痛。

⑦瘀血性疼痛。其指由于血管因素或血液流通障碍所产生的疼痛。

⑧精神和情绪相关性疼痛。其指各种抑郁或焦虑症、亚健康状态、剧烈或明显的情绪变化等所产生的疼痛。

### （2）关注急性疼痛

急性疼痛有很多种，概括起来大概有以下几类。

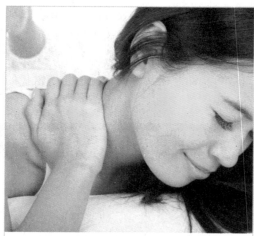

◎致痛因素是急性或慢性在疼痛的感觉上有很大差异。

①外伤痛。各种可以造成机体组织损伤的创伤因素均可导致不同程度的疼痛，在外科急性痛范围中占有较大的比例，这种创伤性疼痛常呈现持续性，活动时加剧，疼痛的程度属中度至重度。

烧伤、烫伤痛 烧伤、烫伤是一种特殊类型的外伤痛，它由火焰、沸水及强酸、碱引起身体表面Ⅰ～Ⅱ度的损伤，疼痛呈持续性，程度较剧烈。

②炎症痛。不同组织、器官的细菌或病毒感染性过程也可引起程度各异的疼痛，临床多为持续性隐痛，也可伴有阵发性痛，程度属轻度至中度。

③神经刺激或压迫痛。由于椎间盘突出或压迫神经根、干周围组织的非感染性炎症及其他病理过程的刺激时可产生自发性疼痛，这类疼痛性质如刀割或撕裂，程度剧烈，病人不能忍受。

④术后痛。其主要由于手术切口的创伤，内脏器官损伤和引流物的刺激而导致术后即刻痛，这种类型的疼痛属于锐痛，程度也较剧烈，尤其是在术后48小时期间。其常常是术后并发症的主要原因之一，影响术后病人的康复。而术后瘢痕组织、神经的损伤和胸腹膜的粘连等因素则是术后延长疼痛的原因。

⑤晚期肿瘤痛。大多数的肿瘤痛是由肿瘤本身的压迫、浸润或者附近组织、其他器官、系统的转移而引起，这种疼痛起初为持续性隐痛，随着时间而进行性加剧，后期疼痛轻度剧烈，患者寝食不安，彻夜难眠，生活质量极为低下。

⑥特殊诊疗痛。人工流产、纤维胃镜或肠镜检查常伴随疼痛或不舒服感觉。

疼痛背后的健康危机应该引起我们的足够重视。有疼痛症状要去正规大医院的麻醉科或疼痛科、神经科、骨科、康复科、肿瘤科等门诊就诊，一般的急、慢性疼痛都能够得到及时、满意的控制。

### ❸ 身体不同部位的疼痛

①头。头痛是因肾上腺素增高所致。不光紧张会使肾上腺素增高，发酵的面包、奶酪、过熟的香蕉、巧克力、葡萄酒等酪氨酸含量偏高的食品吃得过多，体内肾上腺素增加，也会引发头疼。

②眼睛。一些眼痛可能是用眼过度引起的视疲劳。可是还有一些眼痛是经期目痛症。如果眼睛只在月经前后疼得特别厉害，很可能是这个原因。月经期间，雌激素代谢异常就会引起自主神经

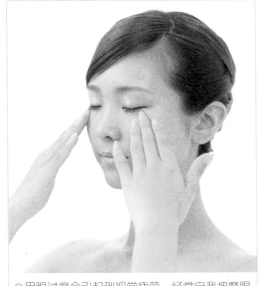

◎用眼过度会引起到视觉疲劳，经常自我按摩眼部，可以起到缓解和养护的作用。

功能紊乱，使眼部血管扩张，或影响眼部的感觉神经，使眼睛感觉很疼。除了调理月经外，用些泪液性的眼药水可以缓解疼痛。

③耳。提起耳痛，有人马上就会想起中耳炎，但并非所有的耳部不适都是中耳炎惹的祸。耳道皮肤由迷走神经控制，这条神经行程最长，从颈部到胸腔直至腹腔。有迷走神经分布的任何一个器官工作不正常都会引起耳痛，例如，扁桃体炎、咽部溃疡、喉咙发炎、声带炎、智齿发炎都会造成耳痛。用有镇静作用的精油香熏可以缓解这种神经疼痛。

④肩膀。肩膀痛有好多原因，最常见的是姿势不对引起的肌肉酸痛，也可能是由胆囊炎引起。胆囊和右肩等部位的感觉神经有重叠的部分，所以胆囊发炎会引起右肩及右肩胛下隐痛。如果除肩疼之外，还有反复发作的胃灼热、嗳气、反酸、腹胀、恶心等消化不良症状，最好去医院检查一下胆囊。

⑤颈背。颈背疼痛是因为姿势不对，肌肉僵硬引起的。也可能是由于长期使用肩带过细的胸罩或胸罩尺寸偏小，穿戴过紧所致。人体连续活动时，上身肌肉不断运动，而胸罩在肌肤的很小范围内频繁摩擦，时间长了，这些肌肉过度疲劳，血液循环障碍而变得僵硬，也就出现了颈背部的疼痛。

⑥心。心区疼痛一定是心脏出了问题，也许是心绞痛，也可能是颈椎病引起的。颈椎退化或小关节的移位，会使椎动脉受压，引起脑干供血不足，继而影响到血管收缩中枢。多方面的作用使冠状动脉痉挛，产生心肌缺血，出现胸闷、心慌、心前区疼痛、心律失常等症状，也叫"颈性心绞痛"。这样的心绞痛持续时间比较长，可达数日。

觉得脚疼时，也许是鞋子不合适，不过也可能是痛风引起的。痛风和我们的饮食习惯有关。动物内脏、海鲜、浓肉汤、食用菌类、豆类及啤酒等都是高嘌呤类食物，会使血液内尿酸含量过高，尿酸盐结晶析出并沉积在关节处，足关节最低，沉积也就最严重，最易发生痛风。

⑦臀。臀部疼痛可能是坐骨神经痛。办公椅大多是直背的，坐姿扭曲了脊柱的正常生理弯曲，再加上经常穿高跟鞋，人体重心前倾，脊柱的力学发生改变，造成对腰椎间盘的压迫和磨损，导致椎间盘突出，压住了坐骨神经，从而引发了那些不时袭来的剧痛。

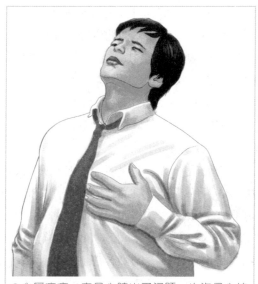

◎心区疼痛一定是心脏出了问题，也许是心绞痛，也可能是颈椎病引起的。

# 观察月经辨病症

## ❶ 月经是女性健康的晴雨表

月经是指有规律的、周期性的子宫出血，又称为月事、例假等。月经是临床辨证的重要依据，可谓女性健康的晴雨表。

### （1）了解月经

严格说来，伴随着月经出血，卵巢内应有卵泡成熟、排卵和黄体形成，子宫内膜有从增生到分泌的变化。但是在临床上常有不经过排卵而有子宫出血的现象，叫作无排卵性月经。

月经第1次来潮称为初潮，初潮年龄大多数在13～15岁之间，但可能早在11～12岁，晚至17～18岁。体弱或营养不良者初潮可较迟，体质强壮及营养良好者，初潮可提早。月经到49岁左右则自行闭止，历时约35年。

月经应该有正常的周期、经期、经量、经色和经质。

出血（即经血来潮）的第1天称为月经周期的开始，两次月经第1天的间隔时间称为1个月经周期，一般为28～30天，和农历1个月的时间差不多。周期长短因人而异，偶尔提前或延后不超过7天仍可视为正常，即月经周期不应少于21天，也不能超过35天。妊娠及哺乳期月经会停止。

经期是指经血来潮的持续时间。正常月经持续2～7天，一般为4～5天。经量是指经期排出的血量。月经量的多少很难统计，临床上常用每天换多少次月经垫粗略估计量的多少。有人测定正常人月经血量为10～58毫升，个别妇女月经量可超过100毫升。有人认为每月失血量多于80毫升即为病理状态。一般月经第2～3天的出血量最多。由于个人的体质、年龄、气候、地区和生活条件的不同，经量有时略有增减，均属正常生理范畴。

经色是指月经血的颜色。月经血一般呈暗红色，开始色较浅，以后逐渐加深，最后又转为淡红色而干净。除血液外，尚含有子宫内膜碎片、子宫颈黏液及阴道上皮细胞。

经质是指月经血的性状。正常情况下经质不稀不稠，不易凝固，无明显血块，

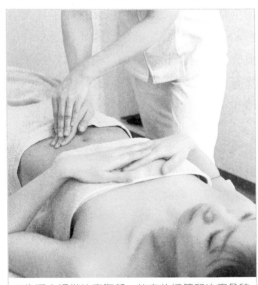

◎生活中经常按摩腹部，能有效缓解和治疗各种月经不适症状。

无特殊气味。经质的病理改变，不仅是常见的月经疾病，还是临床辨证的重要依据。通过了解经质的改变，可为临床提供重要的辨证资料。妇女月经来潮，经血浓稠或黏腻者，称为经质黏稠。

### （2）月经是如何形成的

从青春期到更年期，子宫内膜受卵巢激素的影响，有周期性的改变并产生月经。子宫内膜的周期性变化，是由卵巢激素周期性的作用引起，可分为下面4期。

①增生期。增生期在月经周期第5～14天，相当于卵泡发育成熟阶段。月经期子宫内膜剥脱后，在雌激素的作用下，子宫内膜基底层细胞增生、变厚、腺体增多而弯曲，间质逐渐增生变为致密，内膜血管增生呈螺旋状。

②分泌期。分泌期为月经周期第15～23天，相当于排卵后黄体成熟阶段。黄体产生的大量雌激素和孕激素，使子宫增生期内膜继续增厚，腺体进一步扩大、弯曲，并出现分泌现象。间质疏松水肿、血管也急速增长，更加弯曲、内膜松软，含有丰富的营养物质，适宜于受精卵的种植和发育。

③月经前期。月经前期在月经周期的第24～28天，相当于黄体退化阶段。黄体退化时，雌激素、孕激素水平很快下降，间质水肿消失而变为致密，血管受挤压而弯曲，使血流淤滞。在来月经前4～24小时，内膜血管呈痉挛性收缩，使内膜缺血坏死，血管收缩后又舒张，以致破裂出血。在内膜层形成分散的小血肿，使内膜剥脱而出血，即为月经来潮。

④月经期。其为月经周期的第1～4天，此时内膜功能层形成分散的小血肿，使内膜成片状或小块状剥脱，随血液一起排出。在临床上，一般将月经来潮作为下一周期的开始。

### ❷ 月经期不适的调整

一般妇女月经期无症状，少数人可有下腹或腰骶部下坠感、乳房胀痛、便秘或腹泻、头痛等不适，一般不影响日常的工作、学习及生活。如果月经前后有不适症状出现时，要会自己调养。

①血液循环不良型。血液循环不良者，在生理期前会觉得肚子胀胀的，下腹部突出，一到生理期就会便秘。经血颜色为暗沉的红色，感觉黏稠，有时会有像猪肝色般血块流出，经血量多。第1天比较少，但是第2与第3天起突然变多。生理期会达7天以上。因为血液循环不佳，所以

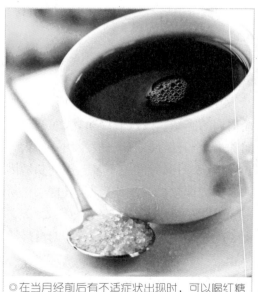

◎在当月经前后有不适症状出现时，可以喝红糖水来进行自我调养。

# 月经不调的中医疗法

## 按摩疗法

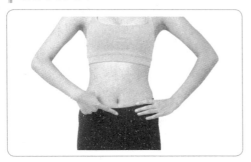

| 按摩部位 | 气海 | 按摩手法 | 摩法 |
|---|---|---|---|
| 按摩时间 | 2分钟 | 按摩力度 | 3 |

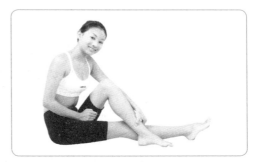

| 按摩部位 | 三阴交 | 按摩手法 | 指压 |
|---|---|---|---|
| 按摩时间 | 3分钟 | 按摩力度 | 3 |

## 刮痧疗法

刮拭部位选取背部的肝俞穴、脾俞穴，腹部的天枢穴、归来穴，下肢的太冲穴，采取面刮法，每穴刮拭40下，每天1次，5次为1个疗程。

腹腿部对症取穴

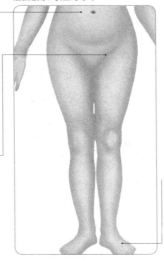

天枢
平脐中，距脐中2寸处。

归来
下腹部，当脐中下4寸，距前正中线2寸。

太冲
脚背部第一、二跖骨结合部之前凹陷处。

### ●中医专家教你的小窍门

保持精神愉快，避免精神刺激和情绪波动。注意卫生，预防感染，注意外生殖器的卫生清洁。

经血量多者忌食红糖。月经前绝对不能性交，还要注意保暖。内裤宜选柔软、棉质、通风透气性能良好的，要勤洗勤换，换洗的内裤要放在阳光下晒干。

经痛时会痛到无法忍受，有时痛得无法起床走路，只能完全依赖止痛药。如果每次都这样的话，有罹患子宫内膜异位症或是子宫肌瘤的可能。

血液循环不良型的人要多活动身体，工作休息时间，多伸展身体或是来回走动。要小心别受寒，不要吃冰冷食物，多吃温性的食物。蔬菜最好都要加热处理。避免长时间坐着，要多走路，促进骨盆的血液循环。可以喝些姜黄茶，或是玫瑰花茶、红花茶、山楂子茶。要特别注意保暖，尤其是下半身，可以穿厚内衣或厚袜。不要穿裙子，改穿长裤，因为要是下半身受凉，经痛会更严重。建议吃红葱类温性食物。平常可以盆浴或泡脚来驱寒气。

②压力过大型。压力过大的人一到生理期前就会出现精神不安定现象，情绪变得很焦虑不安，容易发脾气；贪食与厌食两种现象不停地重复着，老是放屁或打嗝，会乱长痘痘，不是便秘就是拉肚子；每个月的经痛症状不同，会随当时的身体状况改变，在经期前会腹胀或腹痛，但是月经一来这些症状会消失；经血一般是红色，经期一般4～5天；有时会提早，有时迟来。

这样的人平常要学习控制情绪，可以利用芳香疗法来放松及运用呼吸法来镇静。日常生活作息要正常，生理期可听音乐或喝草药茶来安抚情绪。多吃橘子，平常房里可以放些绿色植物。起床后可以做些简单的伸展操，如果有时间可以去散散步，在公园中呼吸新鲜空气。

### ❸ 饮食保健

①饮食应以清淡且富有营养为主。

②注意补铁。

③补充维生素C 维生素C的重要作用是促进生血功能，用以辅助治疗缺铁性贫血。

④可以多吃豆类，鱼类等高蛋白食物。

⑤月经来潮的前一周的饮食宜清淡，易消化，富营养。增加绿叶蔬菜，水果，也要多饮水，以保持大便通畅，减少骨盆充血。

⑥月经来潮初期时，女性常会感到腰痛、不思饮食，这时不妨多吃一些开胃、易消化的食物，如枣、面条、薏米粥等。

⑦月经期会损失一部分血液。因此，月经后期需要多补充含蛋白及铁钾钠钙镁的食物，如肉、动物肝、蛋、奶等。

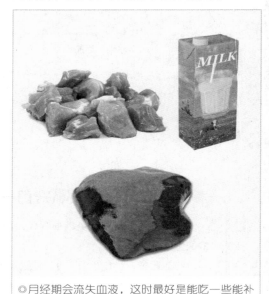

◎月经期会流失血液，这时最好是能吃一些能补充血液的食物。

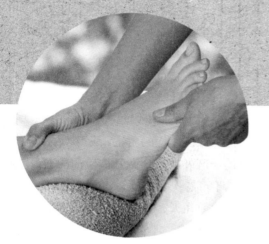

第十章

# 了解就医和自救
# 知识，做聪明的病人

●俗话说，远水救不了近火。再高明的医生，急症发生时不在身旁也起不到任何作用，反倒不如掌握了基本急救常识的普通人。因此，要想保障自己和他人的健康，自救知识必不可少。当然，定期体检也同样重要，我们要将疾病扼杀在最初期。

# 定期体检，远离各种疾病

## ❶ 体检——有病早知道

健康体检是预防疾病的有效手段之一。通过健康体检，可以了解自身健康状况，发现一些不易察觉的早期疾病，以便及时干预、终止疾病的发生发展，收到事半功倍的效果。

健康体检应走出这样的误区。

①没有疾病不用查。有的人身体不错，能睡能吃，从来没有觉得不舒服，于是不主动检查，或者干脆就不去体检。

②身体不好不敢查。有的人身体比较虚弱，一到体检，往往担心会查出这样那样的疾病，从而对工作、家庭造成不良影响。因此体检时躲躲闪闪，不愿检查。

③害怕麻烦不想查。有些人工作忙，该体检了，自己还有许多事情做，想到身体也没什么大病，干脆走走形式，有的甚至形式也不走，找个理由一推了之。

④抓大放小不全查。有人只做自己认为重要的检查，而对于眼、耳、鼻、喉、血压等检查，觉得无关紧要。这样会使身体健康信息遗漏，导致医生无法得到全面系统的信息。

⑤发现问题不复查。体检时发现了问题，应该及时到医院进行复查。而有的人，体检发现了问题，有的拖得时间太久，有的甚至不去复查，对健康十分不利。

⑥担心费用不细查。一部分人为了省钱，该检查的不检查，同样也会漏掉许多信息，影响医生的正确判断。

⑦隐瞒情况不实查。有的人平时就患有某种疾病，体检时不加说明，甚至当医生问到时，还隐瞒不报，这样，医生就很难判断是体检中查出的健康隐患，还是既往疾病。

⑧不求甚解过度查。有的人过分担心自己的健康，体检时不论是否需要，全部都做，这样也是不可取的。

为了保证体检的质量，除了要避免陷入上述误区外，充分做好体检前的准备工作也是不可忽视的环节。

体检前几天，要注意饮食。不饮酒，不吃过多油腻、不易消化的食物以及对肝、肾功能有损害的药物；还要注意保持血压的稳定。

体检前一天最好能洗个澡，要注意休息，避免剧烈运动和情绪激动。保证充足睡眠，以免影响体检结果。

体检当日的早晨应当禁食、禁水。

体检当日，女性要避开经期，不要化妆，不要穿连衣裙、连裤袜，以方便检查。

戴眼镜的人，一定要戴着眼镜去体检中心。

曾经动过手术的人，注意携带相关病历和有关资料，以便医生查阅。

## ❷ 多长时间体检一次

不同年龄层次的人体检的间隔时间、次数也不同。一般来说，30岁以下的人群每两年体检一次，30岁以上的人群每年体检一次，但特殊情况除外：30岁以下但血压偏高、肥胖、部分身体指标不正常的人群应每年体检一次，以便观察病情变化，尽量通过非药物疗法来进行干预；30岁以上的如果在体检中检查出一些阳性体征的人群，一般应3个月或半年针对某项指标再进行复检。

哪些人最需要健康体检呢？

①白领。据分析，白领的脂肪肝、高脂血症等患病率之所以比其他群体患病率高，可能是因为白领常有过量摄食、进零食、吃夜宵等不规律的饮食方式。这样做扰乱了其正常的代谢，为脂肪肝和肥胖的发病提供了条件。如果每年做一次认真的体检，这些疾病便能做到及早发现、及时治疗，有效地阻止肝脏进一步纤维和硬化，使肝脏免受损坏。

②40岁以上的亚健康人群。按年龄来算，18～40岁的人随着年龄的增长，心身轻度失调呈缓慢上升趋势，而到了40岁以上，潜疾病状态的比例陡然攀高，55岁前后有明显疾病症状的越来越多。亚健康状态在中年以后变得明朗化，滑向疾病的速度加快。

③已有慢性病的人。慢性病病人指一些已患有心脑血管、糖尿病、肝炎、哮喘、胃病等疾病的人，他们可能在医生的治疗下能暂时得到缓解，但绝非一劳永逸，因此，这些病人仍然应定时进行疾病的复诊和检查。糖尿病病人至少应每个月检查一次血糖，并检查是否有并发症发生。乙肝病人每半年要检查一次肝脏B超，以便能及早发现肝脏的病变。胃病病人每年做一次胃镜检查，随时掌握自己的疾病发展，及时调整用药，达到治疗的最好效果。

另外体检时要注意不要迷信仪器。不少病人对超声、透视等机器很信任，而对医生的手诊、问诊表示怀疑。只相信仪器检测，会漏掉很多发现疾病的可能性。仪器并不能像医生那样能综合考虑病人的病史、症状等各方面因素，它永远是辅助的，最终的诊断要靠人脑做出。

体检应找专业机构。体检是为了达到预防疾病的目的，只是随便找个医院体检一下草草了事并不可取。体检交给专业的机构进行更能达到预期的效果。一般专业的体检医院有值得信赖的专业医师、先进的检验设备、舒适的环境、个性化的照顾、深度咨询、良性互动以及后续服务，特别是医检分离的环境，更让体检的人安全地远离感染。体检的内容同样应该由专业的医师根据个人不同的情况进行制订。

身体是一个动态系统，每天都在不停地发生着细微的变化，一次体检的结果并不具有长期的意义。因为有些疾病的发展

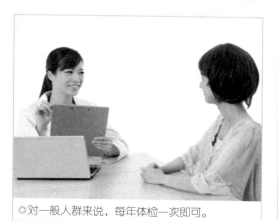

◎对一般人群来说，每年体检一次即可。

速度很快，而且症状不明显，让人很难察觉，一旦察觉可能已经错过最佳治疗时机。体检要坚持定期进行，偶尔的体检起不到应有的作用。

# 做一个聪明的病人

## ❶ 对症挂号

尽管我们都不喜欢和医院打交道，可是如果被某些疾病困扰，不得不去医院就医时，选择合适的科室和医生，对症挂号就是我们首先要做的事情。

### （1）正确地选择医院和科室

选择正确的医院是科学就医的第1步。选择医院时我们应该遵循以下原则。

小病，首诊小医院，省时省力省钱省资源。

大病，选择适合病情的大医院。

已确诊的疾病，首选专科医院。

根据上述原则选择了医院以后，最好能了解不同科室的职责。

呼吸内科治疗发热、咳嗽、咯血、呼吸困难、呃逆、胸痛等。

消化内科治疗恶心、呕吐、便秘、腹泻、吞咽困难、食欲异常、胃肠胀气、呕血便血、黄疸等。

心血管内科治疗心悸、发绀、心绞痛、高血压、低血压、脉搏异常等。

肾内科治疗蛋白尿、尿色异常、尿量异常、尿路结石等。

神经内科治疗头痛、面瘫、瘫痪、昏迷、抽搐、眩晕、肌肉萎缩、不自主运动、步态障碍等。

内分泌科治疗肥胖、消瘦、水肿、生长发育异常、尿量异常、尿糖、甲状腺肿、突眼等。

血液科治疗出血、贫血、紫癜等。

肿瘤科进行肿瘤的非手术治疗。

普外科治疗腹痛、腹胀、黑便、腹部包块、乳腺肿块等。

胸外科治疗咯血、胸部肿瘤、食管疾病等。

心血管外科治疗先天性心脏病、大血管畸形等疾病。

泌尿外科治疗肾、输尿管、膀胱、外生殖器畸形、损伤、结石等。

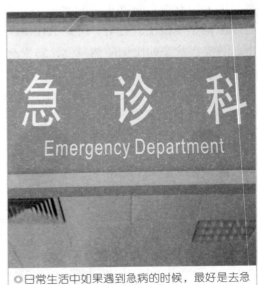

◎日常生活中如果遇到急病的时候，最好是去急诊科就医，这样才不会延误病情。

骨科治疗腰腿痛、骨创伤、炎症、骨肿瘤、畸形、营养障碍等病变。

烧伤科治疗各种物理、化学烧伤及皮肤整形。

神经外科治疗脑中风、脑肿瘤、头颅创伤、周围神经损伤等。

妇科治疗白带异常、阴道出血、闭经、痛经、下腹部包块、女性不孕等。

产科进行生育检查、分娩、产前产后疾病。

儿科治疗12岁以下儿童，除眼、耳、鼻、喉、皮肤以外的内、外科疾病。

疾病症状、部位明确，就诊目的明确后，就可以按照自己的病情选择相应科室了。

### （2）选择适合自己的医生

进了医院选对科室以后，还要选择自己的医生。在选择医生前首先应了解医院医生的技术职称。高级职称是主任医师

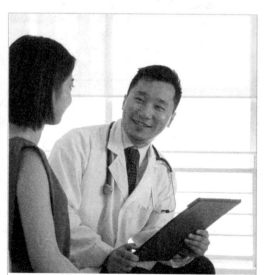

◎什么病选择对症科室的医生，这样才能更好地进行治疗。

（教授）、副主任医师（副教授）；中级职称是主治医师（讲师）；初级职称是医师（助教）。

很多人不论是得了普通病还是慢性病，觉得专家诊疗的经验多一些，可以药到病除。有了这种心理，很多病人就觉得专家号是当然的第一选择，实在挂不上再考虑其他的。

专家和普通医生相比真的有这么大的区别吗？

实际上常见病应该是占门诊量的一个很大比例，只是人们心理通常认为专家的经验更丰富，更愿意挂专家号。而专家除了门诊以外还要进行很多别的工作，因此专家号不能无限度地挂，还要保证其他方面的医疗质量。因此一般专家号是限号的，而普通号是不限号的，而患者往往不能够理解这一点。

如果是疑难杂症长期不能确诊，已进行了治疗但疗效不佳，下级医院或边远地区医院不能接诊或者病情变化需进行进一步检查，可以选择专家号。

### ❷ 学会和医生沟通

医患沟通是一种技巧，是提高医疗质量，降低医疗费用的重要手段。通过医患沟通，可以使医患双方换位思考，医生能比较透彻地了解患者发病的全部过程及相关情况，从而为进行必要检查、明确诊断、合理用药提供依据。应该说，满意的医疗服务，是医患双方沟通的结果。学会同医生沟通，是病人或准病人应该掌握的一种本领。

### （1）医患沟通的误区

不知道怎样同医生沟通。应该把医生当成朋友，把自己主要的症状、想法、疑虑告诉医生，征求医生的意见，询问诊断，做完这些，你就和医生进行了一次成功的沟通。

到医院就是看病，不需要什么沟通。正是因为看病，才需要医生了解你发病的详细情况，如你什么话都不愿说，什么病症也不愿意讲，医生如何有的放矢进行检查治疗？所以对于和医生的沟通要重视起来。

本想与医生沟通，又怕医生不理。敬业的医生会认真倾听病人的声音，分享病人的感受，从与病人沟通中获得更多信息，以避免诊断、治疗失误。任何一个负责的医生都不会让你为难。

医生问什么我就答什么，无需专门沟通。在医患关系中，双方是平等的主体，医生问诊难于面面俱到，有些有价值的东西只有在沟通中才能让医生知晓。

沟通时医生会嫌我话多。要消除这种感觉，就要在看病前做好准备。说话简明扼要，沟通重点突出，谈话有来有往，避免一人唠唠叨叨。如果医生不愿再听，就停住你的话题。

主动与医生沟通是否会产生质疑医生或是不尊重医生的感觉？真实是沟通的基础，坦诚是沟通的桥梁，只要在沟通中表现出对医生的尊敬和真诚，就能获得医生的尊敬和理解，获得更好的医疗服务。

### （2）应该和医生交流的事

很多人都不知道应该和医生交流什么，除了病情以外，你还应该和医生交流下面这些内容。

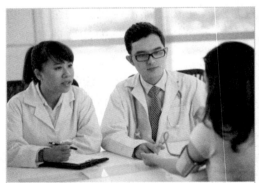

◎患者应该把医生当成朋友，把自己主要的症状、想法、疑虑告诉医生，征求医生的意见，询问诊断。

| 内容 | 说明 |
| --- | --- |
| 正在服用的其他医生开的药物 | 一些患者因为多病同时看了不同科的门诊，有时候甚至是跨医院看的不同的门诊，病历总是被分成几部分，医生之间无法充分沟通。所以，为安全起见，您还是应该告诉医生其他医生给您开过什么药。为防止遗忘，可以带上处方或者其他医院的病历供医生参考 |
| 是否有吸烟或酗酒的习惯 | 如果医生没有问，也应该自己主动向医生讲明 |
| 家族病史 | 家族史对医生来说非常重要。如果一个家庭成员被诊断患有严重的疾病，如癌症、糖尿病、高血压，家族史可以帮助医生更有效地做出判断，帮助您更有效地防治疾病 |

接上表

| 是否有药物过敏史 | 很多患者认为在看病前已经在病历上记载了药物过敏史，但有时医生会因时间匆忙而疏忽，或者有新的药物过敏未能及时填写，患者应主动向医生述说自己的过敏史，以免医生将对患者过敏的药物开进处方 |
|---|---|
| 职业的特殊性 | 医生的处方一般是针对普通患者的，而一些人的工作较为特殊，医生有必要根据其职业的特殊性，更换用药方案。最常见的是司机、高空作业人员不能使用有嗜睡作用的药物，否则会出现危险。还有些情况则比较少见，但也要注意，如职业运动员使用治疗感冒的药物时需格外谨慎，避免误用违禁药物 |
| 您服用的非处方药物和保健品 | 有时候一个患者同时患有多种疾病，患者经常会忘记告诉医生他们正在服用的非处方药，这些非处方药物可能会与处方药相互作用而给患者造成危险。有些患者认为保健品不是药，很安全，不会有什么问题，没必要告诉医生。但一些保健品含有与医生的处方药相互作用，甚至发生配伍禁忌的成分 |
| 羞于启齿的问题 | 对于某种程度的功能减退，尤其是那些缓慢形成的或涉及个人隐私的，比如，与性有关的问题，由于不愿意承认，或早已习惯，或是因为其他某些原因，一般人都不愿意讲述这方面的变化。但这些是化验或健康检查所不能发现的，如果您不告诉医生，便很可能会错过治疗的机会 |
| 应该吃但是没吃的药 | 由于种种原因，有时患者可能不愿服用某种药物。如果您在医生开处方之前将上述情况讲出来，医生也许可以为您更改处方。但是，这种情况除非您自己讲出来，否则医生是不可能知道的 |

# 必须掌握的急救常识

## ❶ 中风的急救

中风一般分为出血性脑中风（如脑溢血、蛛网膜下腔出血）和缺血性脑中风（如脑动脉血栓形成、脑栓塞）两大类。此病多发于40岁以上，原有动脉粥样硬化、高血压、脑血管畸形、心脏病的病人。大多由情绪波动、忧思恼怒、饮酒、精神过度紧张等因素诱发。

在中风发生之前常可出现一些典型或不典型的症状，即中风预兆。

①眩晕。呈发作性眩晕，自觉天旋地转，伴有吹风样耳鸣，听力暂时丧失，并有恶心呕吐、眼球震颤症状，通常历时数秒或几十秒，多次反复发作，可一日数次，也可几周或几个月发作一次。

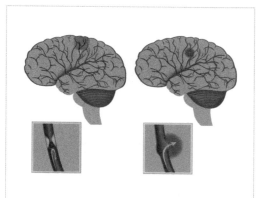

◎中风多数都是因为脑部供血不足或脑部血管出血造成的。

②头痛。疼痛部位多集中在太阳穴处，突然发生，持续数秒或数分钟，发作时常有一阵胸闷、心悸。有些人则表现为整个头部疼痛或额枕部明显疼痛、伴有视力模糊、神志恍惚等。

③视力障碍。其指迅即发生视物不清，复视，一侧偏盲；或短时间阵发性视觉丧失，又在瞬间恢复正常。

④麻木。其指在面部、唇部、舌部、手足部或上下肢，发生局部或全部、范围逐渐扩大的间歇性麻木，甚至短时间内失去痛觉或冷热感觉，但很快又恢复正常。

⑤瘫痪。其指单侧肢体短暂无力，活动肢体时感到力不从心、走路不稳似醉酒样、肢体动作不协调，或突然失去控制数分钟，同时伴有肢体感觉减退和麻木。

⑥猝然倒地。其指在急速转头或上肢反复活动时突然出现四肢无力而跌倒，但无意识障碍、神志清醒，可立即自行站立起来。

⑦记忆丧失。其指突然发生逆行性遗忘，无法回想起近日或近十几日的事物。

⑧失语。其指说话含糊不清，想说又说不出来，或声音嘶哑，同时伴有吞咽困难。

⑨疼痛。其多在闲坐或睡眠时发作，一侧手足的肌肉发生间歇性抽筋或疼痛。

⑩定向丧失。短暂的定向不清，包括时间、地点、人物不能正常辨认，有的则不认识字或不能进行简单的计算。

⑪精神异常。其指出现情绪不稳定、易怒或异常兴奋、精神紧张，有的表现为神志恍惚、手足无措。

一旦出现上述中风预兆，提示中风即将在近期内发生，尤其是原有高血压、动脉粥样硬化、心脏病、糖尿病的患者，更应提高警惕。这些人应该完全卧床休息，改善心境、保持冷静、避免情绪激动；坚持按医嘱服用相应药物，定时监测血压及时调整用药剂量。

如中风后病人当即失去意识或倒地，此时的抢救仍应尽可能避免将其搬动，更不能抱住病人又摇又喊，试图唤醒病人。此时的病人不仅无法唤醒，而且反复的摇晃只会加重脑内的出血。

正确的做法是：若病人坐在地上尚未倒伏，可搬来椅子将其支撑住，或直接上前将其扶住。若病人已完全倒地，可将其缓缓拨正到仰卧位，同时小心地将其头偏向一侧，以防呕吐物误入气管产生窒息。解开病人衣领，如果有假牙要取出，以使其呼吸通畅。若病人鼾声明显，提示其气道被下坠的舌根堵住，此时应抬起病人下颌，使之成仰头姿势，同时用毛巾随时擦去病人的呕吐物。

中风病人无论是否清醒，在现场急救的同时，都应尽快请医生和救护车前来救护。

## ② 煤气中毒家庭急救

煤气中毒即一氧化碳中毒。其主要是指含碳物质燃烧不全产生的一氧化碳对人体的毒害，日常生活中，如煤球炉、火炉烟囱堵塞、倒烟、排烟不良等均可引起煤气中毒，尤以冬季在北方发生较为频繁。

中枢神经系统对低氧最敏感并首先发生中毒症状。急性轻度中毒表现为头晕、眼花、恶心、呕吐、乏力。中度中毒者除上述症状外，患者已出现神志不清、意识模糊、面赤唇红(皮肤黏膜呈樱桃红色)，多汗、脉速、烦躁、步态不稳，甚至昏迷。

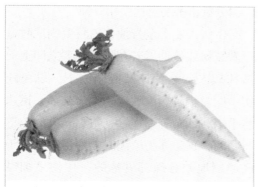

◎煤气中毒时可以将鲜白萝卜捣碎取汁，约100克，一次灌下，1小时后即愈。

急性重度中毒，因短时间内吸入了高浓度的一氧化碳，患者可迅速进入昏迷，持续数小时或数昼夜，呕吐，大小便失禁，有些可出现抽搐，还可并发脑水肿、肺水肿，皮肤黏膜苍白或发绀，体温升高，呼吸困难，心肌受损以致呼吸、循环衰竭而死亡，即便不死亡也多在愈后留有后遗症，如癫痫、肢体瘫痪、吞咽困难、震颤麻痹、智力减退等。

慢性中毒患者常感头晕、头痛、倦怠无力、恶心、不思饮食、失眠等类似神经衰弱的症状。

如果发现有人煤气中毒，我们应该怎么办呢？

我们要立即打开门窗，或迅速使患者离开中毒场所，并注意保暖。有条件时将重症患者(昏迷等)移入高压氧舱治疗，常可取得良好效果。轻症患者经通风、给氧后可逐渐缓解。如仍感头晕昏应注意保持呼吸道通畅，同时注意用抗生素预防感染，注意预防褥疮等。

如果是中度煤气中毒，同上述说的一样打开门窗，迅速将病人移到空气新鲜处，解开领扣、裤带，针刺或以拇指掐人中，刺激其呼吸并做好送至医院的准备。

倘若患者已进入重度中毒，如昏迷、面色苍白、四肢冷、大汗、体温升高等，遇到这种情况时，要冷静不要惊慌失措，立即打电话叫救护车，同时赶快坚持做人工呼吸。并迅速将病人搬到空气流通的地方，先清除口腔、鼻腔的残留物和呕吐物，有假牙者应将假牙摘下。解开领扣，放松腰带，去掉枕头，让病人仰卧。一手托起下颌，让患者头尽量后仰，以防舌根下坠堵住咽喉。救护者深吸一口气后，紧贴病人嘴对嘴吹气。吹气同时应捏住患者鼻孔，这时可见患者胸廓抬起。如此，每分钟吹气16～20次，在救护的同时应给病人保暖，防止并发症发生。

煤气中毒后的病人宜进行清淡、易消化的饮食，富含高蛋白及维生素C，B族维生素及维生素E的蔬菜与水果。茶、绿豆粥、鱼肉粥、鸡肉粥、瘦肉汤等，对身体恢复颇为有益，待恢复后，即可正常饮食。

### ③ 癫痫的急救

癫痫俗称"羊痫风"，是神经系统常见病之一。其发病原因较复杂，产伤、颅脑外伤、脑炎、高血压脑病、囊虫病等均可导致癫痫。

一般来说，癫痫病人在发作前有先驱自觉症状，如感觉异常，胸闷、上腹部不适、恐惧、流涎、听不清声音、视物模糊等。因此，患者本人在预感到癫痫发作前应尽快离开如公路上、水塘边、炉火前等危险境地，及时寻找安全地方坐下或躺下。患者的家属也应学会观察病人发作前的表现，以便尽早做出预防措施，防止其他意外伤害的发生。在病人未发作起来时立即用针刺或手指掐人中、合谷等穴位，有时可阻止癫痫发作。

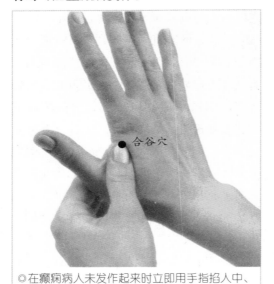

◎在癫痫病人未发作起来时立即用手指掐人中、合谷等穴位，有时可阻止癫痫发作。

癫痫小发作时，患者表现为短暂的意识丧失，通常只有几秒钟，没有抽搐痉挛，脸色发白或发红，小孩表现原地打转等，一般容易被人忽视。局限性癫痫通常表现为局限性的，手、脚、面部等处的痉挛抽搐。发现有上述表现的一定要去医院接受检查治疗，按医嘱坚持服药。

癫痫大发作时，病人表现为腿部痉挛抽搐，头部后仰，大叫一声摔倒在地，全身肌肉呈强直性收缩、痉挛，嘴巴紧闭，

两眼上翻，僵直期一般持续数秒至半分钟，后转为阵挛期，此期全身肌肉呈有节律的强烈收缩，呼吸恢复，随呼吸口中喷出白沫或血沫，尿失禁，一次发作持续2~3分钟，多的可达7~8分钟。

当病人发生全身抽搐前将要倒地时，患者家属或救助者若在附近，要立即上前扶住病人，尽量让其慢慢倒下，以免跌伤。同时，趁病人嘴巴未紧闭之前，迅速将手绢、纱布等卷成卷，垫在病人的上下齿之间，预防牙关紧闭时咬伤舌部。对于已经倒地并且面部着地的，应使之翻过身，以免呼吸道梗阻。此时若病人已牙关紧闭，不要强行撬开，否则会造成病人牙齿松动脱落。然后救助者可解开病人的衣领和裤带，使其呼吸通畅。

为防止病人的唾液或呕吐物吸入气管引起窒息，救助者或家人应始终守护在病人身旁，随时擦去病人的吐出物。病人抽搐时，不可强行按压其肢体，以免造成韧带撕裂、关节脱臼，甚至骨折等损伤。也不要强行给其灌药。癫痫发作中，为免使病人再受刺激，不要采用针刺、指掐人中穴的抢救方法，更不要用凉水冲浇病人。

少数患者的大发作，可接连发生。在间歇期间仍是神态晕迷，这是癫痫的持续状态，也是该病的一种危重情况，如不及时抢救，可出现脑水肿、脑疝、呼吸循环衰竭直至死亡的严重后果。一旦发生癫痫的持续状态，如就近有苯巴比妥针剂，可先给一次较大剂量的药物，然后尽快将病人送往医院抢救。

当病人全身肌肉抽搐痉挛停止，进入

昏睡期后，应迅速将病人的头转向一侧，同时抽去其上下牙之间的垫塞物，让病人口中的唾液和呕吐物流出，避免窒息。此时病人的全身肌肉已放松，可将其原来的强迫姿势改为侧卧，这样可使病人全身肌肉放松，口水容易流出防止窒息，同时舌根也不易后坠而阻塞气道。并注意病人保暖及周围环境的安静。

病人睡醒后，常感头痛及周身酸软，对发作过程，除先兆征外大都并无记忆。救助者及家属均不要向其描述倒地抽搐时的场景，以免增加其精神负担。给病人的饮食应注意清淡，避免油腻、辛辣等刺激性食物。

## ④ 误服药物的急救

成人由于忙乱、粗心等原因导致吃错药、过量服药，甚至误服毒物时，不要过分紧张，无论是病人本人还是救助者，首先要弄清楚吃的是什么药或毒物，如果搞不清楚，就要将装药品或毒物的瓶子及病人呕吐物，一同带往医院检查。然后根据误服药物或毒物的不同而采用相应的措施，积极进行自救与互救。

如果是过量服用了维生素、健胃药、消炎药等，通常问题不大，只要大量饮水使之从尿中排出或将其呕吐出来即可。

若是大量服用了安眠药、有机磷农药、石油制品及强酸强碱性化学液体等毒性或腐蚀性较强的药时，如果医院在附近的，原则上应立即去医院抢救。若医院离家较远的，在呼叫救护车的同时进行现场急救。

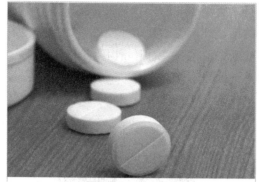

◎日常生活中如果大量服用安眠药会使生命受到严重威胁，应立即送医院进行急救。

现场急救的主要内容是立即催吐及解毒。催吐的目的是尽量排出胃内的毒物，尽量减少吸收的毒物。

对于误服安眠药、有机磷农药的病人，可让其大量饮用温水，然后用手指深入口内刺激咽部催吐。如此反复至少10次，直至吐出物澄清、无味为止。催吐必须及早进行，若服毒时间超过三四个小时，毒物已进入肠道被吸收，催吐也就失去了意义。

对于误服强酸强碱性化学液体的患者，不可给予清水及催吐急救，而是应该立即给予牛奶、豆浆、鸡蛋清服下，以减轻酸碱性液体对胃肠道的腐蚀。若是有机磷农药中毒的病人，呼出的气体中有一种大蒜味，可让其喝下肥皂水反复催吐解毒。同时立即送医院急救。

胃内容物少者，不容易呕吐，要让其喝水。一般体重一千克给喝10～15毫升。成年者喝水后可用手指刺激舌根部引发呕吐。对于小孩，可以将孩子腹部顶在救护者的膝盖上，让头部放低。这时再将手指伸入孩子喉咙口，轻压舌根部，反复进行，直至呕吐为止。如果让孩子躺着呕吐的话，要侧睡，要防止呕吐物堵塞喉咙，吐后残留在口中的呕吐物要即时清除掉。

催吐不能套用土办法，不能让其喝盐水或带辛辣的汤水。

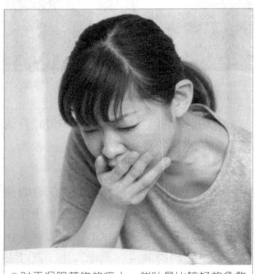

◎对于误服药物的病人，催吐是比较好的急救方法。

## ❺ 中暑的急救

夏季环境温度过高，空气湿度大，人体内余热难以散发，热量越积越多，导致体温调节中枢失控而易发生中暑。

一旦出现大量出汗、口渴、头晕、胸闷、恶心、全身无力、注意力不集中等表现时，应想到这是中暑的先兆。此时，要尽快离开高温潮湿的环境，转移到阴凉通风处坐下休息，喝些糖盐水或其他饮料，在两侧太阳穴擦些清凉油，经过一段时间休息后多可恢复。

如果对中暑先兆中出现的症状未予以重视，继续停留在强烈阳光照射或高温潮湿的环境中，比如，海滨浴场、蒸气浴室或拥挤的汽车中，则会出现面色潮红，体温升高，皮肤发热、呕吐、眼前发黑，甚至昏迷、抽搐等严重症状。若是在炎热的天气里从事繁重的体力劳动或大量运动，导致机体极度疲劳，则会出现面色苍白、皮肤湿冷、心慌、眼前发黑，甚至昏迷等症状。此时的病人多因无力支持而难以进行自救，体弱者甚至可能因得不到及时救治而死亡。

当发现中暑后，要采取以下几点进行现场急救。

①迅速将病人移至阴凉、通风的地方，同时垫高头部，解开衣裤，以利呼吸和散热。

②可用冷水毛巾敷头部，或用冰袋、冰块放在病人头部、腋窝、大腿根部等处。用冷水、冰水或酒精擦浴，同时用风扇向患者吹风。必要时可将患者全身除头部外浸在4℃的水浴中，降温效果迅速，在上述处理过程中同时用力按摩患者四肢，要尽量把皮肤按摩红，一般按摩15～30分钟。经过以上处理，轻、中度中暑病人多能明显好转。

③对于严重中暑的病人，则应急送医院进行抢救。其方法为快速将质量浓度50克/升葡萄糖盐水1000毫升经股动脉注射，15～20分钟注射完，然后对症处理。冷液动脉内快速注射，可使病人在15～20分钟内体温降低2～4℃，并能纠正低血容量，使动脉压上升4～5千帕，改善循环衰竭。冷却的血液流经过重要脏器，使组织快速降温，可减轻细胞损害，改善细胞代谢，

使机体生理功能得以迅速恢复。

④经解救清醒后的病人，必须在凉爽通风处充分安静休息，并饮用大量糖盐水以补充体液损失。因此时体内的抗中暑功能处于疲劳状态，若再重回炎热的环境或参加体力活动，则后果将比上次中暑更加严重。

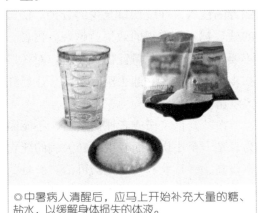

◎中暑病人清醒后，应马上开始补充大量的糖、盐水，以缓解身体损失的体液。

## ⑥ 昏厥的急救

昏厥又称晕厥、虚脱，是一过性脑缺血（低氧）引起的短暂的意识丧失。血压降低是昏厥的普遍现象。所以，昏厥多在人站立、坐位时发生。引起昏厥的原因大有30多种，但主要是低血压、低血糖、脑源性、心源性、血管性、失血性、药物过敏性以及精神受强烈刺激、剧烈疼痛、剧烈咳嗽等导致的。其中除心源性（急性心梗、室颤、心律不齐等）、脑源性（脑血管破裂、栓塞和脑挫伤等）、失血性（各类大出血）常有生命危险外，其余原因发生的昏厥大都无生命危险。

昏厥常见的是一过性昏厥，也叫单纯性、血管神经性昏厥，是由于某种强烈刺激引起的，如因恐惧、剧痛、亲人亡故、遭受挫折、空腹过劳或手术、出血、见血、注射、创伤、空气污浊闷热等，引起反射性周围血管扩张，心脏排血量减少，血压突然降低，即可导致一过性昏厥。这样的昏厥一般有如下症状。

昏厥前常有头晕、目眩、恶心、出冷汗和面色苍白等先兆症状，继则出现眼花、无力而突然瘫软倒下。

血压明显下降（收缩压常在9.31千帕，相当于70毫米汞柱以下），脉搏细弱（常在每分钟40~50次之间），甚或摸不清楚。

眼睛无神、凝视、翻白，瞳孔常有散大。

意识丧失，呼吸微弱。

昏厥数秒钟或数分钟内病人常可自醒。发作后无后遗症，但发病后均有暂时遗忘、精神恍惚和头晕无力现象。

其他类型的昏厥有以下几种。

直立性昏厥多见于老人或久病常卧者突然站立或蹲下复立时发生，血压骤然下降，眼前发黑冒"金星"。其特点是心率变化不大，昏厥时间短暂，发作时无明显前兆。

心源性昏厥多见于心动过缓（或过速）、心律失常和心肌梗死的患者，病情均较严重。

低血糖性昏厥多见于严重饥饿者或长时间进食很少者以及糖尿病与低血糖患者。

排尿性昏厥多见于年轻人或老年人夜间起床排尿者。当他们被尿憋醒后，因突然起床和用力排尿，腹压大减，使上身血液回流腹腔，导致脑部缺血而发生昏厥。

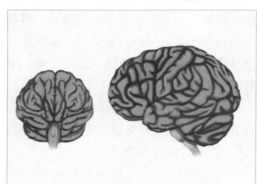

◎起床和用力排尿，腹压大减，使上身血液回流腹腔，导致脑部缺血而发生昏厥。

剧咳性昏厥多因剧烈的痉挛性咳嗽，导致突然发生昏厥，为一时性昏厥。剧咳时病人多先感心慌、气喘、头晕、眼花而很快失去意识与知觉。

如果有人昏厥，我们应该怎么办呢？

首先应该立即扶病人平卧，取头低脚高位，解开其领口、腰带，女性患者同时解开其胸罩。救治者可用双手由病人下肢向其心脏部位加压按摩，驱使其血液流向脑部。

然后立即用针刺病人人中穴、少冲穴（在小手指甲根下面），或手指用力掐上述穴位，以促病人苏醒。同时配合针刺百会、合谷、内关、十宣等穴位。

如条件许可，可给病人饮热茶或咖啡；对低血糖性昏厥可静脉注射100克/升葡萄糖50毫升。病人稍醒或仍然迷糊时，可服用白果龙眼汤1碗（白果5只，龙眼10只，水煮汤），可促速醒。

此外，还应该尽快将病人送医院急诊做进一步检查及治疗。

## ❼ 被宠物咬伤以后的自救

现在许多家庭都在养宠物。和宠物朝夕相处，如果不小心被咬伤，应该及时清洗伤口。首先，用大量的肥皂水反复冲洗伤口，如果伤口较深要想办法深入内部进行灌洗(如用注射器注水冲洗)，尽量减少病毒的侵入，冲洗伤口至少20分钟。伤口的处理越早，取得的效果就越好。再者，不要包扎伤口，尽量让伤口暴露。对伤口初步处理之后，立即去医院治疗，注射狂犬疫苗。

在被宠物咬伤或者抓伤之后，不能因为只是一个小伤口而轻视。狂犬病的死亡率极高，一旦发病几乎无药可治。而且，狂犬病有一定的潜伏期，可能不是被咬之后立即发病，所以一定要给予足够的重视。最好的预防办法是，家里不养猫、狗等宠物，把风险减至最低。

被宠物咬伤后，是否要注射疫苗，要考虑以下两方面：一是看被什么样的宠物咬的。咬伤你的如果是无证犬、来历不明犬或者是准养犬（但已6个月以上未打

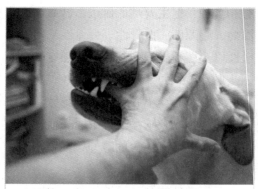

◎在被宠物咬伤或者抓伤之后，必须立即注射狂犬疫苗。

"免疫针"的）、疯狗或疑患狂犬病的宠物，这些情况都需注射狂犬病疫苗。有时虽没被咬伤，但被抓伤或被舐过黏膜，也需注射疫苗。如果头、面、颈、上肢、胸背部等多处被咬伤，必须同时注射抗狂犬病血清。

狂犬病疫苗注射的部位为上臂三角肌，全程需注射5支，即被咬伤当天、第3天、第7天、第14天及第30天，各注射1支。如同时使用抗狂犬病血清，需在第45天、第60天各注射1支。距离上次注射疫苗超过1年，则应按上述程序重新注射。

## ⑧ 脚踝扭伤以后的处理

脚踝扭伤在临床上为外侧韧带损伤较常见，系由足部强力内翻引起。外侧韧带部分撕裂较多见，其临床表现是踝外侧疼痛、肿胀、走路跛行；有时可见皮下瘀血、外侧韧带部位有压痛、使足内翻时，引起外侧韧带部位疼痛加剧。

许多人都对踝关节扭伤抱着无所谓的态度，认为"养两天就好了"，其实不然。适当的休息是需要的，但并不是治疗的全

部，未经正规治疗的患者，踝关节再次损伤的可能性是经正规治疗患者的3~4倍。急性期的初次损伤患者，如果损伤没有累及韧带组织，只要能在专科医生的指导下接受正规的保守治疗，遵守休息、冰敷、加压包扎、抬高患肢的原则，多可以获得满意的疗效。伤后要避免继续负重或行走，切忌在伤痛局部用手按揉。可以用绷带或宽胶布将侧足踝背伸至90后轻度外翻位包扎固定，限制行走，并送医院处理。对于症状轻者，可在伤后即用冷水或冷毛巾外敷并抬高患肢。此时冷敷能使血管收缩，减轻局部充血，降低组织温度，起到止血、消肿、镇痛的作用。因此在急性扭伤后，应施行局部冷敷，并且越早越好。抬高患肢可加快血液、淋巴液回流，不至于使血液淤积于血管损伤处。

冷敷方法如下：急性期24~48小时可冷敷，将冷水浸泡过的毛巾放于伤部，每3分钟左右更换1次，也可以用冰块装入塑料袋内进行外敷，每次20~30分钟。夏季则可用自来水冲洗，冲洗时间一般在4~5分钟，不宜太长。

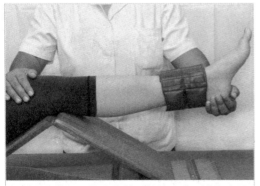
◎踝部扭伤后，抬高患肢可加快血液、淋巴液回流，避免血液淤积。

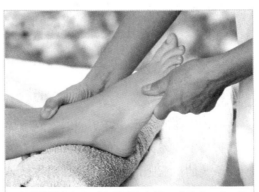
◎脚踝扭伤以后，可采用按摩矫正或冷敷，每3分钟左右更换1次。

如果踝部扭伤已超过24小时，充血肿胀停止时，则应改用热敷疗法。此时热敷能改善血液和淋巴液循环，有利于伤处瘀血和渗出液的吸收。

热敷方法如下：将热水或热醋浸泡过的毛巾放于伤处，5～10分钟后毛巾已无热感时进行更换。每天进行1～2次，每次热敷约30分钟即可。必要时，可用胶布敷贴踝部固定2～3周。

关节扭伤后的处理原则是固定和消肿散瘀，使损伤的组织得到良好的修复。关节瘀血较多者，应在无菌技术下及时抽出，以免在关节内粘连。韧带断裂或撕脱骨折而影响关节稳定者，需行手术复位修补，以免引起反复扭伤、关节软骨损伤和创伤性关节炎。

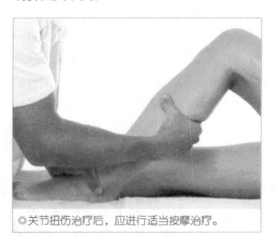

◎关节扭伤治疗后，应进行适当按摩治疗。

## ❾ 触电的急救

通过人体的电流途径不同时，对人体的伤害情况也不同。通过心脏、肺和中枢神经系统的电流强度越大，其后果也就越严重。由于身体的不同部位触及带电体，所以通过人体的电流途径均不相同，因此流经身体各部位的电流强度也不同，对人体的损害程度也就不一样。通过人体的总电流，强度虽然相等，但电流途径不同，其后果也不相同。

发生触电事故时，切不可惊慌失措，束手无策，首先要马上切断电源，使病人脱离电流损害的状态，这是能否抢救成功的首要因素，因为当触电事故发生时，电流会持续不断地通过触电者。从电流对人体刺激的因素中，我们知道，触电时间越长，对人体损害越严重。为了保护病人只有马上切断电源。其次，当病人触电时，身上有电流通过，已成为一带电体，对救护者是一个严重威胁，如不注意安全，同样会使抢救者触电。所以，必须先使病人脱离电源后，方可抢救。

但是要注意脱离电源后，人体的肌肉不再受到电流的刺激，会立即放松，病人可自行摔倒，造成新的创伤，特别在高空时更是危险。所以脱离电源需有相应的措施配合，避免此类情况发生，加重病情。

脱离电源后，病人往往处于昏迷状态，情况不明，故应尽快对心跳和呼吸的

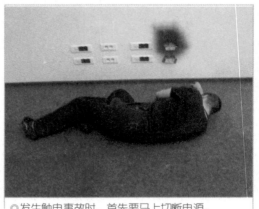

◎发生触电事故时，首先要马上切断电源。

情况做判断，看看是否处于"假死"状态，因为只有明确的诊断，才能及时正确地进行急救。处于"假死"状态的病人，因全身各组织处于严重低氧的状态，情况十分危险，故不能用一套完整的常规方法进行系统检查。只能用一些简单有效的方法。

①将脱离电源后的病人迅速移至比较通风、干燥的地方，使其仰卧，将上衣与裤带放松。

②观察一下是否有呼吸存在，当有呼吸时，我们可看到胸廓和腹部的肌肉随呼吸上下运动。用手放在鼻孔处，呼吸时可感到气体的流动。相反，无上述现象，则往往是呼吸已停止。

③摸一摸颈部的动脉和腹股沟处的股动脉，有没有搏动，因为当有心跳时，一定有脉搏。颈动脉和股动脉都是大动脉，位置表浅，所以很容易感觉到它们的搏动，因此常常作为是否有心跳的依据。另外，在心前区也可听一听是否有心声，有心声则有心跳。

④看一看瞳孔是否扩大。瞳孔的作用有点儿像照相机的光圈，但人的瞳孔是一

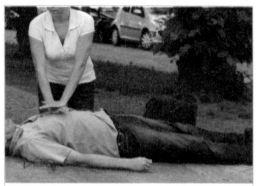
◎触电后病人心跳停止的，可用胸部按压法来维持血液循环。

个由大脑控制自动调节的光圈，当大脑细胞正常时，瞳孔的大小会随着外界光线的变化，自行调节，使进入眼内的光线强度适中，便于观看。当处于"假死"状态时，大脑细胞严重低氧，处于死亡的边缘，所以整个自动调节系统的中枢失去了作用，瞳孔也就自行扩大，对光线的强弱再也起不到调节作用，所以如果瞳孔扩大说明大脑组织细胞严重低氧，人体也就处于"假死"状态。

经过简单诊断后的病人，一般可按下述情况分别处理。

①病人神志清醒，但感乏力、头昏、心悸、出冷汗，甚至有恶心或呕吐，此类病人应就地安静休息，减轻心脏负担，加快恢复；情况严重时，小心送往医疗部门，请医护人员检查治疗。

②病人呼吸、心跳尚在，但神志昏迷。此时应将病人仰卧，周围的空气要流通，并注意保暖。除了要严密观察外，还要做好人工呼吸和胸部按压的准备工作，并立即通知医疗部门或用担架将病人送往医院。在去医院的途中，要注意观察病人是否突然出现"假死"现象，如有假死，应立即抢救。

③如经检查后，病人处于假死状态，则应立即针对不同类型的"假死"进行对症处理。心跳停止的，则用胸部按压法来维持血液循环；如呼吸停止，则用口对口的人工呼吸法来维持气体交换；呼吸、心跳全部停止时，则需同时进行体外胸部挤压法和口对口人工呼吸法，同时向医院告急求救。在抢救过程中，任何时刻抢救工

作都不能中止，即便在送往医院的途中，也必须继续进行抢救，一定要边救边送，直到心跳、呼吸恢复。

## ⑩ 烫伤急救

生活中有时会被烫伤，烫伤以后我们首先应该判断伤情，根据受伤的范围和损伤程度来处理。伤情轻者可考虑在家庭治疗。

Ⅰ度烧伤时只表现为皮肤红肿、灼热、疼痛，没有水泡；Ⅱ度烧伤时皮肤出现水泡，局部红肿，疼痛剧烈；Ⅲ度烧伤最为严重，损害深，皮肤黝黑、坏死，骨骼和血管暴露，伤部发黑或棕黄色，疼痛反而减轻。然后还要尽快局部冷却。烫伤后应立即把烫伤部位浸入洁净的冷水中。伤后越早用冷水浸泡，效果越佳；水温越低，效果越好，但不能低于-6℃。用冷水浸泡时间一般应持续半个小时以上。这样经及时散热可减轻疼痛或烧、烫伤程度。

对只有Ⅰ度、Ⅱ度烧伤的病人，伤处用清洁冷水冲洗或冰袋外敷，持续到疼痛明显减轻为止，可防止创面扩大和损伤加重，这在早期是能实现的很有效的措施。

对Ⅲ度烧伤局部不要用水冲洗，冲洗会增加感染机会。有人以为烫伤后不可用冷水刺激，否则能激起水泡。其实水泡是Ⅱ度烫伤的表现，若不用冷水降温，烫伤会发展到Ⅲ度，皮肉都烫熟了，当然不会起泡，还可能导致严重的坏死、感染、结疤、畸形及全身的症状。最后局部处理。对Ⅰ度创面，虽然伤者有剧痛但并不严重，可在局部涂烧伤膏；对Ⅱ度创面的水泡不要挤破，小的会自行吸收，水泡较大时，可用消毒针头在最低部位穿扎空，挤出积液；对Ⅲ度不做处理。对各类烧烫伤面上先覆盖消毒纱布，然后进行初步包扎，伤处肿胀时，去掉手表、手镯、戒指等，将敷料轻轻固定包扎，注意不要太紧。这对防止感染是有益的。

家庭急救不必涂药物或其他东西，如酱油、食油之类，这些物品里可能有细菌，也不利于到医院确切诊断。小而轻的烫伤无需住院治疗，在降温之后，局部经常涂些消毒，保持清洁干燥，也不一定需要包扎。若判断伤情严重，应立即送往医院。

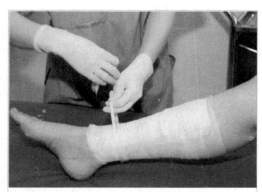

◎对各类烧烫伤面上先覆盖消毒纱布，然后进行初步包扎。

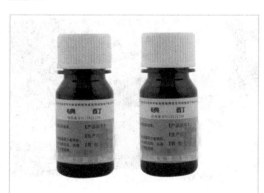

◎碘酒可以使菌体蛋白质变性，故能杀死细菌、真菌等，因此常用于消毒伤口。

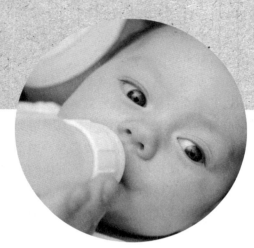

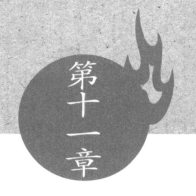

第十一章

# 做好各年龄段的保健，让健康一生相伴

●人体的生长发育老化既是一个连续的过程，又具有一定的阶段性。据此，可将其划分为不同的年龄段。不同的年龄段各具有一定的特点，了解各年龄段的特点有助于正确采取全面的保健措施。

# 儿童的保健

## ❶ 儿童各年龄期生长发育特点及保健重点

①胎儿期。妊娠前8周为胚胎期,第9周到分娩为胎儿期。自孕期28周至出生后1周为围产期。遗传因素、孕期感染、中毒、孕妇营养、心理状态均为影响胎儿发育的因素。孕妇的保健,充分营养供应,预防感染,保持良好的精神状态,定期检查均有助于胎儿的发育。胎儿期的保健措施包括孕妇咨询、孕妇营养、孕妇感染性疾病的防治(如弓形虫、巨细胞病毒、风疹、疱疹病毒以及梅毒等)、高危妊娠的监测及早期处理、胎儿生长的监测及一些遗传性疾病的筛查等。

围产期小儿死亡率约占新生儿死亡率的70%,因此尤其应重视围产期保健,防止胎内感染和早产,必要时进行羊水脱落细胞染色体以及其他生化检查,对某些遗传性疾病和先天性畸形做出产前诊断,并采取相应措施,可减低围产期小儿死亡率。

②新生儿期。新生儿期指从胎儿娩出、脐带结扎后至满28天。新生儿期是胎儿出生后生理功能进行调节并适应宫外环境的时期,其问题多由于适应不良所引起,如环境过冷,其他如先天性缺陷、早产、畸形等。新生儿期免疫功能不足,皮肤黏膜及其他屏障功能差,易于感染。生长发育快而消化功能差,故开始喂养起即

应十分重视逐渐适应其消化功能等。

保健措施:重点是合理喂养,最好选用母乳喂养,保护隔离,预防感染。产妇与新生儿应即刻接触并于数小时内开始哺乳,不仅可以促进母乳分泌,而且对建立母婴感情有重要作用。

③婴儿期。其指自出生28天至1岁,此期以乳类为主食,生长发育迅速,如身长增长50%,体重增加200%,头围增加30%,开始出乳牙,能坐,会爬并开始学走,其生理功能仍在发育中。如此快的生长发育就需要足够的营养供应。婴儿消化功能不足,免疫功能差,易患急性感染性疾病及消化功能紊乱,营养不良等。

保健措施:提供母乳喂养、合理人工喂养,及时添加辅食,有计划地进行各种

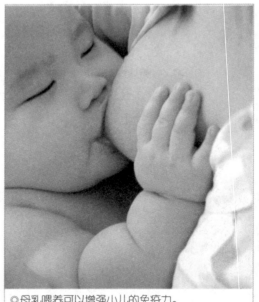

◎母乳喂养可以增强小儿的免疫力。

预防接种，注意预防呼吸道感染，促进正常生长发育。

④幼儿期。幼儿期指1~3岁。该期生长发育速度减慢，大脑皮质功能进一步完善，语言表达能力逐渐丰富，模仿性增强，智力发育快，要求增多，能独立行走、活动，见识范围迅速扩大，接触事物增多，但仍缺乏自我识别能力。患感染性疾病及传染病概率多。

保健措施：进行合理喂养并养成良好的饮食及卫生习惯，进行语言训练及早期教育，注意安全护理及预防传染病。

⑤学龄前。其指3~6岁。学龄前期儿童的体格发育速度减慢，智力发育进一步加快，求知欲强，好问，好奇心强，自我控制能力仍差。

保健措施：应重视潜在智力的开发，但应循序渐进，避免强求，以适应其发育速度。应注意供应充分营养及安全护理。

⑥学龄期。其指6~12岁。学龄期儿童除生殖系统以外大部分器官不断发育成熟，脏器功能特别是大脑发育更加完善，记忆力强，智力发育迅速，基本接近成人，机体抵抗力增强，感染性疾病减少，但变态反应性疾病如肾炎、过敏性紫癜等增多，疾病的表现基本上与成人相似。

保健措施：更应重视思想教育，加强体格锻炼，并宜参加适当劳动。

## ❷ 饮食保健

### （1）儿童能量需要

①基础代谢比成人高，按每日每千克体重计算，1岁以内约需220千焦，12岁需176千焦，7岁以后与成人相近，需100~120千焦。

②活动所需。新生儿只能啼哭、吮奶，这项需要较少，婴儿为60~80千焦，需要量随年龄增长而增加，12岁时约为120千焦。

③生长所需。这一部分热能消耗为小儿所特有。所需热量与生长速度成正比，若饮食所供给的热量不足，生长发育即会停顿或迟缓。婴儿此项热量占总热量之25%~30%。初生数月的婴儿达160~200千焦，1岁时为60千焦。

④食物特殊动力作用。婴儿饮食中虽然蛋白质所占比例较成人高，但小儿食物特殊运力作用低，平均为总热量的6%，与成人相仿。

⑤排泄的消耗。每天摄入的食物不能完全吸收，一部分食物未经消化吸收即排泄于体外，此项热量损失不超过10%，但腹泻时，此项热量丢失大增。

### （2）营养素的需要

人体必需的营养素包括水、蛋白质、脂肪、碳水化合物、维生素、矿物质及微量元素等。

①水。水是人类赖以生存的重要条件，儿童处于生长发育时期，新陈代谢旺盛，热量需要多，但肾脏浓缩功能差，因此所需水分相对较多。摄入蛋白质和无机盐多者，水的需要量增加，牛乳中含蛋白质及盐类较多，故婴儿需水量也较多。按每日每千克体重计算，婴儿需水100~150毫升，3~7岁需90~110毫升，10岁需70~85毫升，14岁时需40~60毫升。婴幼

儿每日摄入量少于60毫升，即可发生脱水症状。

②蛋白质。由于儿童生长发育需要，蛋白质按体重计算需要量比成人高。婴儿饮食中蛋白质含量约占总热量的15%，母乳喂养每日每千克体重需蛋白质2克，牛乳喂养为3.5克，混合喂养为3克。

③脂肪。脂肪是供给能量的重要物质，主要来源于乳类、肉类、植物油。婴幼儿饮食中脂肪供给占总热量的35%，每日每千克体重需4~6克，6岁以上为2~3克。

④碳水化合物类。其为供给热量的主要来源，其供热量约占总热量的50%，婴儿每日每千克体重需10~12克，儿童需8~12克。食物中糖类过多，发酵过盛，刺激肠蠕动可引起腹泻。

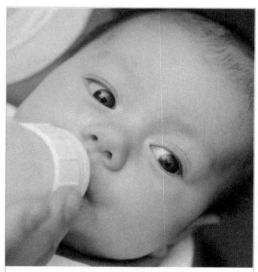

◎小儿所需热量与生长速度成正比，若饮食所供给的热量不足，生长发育即会停顿或迟缓。

⑤维生素。其为维持正常生长及生理功能所必需的营养素，与酶关系密切，是构成许多辅酶的成分。维生素种类很多，

水溶性包括维生素$B_1$、维生素$B_2$、维生素$B_6$、维生素C等，在烹饪过程中易损失，体内不能贮存。脂溶性包括维生素A、维生素D、维生素E、维生素K，吸收后可在体内贮存，过量则易蓄积中毒。造成维生素缺乏的原因除膳食摄入不足外，还可因消化吸收障碍、分解破坏增强、生理需要量增加以及肠道细菌合成障碍引起。其中，维生素A、维生素$B_1$、维生素$B_2$、维生素C、维生素D、维生素$B_{12}$、叶酸等容易发生膳食中含量不足。

⑥微量元素。离子化元素如钙、磷是正常凝血和神经肌肉功能所必需。由于它们是骨骼的重要组成部分，故又称常量元素。必需微量元素具有明显营养作用及生理功能，例如铜、铁、锌、锰、硒、碘、铬等。缺乏后产生特征性生化紊乱、病理改变及疾病。儿童易因微量元素代谢不平衡引起疾病。例如肠病性肢端皮炎是遗传性缺锌病，钢发综合征是遗传性缺铜症，缺碘引起克汀病，缺硒引起克山病，缺铁引起贫血。

### （3）饮食安排

儿童胃肠消化功能尚未发育完全，而其营养素需要量相对又高于成人，故如与成年人进食完全相同的食物，可使热能营养素摄入不足。此外，儿童易兴奋，注意力不集中而无心用餐，可使进食量不足；但有时由于活动量时大时小，其进食量也会随之经常有波动，对此则不必为之过虑。儿童模仿能力增加，易受父母饮食习惯影响，偏食、择食。

目前儿童膳食结构普遍存在过分求质

求精，出现一些不合理状况，如脂肪多、糖类少，动物蛋白多、植物蛋白少，水果多、蔬菜少等。由此不能获得平衡膳食，一般钙、维生素A、B族维生素摄入偏低。一方面应保证儿童有充分户外活动时间，以促进食欲、能摄入必要的营养素，同时在膳食组成及烹调加工方法上要注意调整、改进。

在各类食品中，蔬菜一般最易为儿童所不喜欢，但蔬菜却含有丰富的矿物质、维生素和膳食纤维，不是水果所能替代的。每天应保证200～250克蔬菜供应，其中1/2为绿色蔬菜。要注意蔬菜的烹调加工，使之色、香、味俱全而促进食欲，此外不能有太粗硬的纤维，要易于咀嚼。

每日膳食应轮流选用一定量的乳、肉、蛋、豆类等优质蛋白质食物，总量300～500克。纯糖食物不宜多吃，这往往是导致儿童食欲下降的重要原因，并且也易引起龋齿；要避免油炸、油腻、刺激性强的食物。

食物要多样化，鼓励、引导进食各种不同食物，培养儿童不挑食、不偏食的良好饮食习惯。注意饮食定时，除三餐外可

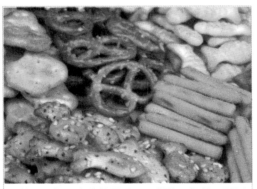

◎儿童因为长身体的原因，日常除正餐外，可以准备一些小点心来补充不足的能量需求。

以加一次点心。此外还要培养儿童清洁卫生习惯，因为寄生虫病也是造成营养不良的原因之一。

## ❸ 运动保健

### （1）儿童运动应遵循的原则

儿童运动应坚持从小开始，一贯坚持，持之以恒的原则。

安排活动的内容必须根据儿童年龄的特点及个体差异，不能强求一律。如体弱儿的运动量不宜过大，过度疲劳反而会使食欲减退、睡眠不安、情绪不愉快等。在活动时如发现孩子有大汗淋漓、面色苍白或绯红等情况，应及时控制活动量，避免带来负面影响。

儿童的运动锻炼应掌握循序渐进的原则，从简到繁，时间由短到长。如婴儿的户外活动从5分钟逐渐延长到半小时。活动后孩子若有不适应，不要随便放弃，应查找原因。一般情况下，可缩短活动时间或减少锻炼难度并坚持进行，以使孩子逐渐适应，收到锻炼的效果。

运动后要安静或轻微活动20～30分钟再进餐。由于运动时消耗增多，应供给足够的营养，满足各种营养素及热能的需要。出汗多的孩子可少量喝一点儿水，否则会因口干舌燥而不愿吃饭，但绝不能喝碱性饮料及过量饮水，否则会中和胃酸或冲淡胃液。锻炼时要及时擦汗，冬季可在内衣里垫块小毛巾，锻炼结束后取出，以免因受凉而发生感冒。

### （2）选择适宜的运动项目

儿童运动以身体练习为基本手段，可

供选择的运动项目很多，包括跑、跳、投、压等练习；捉迷藏；跳舞、溜滑梯、打秋千等游戏；郊游、拍球、跳绳、骑儿童车、游泳、体操等运动。所有这些运动都以增强体质，娱乐身心为目的。

在选择锻炼项目时，要以儿童的生理特点为基础。要根据孩子的素质需求进行选择，身体哪方面素质欠缺就多锻炼哪方面。不同的运动项目可以产生不同的锻炼效果。如提高速度可选择跑、骑儿童车等项目；增强耐力可选择长时间跑的游戏、游泳、郊游、跳绳等练习；增加力量可选择跳、投等练习；提高灵敏协调能力，可选择跳舞、打秋千、拍球等游戏；提高柔韧性可选择体操、按压等练习。

要使身体得到全面锻炼，应采用多种多样的项目进行锻炼。开始时，可以先从一两个项目入手（要持之以恒），待有了相当基础时，再由少到多、由简入繁、由易到难地逐步增加锻炼项目，在锻炼中还要注意

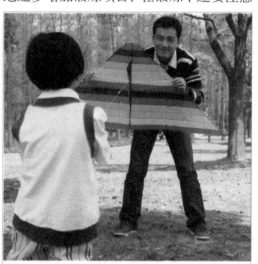

◎在选择锻炼项目时，要以儿童的生理特点为基础。

掌握循序渐进以及因人而异的原则。

运动量安排要合理。选择运动项目时，必须科学掌握运动量，如果运动量太小，对身体锻炼的效果就不大；而运动量过大，又没有节奏，则身体健康也会受到不良影响。

儿童运动功能的发育与家庭生活状态有很大关系。有些有老人的家庭，总担心让孩子随便玩有危险，因此管束太多，保护过度，从而使孩子无法自由、尽情地玩。这样做限制了孩子自身能力的发挥，不利于孩子智力和体能的发展。

## ❹ 防治儿童常见疾病

①小儿肥胖症。小儿肥胖症是指能量摄入大于消耗，导致体内脂肪过度堆积造成的疾病。一般认为体重超过身高标准体重平均值20%即可称肥胖。肥胖特别容易发生于1岁以内，5~6岁及青少年。肥胖分单纯性肥胖及继发性肥胖，后者是由内分泌、遗传或脑疾病引起。小儿肥胖症大多属于单纯性肥胖。小儿肥胖症与成人肥胖症、冠心病、高血压、糖尿病等有一定关联，所以应该及早加以预防。

应该避免过量饮食。要转变认为"孩子长得越胖越健康"的观念，从婴幼儿期就应注意避免摄食过量。儿童不宜吃过多的淀粉类食品、油炸食品和甜食，多吃蔬菜水果。儿童应均衡饮食，不宜一顿饭吃得过多。

儿童要经常从事体力活动。婴儿时期就可以开始做保健操。儿童看电视的时间不要过多，鼓励多活动。

②小儿营养不良。营养不良是一种慢性营养缺乏症，大多因能量和（或）蛋白质不足引起。在发展中国家、贫困地区发病率较高，但在经济发达的城市也不少见。其往往是由喂养不当或疾病导致。

营养不良一般可分为急性和慢性。急性者常伴有水、电解质紊乱。慢性者常伴有多种营养素缺乏。本病可引起严重并发症，如营养性贫血、各种维生素缺乏、感染、自发性低血糖等。而且如果患儿生长发育广泛受损，智力及生理发育迟缓，这可能是永久性的。婴儿营养不良时间越早，其远期影响越大。尤其是知觉和抽象思维能力缺陷。故营养不良重在预防，一旦发病要积极治疗。

为预防小儿营养不良，婴儿期应采用母乳喂养，尤其是早产儿及出生低体重儿。孩子断奶一般在1岁左右，但在炎热夏天或寒冷冬天，或是患病初愈都不宜断奶。对母乳不足及无母乳者，应采取合理的喂养或人工喂养。随着年龄的增长，应补充各种食物，以补充不足的营养素，如各种维生素及矿物质，尤其是应补充优质

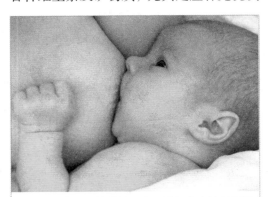

◎生活中应对小儿营养不良，最好的方法就是母乳喂养。

蛋白质。

从小安排良好的生活制度。保证小儿充足睡眠，纠正不良饮食和卫生习惯，适当安排户外活动、锻炼身体以增进食欲，提高消化能力。

③锌缺乏症。我国人民的膳食结构是以谷类食物主，在谷类食物中锌的生物利用率很低，仅为20%~40%，如果儿童多吃精制食品，其中锌的含量丢失过多，更易导致锌缺乏症。

坚持平衡膳食是预防缺锌的主要措施，一般说来母乳，尤其初乳中含锌最丰富，故提倡母乳喂养对预防缺锌具有重要的意义。动物性食物不仅含锌丰富，而且利用率较高，坚果类含锌也不低。

④百日咳。百日咳是由百日咳杆菌引起的一种呼吸道传染病。病初很像感冒，打喷嚏、咳嗽、有点儿低热。3~4天后咳嗽越来越重，且一声接一声，使病人不能吸气，面红耳赤、口唇发紫，憋得满头是汗。咳嗽一定次数后，随着长长的吸气发出像鸡鸣的声音，这种咳嗽叫"痉咳"。每次痉咳后往往伴有呕吐，吐出大量稠黏痰，夜间尤为严重。咳得厉害时眼睛、鼻子出血，眼皮也肿起来。百日咳的病程不一定是100天，短的几天，长的两个月，一般4~6周。如果不发生肺炎或脑炎，不至于有生命危险。

如果孩子患了百日咳，在家护理时，居室要注意开窗通风，保持空气新鲜和阳光充足。室内不要有人吸烟。对患儿应态度和蔼，可以与其一起做游戏，讲故事转移注意力，减少痉咳次数。如不发热，可以到室外散散步。饮食宜消化，少食多餐，吐了

还要再吃。许多中药及验方有一定疗效，如鸡苦胆汁加白糖：1~7岁孩子每次半个到2个苦胆，每天2次，连服2周以上（如无鸡苦胆可用猪胆代替，一个猪胆相当5~6个鸡胆）。此外，针灸也有一定疗效。百日咳预防办法与其他呼吸道传染病差不多，百日咳需要接受疫苗。按时、足量、全程接种百日破联合疫苗，可以起到预防作用。

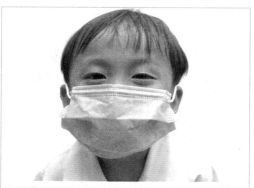

◎如果孩子患了百日咳，居室要注意开窗通风，保持空气新鲜和阳光充足。

⑤急性扁桃体炎。急性扁桃体炎是小儿常见病，是急性咽炎的一部分。儿童的扁桃体很娇嫩，抵御病菌的能力较差，因此容易发生扁桃体炎。患病时有发热、咽痛，扁桃体充血肿胀，表面有白色或黄色分泌物，因咽痛可影响进食。由乙型链球菌引起的急性扁桃体炎还可引起一些并发症，如风湿病、急性肾炎等。急性扁桃炎本身并不严重，及时使用抗生素治疗1周左右即可以恢复健康。但对所引起的并发症的治疗就比较复杂，并会给患儿的健康、学习生活等造成长期不良影响，所以患急性扁桃体炎时要积极防治。

急性扁桃体炎一般并不可怕，只要做个白细胞计数，估计是细菌感染时，及时

使用抗生素（常用青霉素）治疗即可痊愈。

⑥小儿肺炎。小儿肺炎主要是指婴幼儿常得的支气管肺炎。引起小儿肺炎的病原估计1/3为病毒；1/3为细菌；另1/3为细菌与病毒以外的病原引起。小儿肺炎常常发生在上呼吸道感染如伤风感冒或者咽炎后，也可能在患麻疹、百日咳等病之后合并肺炎。小儿肺炎多为急起发病，主要症状为发热、咳嗽、睡眠不安，或见轻度腹泻、胃口不开、恶心呕吐。以后突然出现气紧、鼻扇，严重的口周青紫、心率增快，或见嗜睡神迷，或见烦躁不安，肺部可以听到中、小水泡音。

要降低小儿肺炎的发病率，关键在于预防。平时要注意孩子合理的营养和锻炼，提供合理的饮食，防止营养不良和饮食失调，供给充足的维生素和必需的蛋白质，以保证孩子的正常营养和发育，增强孩子的抵抗力，防止病原菌的侵入。在流感及呼吸道感染流行时，应对居住环境进行消毒，可用乳酸或质量浓度2克/升漂白粉溶液喷雾，有杀灭空气中存在的病毒的作

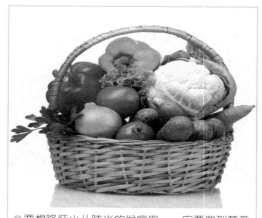

◎要想降低小儿肺炎的发病率，一定要做到营养均衡。

用，也可用食醋熏蒸，用量每立方米空间用200克醋，加水一倍，晚上睡前关闭门窗后加热熏蒸1小时，每日1次，连续3~5天。天气骤变或进出空调室时，应注意孩子衣服的增减，避免受凉诱发肺炎。

⑦小儿秋季腹泻。秋季腹泻是一种轮状病毒感染性肠炎。多发生在6个月至2岁的婴幼儿，腹泻之前常常有1~2天发热，咳嗽和流涕，接着出现像高压自来水样喷射而出的腹泻，一天拉10多次，严重的拉30~40次。拉出的大便很像蛋花汤，稀水中漂浮着片片白色或黄色粪质。孩子口渴，见水就饮，但喝下去后很快又拉了出来。

秋季腹泻是一种自限性疾病，一般无特效药治疗，就是说，即使不治疗，多数病孩在1周左右也会自然止泻。问题在于当严重腹泻时，若医治护理不周，孩子出现脱水，其后果就比较严重。脱水程度可分为3度：轻度脱水表现为精神稍差，皮肤稍干燥，眼窝、囟门凹陷，口唇稍干，排尿量稍少，哭有泪；中度脱水时患儿精神萎靡不振或烦躁不安，皮肤干燥，眼窝、囟门凹陷，口干舌燥，尿量明显减少，哭少泪；重度脱水则患儿精神极差，昏睡甚至昏迷，皮肤干燥，捏起皮肤皱褶不易展平，眼窝、囟门明显凹陷，眼闭不合，两眼凝视，哭无泪，口唇极干燥，手足发冷，血压下降。轻度脱水可用口服补液来纠正，中度脱水必须在医院里由医生护士监护下补液，重度脱水必须立即抢救。

口服补液不仅可以补充液体，而且还有减少大便次和量的作用。一般用法是从医院取回口服补液盐后，按医生嘱咐在一定的时间内喝完，只要小孩不呕吐，即可纠正轻、中度脱水。若在离医院远的偏远地区备有几包口服补液盐，遇脱水病人（即使是重度脱水），先予几杯口服，或一边送医院一边口服。

# 青少年的保健

## ❶ 了解青春期身体发育的特点

青春发育期是指儿童向成人过渡的发育阶段，是以性发育、性成熟为特征的身心全面发育的一个重要时期。其一般是指10~19岁这一年龄段。

在青春发育期，躯体、形态功能、生理生化、内分泌等，均会发生巨大的变化。特别是生殖系统在这以前几乎没有什么发育，而在青春期里，性器官迅速发

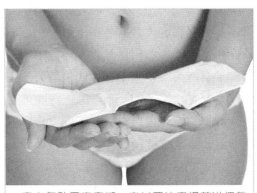

◎青少年处于青春期，家长要注意提前进行教导，如教导女孩如何面对月经的到来。

育，第二性征形成，女孩开始出现月经，男孩可以出现遗精。具体来说，主要有以下几方面的内容。

①全身发育迅速。随着青春期的到来，全身发育迅速，逐渐成熟起来。由于骨骼和肌肉发育较快，身高和体重迅速增加。青春期男孩身高平均每年可增长7～9厘米；女孩身高增长5～7厘米。身高、体重、肩宽等各项发育指标的均值随年龄上升而逐渐增高。男孩各项指标的发育水平均超过同年龄女孩，以后男女差距继续增加，以致男孩从18岁起身高、体重、肩宽的绝对值超过女孩达到更高的水平。其他形态指标，如胸围、上臂围、小腿围等，男孩也都高于女孩。最后形成男性身体高大，体格粗壮，肌肉发达，肩宽盆窄；女性则身材矮小，肩窄盆宽，皮下脂肪丰满，呈现出男女显著不同的体态特点。

②生殖器官的发育明显。性腺发育与性激素分泌的逐渐增加，使生殖器各部有了明显的变化，这是第一性征。男性阴茎增长、增粗，阴茎头突出，睾丸、阴囊下垂，睾丸开始产生精子。女性外生殖器从幼稚型变为成人型，阴阜隆起，大阴唇变肥厚，小阴唇变大且有色素沉着；阴道的长度和宽度增加，阴道黏膜变厚，出现皱襞，子宫增大，尤其子宫体明显增大，占子宫全长的2/3；输卵管变粗，弯曲度减少，卵巢增大，皮质内有着不同发育阶段的卵泡，使表面稍有不平。

③第二性征出现。由于性腺活动增强，性激素分泌增多，青少年逐渐出现第二性征。男性表现为阴部和腋下生毛，长出胡须，喉结突出，变音，声音浑厚低沉。女性声调变高，乳房发育丰满而隆起呈半球状，出现腋毛和阴毛，臀部、骨盆变圆变宽，胸、肩部的皮下脂肪增多，显示了女性特有的体态。

④女孩月经来潮，男孩出现遗精。月经初潮是女子青春期开始的一个重要标志，一般发生在10～18岁之间。初潮年龄可早可晚，和生活水平、营养状况等有相应关系。总的趋势是伴随生长发育上的长期加速，月经初潮年龄不断提前。开始时，由于卵巢功能尚不稳定，初潮后月经周期也无一定规律，初潮后1～3年内无排卵均属正常。男子在青春期里开始发生遗精。遗精是一种正常的生理现象。首次遗精的年龄大致在14～16岁，一般比女性月经初潮晚2年。初次遗精多在夏季，精液中可能没有成熟的精子。

⑤男女功能上的特点。青春期内，心

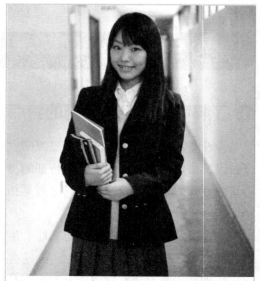

◎随着青春期的到来，儿童全身发育迅速，逐渐成熟起来。

率和呼吸频率随年龄增加而下降；肺活量则随年龄增加而增加，这是因为伴随身体发育的同时，心肺功能相应增强。血压无论是收缩压，还是舒张压、脉压均随年龄增加而增加。

## ❷ 做好青春期的心理保健

青春期是一个过渡时期，这一时期青少年的心理变化很大，自主意识不断加强，随之而来的是一系列的心理变化。做好青春期的心理调适工作才能帮助青少年更好地成长进步。

### （1）青春期的心理误区

步入青春期后的青少年，身心健康趋于定型。青春期是他们走向成年的过渡阶段，亦是性意识萌发和发展的时期。但是他们的心理发展和生理发育往往不同步，具有半成熟、半幼稚的特点。因而，在心理素质发展的关键阶段，容易产生心理失误，甚至心理滑坡，应该引起重视。

①好奇、好胜、片面的虚荣心理。随着生理上的发育和社会接触面的扩大，青少年自尊心亦与日俱增。然而，这种自尊容易被追求虚荣所扭曲。例如，用片面的虚荣去满足自己某种好奇、好胜及自我表现的心理欲望。比如，青少年吸烟、喝酒，是为了使自己像个大人，容易交到朋友，更显得轻松、潇洒，还有好胜和所谓的"心理叛逆性（亦称逆反心理）"。有的女孩子过分追求穿戴打扮，这种不良心理若任其发展，就有可能走入歧途。

②对精神文化生活的不满心理。有此心理者以农村和边远地区的青少年为多。他们认为自己的现实生活与书本、影视中的生活方式差距甚大，文化生活内容贫乏，或是被日益沉重的学习负担压得喘不过气来，无暇享受文化生活的乐趣等。枯燥而单调的生活满足不了他们对精神文化的需求，产生不满或厌倦心理。为了充实自己的精神生活，他们就会盲目去社会上寻求精神刺激和所谓的欢乐。

③不成熟的恋爱心理。由于机体的发育，心理活动的发展以及客观环境等影响，青少年逐渐产生了对异性的爱慕，求偶心理开始萌发。但他们受知识结构、认识水平和生活阅历所限，对爱情的认识尚是肤浅而朦胧的，因而显得幼稚和不成熟。

④性神秘和性冲动心理。进入青春期之后的青少年，由于性功能的迅速发育和趋于成熟，产生了对性知识的兴趣，但由于青春期性教育开展的相对滞后或其他原因，他们中相当一部分人存在一定的性神秘性愚昧心理。在这种心理和上述不成熟的恋爱心理驱使下，往往对性道德、性文明缺乏足够的认识，以致控制不住外界不良因素的诱惑。

⑤贬低自己的自卑心理。自卑是青少年性格发展过程中的一种缺陷，他们贬低自己的能力和品质，同时伴有一些特殊的情绪体验，诸如羞怯、内疚、自责等。自卑心理往往会影响人际关系，从而又反过来加深自卑感。大量事实说明，考试分数经常偏低，留级，经常挨批评，甚至长相、身材不符合社会审美标准等，都可能成为产生自卑心理的原因。自卑心理极易

造成青少年自暴自弃，不求上进。

⑥是非曲直的模糊心理。青少年大多涉世不深，阅历较浅，容易产生是非观念上的模糊心理。加上有的家长或教师采取封闭式的教育方式，致使青少年产生种种逆反心理，甚至误入歧途。

### （2）青春期情绪的调整

根据中学生青春期生理变化和心理意识的变化，教师、家长在这一时期可采取以下几点措施，对中学生的情绪进行调整，培养他们积极向上的情绪和心理。

①对中学生进行适当的心理健康和心理卫生教育，使他们正确地认识第二性特征的出现是青春期生理发展的必然趋势，是客观存在的，不必大惊小怪。减少其心理上的神秘感，树立良好的道德行为。成人要关心、照顾他们的生活和学习，让他们保证足够的睡眠。因为睡眠不足会导致记忆力衰退，注意力降低，精神疲惫，情绪低落。

②积极组织中学生参加各种丰富多彩的活动。充分发挥他们的特长，转移一下注意力，调动学生的思维方式和生活方

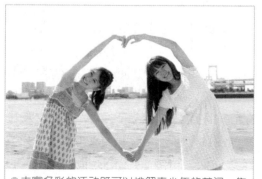

◎丰富多彩的活动既可以排解青少年的苦闷、焦虑，又可以培养他们积极乐观的情绪，有利于青少年身心协调发展。

式，把他们的苦闷、焦虑、烦恼转移到其他活动中去。这样，既陶冶了他们的情操，又培养了积极向上的乐观情绪，有利于中学生身心和谐发展。

③对犯错误的中学生，教师、家长要巧妙疏导、循循善诱，对其缺点错误不要直接批评。寻找他们闪光的地方，消除他们的怀疑和对立情绪，减轻他们的逆反心理，避免情绪上的大起大落。还可以采用心理咨询的方式，辅助治疗，来培养他们的健康情绪。

④不断提高他们的认识水平，发展他们的自我控制能力、自我适应能力，用他们自己的理智来战胜焦虑不安的情绪，预防某些心理障碍和心理疾病的发生。在日常生活学习中，可以用名人、榜样加以暗示，用语言诱导进行有意识的调节控制，使其放慢节奏，减少冲动，达到稳定情绪的目的。

### （3）青春期逆反心理的调适

青少年的逆反心理越来越引起社会的关注，它的形成是多种因素共同作用的结果。以下是对逆反心理的调适方法。

①与孩子保持平等的关系。有些家长受传统观念的影响较深，常常以长辈自居，习惯于对孩子发号施令，要求孩子对自己唯命是从，稍有些异议，便采取高压政策。但是孩子在一天天长大，已经开始有了自己的想法，不会简单地服从和遵守家长的命令，当他认为自己对的时候会坚持己见。因此，家长必须改变原有的做法，把自己放在和孩子平等的地位上，像对待朋友一样与孩子沟通。

遇到事情时，应当多听听孩子的意见和想法，和他一起探讨解决问题的办法，如果孩子说的确实有道理，家长应该积极地采纳并做一番表扬，即使观点不正确，家长也不能训斥、贬低或嘲笑，而应当耐心地启发，给他摆事实讲道理，让他明白为什么应当这样做而不能那样做，以使孩子在心里服气。

②冷静处理孩子的逆反。孩子一般不太懂得控制自己，当他对大人的管教不服气时，可能会有过激的言语和行动，这时家长千万不要跟着孩子一起急，要想办法控制住孩子的情绪，可以先把事情暂时放一放，让孩子出去玩一会儿，或者待在房间里做自己喜欢做的事，等到孩子心平气和之后再来和他说道理。此时家长的批评，他愿意听而且也听得进去，而孩子正在火头上的时候即使家长说的全是真理，他也不买账，还会故意反驳；另外，当孩子顶嘴时，家长即使是再不满也要保持冷静，要控制住自己的情绪，不能火冒三丈，甚至对孩子拳脚相加，因为这样做不但无助于问题的解决，反而会使得双方的情绪更加对立，父子矛盾或母子矛盾也跟着激化和升级，最终孩子会记恨父母，个性强的孩子还可能会离家出走。

③给孩子选择的权利。家长在教育孩子时应当把握重要的问题，要给孩子选择的权利。让孩子在不违反原则、不超越界限的基础上自己决定自己的事情。

家长绝对不要对孩子管得过宽过死，这样孩子会觉得家长对自己不信任、不尊重，自主权被剥夺了，老是在受家长的控制，为了摆脱束缚争取自由，孩子就有可能与家长对着干，不管是对的还是错的，合理的还是不合理的，只要是父母提出的要求，他都一概予以反对。

为了使孩子的逆反状况有所改变，家长应当从改变自己做起，对于孩子的所作所为，先不要急于干涉，而是要先反问一下自己，"这对于孩子要紧不要紧？"如果是对于健康成长和发育并无大碍的事情，尽管由他去好了，比如，孩子习惯于晚睡晚起，只要他上学不迟到就可以；孩子偏爱打篮球而不愿早起跑步，只要他能够经常锻炼身体就可以。

其次，在希望孩子做某件事的时候，也要尽量给孩子多些选择，比如，天气转凉想让他加件外套，可以让他在夹克衫和运动服之间选一样；孩子偏食不爱吃绿叶菜，可以让他在菠菜和小白菜之间选一样。

④批评孩子要把握好分寸。不讲方式、不分场合地批评，犯了一个错误就把他过去的种种不是全都翻出来，随意地贬低和挖苦，教训时连同他的人格一起做出批判，这些是许多家长的通病，也最容易

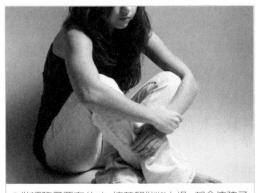

◎批评孩子要有分寸，挖苦和批判人格，都会使孩子的自尊心受到伤害。

引起孩子的逆反。

当着外人的面批评，孩子会觉得家长一点儿面子都不给自己留，搞得自己在大庭广众之下丢尽了人，心中的怨气和愤恨自然溢于言表。

不就事论事地批评，孩子会觉得家长对自己不公平，明明只是一件事做错了，可在家长眼里自己好像就从来没有做对过一样，把自己看得如此一钱不值，心里的委屈自然也要发泄发泄。

贬低、挖苦和批判人格，都会使孩子的自尊心受到伤害，为了保护自己他会不甘心认错，从而与家长对抗。所以，要想减少孩子的对立情绪，家长不能滥用批判。

批评孩子前先要弄清事情的原委，要分清场合，注意方法，不要把孩子说的一无是处，更不要贬低孩子的人格；同时要考虑到孩子的情绪，不要在孩子心情烦躁的时候对他说三道四。

最后有一点很重要，好孩子都是夸出来的，对孩子要多些表扬少些责怪，要经常想想他的长处，关注他的点滴进步，孩子平时受到的表扬和鼓励多了，犯错误时也会更容易接受家长的批评。

## ❸ 不得忽视青春期的性健康

青春期的性健康很大程度上取决于性教育。青春期的性教育不仅是生理卫生、德育、伦理教育，还包括性道德、性审美、性心理卫生等更丰富的内容。因此，应把青春期性教育视为一项长期、必要的工作开展下去，学校、家庭、社会共同协调，破除"性神秘"。

## （1）青少年性教育

近年来在青少年中，由早恋引发的各种问题已相当严重，涉及争风吃醋甚至怀孕堕胎，有些学生因早恋旷课，严重者还会产生某种心理变态或疾病，更有甚者导致轻生或走上性犯罪道路。

针对上述情况，学校和家长应该结合生活中发生的典型事例，向青少年讲述未婚同居、早孕人流的后果，它不仅严重影响心理健康，还可能导致盆腔炎、子宫内膜异位症、婚后不孕症、宫外孕、前置胎盘、产后出血等并发症，让他们从思想上提高警惕，以顺利度过青春期。

另外还要注意的是，目前性病在我国呈流行趋势，病原体多种多样，传染性强，并能引起各种并发症与后遗症，对人们的身心健康和家庭、社会构成了严重的威胁，不仅对病人的全身脏器造成损害，还可以通过胎盘传给胎儿，造成流产、死产、畸形儿，而导致人口素质的降低。

青少年不仅要知道淋病、梅毒、尖锐湿疣，还要了解艾滋病的知识，明白性病传播途径主要是通过不洁的性生活、静脉注射毒

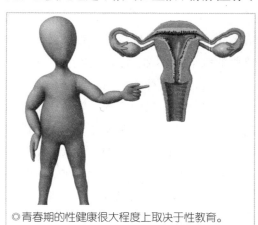

◎青春期的性健康很大程度上取决于性教育。

品、输血、体液接触传播。在今后的人生道路上要洁身自好，不要图一时快乐，给自己造成终身后悔。在与性病患者交往时，学会保护自己，但也不能歧视病人。

### （2）提倡男女交往，但要把握尺度

从心理、生理、社会、个人发展等各方面来看，青少年正常的异性交往是必要的，而且对其健康成长是有益处的。

①智力上的取长补短。男女生之间的智力是没有高低之分的，但类型却有不同。例如，女生具体形象思维能力较强，男生则较擅长于抽象逻辑思维；女生在作文的描述和词汇的运用上略占上风，但在立意和构思方面却略显不足；男生在数学推理和解题的灵活性上稍占优势，但基本功有的就不够扎实；女生在语言能力方面优于男生，男生在空间能力上比女生强；在运动技能方面，男生的力量、速度、协调性优于女生，而女生在手指的灵敏度、精细动作方面又胜过男生。因此男女生在一起相互学习可以取长补短，提高自己的智力活动水平和学习效率。

②潜能的激励和发展。我们都曾有这样的体验：在组织学生活动时，有异性参加的活动，较之只有同性参加的活动来看，学生的活动积极性会更高，玩得更起劲。这就是心理学上的"异性效应"。当有异性参加活动时，异性间心理接近的需要就得到了满足，于是彼此间就获得了不同的愉悦感，激发其内在的积极性和创造力。

③性格的培育和发展。在生活实践当中，交往范围广泛，既有同性知己，又有异

性朋友的人，比那些少有朋友，或只有同性朋友的人的个性发展更完善，情绪波动小，情感体验丰富，自制力较强，心理健康水平较高，容易形成积极乐观、开朗豁达的性格。这主要是因为性别不同，个性的差异较大，因此不同的个性可以相互补充。

④情感的交流利于心理平衡。男女生的情感特点是有差异的，女生的情感比较细腻温和，富有同情心，有使人宁静的力量，这样，男生的苦恼和挫折感可以在平和的心绪和同情的目光中找到安慰；而男生情感外露，粗犷、热烈而有力，可以消除女生的愁苦和疑惑。双方情感的交流，可以使双方感受到温暖，达到某种程度上的心理平衡。

⑤增进性心理健康。男女生的交往，可满足青少年的心理需求，达到性心理平衡。如果缺乏异性交往，则可出现性适应不良的现象，容易陷入性心理误区。而健康的异性交往，则有助于消除一些性变态心理的产生。

正常的异性交往对青少年的健康成长是有益处的，但是我们也要引导孩子们把握好"度"，防止"过"和"不及"。

①要端正其态度，培养其健康的交往意识，淡化对方性别的意识，做到落落大方。

②要引导其广泛交往，避免个别接触，交往程度宜浅不宜深。可以通过多组织集体活动，例如郊游、竞赛、组织学习小组、科技小组，开展研究性活动、排练集体文艺节目等，给孩子提供集体交往的机会，使一些性格内向、不善交际的同学避免独自面对异性的羞涩和窘迫，也使一

些喜欢交际的同学得到满足，这样，每个孩子都能融入浓浓的集体气氛中。在集体中的异性交往，每人所面对的是一群异性同学，他们各有所长，或幽默健谈，或聪明善良，或乐观大度，或稳重干练……使孩子们在吸收众人优点的同时，开阔了眼界和心胸，避免了只盯住某一位异性而发展"一对一"的恋爱关系。

③建议家长多和孩子交流，以平等的关系去理解他们，真正走进他们的内心世界，发现问题后要及时采取引导和疏导的方式，避免采取简单、粗暴、强制政策，这样会激发孩子的逆反心理，造成不良后果。

青春期的孩子们渴望理解、渴望交流、渴望师长的帮助，正确地看待和引导他们进行正常的异性交往，将促使他们更健康地成长。

同时青少年自己要处理好的关系包括以下一些。

①理智和本能的关系。在某种情况下，性冲动是人的本能。而人的性行为的本质在于它的社会性（责任、道德、法律），这就必须用理智来克服冲动。性欲有时是难以控制的，但性行为是可以控制的，懂得控制是青少年性心理成熟的标志。青少年不要发生婚前性行为，生活不会因为你没有准备而不会发生怀孕、染上性病。精子、细菌、病毒只认识温暖的人体。无论是谁，只要你做错了，就会有麻烦。

②需要和可能的关系。恋爱、性关系是人的一种自然需要，但也要考虑后果。目前你还没有独立生活的能力，首要任务是长知识长身体。

③友情和爱情的关系。一个人一生中可以有许多异性朋友，这是正常的两性交往。在两性交往中，性观念成熟的人知道如何保护自己，也知道如何尊重他人。友情可能发展成爱情，但友情不等于爱情，也或许永远不会发展成爱情。

④高尚和庸俗的关系。一个人应该有高尚的理想，不能认为没有爱情，生活就没有意义了；不能认为没有恋人，人的价值就贬低了。

⑤现实和未来的关系。自己的一切幸福和光明前途都在未来，目前就是要为这一切创造条件。

# 中年人的自我保健

## ❶ 中年警惕更年期

人人都有更年期，女性的更年期比男性的更年期更明显一点儿。了解一些更年期的知识对于预防身体疾病，平安度过更年期有很重要的作用。

### （1）认识更年期综合征

更年期综合征是指妇女在绝经期或其后，因卵巢功能逐渐衰退或丧失，以致雌激素水平下降所引起的以自主神经功能紊乱代谢障碍为主的一系列综合征。更年期综合征多发生于45～55岁，一般在绝经过渡期月经紊乱时，这些症状已经开始出现，可持续至绝经后2～3年，仅少数人到绝经后5～10年症状才能减轻或消失。

更年期是每个妇女必然要经历的阶段，但每人所表现的症状轻重不等，时间久暂不一，轻的可以安然无恙，重的可以影响工作和生活，甚至会发展成为更年期疾病。其短的几个月，长的可延续几年。更年期综合征虽然表现为许多症状，但它的本质却是一样的，即妇女在一生中必然要经历的一个内分泌变化的过程。

### （2）女性更年期综合征的表现

女性更年期的症状主要有以下一些。

①月经紊乱。月经紊乱是更年期妇女最普遍、最突出的表现。月经经常延迟，甚至几个月才来潮一次，经量也逐渐减少。当雌激素越来越少，已不能引起子宫内膜变化时，月经就停止了，称为绝经。

②阵热潮红。阵热潮红是更年期主要特征之一，部分妇女在更年期内由于雌激素的水平下降，血中钙水平也有所下降，会有一阵阵地发热、脸红、出汗，伴有头晕、心慌，持续时间为一两分钟或12～15

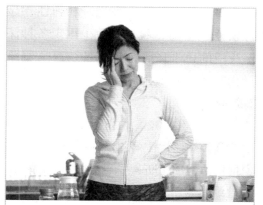

◎女性的更年期综合征比男性的要明显很多。

分钟不等。

③神经、精神障碍。有的妇女血压上下波动较明显，可能伴有情绪不稳定，易激动，性格变化，记忆力减退等。

④心血管及脂代谢障碍。可能会导致出现冠心病、糖尿病。

⑤运动系统退化。会导致出现腰、背四肢疼痛，部分妇女出现肩周炎、颈椎病。

妇女在更年期虽然常出现上述症状，但它们既不是器质性疾病，也不是不可克服的或一旦出现就永久存在的病理状态。更年期是一个内分泌改变的转折期，不同人对此自然有不同的反应。有人认识到更年期的一些变化，特别是绝经，是必然的过程，应泰然处之，将它作为生活的一部分来接受，不感到任何负担或忧虑，亦不产生任何症状，很安稳地进入老年期。

### ❷ 女性应积极做好更年期保健

更年期虽然是女性的自然生理过程，但更年期症状却因人而异，有的妇女症状较严重，有的病症较轻。更年期妇女如果能注意保健，许多不适症状就可能改善。

### （1）饮食调整能缓解更年期症状

女性进入更年期以后，首先要注意按时按量用餐；其次应注意均衡营养，不要偏食，要粗细食搭配以保证蛋白质、维生素和无机盐的摄入量，并适当摄入一些乳类、蛋类、大豆制品、新鲜蔬菜、水果及鱼类、海菜等。

由于更年期妇女内分泌发生变化，使摄食中枢系统失调，又因为活动量减少，

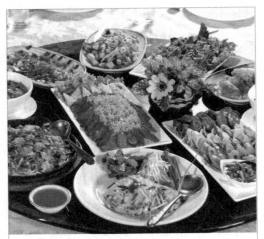
◎饮食调整能缓解更年期症状。

体内消耗热能也随之减少，易造成热量过多而诱发肥胖，因而更年期妇女特别容易发福，所以，一定要减少高脂肪食物和糖类的摄取，少吃肉类，适当控制脂肪摄入量，特别是少吃肥肉等富含饱和脂肪酸和胆固醇的食物，改吃各种鱼类和植物油。

针对更年期体内雌激素水平下降，容易发生骨质疏松的现象，更年期妇女要经常食用含钙高的食品，最宜多吃豆类制品。

为减少恶性肿瘤的发病，更年期妇女要多吃蔬菜、水果，多饮水，摄取足够的含B族维生素的食物，如玉米、菠菜、大蒜和苹果、菠萝等，以起到降脂作用；少喝咖啡、酒和浓茶，少吃甜食，每天盐的食用量最好不多于10克。

更年期妇女常见病可分为肾阳虚、肾阴虚、肝气郁结3种，主要症状有怕冷、腰酸、头晕、耳鸣、血压高、乳房胀痛、烦躁易怒等，所以饮食应以补肾为本，特别是补肾阴，同时，更年期妇女容易发生

心烦、潮热等自主神经系统不稳定症状，饮食中应注意健脾、养心，多吃枸杞子、莲子粥、大枣、金针菇、黑木耳等食品，忌吃辛辣刺激的食品。

## （2）积极预防更年期引起的其他病症

预防更年期精神病 妇女到了绝经期前后，由于女性激素水平的下降，常会发生一些神经精神症状，其中以抑郁症和妄想最为突出。

有的女性遭受过重大的心理打击，心理承受能力不足或因遗传原因会患更年期抑郁症。其早期可表现类似神经衰弱的症状，如失眠、焦虑等，逐渐加重后失去自知力。其中焦虑是突出的症状之一。如有的更年期妇女担心自己患了严重的"冠心病"，要求家人准备好急救措施。有的人有"恐癌症"，乳房摸到小肿块，要求医生开刀治"乳腺癌"等。患了更年期抑郁症的妇女必须及早到医院对症调治，以免延误病情。

①预防更年期皮肤老化。进入更年期后，女性因雌激素的减少出现脸部潮红及瘙痒等症状，皮肤失去光泽和弹性，显得松弛、粗糙，脸上及手上出现各种深深浅浅的色素斑。针对这种情况，避免日积月累的日光照射是延缓老化最具体有效的方法。

在日常生活中，均衡地摄取各种营养素及含天然植物性荷尔蒙的豆类蛋白、减少食用动物性脂肪、多吃蔬菜水果及补充适量维生素、适度运动以维持理想的体重、充足的睡眠和规律的生活、减少情绪

# 更年期综合征的中医疗法

## 拔罐疗法

选取胸至骶段脊柱两旁全程膀胱经循行线，让患者取俯卧位并暴露背部，常规消毒后，用皮肤针从上到下轻叩胸至骶段脊柱两旁全程的膀胱经循行线（以皮肤潮红为度），然后再施以疏排灌法，将罐吸拔在穴位上，留罐15～20分钟。每日1次，10次为1个疗程。

### 背部对症取穴

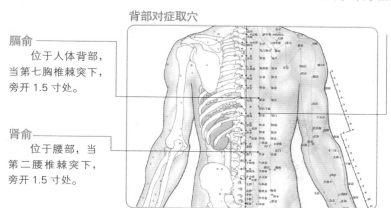

**膈俞**
位于人体背部，当第七胸椎棘突下，旁开1.5寸处。

**肾俞**
位于腰部，当第二腰椎棘突下，旁开1.5寸处。

**肝俞**
位于背部脊椎旁，第九胸椎棘突下，左右二指宽处或第九胸椎凸骨下，左右旁开1.5寸处。

## 刮痧疗法

刮拭穴位选择头部的四神聪穴，背部的肾俞穴，胸腹部的膻中穴、天枢穴、气海穴，下肢的足三里穴，采用面刮法，每次大约刮拭40次，轻度刺激程度。

### 正面对症取穴

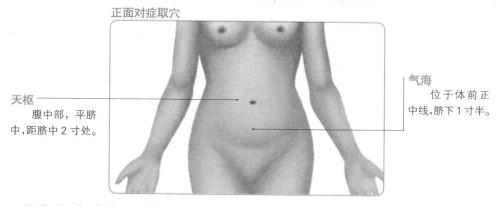

**天枢**
腹中部，平脐中，距脐中2寸处。

**气海**
位于体前正中线，脐下1寸半。

### ●中医专家教你的小窍门

本病患者在治疗期间应保持良好心态、精神愉悦。睡眠要好，营养适当，并且保持适当锻炼。必要时还可以配合服用中西药物治疗。

不安及压力、避免烟酒等刺激物，都可以使皮肤的新陈代谢维持较好的状态。

②预防更年期心理疾病。更年期妇女生理上不可避免地出现某些衰退迹象。与此同时，她们在家庭生活和社会生活中的作用和地位也悄悄地发生了变化。所以，平时不仅要注意身体的健康状况，也应注意精神调养，及时发泄不良情绪，对朋友或亲人诉说郁闷，争取关心和体谅，对信任的医生讲清自己身体和心理上的不适以求得帮助。把想不通的事闷在心里是最不明智的做法。

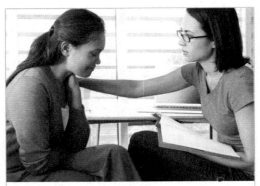

◎更年期妇女应注意精神调养，及时发泄不良情绪。

## ❸ 让男性平安度过更年期

男性更年期症状虽然没有女性更年期那么明显，但是它也困扰着许多人。

### （1）男性也有更年期

男性也有更年期心理异常？医学专家的回答是肯定的，只不过男性更年期心理异常较女性出现得晚，发生率也较低，而且由于男性更年期性功能的变化没有女性那么明显，因此男性更年期的心理异常问题一直没有被人们重视。其实，和女性一样，男性更年期也会因种种原因产生心理异常。

男子更年期症状具体表现在心境和情绪变化方面，如出现抑郁、忧愁、易疲劳、易被激怒、烦躁不安、神经过敏、多愁善感、孤独和失眠等。与女性一样，这些症状进一步发展，可成为抑郁型精神病。即使不出现更年期精神病，更年期综合征的某些症状也会给他们的日常工作、生活及交往带来许多麻烦，使许多更年期男子经常与配偶、子女及同事发生冲突，甚至与配偶离婚。

更年期男子的身体各方面的功能和状况虽不如前，却不像人们所想象的那样差。就拿引起一系列连续反应的性功能衰退来说，尽管更年期男子的性功能衰退了，性欲降低了，但并没有完全消失。调查表明，即使到了老年期，仍有65%的人表示有性欲。

性的功能如此，身体的其他功能也同样。因此，应当纠正对更年期男子身体功能的某些不正确的看法，同时做好预防。

①更年期男子及其配偶、子女都要懂得并理解男子更年期的身体功能特征。

②保持情绪的稳定，消除不必要的紧张，搞好与儿女、配偶及其他成员的关系，这是保证更年期男子心理正常的必要条件。

③多参加一些活动量不大的体育活动，如散步、慢跑、打门球、下象棋、打太极拳等；合理安排饮食和作息时间，做到张弛有度，这是顺利度过更年期的必要保证。

④社会要理解更年期男子的实际情

况，特别是后辈，不仅要尊重长辈，还要对他们出现的心理异常表示谅解。只要做到这些，男子更年期综合征是完全可以预防的。

### （2）男性更年期的自我保健

男性进入更年期阶段，要保证全面的营养。应常吃鱼、肉以补充氨基酸；山药、芝麻、豆豉等对前列腺有益；富含维生素C的食物对骨骼、牙齿有利；胡萝卜、茼蒿等富含胡萝卜素，可以抗癌。

一些营养专家还指出，男性进入更年期时，每天可多吃5种食物：薏仁、黄豆、山药、牛蒡及蜂王浆等。其中薏仁和山药可加上地瓜等煮成粥，作为每日早餐。每天早上喝一杯蜂王浆，加上花粉、蜂蜜调味。

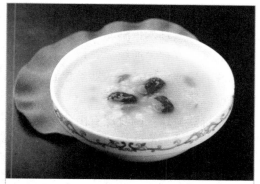

◎日常生活中经常吃薏米红枣荷叶粥能有效防止男性更年期综合征的发生。

每天坚持适当的体育锻炼。运动有助于健康，但要遵守科学性，循序渐进，量力而行。

起居有时，劳逸有度。生活要有规律，衣物增减要适应四时的变化。

适宜的性生活。适度、愉快的性生活，有益长寿、健康。

适应社会、适应环境。社会与环境不因人们生理、心理的变化而改变，要学会适应社会现状、周围环境，遇事冷静，有益健康。

如果你出现了更年期症状，不要着急，最好进行全面的健康检查，以期早期发现；一旦确诊为男性更年期综合征，可以对症下药。中药在改善更年期症状方面效果显著且不良反应少。六味地黄丸、补中益气汤、芍药甘草汤等都可以在医生指导下使用。

# 老年人的自我保健

## ❶ 老年人的保健

老年人的身体器官虽不及青壮年时健壮，但只要掌握必要的知识，进行合理的自我保健，完全有可能益寿延年。

### （1）老年人的身体特点

①脂肪蓄积，血脂上升。老年人新陈代谢减慢，加上活动量较少，需要的热量也较低，此时如果摄取过量餐点，体内会因积存过多的热量而肥胖。老年人体内总血脂也随年龄增加而增加，其中主要是总胆固醇量增加，甘油三酯也明显增加。

②骨质密度降低。40岁以后人体骨密度逐渐降低，老年以后骨胶质减少，钙含

量降低，导致骨质疏松，容易发生骨折。据统计，我国60岁以上老人骨质疏松症的患病率为24.6％。

③蛋白质合成速度减慢。老年人体内蛋白质合成与分解速度明显低于年轻人，容易出现血液中蛋白含量降低，发生水肿和营养性贫血；在受到创伤或感染时，痊愈及恢复得缓慢。

④生理功能逐渐衰退。老年人代谢减慢，各器官随年龄和体内自由基伤害的增加而衰退，免疫功能下降，对外界和体内环境改变的适应能力减低，体力下降。

### （2）老年人的健身之道

老年人选择健身方法必须根据每个人的实际情况，如年龄、性别、体质、健康状况和本人的兴趣爱好来进行。这些健身方法的基本特点应是：简便易学、运动量不宜过大、不过分剧烈、不过分弯腰低头、有保健作用、对老年人机体无害。

①散步和爬楼梯。俗话说："人老腿先衰。"为了延缓衰老，老年人应尽量多步行，以锻炼腿部和腰背肌肉，改善肌肉

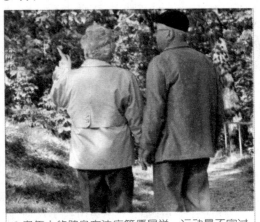

◎老年人的健身方法应简便易学、运动量不宜过大、不过分剧烈等。

和骨的血液循环，减少骨质疏松的发生；同时步行还能锻炼呼吸、循环系统功能。

身体状况较好的老年人可以进行爬楼梯锻炼，但要注意一些问题。

劳逸结合。每登1～2层后在楼梯平台上稍做休息，待心跳、呼吸平稳后再继续向上爬。

登楼时要量力而行，切忌过快或过劳。

注意安全。脚到眼到，脚踏实地，不可分心，以免发生意外。

②打太极拳。太极拳是非常受老年人欢迎的一种运动。它动作平缓，简便易掌握。其动中有静，静中有动，刚柔相济，虚实结合。常打太极拳能够强筋骨、利关节、益气、养神、通经脉、行气血，对很多系统的慢性疾病都有辅助治疗的作用。常练可以祛病强身。

③玩健身球。健身球有山核桃的、象牙的，也有玉石的或不锈钢的。老年人漫步街头，或乘凉聊天时，单手甚至双手练健身球，潇洒自如，悠闲安适，堪称一景。小小健身球，作用可不小。据报道，手指的功能和大脑密切相关。经常频繁活动手指的钢琴家、书法家、画家以及常编织毛衣或绣花的妇女，很少有人发生脑萎缩或老年性痴呆。玩健身球不但可以健脑，而且有助于开发双侧大脑功能。大多数人惯用右手，左脑明显比右脑发达。如果特意用左手玩健身球，有益于右脑功能的开发，使老年人动作更加协调。此外，玩健身球还能锻炼掌指和手臂的肌肉，改善手指的末梢血循环，按摩手部穴位，增强很多内脏的功能。

# 老年人的运动体操——毛巾瑜伽和座椅操

| 毛巾瑜伽 | 座椅操 |
|---|---|
| 将毛巾缠在手腕上 | 双手、双脚伸直 |
| 双手握住毛巾两端，胳膊向上升，双脚叉开与肩同宽 | 两手交叉放于头部，背部向上伸 |
| 两手拉直毛巾 | 两腿交替上抬（保留数秒后再放下） |
| 像搓澡一样左右拉动 | 胳膊伸平后上举 |
| 像搓澡一样上下拉动 | 胳膊由后向前，再由前向后转动。 |

注：每节体操每天各做7~8次。

### （3）老年人的保健按摩

①干洗脸。两手掌心相搓，搓热后像洗脸那样反复摩擦脸部，先顺时针，后逆时针，直至脸部发热。

②抓头。两手五指分开放在头两侧，像梳头那样从前向后，从外向内梳抓头皮。

③揉擦眼眶。两手拇指放在两侧太阳穴上，示指放在眼眶上，由内向外，先上后下，反复擦揉眼眶。

④揉太阳穴。两手拇指放在两侧太阳穴上，反复按揉，先顺时针，后逆时针。

⑤揉擦鼻根。两手拇指或示指放在鼻根两侧上下反复揉擦。

⑥揉风池穴。两手拇指放在枕后风池穴处，其余四指自然分开放在头两侧，反复按揉。

⑦擦颈项。两手掌心搓热后，放在颈后部来回揉擦，直至颈项部皮肤发热。

⑧捏拿肩。一手放在对侧肩部，拇指在前，其余四指在后，反复揉捏、提拿肩部肌肉。两侧交替进行。

⑨揉捏臂。一手放在对侧臂上，上下反复揉捏，先内侧后外侧，两侧交替进行。

⑩按揉腹部。两手重叠放在腹部，反复按揉，范围由小到大，先顺时针，后逆时针。

⑪捶打腰。两手分别放在同侧腰部，由上而下反复搓揉。然后，变掌为拳，反复捶打腰部。

⑫捏小腿。一侧小腿放在对侧大腿上，两手拇指向内，四肢向外，上下反复揉捏，两侧交替进行。

⑬摇动踝。一侧小腿放在对侧大腿上，一手放在跟腱上，反复揉捏；另一手抓住足的前部，先顺时针，后逆时针转动踝关节。两侧交替进行。

⑭揉捏足。一侧小腿放在对侧大腿上，一手托住足跟，另一手反复揉捏足底，两侧交替进行。

## ❷ 积极预防老年性疾病

人到老年，疾病的发病率比较高，提前做好疾病的预防工作，积极预防老年痴呆等顽固性疾病，是老年人享受晚年幸福的前提。

### （1）老年人常见疾病的征兆

疾病发病前一般都有征兆，了解老年常见疾病的征兆对于老年人的身体精神状态的改变能很好地把握，便于做好预防工作。

①摔倒。很多疾病都有可能引发老人摔倒。比如心脏病、骨质疏松症、眩晕、脑溢血、听觉或者视觉丧失、大小便失禁。药物副作用也是原因之一。要特别当

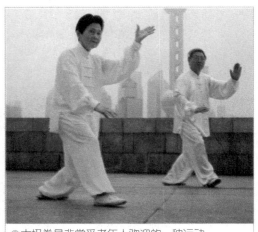
◎太极拳是非常受老年人欢迎的一种运动。

心某些对神经有特殊作用的药物如镇静剂、降血压药物等。

②头昏眼花。很多疾病，如贫血、抑郁症、耳病、眼疾、中风、心肌梗死、脑瘤等，都会表现出这种症状。

③食欲减少。这可能是心脏衰竭、肺炎或抑郁症的征兆。

④精神错乱。除了药物中毒之外，精神错乱的原因还可能是脱水、血液中氧含量过低、贫血、营养不良、感染和甲状腺疾病，也可能是因为视觉和听觉减退。

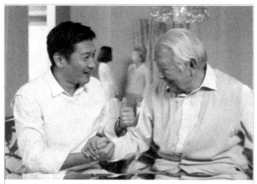

◎了解老年常见疾病的征兆，有助于做好老年人疾病的预防工作。

⑤大小便失禁。这可能是尿路感染或老年痴呆、中风等疾病的征兆，也可能由药物引起，如利尿剂、镇静剂等。

⑥身体功能受损。贫血、甲状腺疾病、感染、心脏功能不足等都会导致身体功能受损。

当老年人出现以上这些症状时就要注意是不是患了某种疾病。

**（2）老年常见疾病**

①高血压。高血压是老年常见病，其患病率随着年龄增高而增加。高血压又是老年人患冠心病、脑血栓病、心力衰竭、

中风的主要病因。因此预防高血压对于增进健康，延长寿命有积极作用。

②冠心病。在老年人中发病率高，是由于冠状动脉粥样硬化引起心脏缺血所致。心脏为需氧器官，需要充足的氧来供给心脏收缩所需要的能量。当心脏的耗氧量超过冠状血流所提供的血氧，就会产生缺血，引起心绞痛。引起动脉硬化的因素除年龄以外，高血压、高胆固醇、糖尿病、吸烟及缺乏体力活动、肥胖等可以加速、加重动脉硬化的发生发展。

③肺心病。肺心病是由于肺部疾病增加右心负担而继发的心脏病。80%～90%的慢性肺心病是由慢性支气管炎合并肺气肿进一步发展而来，所以积极治疗慢性支气管炎就可以预防肺心病的发生。

④心律失常与传导阻滞。心脏能有节奏的跳动是因为它具有有特殊功能的心肌细胞，能发出有节律搏动的窦房结、房室结，能传导生物电的传导系统。随着年龄的增长，各种老年性疾病如冠心病、高血压性心脏病、肺心病等使心脏在结构和功能上发生改变，因此出现心律失常和传导阻滞。

⑤心力衰竭。在正常情况下，心脏的舒缩平衡活动使心脏排出和回收的血液保持动态平衡。一旦平衡失调，就会发生心力衰竭。老年人心脏基本功能发生老化，心脏舒缩功能减退，排血量下降，冠状动脉供血减少，心脏储备功能降低，再加上老年人易患冠心病、高血压性心脏病、肺心病，所以不能适应各种应激状态。老年心衰最常见的诱发因素是各种感染性疾病，尤其是呼吸道感

染。另外心肌梗死、心律失常、输液过快、体力劳动、情绪激动都是老年人心衰的诱发因素。诱因对老年心衰的影响大于原有的心脏病，所以预防和控制诱因是防止老年人心衰的主要环节。

⑥糖尿病。糖尿病是一种由多种原因引起的综合病症，其共同点是胰岛素不足或相对不足，分胰岛素依赖型和非胰岛素依赖型两种，均有遗传倾向，后者遗传性更强。老年糖尿病绝大部分为非胰岛素依赖型，随年龄增长其发病率亦增加。虽然糖尿病遗传因素不能排除，但积极防止诱发因素，如肥胖、精神刺激、长期进食过量、应激状态等，可使有糖尿病遗传史的人长期潜伏而不发病。

⑦高脂血症。高脂血症是老年人常见病之一，与动脉粥样硬化、脂肪肝、血液黏稠有关。血液中脂肪有胆固醇、甘油三酯等。由于这些脂肪必须与一定蛋白质结合形成脂蛋白才能溶于血液中，所以血脂升高常表现为血浆脂蛋白升高。血浆脂蛋白据脂蛋白的大小不一，可分为乳糜粒、极低密度脂蛋白、低密度脂蛋白（又称β脂蛋白）、高密度脂蛋白（又称α脂蛋白）。低密度脂蛋白的主要成分是胆固醇。如果低密度脂蛋白升高，可引起胆固醇在血管壁细胞沉积，造成动脉硬化。而高密度脂蛋白升高时，有利于预防动脉硬化的发生。胆固醇升高或低密度脂蛋白升高，可引起冠心病，所以必须严格限制食用胆固醇高的食物如蛋黄、动物内脏。高脂血症常由糖尿病、高糖饮食引起，所以也必须控制糖类摄入。

⑧高尿酸血症。血尿酸是嘌呤分解代谢的最终产物。正常人血尿酸浓度相对稳定，老年人可能由于各种肾脏疾病，尿酸排出减少。某些利尿剂的使用，以及某些老年常见疾病如高血压、冠心病、高脂血症、肥胖症均易引起血尿酸升高。血尿酸升高最终导致尿酸结石形成，沉积在肾小管、肾间质，会引起肾动脉损害，沉积在关节组织时，则引起痛风性关节炎。

⑨脑卒中。脑卒中泛指一切急性脑血管病，其共同特点有三：急性发病，以偏瘫、失语症状为主，病变在血管。脑卒中分为出血性脑血管病和缺血性脑血管病。常见的高血压性脑出血是由于脑内的小动脉破裂，血液流到脑组织中，直接或间接破坏脑组织，引起一系列临床症状。又如蛛网膜下腔出血，是由于脑底的动脉瘤或脑内外畸形血管破裂，血液流到蛛网膜下腔。缺血性脑血管病又分脑血栓和脑栓塞。脑血栓是血管本身管壁增厚、坏死、管腔狭窄，并在此基础上，血流淤滞而凝固，形成闭塞，而脑栓塞血管本身并无病变，但其他部位脱落下来的栓子随血液循环流到这里，将此段血管堵塞。无论是脑血栓，还是脑栓塞，最后的结果都可能使闭塞血管支配的脑组织软化坏死，这种软化的病变称为脑栓塞。

⑩老年痴呆症。本病常见于老年，年龄越大发病越多，男女发病差不多，发病很隐匿。早期以记性减退为首要症状，以后逐渐出现智力低下、计算不全、出门回不了家、行为幼稚等。由于病因不明，尚无有效的治疗，重在预防。

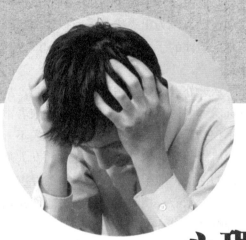

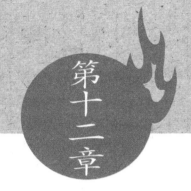

第十二章

# 心理健康不可忽视，
# 做好自己的心理医生

●因为每个人的成长经历环境不同，会形成各种各样的不同心理特征，有对人一生积极的一面，也有对人一生消极的一面，那么我们如何来应对呢，在这章节里我们主要以常见几种的心理状态来进行一一介绍。

# 跨越虚荣的樊篱

## ❶ 何以要打肿脸充胖子

关于虚荣心，《辞海》上有这样的解释：表面上的荣耀、虚假的荣誉。心理学认为，虚荣心是自尊心的过分表现，是为了取得荣誉和引起普遍注意而表现出来的一种不正常的社会情感。虚荣心是一种常见的心态，因为虚荣与自尊有关。人人都有自尊心，当自尊心受到损害或威胁时，或过分自尊时，就可能产生虚荣心，如珠光宝气地招摇过市、哗众取宠等。

虚荣心是一种递增的发展事物，好像一只被吹起来的气球一样，总是希望越吹越大。生命的虚荣心是无限的，俗话说做了皇帝还想成仙。满足了一个愿望，随之又产生了两三个愿望。满足了这个细小的愿望，很快又新生了那些庞大的愿望。由此可见，虚荣心具有一种强烈的渴求的力量。求而得之，则满足快乐；求而不得，便苦恼愁闷，便寻求新的获得途径。

虚荣心不同于功名心。功名心是一种竞争意识与行为，是通过扎实的工作与劳动取得功名的心向，是现代社会提倡的健康的意识与行为。而虚荣心则是通过炫耀、显示、卖弄等不正当的手段来获取荣誉与地位。虚荣心很强的人往往是华而不实的浮躁之人。这种人在物质上讲排场、搞攀比；在社交上好出风头；在人格上很自负、嫉妒心重；在学习上不刻苦。

虚荣心最大的后遗症之一是促使一个人失去免于恐惧、免于匮乏的自由；因为害怕羞辱，所以不定时地活在恐惧中，经常没有安全感，不满足；而虚荣心强的人，与其说是为了脱颖而出，鹤立鸡群，不如说是自以为出类拔萃，所以不惜玩弄欺骗、诡诈的手段，使虚荣心得到最大的满足。

从近处看，虚荣仿佛是一种聪明；从长远看，虚荣实际是一种愚蠢。虚荣者常有小狡黠，却缺乏大智慧。虚荣的人不一定少机敏，却一定缺远见。虚荣的女人是金钱的俘虏，虚荣的男人是权力的俘虏。太强的虚荣心，使男人变得虚伪，使女人变得堕落。

虚荣的心理与戏剧化人格倾向有关。爱虚荣的人多半为外向型、冲动型、反复

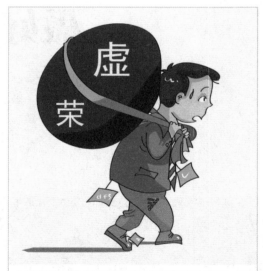

◎虚荣是一种虚假的荣誉，它可能使你得到一时的满足，但也会使你背上沉重的包袱，内心痛苦不堪。

善变、做作，具有浓厚、强烈的情感反应，装腔作势、缺乏真实的情感，待人处事突出自我、浮躁不安。虚荣心的背后掩盖着的是自卑与心虚等深层心理缺陷。具有虚荣心理的人，多存在自卑与心虚等深层心理的缺陷，虚荣只是一种补偿作用，竭力追慕浮华以掩饰心理上的缺陷。

## ② 与虚荣斗争到底

人很容易掉进自己给自己设置的陷阱中去，而这个陷阱往往是由虚荣建造而成的。过度的虚荣，可以让人们成为一只无头苍蝇，明明知道自己的举动没有任何意义，解决不了任何实际问题，但是由于虚荣心的作祟，依然汲汲营营，最终只能落得两手空空。

虚荣心给人们带来的麻烦和苦恼也是有目共睹的，所以，我们一定不要成为虚荣的奴隶，那么如何摆脱虚荣的奴役呢？

首先，要认识虚荣心的危害。一些虚荣心很强的人，意识不到自己的虚荣，不肯承认自己的虚荣，所以很难克服虚荣。因此，要正确认识自己，清醒地分析虚荣的危害。虚荣是一种虚假的荣誉，它可能使你得到一时的满足，填补一下内心的空虚，但它使你背上沉重的包袱，时刻担心失去给你带来虚荣的事物，一旦失去，就会痛苦不堪。所以，只有认识到自己身上的虚荣以及虚荣的危害，才能下决心克服虚荣。

其次，要克服个人主义的私心。虚荣的人过于关注自己的名字和荣誉，很少考虑别人的感受和评价，有较强的自我表现欲，只要能给自己带来表现的机会，他都不会放过，争强好胜，不计后果，是一种个人主义自私心理的表现。所以，要克服虚荣心，还要克服个人主义的自私心理和自我表现欲。

再次，培养脚踏实地、实事求是的思想作风。过于虚荣的人往往都缺乏脚踏实地的思想作风和工作作风、情绪不稳，能满足虚荣心时就有很高的热情，一旦虚荣心得不到满足情绪就会一落千丈。因此，要克服虚荣心，还要从实际出发，踏实工作，培养锻炼自己的真才实学和良好的心理品质。

## ③ 甩掉虚荣，你的生活更美丽

要想在世上寻找一个毫无虚荣的人，就和要寻找一个内心毫不隐藏低劣感情的人一样困难。其实，虚荣不过是人们想借它来遮掩他们低劣的心理罢了。

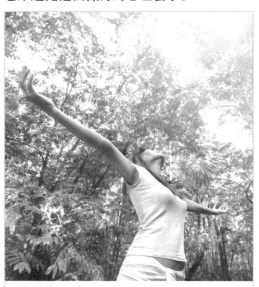

◎把那些虚荣心通通甩掉，让心里充满阳光，这样生活会更加美丽。

说起来，现实中你也许把非常多的时间用在了努力征得他人的同意上，或者说用在了担心他人不同意你做的那些事情上。如果他人的赞同或同意成了你生命中的"必需"，那么，你又多了一件要干的事。你可能开始时认为，我们都喜欢掌声、恭维和表扬。别人拍我们的马屁时，我们感觉都非常好。谁不愿意被人奉承、恭维呢？没有必要不允许人们这样做。他人的赞同本身并没有害处，事实上，献媚使人感到愉悦。寻求他人的赞许只有在它成了一种必需而非一种渴望的时候才是一种误区，才成为一种爱慕虚荣的表现。

如果你渴望他人的赞许或同意，那么，一旦获得了他人的认可，你就会感到幸福、快乐。但是，如果你陷入这种无法摆脱的虚荣之中，那么，一旦没有得到它，你就会感到身价暴跌。这时候，自暴自弃的因素就会潜入进来。同样，一旦征求他人的同意成了你的一种"必需"，那么，你就把你自己的一大部分交给了"外人"。在爱慕虚荣心理的驱使下，为得到他人的认可，"外人"的任何主张你都必须听从，甚至在很小的事情上。如果"外人们"不同意你，你就不敢轻举妄动。在这种情况下，虚荣心使得你选择的是让他人去申诉你的尊严或留给你面子。只有当他们给予你表扬时，你才会感觉良好。

这种征得他人同意的虚荣心极其有害，但是，真正的麻烦随着事事必须请示他人而来。如果你果真有这样一种虚荣心，那么，你的人生就注定会有许多痛苦和挫折。而且，你会感到自己的形象是软弱无力的，是没有社会地位的。

如果你想获得个人的幸福，你必须将这种征得他人同意的虚荣心从你的生命中根除掉。这种虚荣心是心理上的死胡同，绝不可能使你从中得到任何好处。

虚荣的圈子是整个儿的，自古到今，人类的舞台都在上演着虚荣的故事。白种人自夸他比全世界有色人种都优胜；男人自夸他比一切女人都更有能力；美国人向德国人自夸；德国人向波兰人吹牛；波兰人向匈牙利人逞强；而匈牙利人以为他比蒙古人厉害。无怪敏感的诗人要说："虚荣，虚荣，世界上一切都是虚荣！"

虚荣是一种特性，是取攻势不是取守势的，所以虚荣的人，不但会拿利刃刺进自己，而且还会把利刃掉转头去，去刺别的人。所以凡是虚荣的人，他们周围便都是他们的仇敌，因此他享受不到生活上互

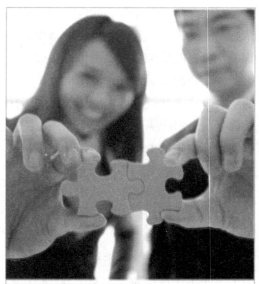

◎幸福来源于互助的快乐，只要带给别人快乐，那么虚荣心就会远离你。

助的快乐。

由于虚荣引发的惨烈竞争，是最不幸最恶劣的事。人们因虚荣的竞争而送掉性命的惨例是举不胜举的，而虚荣的人能够永远维持他的虚荣的例子却屈指可数！凡虚荣的人，他总有一天，会和他的邻人、同事、老婆、儿女，甚至不知虚荣为何事的自然界发生冲突，最后一败涂地。虚荣虽然可以自欺欺人，但它欺骗不了自然。虚荣是对自然的一种侮辱，但自然是不容任何侮辱的。

人类的虚荣之心，已经是根深蒂固，难以铲除的了。自古以来，许多哲学家、宗教家都曾提出警告，还加以道德的攻击，然而都无用，它不但不曾因此而稍减其威，而且越来越猖獗了。要想从根本上解决人类的虚荣问题，根本不在如何破坏它，而是在于如何改善它，诱导它走向有用的方面去。倘有人因为有钱而虚荣，只要告诉他，把他的钱拿出来经营一种事业，使人类的生活多一种安全的保障，那么，便可以得到人们的原谅了。总而言之，虚荣只要用到对人类社会有利的路上去，它就不但无害，而且有益。

# 走出自卑的泥潭

## ❶ 自卑是心灵的钉子

世上大部分不能走出生存困境的人都是因为对自己信心不足，他们就像一颗脆弱的小草一样，毫无信心去经历风雨，这就是一种可怕的自卑心理。所谓自卑，就是轻视自己，自己看不起自己。自卑心理严重的人，并不一定是其本身具有某些缺陷或短处，而是不能悦纳自己，自惭形秽，常把自己放在一个低人一等，不被自我喜欢，进而演绎成别人也看不起自己的位置，并由此陷入不能自拔的痛苦境地，心灵笼罩着永不消散的愁云。

自卑的人，情绪低沉，郁郁寡欢，常因害怕别人看不起自己而不愿与人来往，只想与人疏远，缺少朋友，顾影自怜，甚至自疚、自责、自罪；自卑的人，缺乏自信，优柔寡断，毫无竞争意识，抓不住稍纵即逝的各种机会，享受不到成功的乐趣；自卑的人，常感疲倦，心灰意懒，注意力不集中，

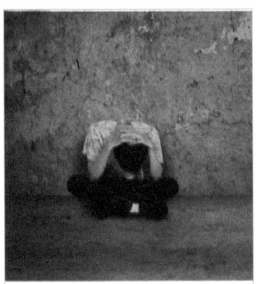

◎自卑会让我们失去生活的动力，会使人情绪低沉，郁郁寡欢。

工作没有效率，缺少生活情趣。

如果一个人总是沉迷在自卑的阴影中，那无异于给自己套上了无形的枷锁。但是如果你认清了自己，懂得换个角度看待周围的世界和自己的困境，那么许多问题就会迎刃而解了。

富有者并不一定伟大；贫穷者也并不一定卑微。上帝是公平的，他把机会放到了每个人面前。自卑的人也有相同的机会。每一个事物、每一个人都有其优势，都有其存在的价值。自卑是一种没有必要的自我没落，一个人如果陷入了自卑的泥潭，他能找到一万个理由说自己如何如何不如别人，比如：我个矮、我长得黑、我眼睛小、我不苗条、我嘴大、我有口音、我汗毛太多、我父母没地位、我学历太低、我职务不高、我受过处分、我有病，乃至我不会吃西餐等，可以找到无数种理由让自己自卑。由于自卑而焦虑，于是注意力分散了，从而破坏了自己的成功，导致失败。即失败——自卑——焦虑——分散注意力——失败，这就是自卑者制造的恶性循环。一个人如果陷入了自卑，在人际交往中除了封闭自己以外，就有可能会奴颜婢膝、低三下四。

一个人如果自卑，他不仅不敢有远大的目标，同时他将永远不会出类拔萃；一个民族和国家，如果自卑，只能当别国的殖民地，站不起来，也不敢站起来，只能跟在别国后边当附庸。

自卑是麻痹药，自卑是落后丹，自卑是自杀的剧毒品！

驱赶自卑的良药是接受自信心训练，建立自信。

## ❷ 告诉自己"我能行"

有人说：自卑像一把潮湿的火柴，再也燃不起兴奋的火花。长期被自卑笼罩的人，不仅斗志易被腐蚀，心理失去平衡，而且生理也会出现失调和病变的现象。

自卑的人，总哀叹事事不如意，老拿自己的弱点比别人的强处，越比越气馁，甚至比到自己无立足之地。有的人在旁人面前就脸红耳赤，说不出话；有的人遇上重要的会面就口吃结巴；有的人认为大家都欺负自己因而厌恶他人。因此，若对自卑感处置不妥，无法解脱，将会使人消沉，甚至走上邪路，坠入黑暗的深渊，或走上自毁的道路。不良少年为了逃避自卑感会加入不良集团。

那么到底自卑是怎样形成的呢？有关心理专家总结了以下几点成因：

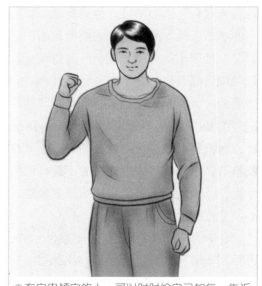

◎有自卑倾向的人，可以时时给自己加气，告诉自己我能行，那么天长日久也就会找回自信了。

①没有形成成熟的自我概念。学龄前儿童不知道什么叫自卑，因为他还未产生自我意识，还不知道评价"自我"。到了青春期，自我意识迅速形成，然而他还不能一下子成熟。不成熟的表现就是过高或过低地要求"自我"，过低要求自我的人，得过且过，也不知道自卑。问题出在过高要求自我的人的身上，他们要求自己必须十全十美，必须时时处处超过别人。可现实中的自我谁也达不到这个标准。所以，就自卑起来。据研究，自卑的人的智力水平和身材水平大都是中等或中上。可见，自卑的人之所以瞧不起自己，是主观评价标准太高的缘故。

②生活中的挫折。通常，自卑感强的人往往是有过某一特别严酷的经历，有过心理创伤。如有个学生，在整个小学期间的成绩都很差，但四年级前完全无忧无虑，然而后来发生的一件事，却使他难以忘却。那天他与同学正兴致勃勃地踢足球，此时有位成绩优良的同班同学故意捣蛋，他对此提出抗议，并据理驳倒了对方。可对方竟大吵大骂起来。这时有位任课老师正经过此地，将他们劝解开了，但老师一味训他，反倒安慰那个同学，并冲着他说："不好好读书，只知道玩！"过去，他不怎么介意学习不好的问题，这时他意识到问题的严重性，并由此产生自卑感。但是，同样的心理创伤，并非所有的人都会产生自卑感，因为心理创伤并不是完全起因于外部的刺激，而还有其主观原因——性格。自卑感较强的人一般具有以下几种性格特征：小心、内向、孤独和偏

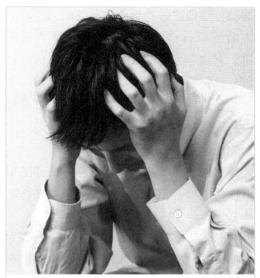

◎人的一生中总会遇到一些挫折，如果不及时处理掉挫折感，那么就会形成自卑。

见、完美主义。更需指出的是，现代社会是个充满竞争的社会，"出人头地"的风气越来越盛行，这也是造成某些人自卑感的重要原因，自卑感往往就在类似入学考试、录用面试、体育比赛等比试优劣的场合产生。

有的人，原本是豪情万丈，一旦遇到困难挫折，便一下子泄了气，觉得自己太无能，因此瞧不起自己。哲学家斯塞说："由于痛苦而将自己看得太低就是自卑。"

③身体上的缺陷。相貌、体形、体力、身体功能方面的缺陷常常使一些人感到见不得人，低人一等，因而陷于自卑的泥潭中难以自拔，但是自卑的主要原因依然是心理原因。

有自卑心理的人，并不一定条件很差。也有的是由于生理缺陷或职业原因或有过某些过失而产生的。自卑心理易使个人孤立、离群，不愿在公开场合露面，不

愿与异性交往。遇到理想异性时因担心对方看不起自己，不敢大胆追求而失去时机。有这种心态的人要振作精神，树立自信、自强的心理。

无论自卑是怎么形成的，我们都要想办法克服，那么如何克服自卑呢？结合专家的建议我们总结了如下几点：

①大哭一场。专家都说伤心一阵子很有作用。这并不可耻，流眼泪不仅是伤心的表现，而且是悲哀或感情的发泄。

即使悲痛在伤心事发生后一段时间才显露出来，也没有关系，只要终究能发泄就行。

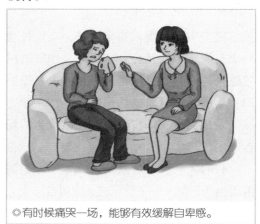

◎有时候痛哭一场，能够有效缓解自卑感。

②参加辅导团体。一旦决定"要好好过日子"，就要找个倾诉对象，跟过来人谈谈也许最有帮助。

③阅读。初期的震荡过后，应重新集中心神开始阅读。阅读书刊——尤其是教你自助自疗的书籍——能给你启发，使你放松。

④写日记。许多人把遭逢不幸之后的平复过程逐一记载下来，从中获得抚慰。此法甚至可以产生自疗作用。

⑤安排活动。要想到人生中还有你所期盼的事，这样想可以加强你勇往直前再创造前途的态度。不妨现在就决定你拖延已久的旅行日期。

⑥学习新技能。到社区学院去选一门新课，找个新嗜好，可以学打球。你可以有个异于往昔的人生，可以借新技能加以充实。

⑦奖励自己。在极端痛苦的时刻，哪怕是最简单的日常事务——起床、洗澡、做点儿东西吃——都似乎很难。应把完成每一项工作(不论多么微不足道)都视为成就，奖励自己。

⑧运动。体力活动的疗效特别显著。有个中年女性在21岁的儿子自杀后便心神紊乱，无心做事。她听朋友之劝参加了爵士乐运动班。后来，她说："那只是跟着音乐伸展，身子舒服些，心情也好多了。"

运动能使你抛开心事，抛开烦恼，让

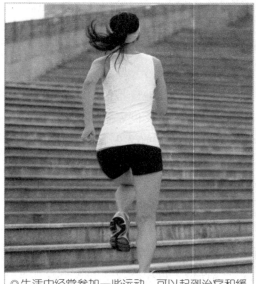

◎生活中经常参加一些运动，可以起到治疗和缓解自卑感的作用。

你脚踏实地感受自己在做什么。

⑨莫再沉溺。有许多人挨过了创痛期之后，最终会感到必须有所为，也许是创设有关组织，或写书，或是参与促请公众关注的活动。在这个过程中去发现、帮助他人是很有效的自疗方法。

人人都想克服危机。每一个人都想获得一些最美好的事物。没有人会喜欢巴结别人，过平庸的生活。也没有人喜欢自己被迫进入某种情况。

不要总以为别人看不起你而离群索居。你自己瞧得起自己，别人也不会轻易小看你。能不能从良好的人际关系中得到激励，关键还在自己。要有意识地在与周围人的交往中学习别人的长处，发挥自己的优点，多从群体活动中培养自己的能力，这样可预防因孤陋寡闻而产生的畏缩躲闪的自卑感。这样，自卑就被逐步克服了。

鼓起自信的风帆，划动奋斗的双桨，你一定会发现一个生气勃勃的你，一个潇洒自如的你，一个成功的你！

# 去掉猜疑的枷锁

## ① 猜疑会让人心性大乱

猜疑是在没有确切根据的情况下主观臆断地做出他人不利于自己的判断。当人

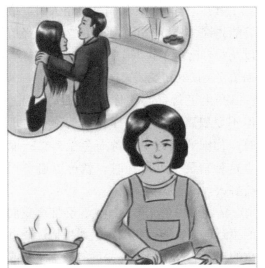

◎在同事、朋友的交往中，在恋人、夫妻的关系中，猜忌心理十分常见，猜疑往往会让人失去正确的判断。

希望了解事实真相而又无恰当的依据时，往往会猜测、怀疑，有时还会在猜测、怀疑的基础上产生对他人的偏见。在同事、朋友的交往中，在恋人、夫妻的关系中，猜疑心理十分常见。猜疑使志同道合的合作者分道扬镳，使朋友隔阂，使夫妻反目，是生活中常见的一种心理误区。猜疑的人也因其猜疑影响人际交往，影响生活幸福。

猜疑的实质是缺乏对他人的基本信任，猜疑者不从他人的行为表现中得出判断，而是认为他人表里不一，有所隐蔽，对自己可能有所欺骗，因而对他人反复考察，希望证实自己的疑心。但在现实中很多事情都是难于查证的，于是猜疑者就更有理由去怀疑。

猜疑对人的心理效应，是给人一种消极的心理暗示，即让人觉得他人是不可靠

的，有问题的。

## ❷ 戒除猜疑的毛病

人群中，生性多疑、经常对人抱有防范之心的秘密主义者，为数实在不少。他们认为，一旦别人盗取了自己的思想并加以评判，那就会和自己对抗或在工作中加害自己。也就是说，他们对别人总是抱着戒备、恐惧的心理。所以，他们从不敢相信别人，也不愿与他人分享某些积极的成果，更不敢委任别人担当重任。凡事都要自己控制，这样他们才会放心。

其实，这种人是心地简单、头脑僵化的孤独者。无端猜疑和防范别人的结果，必将使自己也失去了支持和帮助，这就等于自己阻住了自己前进的道路。

那么，在人际交往中应如何消除猜疑心理呢？

第一，优化个人的心理素质。拓宽胸怀，来增大对别人的信任度和排除不良心理。

第二，摆脱错误思维方法的束缚。猜疑一般总是从某一假想目标开始，最后又回到假想目标。只有摆脱错误思维的束缚，走出先入为主的死胡同，才能促使猜疑之心在得不到自我证实和不能自圆其说的情况下自行消失。

第三，敞开心扉，增加心灵的透明度。猜疑往往是心灵闭锁者人为设置的心理屏障。只有敞开心扉，将心灵深处的猜测和疑虑公之于众，增加心灵的透明度，才能求得彼此之间的了解沟通，增加相互信任，消除隔阂，获得最大限度的谅解。

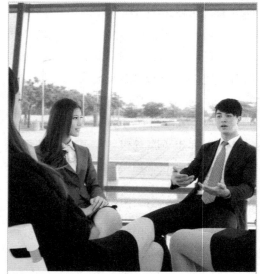

◎生活中我们不妨敞开心扉，用纯洁的心灵面对所有的事情，那么就不会犯猜疑这种毛病了。

第四，无视"长舌人"传播的流言。猜疑之火往往在"长舌人"的煽动下，才越烧越旺，致使人失去理智、酿成恶果。因此，当听到流言时，千万要冷静，谨防受骗上当。

第五，当我们开始猜疑某个人时，最好能先综合分析一下他平时的为人、经历以及与自己多年共事交往的表现。这样有助于将错误的猜疑消灭在萌芽状态。

产生了猜疑心，你可以有所警惕，但不要表露于外。这样，当猜疑有道理时，你因为做好了准备而免受其害；而当这种猜疑毫无道理时，就可以避免误会好人。

猜疑似一条无形的绳索，会捆绑我们的思路，使我们远离朋友。如果猜疑心过重的话，那么就会因一些可能根本没有或不会发生的事而忧愁烦恼、郁郁寡欢；猜疑者常常嫉妒心重，比较狭隘，因而不能更好地与同学朋友交流，其结果可能是无法结交到朋友，变得孤独寂寞，对身心健康都有危害。

希望朋友们能拨开心头的疑云，摘下有色眼镜，将爱和信任撒向人间。

## ❸ 去除嫉妒的毒瘤

罗素在谈到嫉妒时曾说："嫉妒尽管是一种罪恶，它的作用尽管可怕，但并非完全是一个恶魔。它的一部分是一种英雄式的痛苦的表现；人们在黑夜里盲目地摸索，也许走向一个更好的归宿，也许只是走向死亡与毁灭。要摆脱这种绝望，寻找康庄大道，文明人必须像他已经扩展了他的大脑一样，扩展他的心胸。他必须学会超越自我，在超越自我的过程中，学得像宇宙万物那样逍遥自在。"化解嫉妒心理去除这颗毒瘤的良方是：

①自我认知，客观评价自己和他人。要正确地认识自我，评价别人。"金无足赤，人无完人。"一个人限于主客观的条件，不可能万事皆通，样样比别人好，时时走在别人前面。要接纳自己，认识自己的优点与长处，也要正确地评价、理解和欣赏别人。在因为嫉妒心理而给自己的精神带来一些烦恼与不安时，不妨冷静地分析一下嫉妒的不良作用，同时正确地评价一下自己，从而找出一定的差距，做到"自知之明"。只有正确地认识了自己，才能正确地认识别人，嫉妒的锋芒就会在正确的认识中钝化。

②开阔心胸，宽厚待人。19世纪初，肖邦从波兰流亡到巴黎。当时匈牙利钢琴家李斯特已蜚声乐坛，而肖邦还是一个默默无闻的小人物。然而李斯特对肖邦的才华却深为赞赏。怎样才能使肖邦在观众面前赢得声誉呢？李斯特想了个妙法：那时候在演奏钢琴时，往往要把剧场的灯熄灭，一片黑暗，以便使观众能够聚精会神地听演奏。李斯特坐在钢琴面前，当灯一灭，就悄悄地让肖邦过来代替自己演奏。观众被美妙的钢琴演奏征服了。演奏完毕，灯亮了。人们既为出现了这位钢琴演奏的新星而高兴，又对李斯特推荐新秀深表钦佩。

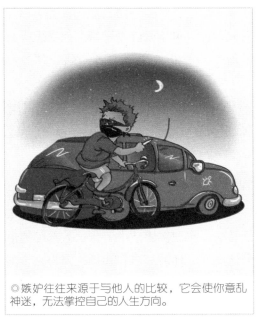

◎嫉妒往往来源于与他人的比较，它会使你意乱神迷，无法掌控自己的人生方向。

③学会正确的比较方法。一般说来，嫉妒心理较多地产生于原来水平大致相同、彼此又有许多联系的人之间。特别是看到那些自认为原先不如自己的人都冒了尖，于是嫉妒心油然而生。因此，要想消除嫉妒心理，就必须学会运用正确的比较方法，辩证地看待自己和别人。要善于发

现和学习对方的长处，纠正和克服自己的短处。而不是以自己之长比别人之短。这样，嫉妒心也就不那么强烈了。

④充实自己的生活，寻找新的自我价值，使原先不能满足的欲望得到补偿。当别人超过自己而处于优越地位时，你若是聪明者就应当扬长避短，寻找和开拓有利于充分发挥自身潜能的新领域，以便能"失之东隅，收之桑榆"。这会在一定程度上补偿先前没满足的欲望，缩小与嫉妒对象的差距，从而达到减弱以至消除嫉妒心理的目的。例如，某人虽无真才实学，却善于钻营，官运亨通，成为你的上司。对此，你大可不必猝发妒情，而应发挥自己的专长，在业务上刻苦钻研，精益求精，同样可以令别人刮目相看。

⑤升华嫉妒，化嫉妒为动力。不管是在学校，还是在工作单位，每个人都要在具有竞争的环境中客观地对待自己。不要把比自己优秀的同学或同事当成与自己有竞争关系的对手，要当成自己前进的动力。学会赞美别人，把别人的成就看作是对社会的贡献，而不是对自己权利的剥夺或地位的威胁，将别人的成功当成一道美丽的风景来欣赏，你在各方面将会达到一个更高的境界。

总之，如同钢铁被铁锈腐蚀一样，人很容易被嫉妒折磨得遍体鳞伤，我们要时刻提防它对我们心灵的腐蚀，远离它从而获得内心的自由与超脱。

## 告别悲观的阴云

### ❶ 悲伤是一种自戕

任何一种心态都是每个人对生活的不同看法。在现实生活中，每个人都可能遭受这样或那样的打击和挫折：因为高考落榜而精神萎靡或是因为失恋而忧伤，因为无法适应快节奏的工作而垂头丧气……这些心理多半是人们意志薄弱，心态不成熟的一种表现。而这些异常的悲观的心理往往导致磨难痛苦的人生，往往影响对世界的正确看法。悲观者实际上是以自己悲观消极的想法看客观世界，在悲观者心中，现实是或多或少地被丑化了的。社会上许多人，对未来和生活，往往持有一种悲

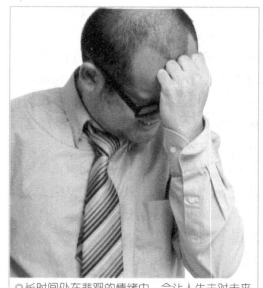

◎长时间处在悲观的情绪中，会让人失去对未来生活的信心。

观的迷茫心理。对自己的过去，无论辉煌与否，都一概加以否定，心理上充满了自责与痛苦，口中有说不完的遗憾和悔恨。他们还对未来缺乏信心，认为自己一无是处，什么事都干不好，认知上否定自己的优势与能力，无限放大自己的缺陷。

他们经常出现食欲下降，失眠多梦，嗜睡懒动，或觉得自己比平时更敏感、更爱掉眼泪等，重者自我意象消极，时常出现自怨自艾，或心境悲哀、待人冷漠等种种失常心态。

## ❷ 乐观向上，笑对生活

具有乐观、豁达性格的人，无论在什么时候，他们都感到光明、美丽和快乐的生活就在身边。他们眼睛里流露出来的光彩使整个世界都溢彩流光。在这种光彩之下，寒冷会变成温暖；痛苦会变成舒适。这种性格使智慧更加熠熠生辉，使美丽更加迷人灿烂。

要保持乐观的心态，微笑着面对生活，还必须注意以下几条原则：

①要朝好的方向想。有时，人们变得焦躁不安是由于碰到自己所无法控制的局面。此时，你应承认现实，然后设法创造条件，使之向着有利的方向转化。此外，还可以把思路转到别的什么事上，诸如回忆一段令人愉快的往事。

②不要过于挑剔。大凡乐观的人往往是"憨厚"的人，而愁容满面的人，又总是那些不够宽容的人。他们看不惯社会上的一切，希望人世间的一切都符合自己的理想模式，这才感到顺心。

挑剔的人常给自己戴上是非分明的桂冠，其实是在消极地干涉他人的人格。怨恨、挑剔、干涉是心理软弱、"老化"的表现。

③偶尔也要屈服。当你遇到重创时，往往变得浮躁、悲观。但是，浮躁、悲观是无济于事的。你不如冷静地承认发生的一切，放弃生活中已成为你负担的东西，终止不能实现的希望，并重新设计新的生活。大丈夫能屈能伸，只要不是原则问题，不必过分固执。

④要意识到自己是幸福的。有些想不开的人，在烦恼袭来时，总觉得自己是天底下最不幸的人，谁都比自己强。其实，事情并不完全是这样，也许你在某方面是不幸的，在其他方面依然是很幸运的。如上帝把某人塑造成矮子，但却给他一个十分聪颖的大脑。请记住一句风趣的话："我一直为自己没有鞋而感到不幸，直到遇到一个没有双足的人。"生活就是这样捉弄人，但又充满着幽默，想到这些，你也许会感到轻松和愉快。

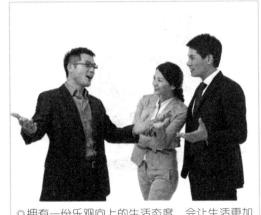

◎拥有一份乐观向上的生活态度，会让生活更加幸福美好。

# 摒弃逃避的借口

## ❶ 最大的错误是逃避

现实生活中，常有人以逃避来麻醉自己，以减轻痛苦。

有些人想出去旅行。有些人则努力地寻找快乐，去各种地方，做各种各样的事情，我们也可能会做一些好的工作。但是，在我们能够直面这些事情之前，我们一直是恐惧的，不快乐的。

任务没有完成、问题没有解决、挑战没有应付……就好像旧账没有还一样，最终还是要回来还债，并且交还本息，而它的利息就是品尝自己因懦弱而种下的苦果。

如果一个人不能在重大的事情上接受生命的挑战，他就不可能有平和，不可能有快乐的感觉，同样，也不可能摆脱这些困扰。

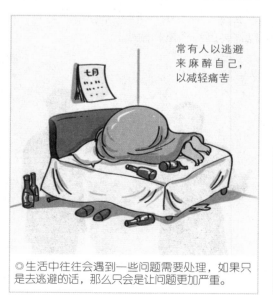

常有人以逃避来麻醉自己，以减轻痛苦

◎生活中往往会遇到一些问题需要处理，如果只是去逃避的话，那么只会是让问题更加严重。

## ❷ 不妨利用改不掉的怯懦

避免或逃脱责罚是人类的一种本能。多数人在"有利"与"不利"两种形势的抉择中都会选择趋吉避凶。通过各种"免罪"行为，人们可以暂时逃脱责罚，保持良好的自身形象。

但是逃脱并不是一种正当的行为，它本身就代表一种怯懦。在成功的道路上，怯懦心理是一块绊脚石。

美国心理学家麦迪逊在他的名著《心理疾病》中说："病态心理中，最隐秘而又最严重的是怯懦心理。"然后他又用科学的语言描述说："怯懦有许多层次，自下至上，越来越严重。它的层次依次是：失惊、恐怖、震骇等活跃情态，到惶恐、不安等沉静情态。"

有时一个人表面装出不屑一顾的样子，实则是因为骨子里的懦弱，没有面对挑战的勇气，没有承担责任的真诚。懦弱对社会、对事业，都相当不利。一个人的成功，需要具备的要素中有一条很重要，就是勇敢无畏。作为普通人，不可能因祸得福、一举成名，但如果活在担忧惊恐中，一天到晚愁眉不展，一天到晚惊声尖叫，看见这个心虚，看见那个害怕，那他的生活就会很累，也可能导致一辈子不成功。法国思想家拉罗什福科说："软弱甚至比恶行更有害于德行。"一个人如果发现自己身上有这种心理缺陷，就要设法克服它，或者合理地利用它，使自己变成一个勇敢的人。

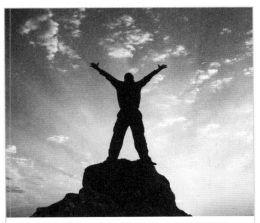

◎合理利用怯懦，有时候可以让我们更加勇敢。

事实上，一个人如果患上了怯懦这种心理疾病，首先要做的，是不要由此而自怨自艾。即使明知这种怯懦是使自己在生活、工作中失败的"罪魁祸首"，也不要因此自卑。

在驱除了自怨自艾这种不良心理之后，接下去你要做的，是找出生活、工作中能适合自己去进攻的突破口。

怯懦是一种很难祛除的心理宿疾，然而，怯懦也是可以被利用的。

一个具有怯懦心理的人，务必要记住你的突破口就是：清楚自己的心理状态和气质偏向，合理地利用自己的怯懦。

做到这一点，你身上的缺点，就有可能随机应变，转化为优点。

### ❸ 世事本不完美，人生当有不足

世界并不完美，人生当有不足。没有遗憾的过去无法链接未来。对于每个人来讲，不完美是客观存在的，无需怨天尤人。

智者再优秀也有缺点，愚者再愚蠢也有优点。对人多做正面评估，不以放大镜去看缺点，生活中对己宽、对人严的做法，必遭别人唾弃。避免以完美主义的眼光，去观察每一个人，以宽容之心包容其缺点。责难之心少有，宽容之心多些。

完美主义的人表面上很自负，内心深处却很自卑。因为他很少看到优点，总是关注缺点。如果总是不知足，很少肯定自己，自己就很少有机会获得信心，当然会自卑了。不知足就不快乐，痛苦就常常跟随着他，周围的人也会不快乐。学会欣赏别人和欣赏自己是很重要的，这是使人更进一步实现下一个目标的基石。

缺陷和不足是人人都有的，但是作为独立的个体，你要相信，你有许多与众不

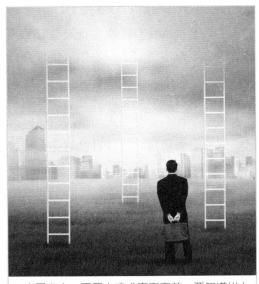

◎人无完人，不要去追求事事完美，要知道世上本无真正完美。

同的甚至优于别人的地方，你要用自己特有的形象装点这个丰富多彩的世界。

很多人因为自己的缺陷和不足自怨自艾，从而丧失了自信，变得自卑。

人无完人，金无足赤。没有一个人是完美无瑕的，难道有缺点和不足就注定要悲哀，要默默无闻，无法成就大事吗?其实，只要你把"缺陷、不足"这块堵在心口上的石头放下来，别过分地去关注它，它也就不会成为你的障碍。假如能善于利用你那已无法改变的缺陷、不足，那么，你仍然是一个有价值的人。

不要因为不完美而恨自己。你有很多的朋友，他们没有一个是十全十美的。那些伪装完美、追求完美的人，其实正在拿自己一生的幸福开玩笑。

世界上一切完美都是有缺憾的，正视这一点，正是直面人生的开始。

## ❹ 抛弃完美，不再等待

世界上根本没有一次完全准备好的旅途。等你全部准备好了，恐怕事情本身已经没有任何意义。一个人要想永远立于不败之地，光有细致周全的计划是不够的，还必须敢于在一次又一次的挑战中战胜自己，这种挑战就包含战胜自己对完美的追求心。

如何从追求尽善尽美的诱惑中摆脱出来，心理学家认为:

（1）正确评估自己的潜能。对自己既不要估得太高，更不必过于自卑。有一分热发一分光。你如果事事要求完美，这种心理本身就成为你做事的障碍。不要在自己的短处上去与人竞争，而要在自己长处上培养起自尊、自豪和工作的兴趣。

（2）重新认识"失败"和"瑕疵"。一次乃至多次的失败并不能说明一个人价值的大小。仔细想一下，如果从不经历失败，我们能真正认识生活的真谛吗?我们也许一无所知，沾沾自喜于愚蠢的无知中。因为成功仅仅只能坚定期望的信念，而失败则给了我们独一无二的宝贵经验。

人只有经受住失败的悲哀才能达到成功的巅峰，亡羊补牢，犹未为晚。更不必要为了一件事未做到尽善尽美的程度而自怨自艾。没有"瑕疵"的事物是不存在的，盲目地追求一个虚幻的境界只能是劳而无功。我们不妨问一问:"我们真的能做到尽善尽美吗?"既然不行，我们就应该尽快放弃这种想法。

（3）为自己确定一个短期的目标。寻找一件自己完全有能力做好的事，然后去把它做好。这样你的心情就会轻松自

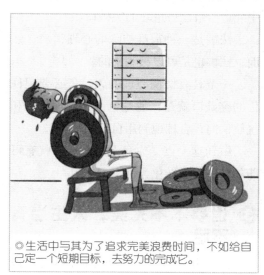

◎生活中与其为了追求完美浪费时间，不如给自己定一个短期目标，去努力的完成它。

然，办事也会较有信心，感到自己更有创造力和更有成效。实际上，你不追求出类拔萃，而只是希望表现良好时，你会出乎意料地取得最佳的成绩。

目标切合实际的好处不仅于此，它还为你提供了一个新的起点，能使你循序渐进地摘取事业上的桂冠。同时你的生活也会因此而丰富起来，变得富有色彩，充满人情味，并不像你原来所想的那样暗淡。

## 远离贪婪的黑洞

### 贪婪滋生祸端

叔本华说，意志创造了世界却对人的自身无补，人们永远无法满足自己的欲望，永远受到欲望的煎熬，而这则是人生悲剧的根源。也有人说人的心灵之所以走入困惑本质源于欲望。其实欲望并非万恶之源，它既能使人堕落，又是人类进步的阶梯。假如每个人都进入无知无欲的状态，那社会以及整个人类都会倒退，甚至再度回到小国寡民的社会之中去。

但是这里所说的人不能没有欲望并不代表人只能有欲望，最关键的是要做到欲与望的平衡。

宋学大家程颐所讲："一念之欲不能制，而祸流于滔天。"古往今来，贪婪成性的大有人在，因贪婪而身败名裂，甚至招致杀身之祸的人就更是不胜枚举了。而驱使他们做出种种抉择的唯一动力便是贪婪的心态。恩格斯曾鲜明地指出：卑劣的贪欲是文明时代从它存在的第一日起直至今日的动力；财富，财富，第三还是财富——不是社会的财富，而是这个微不足道的单个的个人的财富。这就是文明时代唯一的、具有决定意义的目的。

## 跳出挫败的暗沟

### ① 失败就是自己打败自己

有些人遭受了多次的打击和挫折，就会丧失奋发向上的激情，就会自我压制拼搏的欲望，同时封杀自己的信心和勇气，于是挫败的心理就由此产生了。

有人曾经用两种鱼做了一个实验。实验者用玻璃板把一个水池隔成两半，把一条鲅鱼和一条鲦鱼分别放在玻璃隔板的两侧。开始时，鲅鱼要吃鲦鱼，飞快地向鲦鱼游去，可第一次撞在玻璃隔板上，游不过去。于是鲅鱼又开始了第二次，第三次……一直到第十几次的攻击，可是结果还是一样，它永远也吃不到鲦鱼。于是，最终鲹鱼放弃了努力，不再向鲦鱼那边游去。而让人吃惊的是，当实验者将玻璃板抽出来之后，鲹鱼也不再尝试去吃鲦鱼！鲹鱼失去了吃掉鲦鱼的信心，放弃了已经可以达到目的的努力。

其实生活中，又有多少人在犯着和鲹鱼一样的错误呢？希腊曾经有这样一个故事：自古希腊以来，人们一直试图达到4分钟跑完1英里的目标。人们为了达到这个目标，曾让狮子追赶奔跑者，但是也没能4分钟跑完1英里。于是，许许多多的医生、教练员和运动员断言：要人在4分钟内跑完1英里的路程，那是绝不可能的。因为，我们的肺活量不够，风的阻力又太大。

而当所有人都相信这已经成为一个铁的规则时，罗杰·班尼斯特用自己的亲身经历击碎了所有医生、教练和运动员的断言，他开创了4分钟跑完1英里的记录。而更令人惊叹的是，在此之后的一年中，又有300名运动员在4分钟内跑完了1英里的路程。

由此可见，人的潜能和拼搏的欲望完全可以被一次次的挫折扼杀，回到鲹鱼的故事中，我们看到了最可悲的是，玻璃板隔开的不只是一次弱肉强食的自然法则，而是把心灵的行动欲望和进取精神抹杀了，而这种抹杀的元凶却是自己。生活中的挫折随时会有，随处可见，关键看你怎样对待。

## ❷ 挫折绽放成功之花

挫折并不是白白经历的，它能使你的

人生绽放出最美丽的成功之花。从挫折中汲取教训，是迈向成功的踏脚石。

不要惧怕挫折，挫折是一个人人格的试金石，在一个人输得只剩下生命时，潜在心灵的力量还有几何？没有勇气、没有拼搏精神、自认挫败的人的答案是零，只有无所畏惧，一往无前，坚持不懈的人，才会在失败中崛起，奏出人生的华章。

世界上有无数人，尽管失去了拥有的全部资产，然而他们并不是失败者，他们依旧有着不可屈服的意志，有着坚忍不拔的精神，凭借这种精神，他们依旧能成功。

真正的伟人，面对种种成败，从不介意，所谓"不以物喜，不以己悲"。无论遇到多么大的失望，绝不失去镇静，只有他们才能获得最后的胜利。正如温特·菲力所说："失败，是走上更高地位的开始。"

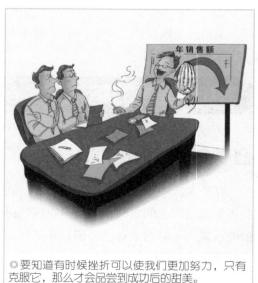

◎要知道有时候挫折可以使我们更加努力，只有克服它，那么才会品尝到成功后的甜美。

许多人所以获得最后的胜利，只是受恩于他们的屡败屡战。一个没有遇见过大失败的人，根本不知道什么是大胜利。事实上，只有失败才能给勇敢者以果断和决心。

## ❸ 跌倒了要勇敢地站起来

生活中每一个困难与挫折，都是上天赐予检验我们自身的机会，所以，当我们跌倒时，不必惊慌与难过，只要在心里涌出勇敢的精神，鼓励自己站起来，掸掸身上的灰尘，然后继续前进，或许下一步，我们就能踏着沉稳的步伐，朝着人生的新目标前进。

纽约市的一位著名雕塑家，作品常年在一个很有威望的美术馆展出。馆长去世后，美术馆停业了。当时，安娜四十刚出头，没有第二个美术馆愿意接纳她的作品，这个结果令她大吃一惊。她整整奔走了两年，结果还是一无所获。她百思不得其解，难道作品不够好?还是她的性情招人厌?难道老天是在惩罚她早年的成功?她

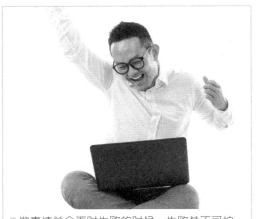

◎做事情总会面对失败的时候，失败并不可怕，只要拥有站来的勇气，一样能够到达彼岸。

终日郁郁寡欢，无法工作。

一天，一位喜欢她作品的馆长对她说："你想知道，我为什么不展出你的作品吗?"安娜求他说出来。他平静地看着她说："你太老了。"安娜当时不过才43岁，她简直不敢相信自己的耳朵。馆长解释说，他只喜欢两种人:不是初出茅庐者，就是十分成熟的艺术家，他们的作品价格合理而且可供批评家们来"挖宝"。而安娜两者都算不上。尽管馆长的这番话颇为伤人，安娜还是洗耳恭听。刹那间，她一切都明白了。

安娜痛苦地告诉自己："我在纽约，也许再也找不到一个伯乐了。"她不再漫无目的地从这家美术馆奔走到另一家美术馆，她决定做自己的主人。如今，她为自己寻觅场地办展览，她邀请人们边喝咖啡，边欣赏她的作品。她不懂艺术的商业性，但学会了应对逆境的办法，很讽刺的是，她从未像现在这样成功。

爱默生说："伟大高贵人物最明显的标志，就是他坚定的意志，不管环境变化到何种地步，他的初衷与希望，仍然不会有丝毫的改变，而终将克服障碍，以达到所企望的目的。"

"跌倒了再站起来，在失败中求胜利。"无数伟人都是这样成功的。

有人问一个孩子，他是如何学会溜冰的?那孩子说:"哦，跌倒了爬起来，爬起来再跌倒，再爬起来，这样便会了。"人生的胜利莫过于此，孩子的话说的就是这种精神。跌倒不意味着失败，跌倒了站不起来，才是真正失败。

# 打开嫉妒的桎梏

## ❶ 嫉妒使你自毁前程

嫉妒往往来源于和他人的比较中，一旦认为他人在某方面比自己强，便会时刻想着如何打击、诋毁他人，这样的人不可能埋头专注于自己的事业，而是把所有的精力都放在关注他人的一举一动上，那个被他所嫉妒的对象就像一个长在他心头的刺，这个刺成了他生活的中心，他因此而意乱神迷、无法掌控自己的人生方向。

法国作家拉罗什富科曾说："生来就具有某些伟大品质的人的最可靠标志是生来就没有嫉妒。"每一个埋头专注于自己事业的人，是没有工夫去嫉妒别人的，而凡是好嫉妒的人常常不能把精力集中到自己的生活中，而是投入到一些与自己的生活与工作无关紧要的小事中，有嫉妒的人是在不断地对别人的打击中寻找乐趣，以求内心平衡，而他们自己的生活却因此而搞得一团糟。正如古希腊哲学家德谟克利特所说："嫉妒的人常自寻烦恼，这是他自己的敌人。"与其说是别人的成功妨碍了他，倒不如说是他自己的关注点发生了偏离，自愿从生活轨道上滑落而自毁前程。

## ❷ 去除嫉妒的毒瘤

罗素在谈到嫉妒时曾说："嫉妒尽管是一种罪恶，它的作用尽管可怕，但并非完全是一个恶魔。"其实，有很多方法可以化解嫉妒心理：

（1）自我认知，客观评价自己和他人。"金无足赤，人无完人。"一个人限于主客观的条件，不可能万事皆通，样样比别人好。要接纳自己，认识自己的优点与长处，也要正确地评价、理解和欣赏别人。

（2）学会正确的比较方法。一般说来，嫉妒心理较多地产生于原来水平大致相同、彼此又有许多联系的人之间。特别是看到那些自认为原先不如自己的人都冒了尖，于是嫉妒心油然而生。因此，要想消除嫉妒心理，就必须学会运用正确的比较方法，辩证地看待自己和别人。要善于发现和学习对方的长处，纠正和克服自己的短处。而不是以自己之长比别人之短。

（3）充实自己的生活，寻找新的自我价值，使原先不能满足的欲望得到补偿。当别人超过自己而处于优越地位时，你若是聪明者就应当扬长避短，寻找和开拓有利于充分发挥自身潜能的新领域，以便能"失之东隅，收之桑榆"。

（4）升华嫉妒，化嫉妒为动力。不管是在学校，还是在工作单位，每个人都要在具有竞争的环境中客观地对待自己。不要把比自己优秀的同学或同事当成与自己有竞争关系的对手，要当成自己前进的动力。学会赞美别人，把别人的成就看作是对社会的贡献，而不是对自己权利的剥夺或地位的威胁。

总之，如同钢铁被铁锈腐蚀一样，人很容易被嫉妒折磨得遍体鳞伤，我们要时刻提防它对我们心灵的腐蚀，远离它从而获得内心的自由与超脱。

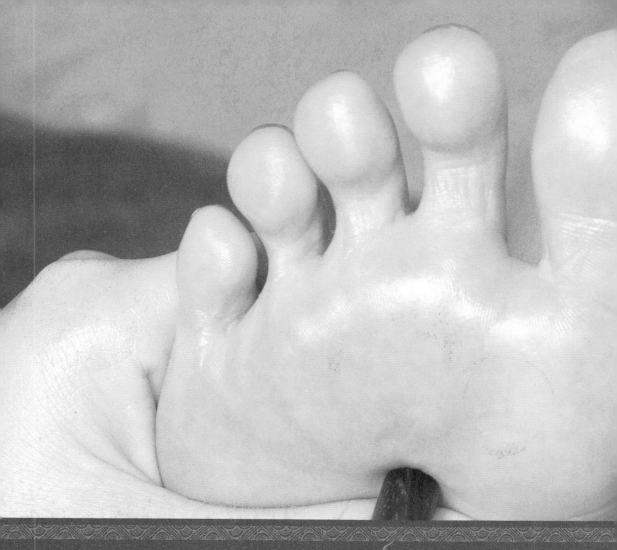

下 篇

# 自己是最好的家庭医生

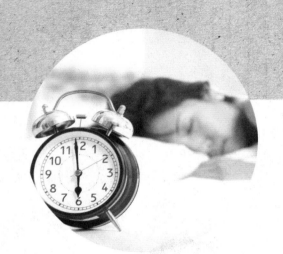

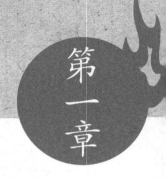

# 第一章

# 心脏和循环系统

●心脏和循环系统也就是心血管系统，协助供给人体氧气以及其他溶解在血液中的养分。系统中关键的驱动器官便是心脏，每一次心脏的搏动都会运载充分的氧气和养分，通过繁杂的输送管（血管）将养分输送到身体各个器官。

# 心血管系统

心脏和循环系统也就是心血管系统，协助供给人体氧气以及其他溶解在血液中的养分。系统中关键的驱动器官便是心脏，它虽然构造简单但却非常重要。每一次心脏的搏动都会运载充分的氧气和养分，通过繁杂的输送管（血管）将养分输送到身体各个器官。血液在血管中流动，构成身体的循环系统。

心脏每天大约搏动10万次，心脏的起搏器称为窦房结，位于右心房。心电信号从右心房发出，传播到所有心房，致使心房搏动，将血液挤压到心室。血液流经心室后，需要一定的时间使心室充盈，心室再将血液挤压到肺部或身体其他器官。有时，心脏起搏器发生了功能障碍，心跳会减慢或加速，这时，可以安装人工心脏起搏器来调整心率。

## 1.循环系统

身体的循环系统从左心室开始，心室的收缩和舒张挤压使血液流向动脉，再由动脉流向更小的血管，最终流向最小的血管组织即毛细血管。之后，血液再逐步流回大血管，直到静脉，最终流回右心房，形成循环。新的循环从心房开始，血液从右心房流向右心室，通过心室挤压流向肺部血管和肺毛细血管，经过肺循环，血液运载了氧气，释放出二氧化碳。运载有丰富氧气的血液从肺静脉流向左心房，再到左心室，血液再次进入循环，输送到全身。

## 2.促进血液循环

为了使血液流向正确的方向，心脏中的瓣膜促使血液只能朝一个方向流动。心脏僧帽瓣位于左心房和左心室之间，三尖瓣位于右心房和右心室之间，这些瓣膜防止血液在受到心室挤压时回流至心房。另外一对瓣膜分隔心室与动脉，防止心室暂停挤压血液时，血液从动脉倒流回心室。主动脉瓣膜位于左心室和体动脉（人体最大的动脉）之间，肺瓣膜位于右心室和肺动脉之间。

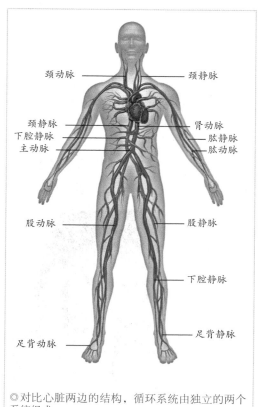

颈动脉　　颈静脉
颈静脉　　肾动脉
下腔静脉　　肱静脉
主动脉　　肱动脉
股动脉　　股静脉
下腔静脉
足背动脉　　足背静脉

◎对比心脏两边的结构，循环系统由独立的两个系统组成。

### 3.血管系统

血管分为5种——大动脉、微动脉、毛细血管、小静脉和静脉。大动脉和微动脉运送血液至毛细血管，为全身组织提供营养，而小静脉和静脉则将血液运送回心脏。动脉血压较高，因为动脉管壁比较厚，弹性强，能适应心脏收缩时射出血液的压力；而血液流回静脉时，血压则偏低。静脉血管有瓣膜，产生开合，防止血液在流回心脏时产生倒流现象。如果腿部的血管瓣膜发生变形或者堵塞，便会出现紫色小点，形成静脉曲张。

# 高血压

长期血压偏高，我们称之为高血压，能损伤动脉以及身体其他器官如肾和心脏。这种潜伏的疾病是诱发心脏病及其发作或者中风的主要因素，事实上，高血压的人得中风的概率是正常人的6倍，心脏病发作的概率也比正常人高出3倍。健康教育以及常规检查都能帮助我们及早发现高血压，结合治疗能够大大降低患中风和心脏病的可能性。

每个人的血压达到峰值的时间不一，我们的血压在一天时间里有不同的波动，睡眠的时候最低，醒来时血压逐渐上升，到早上开始工作的时候血压通常会上升得

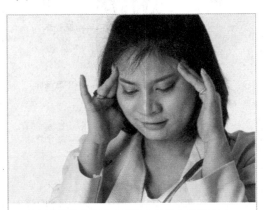

◎高血压是诱发心脏病或者中风的主要因素。

比较高。当我们感到有压力、紧张、兴奋或者做完运动后，血压会上升到峰值。

虽然每个人的血压值不同，但在一定范围内的血压值都是能够接受的，医生通常认为16.0/10.6千帕(120/80毫米汞柱)的血压值为正常值。上述血压值中的第一个数值代表心脏收缩时的血压，第二个数值则代表心脏舒张时的血压。

### 1.定义

医生通常认为普通人的血压值高于20.0/12.6千帕（150/95毫米汞柱），糖尿病病人高于17.3/10.6千帕(130/80毫米汞柱)时为高血压。但是，血压值并不稳定，所以连续测量3次之后，血压值均偏高才能确诊为高血压。

一些人则会因为要去看医生而血压迅速上升，即"白衣恐惧"。要想获得血压的准确值，这些病人需要佩戴一个特殊的小仪器，24小时检测血压。

### 2.症状

高血压有以下3种类型：

（1）原发性高血压——患有高血压的病人中，十有八九都是这种类型的高血

## 妊娠期高血压综合征

怀孕的妇女要经常进行血压测量，因为高血压会产生两种极为严重的后果——妊娠子痫痉挛以及惊厥。孕妇中大有5%～10%的人会发生这样的情况，这会危及准妈妈以及孩子的生命。如果不治疗，妊娠子痫痉挛以及惊厥会变为癫痫或者昏迷。妊娠子痫痉挛以及惊厥通常由胎盘问题引起。

压，病理原因不明确，危险系数很高。

（2）继发性高血压——高血压患者中，大约有10%的人会患由高血压引发的其他疾病，比如肾病、罕见的内分泌紊乱、心脏瓣膜问题或者由于药物诱发的其他疾病。

（3）恶性高血压——这种类型的高血压会上升到非常危险的程度，发作时通常需要立即送往医院。

### 3.危险因素

高血压是家族遗传病，但是医生认为另一些因素也能够引发高血压，这些因素与患心脏病的因素非常相似。

（1）年龄增长（当你的年龄增长时，动脉硬化，会诱发高血压）。

（2）体重增加。

（3）过量饮酒。

（4）吸烟。

（5）饮食过咸。

### 4.诊断

如果经过多次检测，你的血压值一直偏高，医生会进行一些额外的检查，包括使用浸量尺来检查尿液中的蛋白质指数（这个指数能够表明肾脏的损坏程度）或者葡萄糖指数（这个指数能够表明病人是

否患有糖尿病），同时医生还会抽取血液，经过化验室检测，可以检查肾功能是否健全。医生还可能使用检目镜来检查你的眼睛，因为高血压还能破坏非常敏感的视网膜。还有一些检查能够检测出潜在的功能紊乱，包括胸透、心电图。

### 5.治疗

通常并不提倡药物疗法，医生也会建议你通过改变生活方式来控制血压。生活方式的改变包括减肥（如果你超重）、减少饮酒量、减少盐分的吸收、进行有规律的运动，最重要的是要戒烟。某些医生会建议病人使用功能反馈疗法，通过功能反馈疗法你能够随意地达到放松的状态。

专业的器械能够将你的心率、肌肉张力以及心理紧张程度通过信息反馈给你；你会不断地收到这些信息，直到你找到放松的方式。这样，你就能学会控制自己的身体反应，从而控制血压。

如果尝试了这些方法后，都以失败告终，那么建议你采用药物治疗，药物治疗需要长期坚持。市面上有许多治疗高血压的药物，较为普通的几种为：

（1）目的噻嗪类利尿剂。

（2）β受体阻滞剂。

（3）血管紧张素转化酶抑制剂。

（4）钙通道阻滞剂。

（5）α受体阻滞剂。

虽然血管紧张素转化酶抑制剂对于患有糖尿病的高血压患者非常有效，但是大多医生都选用目的噻嗪类利尿剂或者β受体阻滞剂进行首轮治疗。很多治疗高血压的药物都会产生副作用，会让

# 高血压的中医疗法

## 按摩疗法

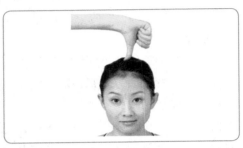

| 按摩部位 | 百会 | 按摩手法 | 按揉 |
|---|---|---|---|
| 按摩时间 | 3分钟 | 按摩力度 | 3 |

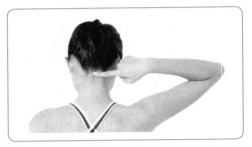

| 按摩部位 | 风府 | 按摩手法 | 按揉 |
|---|---|---|---|
| 按摩时间 | 2分钟 | 按摩力度 | 3 |

## 拔罐疗法

让患者取坐位，在对穴位进行常规消毒后，先用三棱针在大椎穴点刺并使之有少量血液渗出，然后用闪火法将火罐迅速拔在穴位上，留罐5~15分钟。起罐后擦干净血迹并用棉纱包裹，以防感染。每周一次，5次为一个疗程。

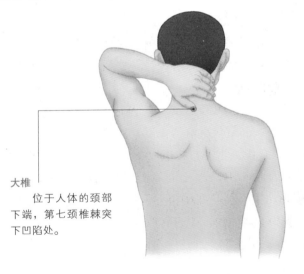

大椎
位于人体的颈部下端，第七颈椎棘突下凹陷处。

### ●中医专家教你的小窍门

患者平时要注意饮食调节，以低盐、低动物脂肪饮食为宜，并避免进食富含胆固醇的食物。

合理安排作息时间，生活要有规律，避免过度劳累和精神刺激。应早睡早起，不宜在临睡前活动过多和看刺激性的影视节目。

注意保暖，避免受寒。因为寒冷可以引起毛细血管收缩，易使血压升高。病人如出现头痛、呕吐等高血压脑症状，需立即送医院治疗。

患者厌倦服药。

病人要时刻记住，按时吃药能够大大降低心脏病以及中风的发病率，对于患有糖尿病的病人来说这一点尤为重要，因为这些病人更易受高血压的影响。

高血压患者同时服用两种或两种以上的药非常正常，你可以试着搭配几种药一起服用，找出最有效的搭配方法，长期服用。

# 动脉粥样硬化

动脉粥样硬化是指血管内堆积起厚重的脂肪等成分的沉淀，可称之为动脉粥样硬化斑块，这种疾病会导致血管的管腔变窄，从而使血液不能顺畅流通，氧气不能传输到身体各个部位。动脉硬化会影响身体各个部位的动脉组织，最危险的便是影响到心脏动脉或者脑动脉。通常这种疾病没有明显的症状，最初的表象可能是心脏病的发作，所以我们应该意识到这种风险系数，从而尽量减少引发动脉硬化或者相关病情的因素。

动脉粥样硬化（atherosclerosis）这个英文单词是由希腊文转化而来的，athere是指粥，skleros是指硬化，这个词能够形象地表达出动脉粥样硬化这一疾病的病理特征。

堆积在血管中的厚重的脂肪等沉淀形成动脉硬化斑块——斑块混合了胆固醇、坏死的肌肉细胞、纤维基质、血小板以及钙质等。

## 1.危险因素

身体各个部位的动脉都可能发生动脉硬化，且影响极大，具体有以下几种。

（1）发生在心脏动脉，会引发心脏病（冠状动脉很容易堵塞）。

（2）发生在大脑，会引发中风。

（3）发生在腿部，会导致腿部血液循环动能减弱（见外周血管疾病）或者坏疽。

（4）发生在肠胃会导致部分组织坏死。

### 动脉粥样硬化是如何产生的

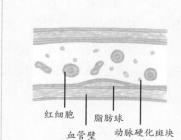

红细胞　脂肪球
血管壁　动脉硬化斑块

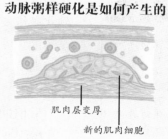

肌肉层变厚
新的肌肉细胞

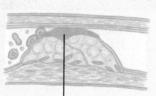

凝块在动脉硬化斑块上形成，阻塞
动脉血液循环

◎1.潜在的动脉硬化过程在人一出生时便存在，任何小的堆积物、斑块特别是脂肪都可称为动脉硬化斑块，它们在血管壁内侧形成。
2.年复一年，堆积物累积在血管内，阻碍血液流动。如果腿部的动脉受到阻塞，血液流通不顺畅，就会导致行走时腿部疼痛，称为跛足。
3.斑块累积后会破裂，破裂物在血管内表面形成凝块，这些凝块和斑块会永久性地阻塞血管，吸收血管组织急需的氧气。

## 2.意识到危险因素

很多引发动脉硬化的危险因素我们都可以意识到，这些因素可以得到防范和排除，通过排除这些危险因素可以有效地提高自己的生命质量。这些因素主要分为两大类：可防范因素和不可防范因素，我们对不可防范因素无能为力，所以去除可防范因素就显得尤为重要。

## 3.不可防范因素

不可防范因素包括：

（1）年龄——年纪越大，患这种疾病的可能性就越高。

（2）种族——研究表明，某些种族患有动脉粥样硬化的可能性较大。

（3）遗传基因——遗传对于心血管系统的健康起到很大的作用，动脉硬化可以在家族中遗传。遗传的高脂血症使血液中的脂肪粒增加，患动脉硬化的可能性大大增加。

（4）性别——通常男性患动脉硬化的风险高于女性，因为女性产生的雌激素能够防止动脉硬化斑块的产生，但是没有足

### 动脉瘤

动脉硬化的另外一个后果是脂肪沉淀导致血管壁损坏。血管壁上的颗粒会膨胀形成动脉瘤。动脉瘤会影响主动脉，特别是流经腹部时，当动脉瘤变大时会发生破裂，导致失血过量，通常会危及生命。

动脉瘤通常在医生检查腹部的时候能够发现，因为另外的原因进行全身检查时也能发现动脉瘤，发现了动脉瘤后可以通过手术切除，手术非常重要，成功率较高。有时，动脉瘤在破裂之前会流动，导致突发性背痛，这种疼痛能够延伸到腿部。这时，可以通过手术治疗动脉瘤，防止它破裂或者扩散。

够的证据表明，女性绝经后服用激素是否也能预防动脉硬化。女性停止分泌雌激素后，患动脉硬化的危险仍存在。

（5）糖尿病——糖尿病患者患动脉硬化的可能性非常高，因为动脉硬化往往与胆固醇联系在一起。糖尿病患者形成脂肪粒的速度较快，因此控制糖分的吸收能够降低危险。此外，其他的因素也需要得到有效控制，比如高血压以及高血胆固醇。

## 4.可防范因素

可防范因素包括：

（1）吸烟——吸烟会助长动脉斑块在动脉中形成。

（2）高血压——高血压会增加动脉硬化的可能性。

（3）高血胆固醇——最近的研究表明，高血胆固醇会增加患动脉硬化的概率。

（4）肥胖——超重或者肥胖往往会引发心血管疾病以及动脉硬化。

（5）懒惰——有规律的运动能够大大降低患动脉硬化的可能性。

如果你认为自己还年轻，不用担心患上动脉硬化，那就大错特错了，因为动脉硬化潜伏多年后才有明显的症状表象。最早的症状可能会在青少年时期甚至可能是儿童期就表露出来，所以越早控制可防范因素越好。

## 5.预防

医生通常会告诉你引发动脉硬化的危险因素，建议你改变生活方式进行防范。你需要做胆固醇测试，化验室会对你的血液样本进行分析。医生需要对你进行"血脂普查"，检测项目包括高密度脂蛋白值

（HDL）和低密度脂蛋白值（LDL）。通过了解高密度脂蛋白的值，能够防范动脉疾病。

通过食用新鲜的水果和蔬菜能够将胆固醇指数维持在较低的水平，减少摄入全脂牛奶、乳酪、鸡蛋以及红肉。胆固醇指数较高的人需要服用降低胆固醇的药物并且结合低脂肪的饮食。最近的研究表明，这些药物可能会形成引发心脏病的因素。

# 冠心病

冠心病与冠状动脉硬化息息相关，在西方国家中这两者是导致死亡的主要疾病。当动脉硬化发生在冠状动脉时，我们称之为冠状动脉粥样硬化性心脏病或者称冠心病。有一个或者两个冠状动脉受到动脉硬化斑块的阻塞，连接着冠状动脉的其他组织得不到血液的供应，心肌就会因为缺乏氧气而坏死。和动脉硬化一样，我们需要了解引发心脏病的各种危险因素，从而将危险降到最低。冠心病也是在不知不觉中形成，首次表露的症状可能是胸闷、气短。越早进行心脏检查越好，让医生对你的心脏进行一次彻底的检查非常重要。

## 症状

冠心病发作与心绞痛相似，但更为严重，疼痛持续的时间比较长，即使是休息或者使用硝酸盐类药物喷雾或者药片都不能缓解病痛。症状主要表现为气短、流汗、恶心、呕吐以及昏厥。心绞痛患者如果胸口疼痛的时间长达20～30分钟，则为冠心病发作，需要立即就医。

### 1.危险因素

我们能够意识到很多引发冠心病的危险因素，这些因素和引发动脉硬化的因素有所相似。为了了解潜在的危险因素，医生会问及相关问题，比如你的健康状况、饮食、运动习惯、是否吸烟等，同时还将进行血液化验。

一些因素可以防范，而另一些因素则不可防范，所以控制可防范因素极为重要。

### 2.不可防范因素

（1）不可防范因素包括：

（2）遗传基因——心脏病通常由家族遗传。

（3）性别——据统计表明，65岁以下的女性患冠心病的概率小于男性，雌激素的分泌能够有效地帮助女性防范冠心病。绝经后女性和男性患冠心病的概率基本相等。

（4）种族——一些种族患冠心病的概

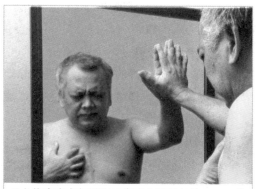

◎心绞痛患者如果胸口疼痛的时间长达20～30分钟，则为冠心病发作，需要立即就医。

率偏高。

（5）年龄——总的来说，年长的人患有冠心病的情况较为普遍。

（6）糖尿病——糖尿病患者患冠心病和中风的概率较高，合理地控制糖分的摄入可以降低患冠心病的概率，但防范其他危险因素也同样重要。

### 3.可防范因素

以下这些因素你要牢记在心，你可以通过努力将这些因素的影响降到最低。

（1）吸烟——导致死亡的冠状动脉疾病中有30～40%是由吸烟引起的。烟瘾越重，患冠心病的概率就越高，不要有侥幸心理。即使是一天吸一根烟也能增加患冠心病的概率，戒烟后这种概率很快就可以降低。

（2）高血压——高血压患者患冠心病的概率比正常的人要高出3倍，如果你能够将血压控制好，这种危险因素能够大大地降低，但是危险系数仍高于血压正常的人。

（3）高胆固醇——医生现在已经能够证明，高胆固醇和冠心病之间存在着很大的关系。

（4）运动——有规律的体育运动能够减少患冠心病的概率。

### 4.就医的步骤

治疗冠心病最好的方法是加速清除动脉阻塞物，只有这样才能降低对心脏造成永久损坏的可能性。

冠心病发作时要立刻就医。

（1）到达医院后，立即进行心电图测试以及血液检查。

（2）护理人员或医生会让你服用阿司匹林以防止阻塞进一步恶化。

（3）用氧气面罩为病人供氧也能够减少对心脏的伤害。

（4）吗啡或者其他药性较强的麻醉药可以用来减轻病痛。

（5）医生会使用药物来清除堵塞血管的斑块或者进行绕道手术。

### 5.日常护理

恢复后的第一步是对心脏好好保健，使其能够应付日常生活。所以在医院休养的一周时间里，你不能仅仅躺在床上休养，要在理疗师或者护士的帮助下做一些锻炼。要明确冠心病的危险因素并改变错误的生活方式，防止冠心病再次发作。

很多人在冠心病发作之后都能完全康复，这要依靠有良好组织性的康复治疗。积极的思想对于康复来说也非常重要，在经历如此可怕的冠心病发作之后，难免会产生消沉的想法——很多人就是担心冠心病再次发作而感到紧张。研究表明，积极的态度能够加速康复，恢复正常的生活状态。

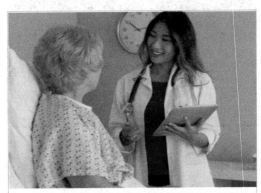

◎冠心病患者在就医住院时不要只在床上躺着休养，应在理疗师或护士帮助下做一些锻炼。

# 心绞痛

心绞痛的根源是心肌疼痛。血液流经心脏再到冠状动脉，动脉硬化所产生的脂肪斑块会阻塞血管（我们称之为冠心病）。在人体处于静息状态时，心脏的血液是足够营养自身的，但当人体运动时（心跳能够从每分钟约75次增加到约190次）心肌就得不到充分的血液供应，从而伤及心脏。这就是为什么心绞痛在运动时最为严重的原因。当停止运动或者休息时，能够得到缓解。

## 1.症状及体征

心绞痛的病情可以控制在较轻的程度，也可能变得非常严重。心绞痛导致的疼痛非常剧烈，特别是胸腔的中心部位，也可以扩散到脖颈或者手臂，通常为左边的手臂，同时也会感到气短并流汗。

## 2.诊断

心绞痛单纯从体征来看很难诊断，因为它与其他疾病如消化不良的症状极为相似。

最初的检查可以采用运动式的心电图检测——你可以在踏车上运动（或者练习自行车上运动），身体与机器相连，这种机器能够记录心电反应。运动应缓慢开始，逐渐增加强度，直到病人感到疼痛，此时心电图就会产生改变。

可以做更进一步的检查，即冠状动脉的检查，你平躺在一张桌子上，更进一步的检测是冠状动脉造影术，检查时你要平躺在手术台上，医生会在你的腹股沟动脉插入一根细管，向其中注入一种特殊的染料使它能随血液流进心脏，这有助于拍摄X线照片。通过X线照片，我们可以清楚地看到任何受阻的动脉。

## 3.治疗

通过药物治疗，心绞痛可以得到很好的控制，较普遍的治疗心绞痛的药物如下：

（1）硝酸盐类药物——这类药物有速效喷雾以及药片的形式，患者在心绞痛发作时将药片含在舌头下，能够起到减轻病痛的作用。每日服用药效持久的药片能够降低患者对速效喷雾的依赖。

（2）β受体阻滞剂——这种类型的药物能够减少心脏的工作量，减轻病痛并且逐渐减慢心绞痛病情恶化的速度。

（3）钙通道阻滞剂——这种类型的药物能够减少心脏的工作量，减缓病痛。

最有效的疗法是每日服用小剂量的阿司匹林，防止动脉硬化斑块在心脏动脉中形成。

### 不稳定型心绞痛

如果不予治疗，心绞痛会随着时间的推移而愈加严重，即使是少量的运动也能引发心绞痛。如果你的病情突然恶化，休息时也会疼痛，这可能是因为冠状动脉阻塞引发了冠心病。假如出现这样的状况，你应该立即咨询医生。

## 4.生活细节

一旦确诊患有心绞痛，医生会对你患其他心脏疾病的危险因素进行评定，他会建议你改变生活方式，比如戒烟或者采取低脂的饮食方式。

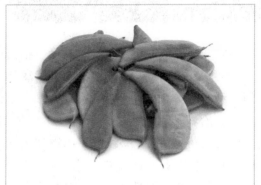

◎扁豆属于低脂蔬菜，心绞痛患者宜常吃扁豆，有一定的辅助食疗功效。

### 5.手术疗法

一旦动脉硬化斑块堵塞冠状动脉或者使其变窄，通常可能使用两种介入方式恢复血液流通，使其顺畅地流入心脏。介入方式的选择取决于动脉阻塞的程度，不管是任何一种手术，都存在一定的风险。

（1）血管修复术——适合动脉未完全受到堵塞的患者。手术中，将一根细导管伸入心脏，导管顶部附带的小圆球能够膨胀、收缩数次以挤压斑块，从而扩张动脉血管。这种手术是针对门诊病人的，手术时病人需要局部麻醉。

（2）搭桥手术（在医学中的意思是"导管外科手术中用于使血液或其他体液绕过某一阻塞或病变器官的替换管"）——如果动脉血管完全堵塞或者变得非常狭窄，则需要搭建新的血管使血液循环流畅，这种做法称之为搭桥手术。绕道手术有两种选择，医生可以使用胸腔中已有的动脉，也可以将患者腿部的血管移植到心脏中。有时，病人有2条、3条或者4条血管都有阻塞，这种情况下，手术称为双重、三重或者四重搭建。绕道手术需要病人全身麻醉，手术需要3~5个小时，现在这样的手术非常常见。

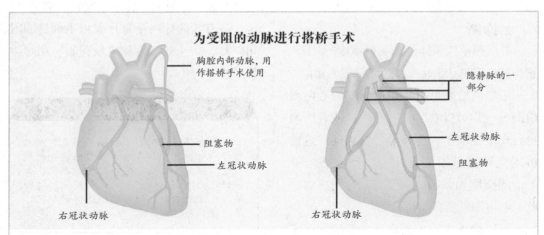

**为受阻的动脉进行搭桥手术**

胸腔内部动脉，用作搭桥手术使用

阻塞物

左冠状动脉

右冠状动脉

隐静脉的一部分

左冠状动脉

阻塞物

右冠状动脉

◎在第一种手术中，医生搭建了一根动脉——胸腔内部动脉，将胸腔壁与受阻的动脉相连，使胸肌恢复运动，血流畅通。
第二种手术中，医生使用了腿部内侧的一条血管——隐静脉，将其分割成几份，用在受阻的其他血管，搭建新的血管。

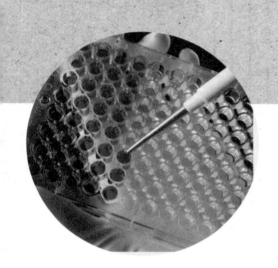

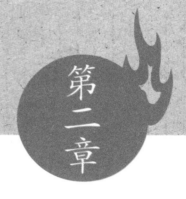

第二章

# 消化系统

●消化系统包括消化道以及相关的一些器官，比如肝、胰（腺）、胆囊。消化道分为几个部分，各个部分都有自己特殊的功能。消化系统帮助我们吸收食物的营养，并且排泄出残留物，给身体提供必需的养分。

# 消化过程

消化系统的功能是为身体提供能量以及身体生长、修复所需的养分并且排泄残留物。身体只有吸收了糖分、脂肪以及蛋白质后才能更好地运作，身体有一种特殊的蛋白质（酶）可以将摄入的食物分解成细小的成分供身体各个部位吸收和利用。

消化的过程从口腔开始，牙齿和肌肉发达的舌头混合唾液，对食物进行粉碎，

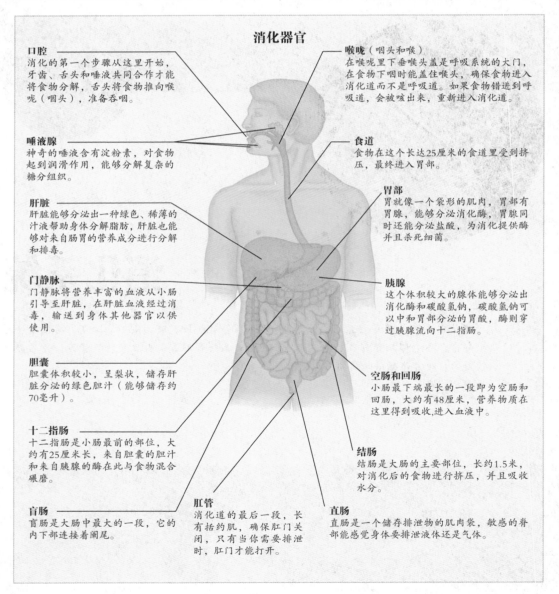

**消化器官**

**口腔**
消化的第一个步骤从这里开始，牙齿、舌头和唾液共同合作才能将食物分解，舌头将食物推向喉咙（咽头），准备吞咽。

**唾液腺**
神奇的唾液含有淀粉素，对食物起到润滑作用，能够分解复杂的糖分组织。

**肝脏**
肝脏能够分泌出一种绿色、稀薄的汁液帮助身体分解脂肪，肝脏也能够对来自肠胃的营养成分进行分解和排毒。

**门静脉**
门静脉将营养丰富的血液从小肠引导至肝脏，在肝脏血液经过消毒，输送到身体其他器官以供使用。

**胆囊**
胆囊体积较小，呈梨状，储存肝脏分泌的绿色胆汁（能够储存约70毫升）。

**十二指肠**
十二指肠是小肠最前的部位，大约有25厘米长，来自胆囊的胆汁和来自胰腺的酶在此与食物混合碾磨。

**盲肠**
盲肠是大肠中最大的一段，它的内下部连接着阑尾。

**喉咙（咽头和喉）**
在喉咙里下垂喉头盖是呼吸系统的大门，在食物下咽时能盖住喉头，确保食物进入消化道而不是呼吸道。如果食物错进到呼吸道，会被咳出来，重新进入消化道。

**食道**
食物在这个长达25厘米的食道里受到挤压，最终进入胃部。

**胃部**
胃就像一个袋形的肌肉，胃部有胃腺，能够分泌消化酶，胃腺同时还能分泌盐酸，为消化提供酶并且杀死细菌。

**胰腺**
这个体积较大的腺体能够分泌出消化酶和碳酸氢钠，碳酸氢钠可以中和胃部分泌的胃酸，酶则穿过胰腺流向十二指肠。

**空肠和回肠**
小肠最下端最长的一段即为空肠和回肠，大约有48厘米，营养物质在这里得到吸收，进入血液中。

**结肠**
结肠是大肠的主要部位，长约1.5米，对消化后的食物进行挤压，并且吸收水分。

**肛管**
消化道的最后一段，长有括约肌，确保肛门关闭，只有当你需要排泄时，肛门才能打开。

**直肠**
直肠是一个储存排泄物的肌肉袋，敏感的脊部能感觉身体要排泄液体还是气体。

磨碎的食物被混合成糊状准备进入食管。咀嚼和磨碎能够增加食物的表面积，有利于唾液中的酶分解食物，吸收糖分。成块的食物被咽下后就会进入食管;为了防止食物通过喉部的其他管道（气管）进入呼吸系统，一个小盖——喉头盖（即会厌）能够阻挡食物进入呼吸系统。

### 1.进入胃部

食物在食管中通过食管肌肉的压缩和舒张（称之为蠕动）后，离开狭长的食管进入胃部。在食管的下部有一排括约肌，食物进入胃部前，括约肌会打开让食物进入，食物通过食管时没有太大的改变。

### 2.良好的消化环境

胃部有很多能蠕动的肌肉层，通过有灭菌作用的胃酸和功能繁杂的酶的共同作用，对食物进行磨碎、搅拌以及混合。胃是一个J型的袋状物，它的功能就像一个有盖的水槽——它能够储存食物，然后让食物一点点通过下消化道——一部分小肠。另一种肌肉——幽门括约肌能够控制食物进入小肠的最前端的十二指肠。

### 3.食物如何被吸收

十二指肠的一部分与胆囊相连，胆囊产生的胆汁能够分解脂肪，胰腺则能分泌酶以及中和胃酸的碱性物质。胆汁和碱性物质与成为糊状后的食物混合，消化继续在小肠中进行，但是小肠的主要功能则是吸收——大约有80%的食物分子被小肠壁吸收。小肠壁覆盖着极为微小、手指状的绒毛，增加了小肠壁的表面面积，便于吸收食物分子，从而使养分进入血液。

### 4.大肠

身体里有成千上万种病菌，大部分病菌都生存在大肠中。有益的细菌能够吸收经过大肠的食物，将它们转化成维生素并且帮助身体分解胆色素，保留有益的细菌。

### 5.大肠的运作

大肠主要由3个部分组成：盲肠、结肠以及直肠。水、维生素、矿物质都在经过大肠壁时被吸收，食物通过大肠时逐渐被集结成排泄物，这一过程从盲肠开始。

食物经过脱水、吸收后完成了消化过程，最终留在直肠（我们称这些食物为排泄物）等待排泄。肛门括约肌能够控制排泄物的排出。

## 消化功能紊乱

消化系统通常能够正常地消化吸收食物——但是如果你摄入了不干净的食物、饮料、药物或其他有毒物质，消化系统也会做出反应。一些消化紊乱的症状比如呕吐、痢疾是身体对有毒物质的快速反应——让这些物质尽快排出体外。另外一些症状如便秘、腹胀则可能是由于长期摄食不当所致的消化系统工作效率减弱的结果。相对消化不良而言，很有可能是因为饮食方式出现问题，最终妨碍消化。

消化紊乱症状持续的时间虽然较短，但也能发展到严重的程度，严重的需要就医。比如，下腹部的疼痛能够引发癌症。

我们很难判断引起消化紊乱的原因——比如，消化性溃疡和胃癌发生时疼痛的部位都位于下腹部。因此，如果病情持续几天以上或者病情非常严重，就应该及时就医并且进行正确的检查。

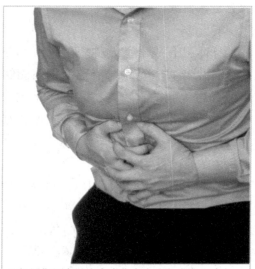

◎如果你经常下腹疼痛或疼痛的方式发生改变，请及时就医。

### 1.症状

很多人都经历过呕吐、痢疾、下腹疼痛、便秘、胃气胀以及腹胀，这些病情通常不会持续太久，而且治疗效果都比较好。当这些症状变得严重且持续的时间过长，你就需要就医。很多消化紊乱的症状都很常见，主要有以下几种。

（1）血液——不管是吐还是拉，血液的表象都不会正常。轻微的疾病比如痔或者肛裂便能引起血液的变化。这种变化也可能是严重的病情所导致，所以看医生非

常重要，并且要进行明确的诊断。

（2）下腹疼痛——引起下腹疼痛的原因多种多样，可以是过量饮食、月经疼痛，也可能是其他严重的消化紊乱。如果你经常下腹疼痛或疼痛的方式发生改变，请及时就医。

（3）便秘和痢疾——每个人可能都会碰到这些类似的问题，但是如果你的排泄方式突然发生改变，且改变持续很长的时间，这就表明消化系统可能出现了问题，你需要及时就医，不能拖延。

（4）呕吐——和消化疾病相关的许多疾病都会引发呕吐，别的疾病也可能引发呕吐。呕吐过后可能会出现脱水的现象，所以喝水极为重要，如果呕吐持续或者呕吐物中出现血，要及时就医。

（5）里急后重（感觉急需大小便而无法顺利排出的现象）——这个词描绘了你在排泄未尽时的感觉，这也是疾病的一种征兆，所以及时就医才是明智的。

（6）体重变轻——任何原因不清的体重减轻都需要进行检查。

（7）食欲降低——随着年龄的增长食欲会降低，这是非常自然的，但是突然失去食欲则是疾病的征兆，需要及时就医。

（8）腹胀和胃气胀——这两种症状较为常见，会让人感到不舒服甚至疼痛，但是通常这些症状并不会引发严重的疾病。

### 2.检查

医生在询问你一系列与健康相关的问题以及具体的症状后，会对你的直肠进行检查，他会用戴有手套的手指进行检查。这可能会让人觉得难为情或者不舒服，但

是只有这样医生才能为你做全面的检查。一些严重的消化系统疾病需要尽快就医，你应该诚实地向你的医生讲明所有的症状，不要怕尴尬。

### 3.进一步检查

如果你的医生建议你做进一步检查，那么你就需要到医院做如下的检查：

（1）X线造影术——X线检查消化道疾病非常奏效，特别是结合一些介质使得出现问题的小肠在X线片上能呈现出白色。硫酸钡被较普遍地应用于检查，通常在照X线前，病人可以服用和水混合的钡（称为钡餐），也可能由医生将钡注射到直肠（钡灌肠）。通过钡的作用，医生能够清楚地看到X线片中小肠的任何问题，从而诊断潜在问题。

（2）内窥镜检查法——这种检查方式是指通过一种灵活的内窥镜来全面检查消化道。这种内窥镜能够从嘴巴进入直肠，也可以从肛门处进入直肠，如此一来医生对消化道的任何一处都能进行全面的检查。一种小仪器可以随着内窥镜而进入直肠提取组织样本，也可以通过某种附带的小仪器直接治疗，不用另做手术。

（3）超声波扫描——消化系统中比较结实的器官比如肝脏，如果要检查，则大多采用超声波扫描的方法检查。

---

**不要害羞**

很多人在讲到关于消化疾病时会感到难以启齿，因此耽误就医的时间或者在就医的时候没有将自己的症状全部告诉医生。不要感到尴尬，要将全部的症状告诉医生——医生通常都是通过你所描述的症状来准确地判断病情。

医生通常会问以下问题：

· 你大小便的频率怎么样？（通常一天3次到一个星期3次都算在正常范围内）。

· 大便是稀、如水状还是较硬、颗粒状，或者大便的颜色如何，是否很臭？

· 大便中是否有血或者黏液？解手时是否有血出现在厕纸上？

---

# 肥胖

肥胖是指身体脂肪堆积量过高，在发达国家中，肥胖越来越平常，这是因为发达国家的人们饮食不健康，经常食用"垃圾"食品以及长坐不动的生活习惯所导致。肥胖的人并不是因为饮食量大于平均的量，而是他们摄入的量大于身体支出的量。随着人们年龄的增长，体重会有所增加，这是因为新陈代谢能力发生改变。因甲状腺疾病、库欣综合征以及肾上腺素药物等原因也能导致肥胖，但可能性较小。

如今，肥胖已经成为威胁健康的一大因素——肥胖的人因心脏病、糖尿病、中风而死的可能性很高，也很容易患颈椎痛，还会引发因过分排泄引起的疾病。但是，体重稍微偏重是不会有负面影响的——特别是你能够维持均衡的饮食或者有规律地锻炼。

### 1.定义

健康专家使用体重指数（BMI）来评估一个人的体重相对于身高而言是否正

常。体重指数的计算方法非常简单。男性体重指数超过30，女性体重指数超过28的人为肥胖。体重指数只能作为其中一个参考指数，还有许多其他因素医生也需要考虑，像腰围，因为腰围过大会引发心血管疾病。

### 2.治疗

减肥的唯一方法就是少吃多运动，体重要逐渐地减小，运动量也应逐渐地增加，这样才是最健康且有效的减肥方法，能够防止体重反弹。采取医疗的手段也能减肥，比如药物治疗或手术抽脂。

（1）药物——治疗肥胖的药物各种各样，效果甚微，但是副作用却很大。市面上出现许多新的药物，具有控制吸收营养和抑制大脑降低食欲的作用。但是药物的功能只能如此，而且肥胖病人要坚持服药也需要一定的意志力。

（2）手术——这是一种比较极端的解决方法，只有超重的病人或者任何药物

都不起作用的病人才能求助于这种方法。有两种较为常见的减肥手术，一是下腭结扎，这样只有液体或流质才能吸收；另一种手术称为胃缩容手术（是将胃隔出一个小胃囊并将排空处约束，可以在无显著后遗症的情况下达到减肥目的），使大部分的胃囊被非食源性内容物占据，所以只需摄入很少的食物即能产生饱足感。

---

**肥胖并发症**

肥胖并发症
肥胖会引发很多不同的疾病，一些非常严重的疾病包括：
· 在髋部和膝盖处容易发生关节炎
· 脊椎疼痛
· 心脏病
· 高血压
· 高胆固醇
· 月经问题
· 中风
· 2型糖尿病
· 静脉曲张
· 术后问题，比如胸腔感染或者深部静脉血栓。

---

# 消化性溃疡

胃酸的主要成分是盐酸，是最强的酸性物质，它能够杀死随着食物和液体进入胃内的有害物质并激活胃内消化酶原。虽然胃和十二指肠都被酸性黏液覆盖，但是它们自身能够抵抗这种酸性物质。所谓溃疡就是指某些部位或组织被酸性物质侵蚀，消化性溃疡发生在十二指肠（十二指肠溃疡）和胃（胃溃疡），所幸的是，这样的病例90％都能得到成功治愈。

十二指肠溃疡的发病率大概是胃溃疡的3倍之多，年龄为20～45岁的人容易受十二指肠溃疡的影响；而年龄大于50岁的人则容易患胃溃疡。

### 1.症状

很多得了溃疡的患者没有明显的症状——一些人可能只是感到轻微的不舒服，所以便忽视了检查。但是，溃疡会引起严重的上腹疼痛，十二指肠溃疡发作时，

如果没有摄入食物，则疼痛更为严重——摄入食物后疼痛可能有所缓解，但是继而又会复发。胃溃疡疼痛在摄入食物后反而变得尤为严重，这种疼痛与胃癌发作时的疼痛非常相似，所以及时检查非常重要。

### 2.病因

大部分消化性溃疡都是因为受螺旋杆菌感染而引起的，人们生活在不卫生的环境下特别容易发生这样的感染，其他可能引发消化性溃疡的因素还包括：

（1）长期服用阿司匹林或者非甾体抗炎药。

（2）过量饮酒或者摄入过量的咖啡因。

（3）吸烟。

压力也是导致消化不良的因素之一，因为压力过大会促进胃酸的分泌。基因也是因素之一，因为这些疾病在家族遗传病例中也较为常见。

### 3.诊断

医生在听取你对症状的描述后，会建议你做进一步检查。检查包括血液检查，检测你的身体里是否含有抵抗细菌的抗体。医生同时还会建议你做内窥镜检查，获取溃疡的切片样本，切片样本会送往实验室进行分析，检测螺旋杆菌含量的指数，看是否有患胃癌的可能性。如果内窥镜检查还不够准确，那么可以进行尿液检查，来检测螺旋杆菌含量的指数。

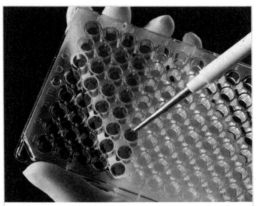

◎消化性溃疡往往在检查时，会先进行血液检查，确定身体里是否拥有抗体。

### 4.治疗

意识到螺旋杆菌是导致溃疡的主要原因后，我们就有了直接的治疗方法。要消除螺旋杆菌需要服用两种抗生素药和质子泵抑制剂，持续服用7天，并且配合6个星期的酸拮抗剂药物帮助恢复受损的部位。如果螺旋杆菌存在，大约90%的溃疡通过第1个疗程的治疗都能康复。第2疗程的治疗通常能够治愈溃疡。

由于服用阿司匹林或者非甾体抗炎药等药物引起的溃疡在停止服用药物后通常能够痊愈。但是，对于患有骨关节炎的人来说，服用抗生素类药物也非常重要。医生会让患者服用抗生素药来防止胃和十二

---

**胃炎**

胃壁发炎会出现和胃溃疡类似的症状，服用抗酸剂和采取其他控制措施能够有效地控制胃炎，比如减少酒精的摄入量和戒烟。胃炎分为突发性的（急性胃炎）和逐渐发生的，需要几个月或几年（慢性胃炎）。急性胃炎通常是由于过量饮酒或者抗炎药物如阿司匹林引起。

慢性胃炎通常没有明显的症状，不会让人感到不舒服，但是它会对胃壁产生破坏，引起胃部出血或者溃疡，也可能引发胃癌。慢性胃炎通常是由于长期过量饮酒以及吸烟造成。过去，长期患有胃炎的原因不为人所知，所以没有有效的治疗方法。现在，我们认识到引起疾病的主要原因是螺旋杆菌，所以服用抗生素药就可以治疗。

指肠发生溃疡。最近，一种环氧化酶2抑制剂被用做抗炎药使用，因为它对胃肠道的影响非常小。

为了防止溃疡复发，医生会建议你改变生活习惯，比如减少高压力的工作，戒烟或者少喝酒。

### 5.并发症

人们在发现螺旋杆菌是溃疡的主要原因前，采用手术来治溃疡，现在则可以用手术来治疗消化性溃疡的并发症，常见的并发症有如下几种。

（1）出血——十二指肠溃疡通常会导致血管暴露且受到损伤，引发大出血。这种出血现象可以通过内窥镜检查时注射药物得到控制，也有一些病例需要通过手术结扎血管才能控制出血。

（2）穿孔——发生胃溃疡会引发胃穿孔，胃部的东西会渗漏到腹腔，引起威胁生命的感染，即腹膜炎。通过手术能够缝补胃穿孔，术后需要服用溃疡药物。

（3）幽门狭窄——消化性溃疡会导致胃的出口变窄，即幽门变窄。严重的幽门变窄会使大部分食物遗留在胃中，导致呕吐。大多数病人都需要进行手术对幽门进行修复。

---

**新发现**

过去医生总认为引起溃疡的主要原因是压力，但是在20世纪80年代的一场认识溃疡的革命中发现，一种只能通过胃溃疡的切片才能发现的小型细菌才是真正的"凶手"。这种螺旋杆菌是如何引发胃溃疡的仍然不为人知，但是我们可以确定这种病菌能够影响黏液层，迫使它失去防范胃酸的功能。螺旋杆菌也是引起胃癌的主要因素。

螺旋杆菌可以通过血液和呼吸测试检测到，也可以通过对上消化道做内窥镜检查时所获得的溃疡组织切片检测到。

---

## 肝功能紊乱

肝是一个非常神奇的器官，它承担着身体多种生化功能。它是身体的化学工厂，受到损害时能够自我修复，除非受到了严重的损伤，否则它的运作和功能都不会受到影响。一旦它丧失了功能，就会产生严重的后果，甚至可能危及生命。大多数肝脏损伤的反应过程基本相同：最先出现黄疸，然后肝脏发生炎症（称之为肝炎），如果炎症持续时间较长，则会变为肝硬化。

### 1.肝炎

肝炎就是指肝脏受到感染，通常由病毒、细菌或寄生虫引起。肝炎分为A，B，C，D，E五种类型，这五种肝炎都有共性，但传播的方式不同，对患者的长期影响也不同。A型肝炎是最普遍的肝炎类

---

**肝的功能**

肝脏承担着一系列的生化功能，包括：
·产生血红蛋白，控制血糖含量
·使脂肪在体内规则运动
·分泌胆汁
·分解激素、药物以及血液中含有的毒素
·在免疫系统中非常重要

## 肝脏

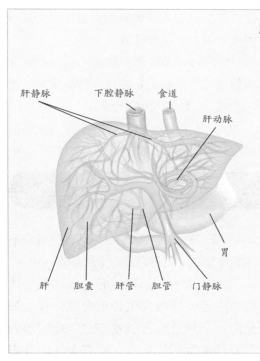

肝脏是一个具有消化功能的器官，血液从大动脉流经肝脏，通过肝动脉完成整个过程，然后流向肝静脉，最终回到中心静脉（下腔静脉）。营养丰富的血液从小肠流向肝脏（通过门静脉），肝脏也能分泌汁液，储存在胆囊，当消化过程需要胆汁时，胆汁就会通过胆囊以及胆汁输送管，被输送到十二指肠。

肝静脉　下腔静脉　食道
肝动脉

肝　胆囊　肝管　胆管　门静脉
胃

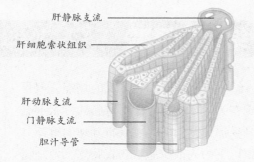

肝静脉支流
肝细胞索状组织

肝动脉支流
门静脉支流
胆汁导管

以上是肝脏的部分截图，可以看到门静脉、肝动脉的支流以及胆汁导管。

型，紧接着是B型肝炎。

（1）A型肝炎——这种肝炎通常为传染性疾病，病毒通过食物进入口腔。病毒会引发患者发热、黄疸、腹部不适、疲劳等症状，这些症状在3~6个星期后即可减弱，通常不会有长期的影响，不需要过多的治疗。A型疫苗可以用来防范这种疾病。

（2）B型肝炎——引起B型肝炎的病毒有比较强的传染性，通过血液、针管、性行为传播，特别是男同性恋更容易受感染。B型肝炎表露的症状与A型肝炎极为相似，但是很多病例都没有明显的症状。大多数患者都能康复，也有少数的病人死于急性肝衰竭，患者会携带肝炎病毒并传播他人。

（3）C型、D型、E型肝炎极为少见。

血液检查能够确定患者所患的是何种

病毒性肝炎，随后，医生会对不同类型的病症进行不同的治疗。A型和B型肝炎疫苗非常有效，能够保护周围有肝炎病毒的人远离病毒，也能够防止医疗工作者受到感染。

### 2.酒能引发肝脏疾病

引发肝脏疾病的一个主要原因是过量饮酒，过量饮酒能够破坏身体各个组织器官。

肝脏能够快速地分解血液中的酒精，但是过量的酒精会对肝细胞造成损伤和破

**高剂量对乙酰氨基酚损伤肝脏**

很多的药物都会对肝脏造成影响，其中最危险的一种药物便是对乙酰氨基酚。哪怕是15颗小剂量的对乙酰氨基酚都能产生致命的后果。过量服用对乙酰氨基酚有解毒的方法，但是必须在过量服用后的8小时内进行解毒才有效，一旦治疗失败，会引发肝脏衰竭，导致昏迷甚至死亡的后果。

坏。最初，饮酒过度会引发肝炎，然后是肝硬化，最后演变成肝衰竭或者肝坏死。

这种器官损坏的过程会持续好多年，即使是酒瘾很大的人也会经历几年的时间，如果停止过量饮酒，肝脏在某些程度上能够恢复一些。经常过量饮酒的人比偶尔过量饮酒的人的肝脏更容易损坏，这种现象在男性中较为普遍。

医生可以通过患者的病史和肝功能血液检查来诊断病人是否患有肝脏疾病，治疗的唯一方法便是停止饮酒。

# 结肠直肠癌

结肠直肠癌是比较常见的癌症，但是到现在为止，关于结肠和直肠为什么这么容易受癌细胞的攻击还没有确切的解释。40岁以下的人很少患结肠直肠癌，但是随着年龄的增长发病率有所升高，特别是60岁以上的患者较为常见。大多数跟大肠有关的癌症都发生在结肠的末端(乙状结肠处)或者直肠，所以结肠直肠的检查极为重要。虽然结肠直肠癌可以成为家族遗传病，但是90%的患者发病原因并不是家族遗传。

## 症状及体征

- 腹痛
- 排泄习惯改变
- 大便出血或较软
- 食欲不振
- 直肠感到不适，排泄后感觉不畅

医学研究对引发结肠直肠癌的原因做了定义，这些原因包括：

（1）饮食——经常摄入动物脂肪而且食物中缺乏高纤维物质容易引发结肠直肠癌。这种疾病在食物中含有高纤维的国家较为罕见。

（2）溃疡性结肠炎——患有这种肠道感染性疾病的人更容易患上结肠直肠癌。

（3）大肠息肉遗传病——这种遗传病会引起大肠内部生长出肉球，称之为息肉。这种息肉会引发癌症，此病患者需要经常做切片检查，检查大肠的健康状况。

（4）基因——DNA中的基因改变引发结肠直肠癌这一理论现在已经得到证实。正常的器官组织转变成癌细胞要经过一系列的过程，其中一些演变便是由遗传引起，所以有家族病史的人比较容易患上此病。医学专家现在正在寻找到底哪个基因

## 纤维物质

我们进食的食物主要有3种成分——碳水化合物、脂肪和蛋白质。碳水化合物的附带成分纤维对人体的消化道来说非常重要。纤维分为不溶于水的纤维（主要存在于谷类、水果、蔬菜以及豆类中）和可溶于水的纤维（主要存在于燕麦片、糠、黄豆以及其他豆类中）。不溶解于水的纤维在经过大肠时能够吸收水分，帮助排泄物累积并使其便于排出，同时减少排泄物在结肠中存在的时间，防止结肠癌的产生；可溶于水的纤维则形成了大肠的主要养分。

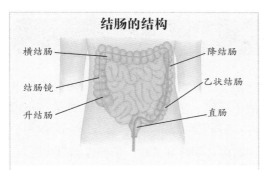

## 结肠的结构

横结肠　　降结肠

结肠镜　　乙状结肠

升结肠　　直肠

◎结肠是吸收食物的水分并且将吸收后的食物形成排泄物的器官。结肠分为4部分：升结肠（腹部右部）、横结肠（横穿至左边）、降结肠（朝身体下方）以及乙状结肠（与直肠相连）。医生可以通过一根管子——乙状结肠镜或者结肠镜来检查结肠。

变化引发结肠直肠癌的可能性最大。阿司匹林和其他一些抗消炎的药物能够防止结肠直肠癌的发生。

### 1.何时就医

如果你发现你的肠胃突然出现变化，且变化持续较长时间，比如大便呈黏稠状或者出血、腹痛，或是排泄不畅，你就需要就医。

与别的癌症一样，结肠直肠癌如果及早发现，可以得到治疗，所以要及早发现任何会引发结肠直肠癌的征兆。

### 2.诊断

在症状显现前，结肠直肠癌就可以通过扫描发现。如果出现症状后就医，医生可能会对你进行腹部检查，通常会戴上手套后为你检查直肠。医生还会询问你通便的状况，通常在血液化验后，还要进行大便化验。

医生通常会建议你到医院进行一系列检查，比如乙状肠镜检查（这种检查是指用一根管子通过直肠来检查乙状直肠），X线检查或者结肠镜检查（结肠镜检查

是运用一种灵活的内窥镜来检查整个结肠）。通过以上几种检查，可以准确地检查出大肠中是否有肿瘤。

进行内窥镜检查时，医生会提取组织切片用来化验以确定是否存在癌细胞。如果确定癌细胞存在，医生通常会对患者进行CT扫描，看癌细胞生长的速度以及是否扩散到身体其他器官。

### 3.治疗

如果结肠直肠癌得到确诊，那么唯一的治疗方法就是将长有肿瘤的部位切除。大肠中受感染的地方切除（手术称之为结肠切除术）后，医生会将两端重新进行连接。大多数情况下，医生会将切除后的两端进行连接，有时医生也会将切除的一段连接到腹腔壁，建立一个暂时的通便管，这称为结肠造口术。不是所有的结肠造口术都是长久的手术，大多数造口术都是在做第2次连接手术前暂时使用的。

如果癌细胞在大肠壁上，约有90%的患者能够在5年后恢复。如果癌细胞已经扩散到淋巴结，特别是肝脏部位的淋巴结，生存的概率就大大降低了。

### 结肠直肠癌扫描

通过特殊的扫描可以检查出结肠直肠癌，当然也可以测试大便是否含有血（通常称之为便血测试）来确认这种病症。如今在美国和澳大利亚，50岁以上的人已经将便血检查作为常规检查项目之一。医生通常对便血检查会产生异议，因为便血检查通常会错误地呈现阳性，所以便血检查通常会表明病人并未患有癌症。所以，家族有遗传史或者个人本身患结肠直肠癌的风险因素较高的，就应该经常做结肠镜检查，及早发现大肠的问题。

# 肛门直肠功能紊乱

很多人一生中都会出现肛门直肠功能紊乱的情况。痔疮就是一种，高达50%的人群患有痔疮。幸好，肛门周围部位的功能失调并不严重，很容易处理。上厕所后留在马桶或者卫生纸上的血迹可能是由痔疮或者下面将要介绍的几种情况造成的。另外，出血还可能是更多严重的器官功能失调的信号。

## ❶ 痔疮

痔疮非常常见，它是由肛门和直肠处的静脉膨胀导致的。有时，这些膨胀的静脉可以突出肛门。低纤维饮食使肌肉缺乏弹性，排便时肛门周围肌肉被拉紧。痔疮是直肠出血最常见的原因。

痔疮通常并不疼，但是如果形成血块就会非常疼。如果你多吃高纤维的食物并使用可以润滑肛门的药膏，多数的痔疮可以自行消失。可以用手术对较大的痔疮，切断痔疮的血液供应，用弹性绷带包扎。

## ❷ 肛周脓肿

肛门周围的黏液腺受到感染会形成疼痛性的脓肿（脓液聚集在一起形成）。

抗生素并不能有效地治愈这种感染，许多脓肿都需要手术引流从而排出脓液，这需要在全身麻醉的情况下进行。

## ❸ 藏毛窦

骶尾部臀间裂的毛囊受到感染而形成脓疮。这些脓疮（藏毛窦）不会自行愈合，需要手术去除。

**处理大的痔疮**

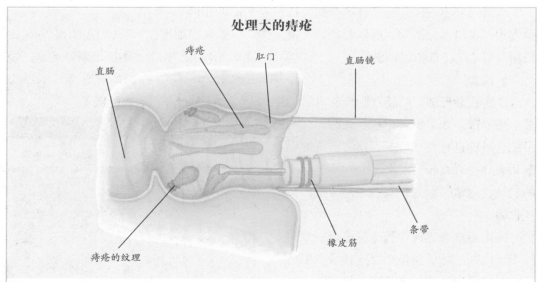

直肠　痔疮　肛门　直肠镜

痔疮的纹理　橡皮筋　条带

◎处理大的痔疮其实也很简单，医生把一个直肠镜插进直肠，然后用镊子夹住痔疮，用一根橡皮筋缠在痔疮的基底部，这样就切断了痔疮的血供。

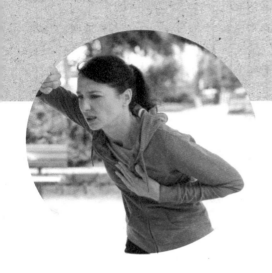

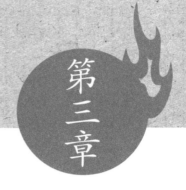

第三章

# 内分泌系统

● 内分泌系统是非常复杂而协调的网状结构，由胰岛素发挥作用控制血糖。一般来说，这些脆弱的结构在一定程度上受到侵扰以及内分泌腺体产生过多或过少的特定激素时，身体就会出现异常。

# 内分泌腺

激素由位于身体不同部位的许多内分泌腺所产生，主要的激素由这些专门的腺体分泌，然后随着血液传输到发生作用的特定部位，例如肾上腺产生肾上腺素，影响心脏、大脑、血管、肌肉、肠和呼吸系统。身体里产生激素的主要腺体是脑垂体、甲状腺、甲状旁腺、肾上腺、胰腺、卵巢和睾丸。

身体里许多产生激素的腺体是由位于大脑下面的重要腺体——脑垂体控制的，它也被称为"腺体的主人"，能产生刺激因子促使其他的腺体向血液中释放激素，所以脑垂体的疾病对身体健康有很大的影响。

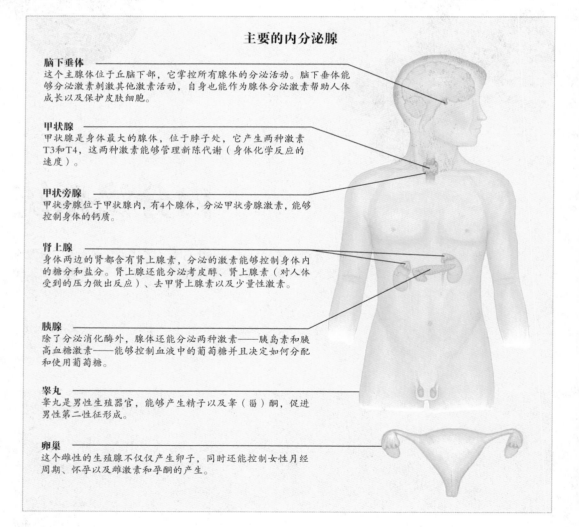

## 主要的内分泌腺

**脑下垂体**
这个主腺体位于丘脑下部，它掌控所有腺体的分泌活动。脑下垂体能够分泌激素刺激其他激素活动，自身也能作为腺体分泌激素帮助人体成长以及保护皮肤细胞。

**甲状腺**
甲状腺是身体最大的腺体，位于脖子处，它产生两种激素T3和T4，这两种激素能够管理新陈代谢（身体化学反应的速度）。

**甲状旁腺**
甲状旁腺位于甲状腺内，有4个腺体，分泌甲状旁腺激素，能够控制身体的钙质。

**肾上腺**
身体两边的肾都含有肾上腺素，分泌的激素能够控制身体内的糖分和盐分。肾上腺还能分泌考皮醇、肾上腺素（对人体受到的压力做出反应）、去甲肾上腺素以及少量性激素。

**胰腺**
除了分泌消化酶外，腺体还能分泌两种激素——胰岛素和胰高血糖激素——能够控制血液中的葡萄糖并且决定如何分配和使用葡萄糖。

**睾丸**
睾丸是男性生殖器官，能够产生精子以及睾（番）酮，促进男性第二性征形成。

**卵巢**
这个雌性的生殖腺不仅仅产生卵子，同时还能控制女性月经周期、怀孕以及雌激素和孕酮的产生。

### 1.良好的平衡性

内分泌系统是非常复杂而协调的网状结构，一般来说，这些脆弱的结构在一定程度上受到侵扰以及内分泌腺体产生过多或过少的特定激素时，身体就会出现异常。激素紊乱最常见的病因是一种被称为腺肿瘤的非癌性变化，这种肿瘤会抑制或者刺激腺体产生激素。

### 2.诊断

医生通过和正常值比较来分析人体血液中的激素含量，这样的检测可以帮助医生监控激素含量或是进行药物治疗。医生也会使用影像的方法，如超声波或CT扫描来检查内分泌腺肿瘤的症状。

### 3.治疗

最常见的内分泌紊乱是糖尿病和甲状腺功能减退，其他的则不常见，可以选择以下的几种方法来治疗：

（1）替换或补充激素。

（2）使用药物阻止过量的激素发挥作用。

（3）通过外科手术或是放疗去除引起问题的腺肿瘤。

# 糖尿病

糖尿病是高血糖综合征的一种通俗说法。由于缺少胰岛素或者不具备降低血糖的能力，糖尿病会使人体内的血糖浓度日渐升高。在过去，糖尿病患者从外表上看相当虚弱，但是现在随着改良胰岛素的出现和其他药物对这种疾病的控制，糖尿病患者也能够拥有相对正常和健康的生活。

### 1.类型

糖尿病分为两种类型，也就是通常说的1型糖尿病和2型糖尿病。

（1）1型糖尿病——在这种类型的糖尿病中，胰脏停止分泌胰岛素或者只分泌极少的胰岛素。这种情况一般发生在儿童和年轻人身上，并且主要影响欧洲和北美地区的人群。大约5%的人群患有1型糖尿病，这些病人通常十分瘦弱，并可能出现多尿、易渴和体重下降等病状。

（2）2型糖尿病——当胰脏分泌正常量或者过多的胰岛素，但身体对此毫无感觉或者有所抵抗时，2型糖尿病就会随之发生。2型糖尿病更加普遍，各个种族群体中的老年人都容易受到它的影响。与1型糖尿病相比，2型糖尿病病人一般超重，但其他症状是相同的，例如多尿并且感到口渴。除了这些，大多数患者会出现全身疲倦乏力、昏昏欲睡的症状。

### 2.诊断

首先医生会询问你的症状，并且可能进行一些身体检查。通常情况下，医生会要求你提供一份尿样，通过普通的浸量尺进行化验，此时你就在医生的诊室等候结果。如果检测出尿样中有葡萄糖成分的话，主治医生需要你再提供一份血样，这份血样会被送到实验室去确定葡萄糖的含量。一般来说，医生会做2次连续的化验来确定该次诊断，这些化验也同样用于调整进一步的治疗。

## 症状及体征

1型和2型糖尿病的主要症状列明于下，其中I型糖尿病的病情发展得较快。

- 口干舌燥
- 多尿
- 瞌睡
- 视力模糊不清
- 由于起夜，睡眠质量差

### 3.治疗

所有治疗手段的目的是将葡萄糖浓度保持在一个正常的范围内，避免过高或是过低。改变饮食习惯并终身保持是非常必要的，如果有需要，还可以和胰岛素注射或者药物治疗结合起来。

（1）饮食——糖尿病患者的食谱也是普通人的健康食谱，饮食中应该含有大量的水果和蔬菜，而降低对脂肪及复合碳水化合物的摄入。复合碳水化合物释放的葡萄糖要比提炼糖中的葡萄糖稳定得多。一些患有2型糖尿病的患者只要通过饮食调整就可以控制他们的血糖浓度。

（2）药物治疗——针对糖尿病有许多不同种类的药片，它们的功效大都是为

了增加胰岛素的数量或者是增加个人对胰岛素的敏感性。2型糖尿病患者必须服用一种以上的药片。

（3）胰岛素注射——所有1型糖尿病患者都需要按时注射胰岛素，一部分2型糖尿病患者也需要这么做。这种注射用的胰岛素有2种，一般一天注射1次或2次长效胰岛素，而短效胰岛素则在用餐时间注射。如果某些患者不小心注射了过量的胰岛素，会导致血糖浓度极低，也就是众所周知的低血糖。在这种情况下，他们会感到疲劳乏力，大汗淋漓，头脑发昏，甚至晕倒。为了治疗，必须通过摄入甜食、饮料或者静脉注射来紧急补充葡萄糖。

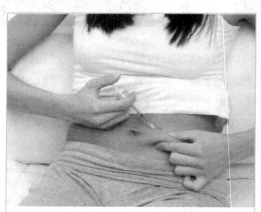

◎所有1型糖尿病患者都需要按时注射胰岛素，一部分2型糖尿病患者也需要这么做。

## 甲状腺疾病

甲状腺位于颈部气管前方。甲状腺激素调节人体很多组织的新陈代谢水平。疾病会导致甲状腺分泌的2种激素激素T3和T4的量增加或者减少。垂体分泌的激

素——促甲状腺激素能够刺激甲状腺激素分泌和使激素进入血液。甲状腺功能失调很常见，并且总是逐渐发展而成，可以数月甚至数年都不被发现。

# ❶ 甲状腺功能减退

甲状腺功能减退造成体内T3和T4的水平减少，而促甲状腺激素的水平仍很高。

## 1.症状与体征

甲状腺功能减退有很多症状，一些症状比较常见。典型的症状是疲劳、耐寒性下降、抑郁消沉以及虽然患者食欲下降但体重反而增加。

病人可能头发干燥、稀疏、脉搏缓慢、颈部肿大。这些仅仅是疾病的一些体征而已。当无法确诊时，医生通常会给病人做甲状腺功能血液检测。

## 2.病因

有很多种原因可以造成甲状腺活动能力的下降，其中包括：

（1）自身免疫性的甲状腺活动能力下降——这是造成甲状腺活动能力下降的最常见的原因，指自身的免疫系统攻击并且破坏甲状腺。女性患者比男性患者多见。

（2）桥本甲状腺炎——是一种自身免疫性疾病，攻击性抗体导致甲状腺腺体变大变软。而腺体结构的改变直接影响腺体

功能的发挥。

（3）碘缺乏症——这种病在饮水和饮食缺碘的地方很常见，甲状腺因缺碘而变大。

（4）垂体病变——垂体腺不活跃的话不能产生足量的促甲状腺激素来刺激甲状腺腺体，因此导致了甲状腺功能减退。

（5）甲状腺肿瘤——甲状腺肿瘤很少见，肿瘤的生长会损坏腺体。

## 3.治疗

可用人工甲状腺素制成的药片替代本来应该由甲状腺自身制造的T3和T4。开始时使用小剂量，然后增大剂量，直到血液检查显示甲状腺功能已经恢复到了正常水平。医生要针对每个病人的情况找到最理想的药剂量。这非常重要，它决定了治疗的成功与否。病人需要终身服用甲状腺素。

## 4.甲状腺功能检查

为了评估甲状腺的功能，医生会取病人血样送到化验室做具体的检查和分析。这些检查可以检测甲状腺激素T3和T4的水平，以及脑垂体激素促甲状腺激素的水平。这些数据可以帮助医生做出正确的诊断。不过有时病人还需要接受放射性核素扫描。

# ❷ 甲状腺功能亢进

甲状腺功能亢进的情况也很常见，而且仍然是女性患者多见。最常见的原因是格雷氏疾病，这是一种自身免疫性疾病，有攻击性的抗体刺激甲状腺释放T3和T4进入血液，从而使二者在血中的浓度升高。

非肿瘤的肿块或者甲状腺因自身生长

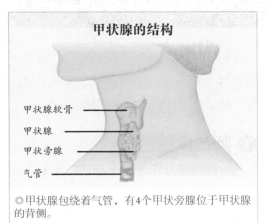

**甲状腺的结构**

甲状腺软骨 ——
甲状腺 ——
甲状旁腺 ——
气管 ——

◎甲状腺包绕着气管，有4个甲状旁腺位于甲状腺的背侧。

而产生过多甲状腺激素的情况很少见。非肿瘤的脑垂体肿块产生过多促甲状腺激素的概率也很小。

### 1.症状与体征

（1）烦躁。

（2）尽管食欲大增但是体重却下降。

（3）对热的耐受性降低（怕热）。

其他症状包括颤抖、脉搏加快以及脖子肿大。格雷氏症状呈阳性，即眼球突出症，患者眼球突出呈凝视状。

### 2.治疗

一旦病因明确，可采用下列3种方案治疗甲状腺功能亢进。

（1）抗甲状腺药物，可以阻止甲状腺激素的形成。

（2）利用放射性碘减少甲状腺激素的生成。有一点需要注意：这种治疗很容易引起甲状腺功能减退。

（3）只有当药物使用无效或者副作用过多，或者病人的甲状腺肿很严重的情况下才使用手术去除部分甲状腺。手术的成功率不高，只作为最后的处理措施。

### ❸ 甲状腺肿瘤

甲状腺癌发生的概率很小，且治愈率很高。治疗方法依肿瘤的生长速度和性质而定。

通常医生会进行手术将患者的甲状腺完全或者部分摘除，这个手术称为甲状腺切除术。切除甲状腺是治疗疾病的最佳选择，但是甲状腺切除后，患者必须终身服用甲状腺素。

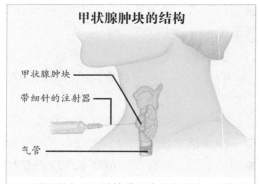

**甲状腺肿块的结构**

甲状腺肿块

带细针的注射器

气管

◎上图医学上的细针抽吸细胞学检查法，细胞和组织可以在这个过程中被抽取。对于甲状腺肿块进行显微镜检查可以确定肿块是不是癌。

# 肾上腺紊乱

肾上腺位于肾的上部，由分泌多种类固醇激素的皮质以及分泌肾上腺素的髓质构成。肾上腺的皮质分泌类固醇激素（皮质醇和醛甾酮），这些激素能够控制身体糖分、盐分的吸收，并控制血压；髓质则分泌肾上腺素和去甲肾上腺素。当这些激素分泌不足（肾上腺功能减退）或者分泌过多（肾上腺功能亢进）时都会出现疾病。腺瘤并非真正的癌症，但是它通常是引发肾上腺紊乱的主要因素，总的来说，肾上腺紊乱是比较罕见的疾病。

### ❶ 阿迪森综合征

这种疾病是由于肾上腺活动不够活跃（肾上腺功能减退）引起的，也可能是由自身免疫疾病造成的，因为产生这种疾病后，身体会产生抗体，破坏肾上腺皮质。HIV和AIDS，肺结核，垂体功能减退（脑下垂体不够活跃）也会引发阿迪森综合征，但是这种可能性非常小。皮质类固醇激素的分泌会由于长期服用类固醇药物或者手术而受到抑制。

不管产生疾病的原因是什么，皮质类固醇激素受到抑制后会影响身体深化反应，最终导致危险的后果。女性患阿迪森综合征的概率是男性的两倍，阿迪森综合征能够在家族中遗传。

**1.症状及体征**

症状通常发展得很慢，患者只会感到稍稍不适，其他的症状包括：

（1）疲劳和虚弱。

（2）食欲不振。

（3）发热。

（4）体重减轻。

（5）皮肤色素沉淀——手掌、肘以及膝盖等部位皮肤出现深色的斑纹。

医生可能还会检测到你的血压偏低或过低。

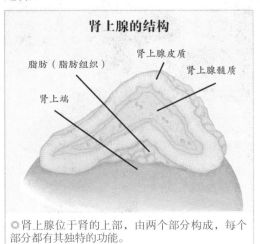

**肾上腺的结构**

脂肪（脂肪组织）
肾上腺皮质
肾上腺髓质
肾上端

◎肾上腺位于肾的上部，由两个部分构成，每个部分都有其独特的功能。

**2.治疗**

医生通常会采用人工的类固醇激素来代替天然的激素。有时，患者的尿液中糖分和盐分的含量过少，会使患者极度脱水，血压偏低会使患者失去知觉。如果没有及时补充流质或者类固醇的替代物，这种疾病随时会让患者丧命。阿迪森综合征的患者需要佩戴一个医疗警报手镯，这种手镯能够在病人感到不适时显示病人具体的疾病信息。

如果长期服用类固醇药物的人突然停止服用药物，他们也会有患上阿迪森综合征的危险。因此，医生通常会建议服药的病人要逐渐降低药物的服用量，且病人有任何服药的变化都需要事先与医生商量。

## ❷ 库欣综合征

与阿迪森综合征正好相反，库欣综合征是由于肾上腺皮质分泌过量的类固醇激素，从而影响身体生化反应。女性患库欣综合征的概率比男性大，并且会伴随有抑郁症或者其他心理问题的出现。

**1.症状及体征**

库欣综合征的患者（或者长期服用类固醇药物的病人）会出现以下症状：

（1）疲劳。

（2）脸部汗毛过多。

（3）脸变圆。

（4）皮肤变薄，容易产生瘀伤。

（5）体重趋向超重。

（6）皮肤上会出现斑纹。

（7）高血压。

## 2.病因

肾上腺瘤和脑下垂体分泌的促肾上腺素过分刺激肾上腺皮质产生类固醇激素都是引发库兴氏疾病的原因。促肾上腺素能够刺激肾上腺分泌激素。但是，最为平常的病因应该是病人长期服用类固醇药物，类固醇药物能够模仿身体的肾上腺素，并且产生同样的功能，因此结合药物和原有的肾上腺素，身体血液循环中就会出现类固醇激素过量现象。

## 3.治疗

库欣综合征需要治疗，因为它可能致命。如果是因为服用类固醇药物而引发库欣综合征，医生会降低你的药剂量，或者让你停止服药。如果是因为肾上腺瘤引发的库欣综合征，那么医生会通过手术将受影响的腺体切除。

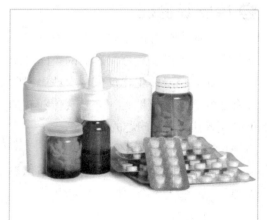

◎日常生活中治疗库欣综合征，应严格按照医生的指导用药，不然会加重病情。

## ❸ 嗜铬细胞瘤

肾上腺素和去肾上腺素都在肾上腺髓质中分泌。肾上腺素和去肾上腺素在有压力、运动或者害怕的时候产生作用，促进心跳频率或升高血压等。嗜铬细胞瘤是非常罕见的疾病，它通常是由于肾上腺瘤促使肾上腺髓质过量分泌肾上腺素和去肾上腺素而导致的，会使身体长时间处于过度兴奋的状态，最终导致各种心理消沉症状的出现。

## 1.症状及体征

体育运动或者情绪高涨都会促使肾上腺瘤分泌激素到血液中，导致发生如下症状：

（1）心悸。

（2）恶心、呕吐。

（3）过分焦虑。

（4）头痛。

（5）皮肤颜色黯淡。

（6）出汗过多。

（7）高血压。

## 2.治疗

医生首先会帮你将血压值恢复到正常，然后尝试切除肿瘤。手术通常很成功，患者可以得到全面的恢复。

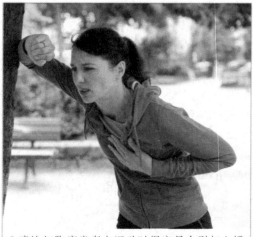

◎嗜铬细胞瘤患者在运动时很容易会引起心悸症状。

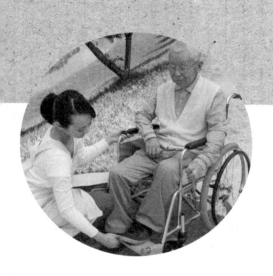

第四章

# 神经系统

● 大脑是身体的控制中心,它通过数十亿个互相连接的神经细胞以及将数据转化为信号的化学物质"神经传递素"进行运作。在大脑中,神经传递素保持稳定的量以维持化学平衡, 一旦平衡被破坏, 就可能引起特殊的心理变化。

# 大脑和神经网

神经系统由以下两部分构成：

（1）中枢神经系统——脑和脊髓。

（2）周围神经系统——身体各处的所有其他神经。

## 1.基本结构

大脑由大约1000亿个神经细胞或神经元构成。人们看到的、感觉到的、想到的和做的每件事情都依赖于它们彼此交流的能力。

神经元的不同功能有以下几种：

（1）运动神经元——接受大脑传达的指令，引起肌肉收缩。

（2）感觉神经元——将身体感觉到的信息，比如疼痛或触摸传达到大脑。

（3）中间神经元——连接各个神经元。

## 2.快速跟踪信号

神经由成束的神经细胞或神经元组成，这些神经细胞在身体的特定位置以及脑和脊髓之间传递信息。这种信息作为电信号沿着神经元轴突的纵向通过树突的分枝移动。信息从一个神经元传递到另外一个，横跨一个称为突触的空白处，并且以神经传递素的形式传输。医生能够通过脑波仪(脑波图)测定脑中的电子运动。

为了加速神经信息的传输，一些轴突通过一种叫"髓磷脂"的白色脂肪物质与周围物质"绝缘"。在一些疾病像是多发性硬化症中，髓磷脂绝缘体被破坏或损

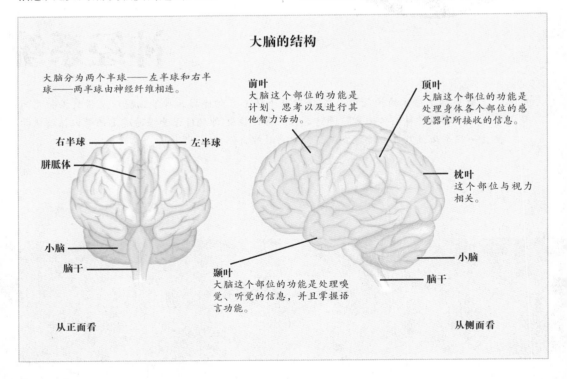

**大脑的结构**

大脑分为两个半球——左半球和右半球——两半球由神经纤维相连。

右半球　　　　左半球

胼胝体

小脑

脑干

从正面看

前叶
大脑这个部位的功能是计划、思考以及进行其他智力活动。

顶叶
大脑这个部位的功能是处理身体各个部位的感觉器官所接收的信息。

枕叶
这个部位与视力相关。

颞叶
大脑这个部位的功能是处理嗅觉、听觉的信息，并且掌握语言功能。

小脑

脑干

从侧面看

坏，从而阻碍了神经信号的通过。

### 3.脑的基本组成部分

人的大脑可以分为以下3部分：

（1）大脑——由左半球和右半球构成。

（2）脑干——连接脑半球和脊髓。它控制身体的自动功能，比如心跳和呼吸。

（3）小脑——较大、平滑而且是树状的，位于脑干背后，控制和管理自身的行为。

## 头痛及偏头痛

大多数人偶尔会头痛，但通常会在数小时内自然消失。然而，有些头痛会持续很长一段时间，并给患者带来极大的痛苦。疼痛主要集中在后脑、前额和眼球后部，而且会从轻微疼痛发展成突然而剧烈的症状。不过，头痛很少由致命的原因引起。绝大多数的头痛本质上并不严重，即使它很难解释和治疗。

医生定义了以下4种不同类型的头痛：

（1）紧张性头痛。

（2）药物诱发性头痛。

（3）丛集性头痛。

（4）偏头痛。

头痛可能还会伴随一些发热病症，如流感；头痛还是感冒和窦炎的常见症状。过量饮酒也会导致次日早晨的头痛。

引起头痛的原因中有一些是比较严重且很少见的。这包括大脑肿瘤（良性或恶性），它可以引发周期性头痛或大脑静脉炎症，从而导致一侧或两侧太阳穴搏动性疼痛。其他类似情况包括脑膜炎和蛛网膜下腔出血。如果你在"认识严重的头痛"一栏列出的附加症状中发现任何符合你情况的，建议你尽快咨询医生。

### ❶ 紧张性头痛

这是目前最常见的一种头痛。这类头痛的疼痛感会相当强烈，医生认为这是由头皮和颈部肌肉痉挛引起的。它通常使人感到前额紧绷，又往往会向后蔓延到颈部。虽然不会呕吐，但时常伴随轻微的恶心。它通常只延续几小时，但有时会持续较长时间。这类头痛一般多见于女性。

引发紧张性头痛的原因很多，包括压力、噪音、刺激性气味、视力问题、精神沮丧等。姿势不正确或眼睛长时间盯着电脑屏幕也经常导致紧张性头痛。对付这类头痛，放松或服用从药店直接购买的止痛药效果都很明显。另外，如果能参加一些体育活动，对改善紧张性头痛是很有帮助的。

如果你长期患有周期性头痛，医生需要知道你的发病频率和严重程度，所以你最好做一下记录。有时为了找出周期性头痛和顽固性头痛的致病根源，也可以做一次CT检查。

### ❷ 药物诱发性头痛

听起来似乎不太可能，但止痛药确实

可以导致头痛。研究表明，长期定时服用止痛药来抑制头痛会逐步引发类似紧张性头痛的疼痛。

对患者来说，服用强效止痛药无疑是一种暂时有效的解决办法，但这只会让问题变得更严重。尽量少用止痛药可以有效避免这类头痛。但是，如果服用普通的止痛药无法缓解疼痛，那你就应该咨询医生，让他为你找出病因了。

---

**认识严重的头痛**

如果你有以下症状，请马上咨询医生，不能延误：
- 突发的严重头痛
- 服用了止痛药头痛仍然越来越严重
- 头痛发作后呕吐
- 四肢麻痹无力
- 眼睛疼痛导致视力模糊

---

### ❸ 丛集性头痛

这种少见的情况让人很难理解。通常，绝大多数的患者为男性，他们常常因为一侧眼球的剧烈疼痛而在半夜醒来。这样的疼痛一般会持续15～30分钟。这类头痛会趋向于一种固定模式，即每天发作1～4次。这种疼痛对止痛药和治疗偏头痛药物都极具抵抗力，只有用于精神病治疗的药物——碳酸锂，或吸氧对止痛有一定帮助。吸烟和饮酒则会增加患病风险。

### ❹ 偏头痛

这种严重的头痛会使人异常虚弱。每年，全世界有成千上万的人忍受着偏头痛的折磨。

偏头痛的高发人群通常在30岁之前，

小到3岁的孩子都有可能患上偏头痛。40岁之后的人患病率就比较小，而且随着年龄增长，发病的频率也会减少，症状也会减轻。

### 1.症状及体征

随着头痛病情的变化，会出现以下一些症状：

（1）呕吐。

（2）讨厌白色的光（恐光症）。

（3）易怒。

偏头痛发作后，患者通常会感到疲倦，想要睡觉。偏头痛可以持续24小时以上，一些病人可能在一天的时间内重复发病。

偏头痛患者通常会有其他症状，如视觉模糊、头痛等。偏头痛的原因尚无法确定，但很可能是由大脑血管扩张引起的。发病前，大脑中的小静脉收缩导致血流量减少；发病时，这些小静脉又再次扩张，但这其中的原因还不清楚。

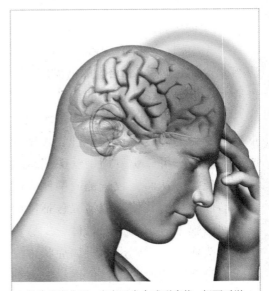

◎偏头痛发作后，患者通常会感到疲倦，想要睡觉。

## 2.病因

下列是一些可以导致偏头痛的因素：

（1）压力。

（2）巧克力、咖啡、奶酪一类的食物。

（3）红酒。

（4）不吃饭。

（5）避孕药。

（6）月经。

（7）性生活。

大部分的偏头痛患者的亲属也患有该病。

## 3.治疗

预防和治疗偏头痛首先要避免已知的诱发因素。写日记记录你的饮食和其他可能引发疾病的因素可以帮助你找到病因。在很多情况下，只要稍稍改变一下你的饮食习惯就可避免疾病复发。

偏头痛发作时，用于大脑血管的止痛药和偏头痛药都能有效止痛。医生可能会推荐抑制恶心呕吐的止吐药，或者用于长期预防治疗的处方药。

# 中风

中风，又称脑血管意外，是大脑由于供血受阻而受到损伤，从而引起大脑缺氧，这是发达国家人们死亡或终生残疾的主要病因。70岁左右的人患中风的情况比较普遍，中风的发病率随着年龄的增长而有所增加。中风发作前没有任何预兆，根据大脑受影响部位的不同，产生的后果也有所不同，但是后果都非常严重。在康复中心医生的帮助下，大多数中风患者都可以痊愈，只有1/3左右的患者可能会留下残疾。

中风可以由不同种类的大脑供血受阻引起。主要的种类如下：

（1）脑梗死——这是中风最常见的一种病情，是由于大脑中的血管受阻引起的。血管受阻可以是大脑血管本身产生斑块（血栓）或者身体其他部位的血管斑块随着血液流动，堆积在了大脑（栓子）血管中从而引起梗死。因而需要该血管供应血的大脑组织会衰竭，功能会受影响。

（2）中风的主要潜在原因便是血管粥样硬化——在血管黏膜处形成脂肪斑块（血栓），促成大脑血管中硬块的形成。脑梗死是其次的常见病因，主要包括功能的紊乱，如镰状细胞贫血。发生这种疾病后，血液形成硬块的速度非常快，同时还会导致心律失常或者心脏瓣膜功能紊乱。

（3）脑出血——这种情况的中风只是大脑血管破裂，导致血液从血管中流出，渗到大脑其他组织。这种情况会导致潜在的大脑血管衰竭，如果有高血压或曾经用手术或药物治疗移除过血管斑块的人脑出血的情况会恶化。

### 1.症状及体征

（1）失去知觉。

（2）身体一侧的行动迟缓。

（3）视力模糊或者其中一眼出现失明。

（4）身体的一边出现麻痹的情况。

（5）做细微动作时失去控制，或者颤抖。

（6）言语障碍。

（7）共济失调，晕眩。

## 2.危险因素

生活方式的改变能够减少患有动脉粥样硬化以及中风的可能性。有很多产生中风的危险因素我们都可以控制。

（1）高血压——高血压增加了患动脉粥样硬化的可能性，它对大脑的血管产生极大的压力。

（2）吸烟——其他很多疾病的危险因素也都包括吸烟，吸烟会导致血管变窄，促成血管斑块的生成。

（3）高血胆固醇——这种病情可能是遗传或者是摄入高脂肪所导致，能够引发动脉粥样硬化。

（4）高酒精摄入量——适量饮酒对血液循环能够产生好处，但研究表明经常过量饮酒会增加中风的可能性。

（5）缺乏运动——有规律的运动能够减少动脉粥样硬化形成的可能性，维持健康的血压值。

（6）糖尿病——这种疾病会增加患动脉粥样硬化的可能性。所以患糖尿病的人要密切关注自己的血压水平。

（7）肥胖——肥胖与循环系统的一系列问题存在着很大的关系。

## 3.影响

从理论上来说，大脑的所有功能都会受中风影响，但某些部位的影响较为严重，这些部位包括：

（1）运动带——这个部位与肌肉相连，这个部位受到破坏就会导致大脑一侧衰竭或者相反一侧麻痹。

（2）布洛卡区和韦尼克区——左脑的这两个区域通常与语言能力相关。中风患者如果损伤的是这个部位，会觉得难以理解别人的语言，且讲话时难以找到合适的词语。

（3）脑干——大脑的这个区域控制着非常重要的功能，比如呼吸，神经纤维在脑干中集中运输到脊髓中，所以即使是病情较轻的中风也有危及生命的可能。通常这个区域发生中风的患者存活的可能性极小。

## 4.诊断

中风的发作没有明显预兆，即使是经历过多次脑血管意外或者小中风的患者也很难察觉到预兆。有任何中风症状的患者都需要立即就医，医生会根据患者的一些明显症状做判断或者在经过仔细的体检后查看身体是否有功能异常精确的检查有CT和核磁共振成像检查（MRI）。

### 小中风

小中风也称短暂性脑出血（TIAs），是暂时的中风类型，持续的时间可以是几分钟，也可以是几小时。其症状与中风的症状非常相似，24小时后都会消失。发病的原因主要是由于血管暂时受阻引起大脑缺氧。一只眼睛暂时性失明或模糊是小中风的典型症状，通常几个小时后会消失。

小中风发作几次后，医生会要求患者进行多普勒超声波扫描，检查颈动脉是否有粥样硬化的症状。治疗的方法包括服用阿司匹林以及手术切除血管肉瘤使血管扩张。

## 5.治疗

脑梗死发现后要尽量控制损伤不再扩大，减少长期影响。虽然服用药物能够降低血压或者控制感染，但将中风完全治愈的特效方法基本不存在。

长期的药物治疗脑梗死的方法包括长期服用低剂量的阿司匹林，防止血栓进一步形成。一旦患者的病情得到稳定，那么治疗的主要内容便是在康复中心进行，确保患者能够重回到正常的生活中。

### 6.预后

中风时受损的身体功能在发作后的6个月内会逐渐恢复。但是行动不便的问题可能持续一段时间。一些人会因中风发作而严重致残，这就需要护士长期全面的护理。每个月大约有1/5的中风患者死亡。

---

**康复**

大脑自身修复的能力非常强，能够修复损坏的区域，所以大部分患者中风后都能恢复以前的功能，虽然很多因素我们都很难估计。

康复治疗在中风后马上就可以进行，运用物理疗法可以使身体行动自如。要尽快使患者恢复行动，因为这样才有机会让神经细胞开始运动，恢复原有的功能。专业的介入式疗法还包括水疗法和语言疗法。

一旦患者能够出院，就要展开主导性的治疗，帮助患者适应生活，比如抓扶手、坐电梯，使患者重获更多的自由。如果有必要，语言疗法和物理疗法在患者出院后仍然需要跟进，从而达到治疗的最佳效果。

---

# 癫痫症

癫痫发作是由于大脑的部分神经细胞产生难以控制的电信号。如果你只是发作1次癫痫，这并不意味着你就患有癫痫症。医生认为癫痫发作2次或2次以上才能确诊为癫痫症。癫痫是很常见的疾病，发达国家中大约有2％的人受癫痫的影响。大多数患有癫痫的人都能过正常的生活，除了一些活动可能需要禁止，比如跳水等。

癫痫的发作可以分为2种情况——全面性发作和部分性发作：

（1）全面性发作最为常见，还可以分为2种情况——强直阵挛发作和失神发作。强直阵挛发作会有模糊的征兆（预兆），随后会突然出现刚性抽筋，摔倒在地，时常伴有哭喊。患者可能会咬断自己的舌头、无法控制排泄、发抖。最后，症状会减缓，发作结束后，患者变得全身松弛无力、常常昏睡。通常癫痫在同一时间只发作1次，如果患者出现同一时间多次发作，那么就要紧急送往医院治疗。

（2）失神发作（癫痫小发作），这种全面性的癫痫在儿童和青少年中较为常见。临床表现为两眼发直，有时伴眨眼，大约持续30秒。

（3）部分性发作并不常见，这种癫痫的发作只限于大脑的一侧。患者可能会两眼发直，持续几分钟，也许会产生幻觉、嗅觉失常，或者部分身体难以控制。

### 1.病因

癫痫具有家族遗传性，其病因仍然不为人所了解。大多数癫痫病患者的第1次发作都是在儿童时期，且很多患者在青春期时期症状会消失。如果患者第1次癫痫发作是出现在青少年时期，那么他（她）就需要做进一步的检查。

---

**其他引发癫痫的原因**

脑损伤或脑手术。

脑瘤。

药物和酒精。

阿耳茨海默氏病即早老性痴呆病。

中风。

高热——如果你的孩子发高热，可能会引发癫痫，称为热性惊厥，这是很常见的反应，在孩子成年后不会出现癫痫的症状。

很多事情都能引发癫痫病的发作，比如闪光灯、过度的压力以及缺乏睡眠。

---

### 2.诊断和治疗

癫痫可以通过检查脑电波而确诊，称为脑电图。有时也会进行大脑扫描的检查，这种检查可以发现大脑的任何引发癫痫的异常，比如脑瘤。

长期服用抗惊厥类药物可以控制癫痫的发作。各人的用药剂量都不同，医生需要花一定的时间找出病人最合适的用量。大多数患者通过服用药物控制病情后，很少或者不会再次出现癫痫发作的情况。

癫痫病人上路开车对于其他驾驶人员来说非常危险，所以很多国家规定癫痫病患者需要经过3年的康复时间后，才能驾车。一些以驾驶为生的司机，比如货车和公共汽车司机，如患有癫痫，则不能再从事驾驶的职业。任何患有癫痫的人都需要在做危险运动前咨询医生，这些运动包括登山、潜水等。

# 脑膜炎

脑膜炎即脑膜发生炎症。病毒性脑膜炎是较为常见、危害较小的一种脑膜炎，它易发于青少年人群；而细菌性脑膜炎则比较严重，易发于儿童。这种危及生命的疾病，早期症状类似于普通伤风流感。但是，儿童一旦得病，病情则快速恶化，并且出现此类疾病的典型症状。

脑膜炎是由不同病毒和细菌感染所导致的。在一些病例中，它通常是由免疫力下降导致，也可能是真菌感染所致。由于脑膜炎危害的严重性，尽管脑膜炎的治疗方法因感染的类型而异，但是由于病发危急，对于脑膜炎疑似病例都应立即进行医学检查。

### 1.症状及体征

如果是由于病毒而感染的脑膜炎，症状发展得比较慢。细菌性脑膜炎的症状则发展得很快。脑膜炎的症状如下：

（1）发热。

（2）头痛。

（3）颈部变硬。

（4）厌光（恐光症）。

（5）有时皮肤会出现皮疹。

儿童和婴儿可能出现的症状：

（1）昏昏欲睡、精神不振。

（2）懒散。

（3）高声哭喊。

如果不及时治疗，脑膜炎就会发作。

## 2.诊断

医生通常根据对病人的检查和症状的观察，做出一个临时性的诊断。治疗过程中再做进一步的调查，其中包括一个腰椎的穿刺手术。手术中，从病人腰椎脊柱中抽取骨髓液作为样本，在显微镜下观察，寻找感染的迹象。有时，要做脑部扫描。

## 3.治疗

病毒性脑膜炎要用止痛剂来缓解疼痛和减轻发热，一般不需要其他特殊治疗。全面康复需要1~2周。

对于疑似细菌性脑膜炎，必须做快速的静脉抗生素皮试，时间就是生命。有时，要用皮质类固醇来治疗。细菌性脑膜炎比滤过性毒菌引发的脑膜炎康复起来要慢得多，康复时间也因人而异。即使经过最好的治疗，细菌性脑膜炎的死亡率大约也有15%。

## 4.预后

虽然大多数病毒性或细菌性脑膜炎的患者都能完全康复，但是仍有一些细菌性脑膜炎的患者会留下一些后遗症，包括失聪、记忆力减弱等。

### 如何预防脑膜炎

很多人都担心周围人脑膜炎的爆发会影响自己的孩子，但其实细菌性脑膜炎很难传染给他人。即使你和患者待在一起数小时，感染的可能性也非常小。服用2天抗生素类药物就能有效地防止受到细菌性脑膜炎的感染。

许多国家的孩子都需要接种B型流感嗜血杆菌多糖疫苗（Hib），这种细菌正是引发脑膜炎的主要原因。在欧洲，引起脑膜炎的流行性脑脊髓膜炎球菌通常为2个亚型。现在已经有针对C型脑膜炎的疫苗，这种疫苗的接种是儿童疫苗接种的项目之一。

# 椎间盘突出症和坐骨神经痛

椎间盘位于椎骨之间。椎间盘由一个坚韧的纤维环及髓核所构成，在椎骨活动时，椎间盘起到垫衬和减震的作用。椎间盘突出症也称椎间盘膨出或椎间盘脱垂症，当纤维环破裂时，中央的柔软物质被挤出外层，压在椎间盘挤出部分的神经上面导致疼痛。椎间盘突出往往会导致坐骨神经痛——即在臀部和大腿部感到严重的神经痛。

## ❶ 椎间盘突出症

椎间盘突出症的征兆可能会突然出现，而这种情况主要是由于不当的姿势和运动习惯导致椎间盘的长期变化引起的。由于脊椎内循环不良和长期使人感到疲惫的坐姿造成的压力，柔软而有弹性的椎间盘会流失水分，从而容易受损。这些影响使椎间盘变得脆弱，通常相当轻微的压力比如弯腰捡东西都会导致椎间盘损伤。

为了检查你是否患有椎间盘突出症，医生会参考你的病历并给你做全面的体检。一个典型的症状是当你躺下来试着把一条腿朝上伸直的时候你会感到疼痛。做背部的CT扫描或核磁共振扫描能够找到椎间盘突出症的患处。

### 1.症状及体征

（1）背痛，延伸到腿部。

（2）腿部虚弱、麻痹。

### 2.治疗

大多数的椎间盘突出或脱垂在休息几星期或轻松的行动之后会有所好转，保持舒适的状态对疼痛缓解很重要。很多患者发现理疗法很有帮助。

如果疼痛没有缓解或者感到虚弱麻木，做背部核磁共振扫描会显示脱垂有多大，也许做一个手术来移除受影响的椎间盘、释放神经压力是必要的。

### ❷ 坐骨神经痛

这种疼痛产生于坐骨神经通路及其分布区内的任何地方，由下背至臀部沿大腿后侧、小腿外侧向远端放射。这种疼痛可能由弯腰扭背导致，并且咳嗽、喷嚏常会使疼痛加重，腿部会有虚弱麻木感。

### 1.病因

大多数情况下，坐骨神经痛主要由椎间盘突出症引起，其他原因包括脊椎骨质的严重退化。极少情况下，次生骨的肿瘤会压迫脊髓神经，影响腿、膀胱及肠的神经。

### 2.治疗

长期持续的坐骨神经痛应由医生来诊断。如果你身患坐骨神经痛并有排尿排便障碍，应立即看医生。

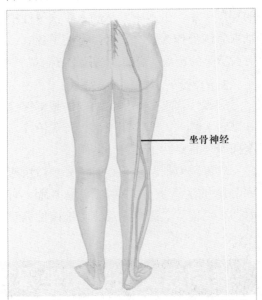

坐骨神经

◎经常做有节拍的伸展运动、走路保持正确的姿势很大程度上能够降低患上坐骨神经痛的可能性。

## 脊骨损伤

脊骨神经的损伤通常是由创伤引起的，例如摔跤和车祸等。如果撞击比较严重，脊椎骨韧带也许会因受损严重而无法补救。脊椎骨颈部和下背部分，是最有可能受伤的部位，也是运动最活跃的部位。严重的脊椎受伤非常可怕，因为从受伤的这一处开始往下，身体的肌肉和感觉功能都会丧失。较常见且不太严重的脊椎损伤是颈椎过度屈伸损伤，主要由交通事故引起。

颈椎骨最上部分脊骨的损伤是能直接致命的，因为管理呼吸的神经会麻痹。第四块颈椎损伤的话，呼吸可以正常进行，因为通向横膈膜的神经没有受到任何影响。颈部脊骨韧带受损会造成瘫痪（四肢瘫痪）。

脊骨受伤的人也会有膀胱和胸腔受感染的可能，从而会对脚后跟和臀部产生压力而导致疼痛，这是由于长时间固定不动的姿势和缺乏疼痛的感知能力造成。

### 1.颈椎过度屈伸损伤

当颈部很快而且极大幅度地向前或向后弯曲时会导致脊骨的损伤，这是非常常见的现象。这种损伤经常发生在路面交通事故中，尤其是车从后方被撞而引起的颈部损伤。这种影响会持续相当长的时间，并且会使人衰弱。

这是一种经常出现的情况，颈部的疼痛也许会在事故发生之后的一两天才会出现。

如果你在交通事故中伤到了颈部，那么到医院接受检查非常重要。你可以进行X线检查，检查是否损伤到其他部分。

### 2.症状及体征

起初，伤者可能还没有感觉到疼痛，但是几小时后就会出现背部疼痛，其他的症状如下：

（1）头痛。

（2）受伤部位肿大。

（3）肩疼痛。

如果手臂突然出现麻痹的现象或者疼痛持续时间较长且越来越严重，那么你就

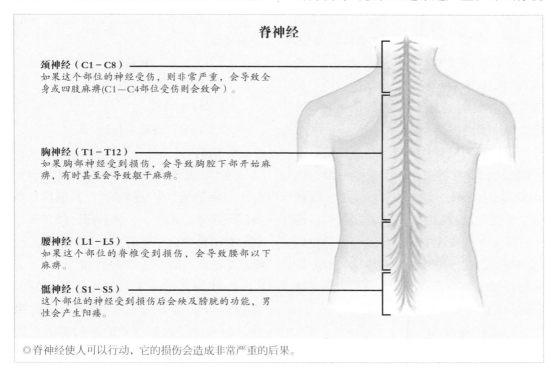

**脊神经**

**颈神经（C1－C8）**
如果这个部位的神经受伤，则非常严重，会导致全身或四肢麻痹(C1—C4部位受伤则会致命）。

**胸神经（T1－T12）**
如果胸部神经受到损伤，会导致胸腔下部开始麻痹，有时甚至会导致躯干麻痹。

**腰神经（L1－L5）**
如果这个部位的脊椎受到损伤，会导致腰部以下麻痹。

**骶神经（S1－S5）**
这个部位的神经受到损伤后会殃及膀胱的功能，男性会产生阳痿。

◎脊神经使人可以行动，它的损伤会造成非常严重的后果。

需要及时就医。

### 3.治疗

大多数人在事故中是由于车从后方被撞而引起颈部损伤的，通常只需要简单地卧床休息，用镇痛剂来减轻疼痛和不适。一些非固醇药物和消炎药物，例如布洛芬就非常有效。曾经有过颈部问题或者症状在两周后没有任何缓解的病人应及时就医，医生会建议他们转向物理疗法。

曾经比较流行给颈部受损的患者带柔软的项圈，然而，已有证据证明，那样做往往会使得颈部更加僵硬，也会减慢康复的进程。所以，以前的这种方法反而花费患者相当长的时间来缓解疼痛。

## 痴呆

痴呆是由于大脑紊乱导致的思维能力衰退。它会产生以下症状：记忆力减弱、思维混乱以及智力下降。随着大部分人的寿命越来越长，这种病正变得越来越常见和频繁。严重的病情会使患者致残，这将会给病人及其家属、朋友带来极大的不便与痛苦。痴呆大多数发生在70岁以上的人群中，但也可能发生在年轻人身上。一些疾病如抑郁症的症状和痴呆相似，但一旦被鉴别出来并进行治疗，其类似于痴呆的症状很快会消失。

引起痴呆最常见的原因是阿耳茨海默氏病以及多发脑梗死性痴呆。也有很少部分痴呆由库贾氏病CJD（又称皮质、纹状体、脊髓变性或称亚急性海绵状脑病，是一种罕见的致命性中枢神经系统海绵状脑部病变）引起。与痴呆症的症状相似的疾病包括维生素缺乏或贫血，也可能是对特定的药物的不适反应。

### 1.症状及体征

以下是痴呆的一些生理方面的症状，它们都表现出了人体大脑某些功能的丧失：

（1）记忆受损，特别是对最近发生的事情没有印象。

（2）思考能力丧失。

（3）很明显的语言表达与交流方面能力的减弱。

（4）无法学习新技术与了解新事物。

（5）情绪很难控制。

（6）行动困难。

（7）容易沮丧或者焦虑。

### 2.治疗

至今，没有任何具体治疗痴呆症的方法，且痴呆症的症状随着时间的推移会变得逐渐严重。最近，一种新药已经上市，能够暂时治疗痴呆症的症状，但是仍然没有药物能够长期控制痴呆症的恶化。

治疗通常是为了帮助不能自理的患者独立，大多数患者都需要全面的照顾，也有可能他们剩余的时间都需要护士的照料。

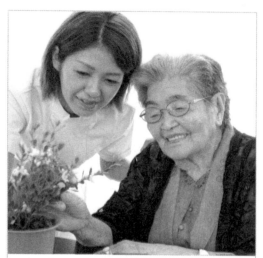

◎痴呆大多数发生在70岁以上的人群中，但也可能发生在年轻人身上。

关心照顾痴呆病人的护士或看护的所需也非常重要。病人对看护的影响也非常大，特别是那些原本和蔼的患者突然变得暴力且不顾及看护，对看护造成的影响极大。看护投入自己的精力来照顾患者，人们都需要给他（她）们一定的支持，且让看护有机会休息一下，暂时放下照顾病人的重担。

## ① 阿尔茨海默病

这种疾病是诱发痴呆症的主要原因。它是一种大脑慢性退化的疾病，70%的患者最终会发展为痴呆症。它是由于大脑神经细胞的损坏、神经传递素的减少以及神经细胞周边的蛋白质混乱造成的。这种大脑的异常可以通过脑扫描检查出来，脑扫描能够区分阿耳茨海默氏病和其他引发痴呆症的疾病。引发阿耳茨海默氏病具体的潜在原因尚不为人所了解，但是可以确定的是诱发阿耳茨海默氏病的原因和基因相

关，因为这种疾病具有家庭遗传性。

### 1.症状及体征

（1）记忆力短暂，是指患者对几分钟前刚发生的事还能记清，但是长期记忆力会退化，特别是对近期发生的事情容易遗忘。阿耳茨海默氏病的患者能够大体回想起上年的事，但对于前一阵子发生的事可能忘得一干二净。

（2）学习新知识以及利用学过的知识的能力受限。

（3）语言能力丧失。

（4）即使肌肉的功能仍然正常也难以做复杂的肌肉活动。

（5）认知物体的能力下降。

（6）情绪波动很快。

（7）个性改变。

（8）迷路，即使是在家的附近也会出现迷路的现象。

### 2.预后

阿耳茨海默氏病的症状会逐渐发展，患者会慢慢地开始健忘，精神恍惚。随着病情的恶化，到病情最严重时，患者的个性会发生改变，不能认出家人和朋友。虽然药物能够缓解阿耳茨海默氏病的症状，减缓病情的发展，但是大多数阿耳茨海默氏病的患者从确诊后开始只能再活10年左右。

## ② 多发性脑梗死性痴呆

也称血管痴呆症，多发脑梗死性痴呆是诱发痴呆的第二种常见原因，这种疾病是由于发生缺血性萎缩后导致的，缺血性萎缩是指身体的某些部位得不到血液的及

时供应。大脑的某些区域也会受到缺氧的影响，导致神经细胞的逐渐死亡，并且影响神经细胞控制的一些功能。像中风的其他形式一样，这种疾病的潜在原因是动脉硬化（动脉受阻、变窄），这些通常是由于生活习惯导致，比如饮食中含有高脂肪的食物、吸烟、缺乏运动等。高血压也是引发这种疾病的重要原因之一。

这一疾病的具体症状随大脑发病区的位置而异，且病情是逐渐发展的，并且不一定表现为神经系统症状如口齿不清，言语能力减弱等。

### 1.诊断

这种疾病通常可以通过描述来诊断，但是大多数医生还是建议通过CT扫描和核磁共振检查法进行确诊并且排除其他同样能够诱发痴呆的疾病。

### 2.治疗

因多发脑梗死引起的大脑损伤难以修复，治疗只能防止病情的恶化，其中最重要的是要防止潜在的能够致命的中风发作。通常医生开具的药品都是用来降低血压的，有时也会开出少剂量的阿司匹林以降低血液中斑块形成的可能性。

# 帕金森病

帕金森病是一种常见的神经系统疾病，主要影响老年人，诱发这种疾病的主要原因是大脑区域部分控制运动的神经细胞退化受影响的大脑区域不再产生足够的多巴胺，多巴胺是一种化学神经传递素，它和另一种神经传递素乙酰胆碱共同作用，调整和控制人体肌肉。这种化学物质的失衡就是造成典型的帕金森病的主要原因。

导致基底神经节处的神经细胞逐渐退化的原因不为人知，而基底神经节是帕金森病直接影响的大脑区域。能够确定的是这种疾病具有家庭遗传性，且男性受影响的可能性大于女性。震颤性麻痹的症状与帕金森病的一些症状极为相似——这种疾病可能由特定的药物或者头部损伤引起。

### 1.症状及体征

典型的症状有：

（1）身体一侧的手、臂、腿不自主地颤动，而做事时这种颤动会停止，随着时间的推移，两侧身体都会出现颤动的现象。

（2）肌肉僵硬。

（3）难以做出动作。

（4）走路弯腰、拖沓。

（5）面无表情。

（6）口齿不清。

（7）抑郁。

### 2.预后

1817年，詹姆斯·帕金森第一次描述这种疾病为"震颤性瘫痪"，这个病名准确地描绘了典型的帕金森症状——震颤和僵硬，病情逐渐发展。这种疾病使行动能力逐渐减弱，最终患者对日常简单的工作都难以完成。大多数帕金森患者会患上抑郁和痴呆。

### 3.诊断

因为帕金森病的症状发展得较慢，医生需要一定的时间，通过了解和对患者进行体检来确诊。要确诊病情，还需要长期地对肌肉进行观察，血液化验能够排除其他疾病，还有其他的一些检查如脑扫描可以判断症状是否由中风和脑瘤引起。

医生还会询问患者服药的记录或者是否受到过病毒感染，从而确定疾病是否为震颤性麻痹。

### 4.治疗

帕金森病通常通过药物治疗，最常见的药物为左旋多巴，它能够转换大脑中的多巴胺或者储存多巴胺的成分。

如果服用过量的左旋多巴会产生副作用，所以每个患者服用的剂量都不同。一些患者过量使用这种药物导致难以控制的副作用，这时就需要另一种药物治疗疾病。

另一种治疗帕金森病的药为抗胆碱药，能够促进乙酰胆碱的作用，从而提高多巴胺的含量。制订个人合适的用药剂量需要一段时间，如果产生副作用，那么这些副作用可能包括口干和视力模糊。这种疾病还可能会影响较年轻的人，因此可以考虑动手术治疗。治疗是为了破坏大脑控制震颤的组织。其他实验性的治疗包括脑细胞移植以及大脑电刺激。

### 5.应对措施

维持日常的行动能力对患有帕金森病的人来说最为重要，患者应该尝试一些缓和的运动，包括伸展运动如由专业人士教授的瑜伽。

随着病情的加重，患者需要各种物理帮助，使得他（她）们能够应付日常生活。专业性质的治疗方法值得提倡，它能够帮助患者适应各种仪器以及日常用具，让患者能够自食其力；语言疗法也非常有用。患者通常还会出现抑郁的现象，对于帕金森病来说，这极为常见，此时患者需要专家的医疗建议以及家人、朋友的支持。

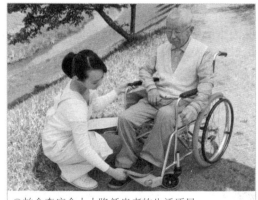

◎帕金森病会大大降低患者的生活质量。

## 焦虑

生活中我们经常会因为不同的情况或事件而产生紧张和不安的情绪，这是非常正常的反应——不管是考试前的紧张还是面试前的担心都是正常的表现。这种情绪通常对表现有帮助，但是如果这种情绪持续不退或者成为经常发生的状况，那么它就会对正常的生活造成影响。发生这种情况，特别是没有任何原因的焦虑，你就需要咨询医生了。

造成焦虑的因素很多，但是根本的原因还不为人所了解。医生初步怀疑这种病情是有遗传性的，也可能是由于突发事件以及儿时的经历所致。

### 焦虑的病因

产生焦虑的常见原因有：
- 人际关系问题
- 失去亲人
- 健康问题
- 经济问题
- 与工作相关的问题
- 不能解决的矛盾和冲突
- 恐惧症或者强迫症
- 身体原因，比如甲状腺功能亢进

焦虑通常还伴随着抑郁或者其他更为严重的精神紊乱，如精神分裂症。

你处理日常压力的能力也会受其他一些因素的影响，比如：

（1）家人和朋友的支持度。

（2）社会经济环境。

（3）引起焦虑的事件数量。

（4）引起焦虑的事件强度。

焦虑的症状通常是间歇式的，可能受当时发生的事情的影响（比如经历恐怖的

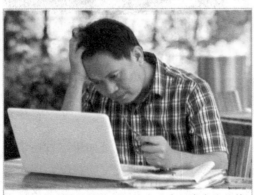

◎如果焦虑情绪持续不退或者成为经常发生的状况，你就需要咨询医生了。

事情）或者患者脑中存在的事情（比如当你出现经济危机时，查看银行财务报表）的影响。还有一些病人会产生持续的激动和害怕情绪，但是没有任何的原因。还有比较极端的情况，患者完全不能控制焦虑的情绪，他（她）们可能患有急性焦虑症，也称惊恐发作。

焦虑还会导致换气过度（呼吸过度），这种情况通常发作在情绪紧张的情况下，需要你将注意力集中到呼吸上。此时，血液中的二氧化碳浓度会下降，你的自动呼吸机制会停止。不能呼吸的感觉会非常难受，从而促使你做深呼吸。这时候你可以将一个袋子套在嘴巴上，吸气、呼气，从而使血液中的氧气和二氧化碳的浓度达到正常。换气过度是惊恐发作的主要症状。

### 1.症状及体征

焦虑的常见症状有：

（1）感到全身不适和激动。

（2）难以放松。

（3）睡眠受扰。

（4）时常会出现惊慌的现象。

（5）感觉事情难以处理。

### 2.治疗

治疗前，你需要考虑一下，你的焦虑是否有复杂的身体因素或者精神健康问题等根源性的起因。首先，要和医生或者你咨询的人讲述一下你的病情，这会有效减少诱发焦虑的病因并且对治疗有帮助。医生也会进行血液检查从而排除其他身体疾病导致同样症状的可能，比如甲状腺功能亢进。

一些病人原来以为自己患有严重的心脏病，因此当医生告诉他们所患的是焦虑症时，他们显得比较放心。所以，没过多久症状就消失了，焦虑也得到了治疗。

治疗焦虑的方法有2种——药物治疗和支持疗法：

（1）药物治疗——最常见的用于治疗焦虑的药物是苯二氮。这种药物对短期治疗焦虑和失眠非常有效，但是这种药物会使患者上瘾，长期服用会造成副作用，所以不适合长期服用。如果患者的焦虑和抑郁症相关，那么就需要服用抗抑郁类药物。

（2）支持疗法——详细的咨询让患者能够关注发病的根源性原因。可以用心理方式（认知行为疗法）试着改变患者对诱发焦虑的情节的反应。如果焦虑是由于恐惧和强迫症引起的，那么患者就需要接受心理治疗。

### 3.自我治疗

除了特殊的药物治疗和咨询专家意见外，改变一些不良的生活习惯对治疗疾病也非常有效。科学研究表明有规律的运动能够消耗一定的肾上腺素，让心情得到放松。研究还表明运动能使患者心情变好，让患者有更积极的思想。

运动要与放松的技巧相结合（比如瑜伽），这对于焦虑极为有效。另外，减少刺激因素（比如咖啡）也能缓解焦虑的症状。

### 4.预后

根据大多数病例来看，患者越早地接受治疗，康复的可能性就越大。如果没有正当的治疗方法，焦虑会演变成终生疾病。

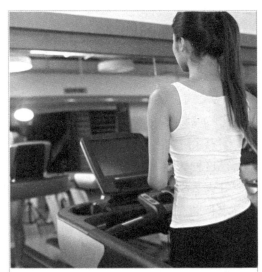

◎有规律的运动能够消耗一定的肾上腺素，让心情得到放松。

# 双相性情感障碍

许多人都经历过情绪的大幅度变化——热情高涨与情绪低落相互交替。从前这种病症被称为"躁狂抑郁症"，现在叫"双相性情感障碍"，是情感走向极端的一个条件。患者会突然从深沉的忧郁转变为极度的亢奋，且常做出怪异的行为，如：疯狂地购买没有必要的物品、自我忽略或出现暴力行为。

双相性情感障碍多发于20几岁的年龄段。学者认为，某些人是具有形成以上条件的遗传基因的，而这一遗传基因也许会被人生中的不愉快的事情所触发而发病。

### 1.症状及体征

双相性情感障碍主要的症状是情绪高涨与低落交替出现。这种情况会持续很长时间，且通常会伴有间断的病情恢复。

在情绪低落时，症状与抑郁症的症状相似，且症状多样。

狂躁的症状有：

（1）充满活力。

（2）兴高采烈。

（3）错觉、自大。

（4）难以集中注意力。

（5）对事情的洞察力降低。

（6）狂欢。

（7）缺乏克制性欲的能力。

（8）缺乏自我保护意识。

### 2.获得帮助

在这种病症的抑郁期中，患者会感到绝望并失去动力，他们根本不会带着目的去寻求帮助。他们也许会觉得自己一无是处，不相信自己值得被施予援手，在这个时候，家人和朋友要竭尽全力劝服患者去看医生并接受治疗。

而在兴奋的时期，患者感觉自我感觉非常好，他们并不能察觉到自身的不正常的情感和行为。他们遇到任何困难，都只会指责他人，一旦躁狂演变成挑衅或暴力行为的时候，则必须强行把患者送往医院接受治疗。

当患者处于抑郁期，医生通常会使用抗抑郁剂来治疗；然而，医生必须确保适度用药，做到既控制抑郁，又不使患者的情绪太高昂以至于亢奋。

### 3.治疗

抑郁症状出现时，医生通常会让患者服用抗抑郁类药物，但是医生通常会将药物维持在一定量，防止剂量过高而导致病人出现狂躁的现象。

治疗躁狂症非常困难，因为病人通常不愿意接受这样的治疗。严重的躁狂症通常需服用安定药才能够得到控制。

双相性情感障碍经常复发的患者可以通过服用含锂的药物使情绪稳定，防止病情复发。普通的抗惊厥类药物对维持情绪稳定也非常有效，医生通常会用这些药物进行辅助治疗。

患有双相性情感障碍的人通常需要经常复查，检查情绪的变化以及服药的状况。

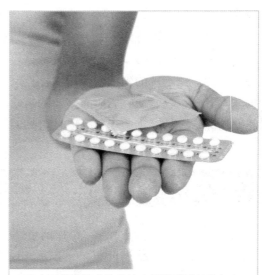

◎患有双相性情感障碍的人通常需要经常复查，检查情绪的变化以及服药的状况。

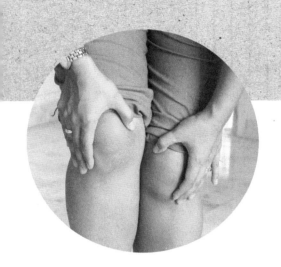

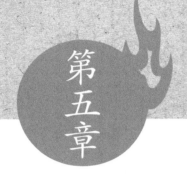

# 第五章

# 骨骼、肌肉系统

●肌肉与骨骼系统由骨骼、关节以及使身体活动的肌肉组成。成人通常有206块骨骼，它们为身体提供支持，并且和肌肉共同作用使身体可以活动；人体有640块骨骼肌，它们覆盖在骨架上从而使身体有了形状。

# 骨骼、肌肉系统

肌肉与骨骼系统由骨骼、关节以及使身体活动的肌肉组成。人出生时大约有350块骨，其中一些随着生长融合在一起。成人通常有206块骨。人体最大的骨是大腿股骨，最小的是耳镫骨。骨随着肌肉和韧带的运动而运动，从而产生一系列的动作，包括准确的微小的动作以及高强度的动作。

骨是身体中会成长的部分，不断地生长和改变，因为骨骼中有广泛和复杂的供血系统，所以重要骨的骨折将会导致大量的血液流失。骨骼内部由网状的胶原质组成，它是一种蛋白质，是身体的重要组成部分。网内的成骨细胞"命令"造骨细胞沉集钙盐从而使骨达到一定的硬度和密度。胶原质死亡后，只有骨钙盐会继续保留。

大多数骨由软骨发展而成（软骨是一种坚韧而柔软的物质，存在于肋骨末端、外耳、鼻尖等处）。当孩子还在子宫中时，软骨开始变硬而成骨，这个过程称为骨化，随着孩子的成长而持续进行。骨的生长发生在长骨的两端，随着软骨的铺沉并在软骨骨化之前进行。骨架约在30岁时才会完全成形。

## 1.骨的功能

骨骼为身体提供支持，并且和肌肉共同作用使身体可以活动。除此之外，骨还有其他的功能。

（1）一些骨头保护着身体的重要器官。头骨像大脑的盔甲；骨盆保护腹部器官免受伤害；肋骨的运动协助呼吸过程，同时保护胸部器官比如心和肺。

（2）耳骨帮助听声音。声音从外界通过耳道传入耳内到达大脑，耳骨起扩音器的作用。

（3）扁骨，比如肩胛骨、胸骨内的骨髓可以产生一些血细胞。

## 2.关节

关节是2块或者多块骨的连接处。一些关节是固定的，比如头骨；其他的如脊椎骨之间的软骨关节则很难活动。其实，身体的大多数关节是滑液关节，可以自由活动。和滑液关节接触处的骨末端由一层薄的软骨覆盖，以防止骨之间的互相摩

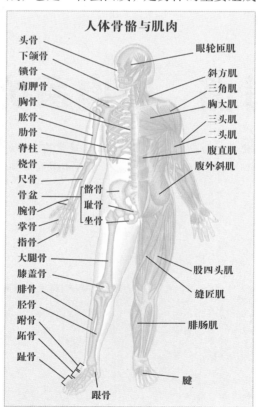

**人体骨骼与肌肉**

头骨
下颌骨
锁骨
肩胛骨
胸骨
肱骨
肋骨
脊柱
桡骨
尺骨
骨盆
腕骨
掌骨
指骨
大腿骨
膝盖骨
腓骨
胫骨
跗骨
跖骨
趾骨
跟骨

眼轮匝肌
斜方肌
三角肌
胸大肌
三头肌
二头肌
腹直肌
腹外斜肌

髂骨
耻骨
坐骨

股四头肌
缝匠肌
腓肠肌
腱

擦。骨末端是一层薄的起润滑作用的流体，称为滑液，可以自由移动。韧带是一种强大的纤维带，在关节处扣住骨头，并且阻止它们分开。

### 3.肌肉的力量

人体有640块骨骼肌，它们大约占体重的一半。肌肉覆盖在骨架上从而使身体有了形状。骨骼肌跨越2块骨头之间的关节连接2块骨头。肌肉由肌肉纤维组成，纤维可长达30厘米，但是比一根头发还要细。肌肉有3种类型：

（1）骨骼肌——是身体数量最多的肌肉，可以移动身体。骨骼肌是自由肌，它们不会自己收缩，只能在大脑神经冲动的刺激下才会收缩，从而牵拉骨骼移动。骨骼只能拉，不能推，而且成对地工作。例如：二头肌收缩时朝着胳膊上方牵拉前臂，胳膊肘处弯曲，背面的三头肌朝着胳膊上方放松，屈肘动作完成；三头肌收缩时，二头肌放松，动作相反。

（2）平滑肌——处于身体的凹陷器官比如消化道中，任务包括推进食物前进。

（3）心肌——构成了不停跳动的心脏泵。

## 骨质疏松症

骨质疏松症是一种骨组织中钙流失的常见疾病。这意味着骨很脆弱并且易于折断。人一生中骨头因老化而失去功能，然后重新成骨，这个过程促进了骨的生长和修复。刚进入成人期的人群形成新骨的速度比骨老化的速度快，进入中年期后，骨老化的过程加速而重建过程速度减慢，于是骨开始变得疏松，不再坚固。

约5%的人患有骨质疏松症，并且其对于女性的威胁是男性的4倍。很多人直到骨折才意识到自己患有骨质疏松症。骨折比较常见的发生部位是手腕和臀部。其他的骨质疏松性骨折如粉碎性骨折、脊柱压缩性骨折以及股骨骨折都是老年女性致残的主要原因，甚至会威胁生命。

### 1.高危人群

因年龄问题导致的骨质疏松症具有个体差异。一般情况下病情总是在15～20年内逐渐发展形成。绝经后骨质疏松症的发展只需要10年左右，尤其是那些较早绝经的女性。

其他风险因素包括：

（1）体重过低。

（2）吸烟及饮酒过量。

（3）长期进行皮质类固醇药物治疗。

（4）骨质疏松症家族史。

### 2.诊断

医生在用X线给你做检查时，可能只发现了骨质疏松症的征兆。病人将被送去做骨扫描来检测骨矿物质密度——骨密度的水平，这些数据通常从股骨和腕骨中得到，用以明确诊断。

### 3.治疗

理疗医生将建议你做锻炼来帮助重建

骨骼。如果骨折是由骨质疏松症引起的，那么你将接受如下治疗：

（1）激素替代疗法，它可以缓解女性患者的病情。

（2）钙片和一种特殊药物结合使用，可以促进骨骼吸收更多的钙。

（3）维生素D补充剂也有一定的效果，但是必须要在血液检查的监控下使用。

### 4.钙和骨健康

研究表明低钙摄入似乎与低骨细胞密度、高骨质流失速度和高骨折率有关。国际营养调查显示，同用于建立和保持健康骨骼的钙用量相比，许多人消耗的钙量还不到一半。

你所需要的钙质补充量取决于你每天从食物中获取的钙量，但是大多数人是不需要的。所以，在选择钙补充剂之前，请先咨询医生。

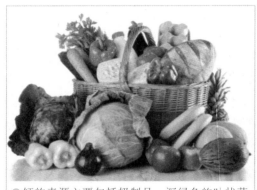

◎钙的来源主要包括奶制品、深绿色的叶状蔬菜、鱼、豆腐、杏仁和芝麻等。

# 关节炎

关节炎是一种无菌性炎症症状。炎症导致疼痛并且会引发一处或多处关节的僵硬。关节炎可能是急性的，比较典型的症状是急剧的、严重但是短期的疼痛；也可能是慢性的、持续存在的疼痛。关节炎可能会引起其他疾病，比如克隆氏病或者银屑病。治疗主要依据病情的严重程度和关节炎的类型来进行。通常是依靠止痛药来缓解疾病导致的不舒服的感觉，而且至今没有药物可以使之痊愈。

关节炎有以下几种类型，每种类型都有自己的特征：

（1）骨关节炎——骨末端的软骨被磨损而且被骨刺状的结构取代，影响负重关节，比如膝关节、臀部和手的关节。比

较倾向于发生在超过60岁的人群中，女性的发病率是男性的2倍。

（2）风湿性关节炎——导致（关节）滑膜肿胀。关节肿胀僵硬，最终变形。最常见于年龄在40～60岁的人群，女性的发病率是男性的4倍。

（3）痛风——由关节中的尿酸结晶沉积而引起，最容易发生在大脚趾的根部。男性罹患此病的概率是女性的20倍。

（4）假痛风——和痛风类似，假痛风也和关节中的沉积结晶有关（焦磷酸盐）。女性比较多见。

（5）银屑病性关节炎——银屑病可以诱发一种关节炎，体征类似于风湿性关节炎。

（6）强直性脊椎关节炎——会侵犯关节，可能伴有肠炎如克隆氏病以及溃疡性肠炎。男性罹患此病的概率是女性的4倍。

（7）化脓性关节炎——由关节感染引发。很多细菌都可以成为感染源。受累关节发热、肿胀、疼痛、难以运动。此病容易发生在小孩和老人身上。

（8）暂时性滑膜炎——多见于儿童，暂时性滑膜炎导致髋部不适，跛行数月后即可自然恢复。但是也有可能是儿童股骨头缺血性坏死病造成的，这就需要及时就医。

医生总会开药性强的药物为病人减少疼痛，但是事实上你也可以考虑一些自助性的措施：

（1）尝试脊椎指压疗法或者针灸疗法，尤其是电针灸疗法。

（2）尝试不太剧烈的运动比如瑜伽、太极和气功。这些对关节炎患者能起到积极的作用。

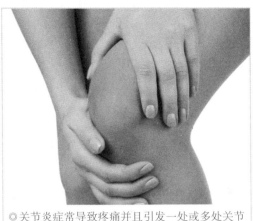

◎关节炎症常导致疼痛并且引发一处或多处关节的僵硬。

# 骨关节炎

骨关节炎是最常见的关节炎，由关节中骨末端的光滑软骨变薄和磨损而致，通常出现于主要的负重关节比如髋关节和膝关节，而那些非常灵活的关节比如肩关节和脖子也可能受到侵犯。医生曾经认为骨关节炎就是由于软骨被磨损所导致的。目前的理论认为，它是一种软骨本身的疾病，因此正在研究一种新的致力于防止软骨受损的药物疗法。

如果关节被感染或者发生骨折，或者因创伤损坏了软骨垫，这个地方就很有可能得关节炎。

## 1.症状及体征

开始时症状比较轻微，并不明显，但后来会逐年恶化。受影响的关节的数量决定了疼痛的程度、不适感以及关节活动受限制的程度。通常总有一两个关节先受累，然后广泛蔓延，波及其他关节。主要症状如下：

（1）疼痛和关节变软、活动后更严重。

（2）关节肿胀。

（3）关节僵硬。

（4）关节活动受限。

（5）关节活动时发出轻微的声响，医学上称为捻发音。

（6）关节逐渐迟钝并变形。

## 2.诊断

医生看到你的症状后很有可能会马上

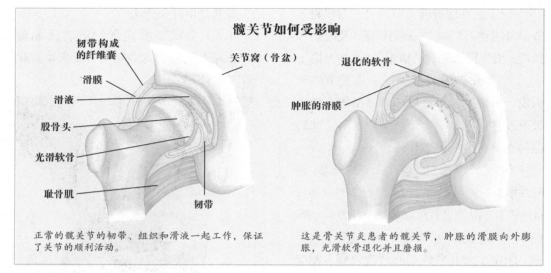

**髋关节如何受影响**

韧带构成的纤维囊
滑膜
滑液
股骨头
光滑软骨
耻骨肌
韧带
关节窝（骨盆）
退化的软骨
肿胀的滑膜

正常的髋关节的韧带、组织和滑液一起工作，保证了关节的顺利活动。

这是骨关节炎患者的髋关节，肿胀的滑膜向外膨胀，光滑软骨退化并且磨损。

怀疑是骨关节炎。在年龄超过55岁的人群中，约80%的人可能患有没有任何体征的骨关节炎。没有一种单一的检查可以确诊，因此医生有必要了解患者的具体情况，比如疼痛、关节僵硬程度、关节功能以及病情发展过程，还需要知道病情是如何影响病人的工作和日常生活的。医生可能会让病人做受累关节的X线检查，从X线片上可以看到软骨的缺失情况、骨损伤情况以及骨刺。但X线片并不是医生对病人疼痛等级和行动不便程度得出正确结论的必要方法，医生还会建议你做血液检查，以排除患其他类型的关节炎比如风湿性关节炎的可能。

### 3.自我治疗

你可以采取一些缓解骨关节炎症状的简单措施：

（1）体重过重会增加关节所承受的压力，因此推荐健康地节食。

（2）不太剧烈的运动，游泳、瑜伽和步行都有一定的作用。研究表明运动可以使心情愉悦并加速康复，有助于增加关节的柔韧性和灵活度，同时有助于缓解疼痛、提高心脏功能并促进血液循环，帮助你保持健康的体重，促进身体健康。这些措施如果恰当地实施，对身体不会造成负面影响。运动量和运动类型的选择取决于受累关节的位置、关节的稳定性以及关节是否已经复位。一些医生建议病人尝试太极，这种运动易学并且易于在家里锻炼。它的缓慢的、有节奏感的动作可以促进身体平衡和注意力的集中，这些都有助于降低老年人死亡的风险。运动中负重的动作有助于刺激骨的生长以及加强组织间的联系。研究显示它还有助于降低血压、缓解疼痛。

穿着合适的鞋可以在行走的时候增加足部的舒适感。另外，常规按摩也会缓解足部紧张。热水浴、冰袋或者热垫都可以缓解关节痛。

### 4.治疗

成功的治疗方法通常结合病人的个体

需要、生活方式和健康状况。骨关节炎无法治愈，因此治疗目标有如下4种：

（1）利用药物和其他治疗方法控制疼痛。

（2）通过休息和温和锻炼强化关节保护。

（3）保持一定的体重。

（4）要有健康的生活方式。

有很多种治疗方法可供选择：

（1）止痛药。

（2）抗炎止痛药——长期使用会造成胃溃疡，所以需要和其他保护肠胃的药物同服。

（3）葡萄糖和软骨素硫酸盐补充素疗法是针对骨关节炎患者的最新疗法。这些营养素存在于正常的软骨中，但是在食物中的含量不多。这些物质可以缓解某些病人的症状。

（4）物理疗法。

（5）步行辅助疗法，包括助行器锻炼。

（6）关节类固醇注射疗法。

（7）关节手术复位疗法。

（8）有观点认为整骨疗法或者脊椎指压疗法有助于减轻疼痛，而且可以保持关节的活动能力。

（9）研究显示针灸疗法对某些骨关节炎患者有效，可以减轻疼痛并且增加关节的灵活性。有执照的针灸疗法专家会在患者身体的某些穴位上插进一根细针，针会刺激大脑产生多种生物性止痛化学物质。

## 休息的重要性

有规律的休息是保护关节的重要方法。病人需要学会观察身体发出的信号，知道什么时候该慢下来、什么时候该停下来，以防止过度使用关节而导致疼痛。一些患者在睡觉或者活动时使用夹板或者吊带为脆弱的关节提供额外的支持。但是请注意一点：夹板只能使用一段时间，因为关节和肌肉需要锻炼以防止变得僵硬。

# 类风湿性关节炎

类风湿性关节炎是一种慢性的关节滑液组织炎症性疾病。它是一种自身免疫性疾病，即身体产生抗体来攻击自体组织。类风湿性关节炎发展缓慢，它会破坏骨末端以及骨末端上覆盖的软骨，还会导致肌腱和韧带损伤，关节变得不牢固，最终变形。这种病症具有家族遗传性，并且多见于年老女性。

类风湿性关节炎的一系列失调症状可由疾病、压力或者创伤引起，症状会不断变化，通常越来越重。

身体的任何关节都可能被类风湿性关节炎侵犯，其中手指关节、手腕关节、膝关节以及踝关节最容易受累，并且可能出现风湿结节（皮下的块状组织），但是主要的特征是疼痛以及关节僵硬。多数患者自觉疼痛和关节僵硬在早晨比较严重，白天时会有所缓解。最后，严重的损伤会导致关节的特征性肿胀以及变形。

其他的身体组织，包括眼睛、皮肤、肺、神经、大脑、肾、心脏以及脾等都有可能被类风湿性关节炎侵犯。

### 1.症状及体征

主要症状是关节疼痛、肿胀和僵硬。其他体征包括：

（1）发热。

（2）面色苍白。

（3）贫血。

（4）无食欲，没有力气。

手和脚的关节通常最先受影响。类风湿性关节炎总是侵犯腕关节和手部很多的关节，但是通常不影响离手指甲最近的关节（大拇指除外）。它还会侵犯肘关节、肩关节、颈关节、膝关节、髋关节以及踝关节，身体两侧受影响的程度一样。

### 2.治疗

至今没有可以治愈类风湿性关节炎的方法，但是有些药物疗法非常有效。作用于自身免疫性疾病的药物是首选，不含类固醇的抗炎药可用于缓解关节疼痛和肿胀。这些方法能减轻炎症和变形的程度，并且减缓病情的发展。常规检查可以监测药物作用和任何可能产生的副作用，包括轻微的胃溃疡。

除了药物治疗以外，医生可能会建议你使用支架或者夹板支撑受累关节，以减缓变形过程。另外，理疗医生还会指导你进行一些常规的温和的锻炼，它们有助于在疾病消退期间改善关节及其凹陷处的症状。

如果关节剧烈疼痛，医生会把一种皮质类固醇药物注入关节；如果关节严重损坏的话，必须要手术去除已萎缩（失去功能）的肌腱来使关节恢复运动，或者除去发炎组织，这个手术叫作滑膜切除术。

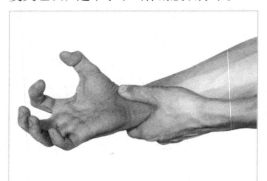

◎手指关节、手腕关节、膝关节以及踝关节最容易被类风湿性关节炎侵犯。

## 痛风

痛风性关节炎是一种结晶导致的关节炎，极其常见，它是由过量的人体排泄物——尿酸导致的关节炎症，患者中男性多于女性。它是一种会引起疼痛和致残的慢性关节炎，而且，这个难题至今没有被攻破。而且，不幸的是，由于患者和医生得到有效治疗信息的速度比较慢，很多痛风性关节炎患者不得不长期忍受着疾病的折磨。

### 1.症状及体征

痛风会导致关节非常疼痛，可能发生在任何关节上，但是原因至今未明。它通常侵犯大脚趾关节的根部。出现此类关节炎关节会发热、红肿，摸起来很软。有时痛风会侵犯耳垂以及关节周围的皮肤，特别是指关节或者足跟后缘。

### 2.病因

体内尿酸过多会导致痛风。尿酸过量的原因是由于肾在尿酸代谢上的失力，或是由于摄入了过多含有嘌呤的食物所致，嘌呤会在体内被代谢成尿酸。某些肉类、海味、干豌豆以及大豆里都含有嘌呤。饮酒也是引起体内尿酸水平增加以及导致痛风的重要诱因。

血中尿酸水平增加，在关节处沉积，最终形成针状结晶，诱发急性痛风。尿酸也可能在皮下聚集成袋状（称为痛风石）也可能会沉积在泌尿道形成肾结石。

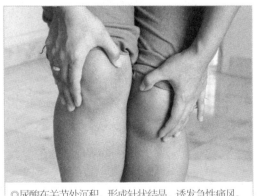

◎尿酸在关节处沉积，形成针状结晶，诱发急性痛风。

尽管痛风一般多见家族史，但是多数突然来袭的痛风并没有直接的明显诱因。临床多见肥胖的痛风患者，他们常有高脂饮食或者大量饮酒的习惯。心脏病或者高血压患者也常患痛风。痛风的发病率会随着年龄的增长而增加，临床常见30～50岁的人群患病。

其他情况如肾病、甲状腺功能减退以及利尿药物的使用都可能诱发痛风。

### 3.诊断

从体征上诊断此病并不难，但是区分痛风性关节炎和其他类型的关节炎就不总是那么容易了。血液检查可以查明关节中是否存在尿酸结晶，可以此确诊。但痛风患者体内的尿酸水平并不总那么高，而且，非痛风患者血中尿酸水平指数可能也很高，这就增加了确诊的难度。

### 4.治疗

幸运的是，非固醇类抗炎药物的使用可以迅速缓解痛风，并且大多数病人只要接受这一治疗就可以。

对于再次受到痛风侵犯或者出现了痛风石的病人，医生会开一种促进肾代谢的药物，阻止尿酸在体内的沉积。初次进行这种治疗要小心，否则可能诱发急性痛风。

## 强直性脊柱炎

强直性脊柱炎可能表现为终生间歇性的背痛，也可能在椎骨、外周关节或其他身体器官发生，是一种严重的慢性疾病，最终可致严重的关节僵硬、背部僵硬、关节丧失活动能力以及变形。

强直性脊柱炎的病因至今未明，但是约90%的患者体内都有一种基因标记——HLA-B27。有些病例是由肠道或者尿路感染引起的。

该病症状通常先见于处于青春期晚期和成人期早期的人群，然后逐渐发展，发展的时间短则数月长则数年。重者椎骨之间开始融合，长期发展会导致关节向上隆起，关节活动功能丧失。

### 1.症状及体征

这种病多见于16～35岁的男性，女性的症状相对不明显，所以诊断有些困难。最初的症状通常是骨盆、膝盖、足跟以及大脚趾等部位疼痛，随之可见背痛和骨僵硬，乏力、低热以及体重下降也是常见症状。

### 2.诊断

因为普遍的背部疾病能引起相似症状，所以诊断往往不及时。强直性脊柱炎的早期体征是椎骨腰段的突发性严重疼痛。

肠道的炎症也可以导致背痛，有时背痛还会由发热、过度劳累、体重下降、贫血或者眼部炎症引起，还有些由心脏瓣膜的疾病引起。

需要依据骨盆和椎骨的X线片来确诊。血液检查有助于明确炎症的严重程度并确定基因因子HLA-B27是否存在。

### 3.治疗

不同病人病情的严重程度差异非常大。确诊以及治疗需要数年的时间（因为典型症状的出现需要数年的时间），而这数年里病人需要承受疾病带来的行动不便。

临床通常使用非固醇类抗炎止痛药控制症状，结合物理疗法强化背部肌肉，阻止椎骨的硬化和变形。

但是即使接受最好的治疗和照顾，有些患者的关节仍然会发展到永久僵硬和融合的地步。但是，如果融合后的椎骨仍然是直的，那么关节仍然可以保留一些活动功能。强直性脊柱炎是终身疾病，因此对关节的保护非常必要，可以缓解甚至避免永久性椎骨融合以及关节活动功能的丧失。

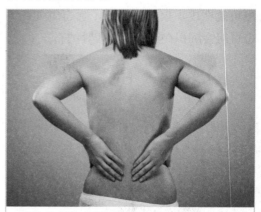

◎强直性脊柱炎可致严重的关节僵硬、背部僵硬、关节丧失活动能力以及变形。

## 背痛

人们很容易背痛，尤其是背部低位，因为这里的椎骨承受了最大的身体重量。

低位椎骨或称腰椎是身体的重要结构。它们使身体灵活运动（包括转向、扭转和弯曲的动作），使身体可以站立、行走以及抬举物体。背部低位椎骨功能的稳定保证了身体日常运动的正常进行。此部位的疼痛和关节僵硬将严重影响身体的正常功能，影响患者的工作能力并影响其生活质量。

### 1.症状及体征

背部低位的疼痛可能是剧烈的急性痛，也可能是持久的钝痛。背痛有时也称为腰痛。背部疼痛沿着大腿向下传递，形成坐骨神经痛。提起或举起重物时用力不当，会导致背部肌肉损伤而产生疼痛。但是更常见的导致背痛的原因其实是韧带、关节、关节盘以及较软的骨组织的长期磨损。

### 2.诊断

大多数类型的背痛都可以通过问诊辅以进检而得到诊断；如果疼痛严重并且治疗无果，或者有严重的腿疼，那么病人需要做成像检查；如果出现软组织痛，比如腰椎间盘痛或者神经痛，那么需要进行CT扫描或者核磁共振协助确诊。骨扫描可用以评估骨活动情况；肌电图有助于了解神经

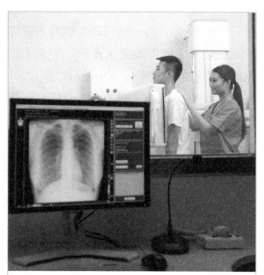

◎大多数类型的背痛都可以通过问诊辅以进检而得到诊断。

和肌肉损伤情况。

### 3.治疗

多数患者的低位背痛可在几天内平静地得到缓解。人们普遍认为卧床或者躺在硬物表面能够治疗背痛，但事实上这并不完全正确。休息只会使背部变僵，延长愈合过程，最好持续做舒缓的锻炼，结合止痛药物以缓解症状。

尽管很多人咨询了脊椎指压疗法医生、整骨疗法专家，但是，对付重复发作的背痛，最好的方法仍然是物理疗法。对某些患者来说局部麻醉结合皮质类固醇注射疗法也会奏效。外科医生会用手术除去导致严重神经痛及腿痛的椎间盘。

### 4.预防

背痛是主要的致残原因，并且治疗方法有限，所以，预防至关重要。

（1）捡东西时身体绝对不要过度前屈。可以弯曲膝盖，运用你的大腿肌。注意保持背部挺直。

（2）坐的时间不可太长。坐姿使背部肌肉处于紧张状态，不好的坐姿会加剧这种紧张。如果你需要坐很长时间，那么保持背部挺直。驾驶员可以将枕头放在腰部来支持背部肌肉。理疗医生可能会用特殊的器械给腰部提供良好支持。

（3）减去多余体重。背部低位骨骼承受着身体的大部分重量，所以低体重相当于低压力。

（4）选择坚固的、支持性好的床垫。柔软的、松弛下垂的床垫常会导致背部疾病。

（5）尝试常规的拉伸和伸展运动，比如瑜伽。

# 骨折

只要压力大到一定程度，任何骨都会发生骨折（破裂或断裂）。骨折多发生在骨的一些薄弱部位，并且最有可能发生在小孩和老人身上。小孩的骨比较软，骨容易从一端断裂——青枝骨折（不是突然断裂的那种）。老人尤其是老年女性，骨变得脆弱，甚至一点儿轻微伤害就可以导致骨骼粉碎。肿瘤引起的骨自发性骨折被称为病理性骨折。

主要的骨折有2种：单纯骨折（简单骨折）——断裂的骨不会刺破皮肤；开放骨折（复合骨折）——断裂的骨刺破皮肤。开放骨折因为损伤了神经和血管并且有感染危险，因而比较严重。

通常情况下创伤比如扭转运动以及坠落后的碰撞都可能导致骨折。

## 1.臂骨骨折

如果人被绊倒，头向前倾，这种惯性的力量传播到前臂，就可能造成任何骨的破裂。手臂的骨折有以下几种：

（1）桡骨下端骨折（科雷氏骨折）是指桡骨末端近腕骨处骨折，骨被迫向后曲。常发生于老人，愈合需要6周左右的时间。儿童青枝骨折较多见，但是只要3周就会痊愈。

（2）舟骨骨折——舟骨是腕处的小腕骨。舟骨骨折多见于年轻人，骨折的变化情况在X线片上会显示出来。如果医生怀疑舟骨骨折，会在其上敷10天石膏，拍X线观察，结果自然分明。

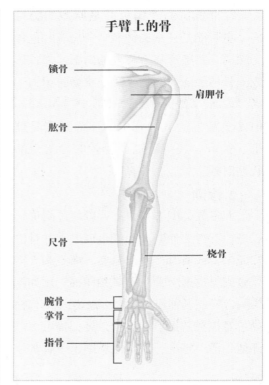

**手臂上的骨**

锁骨
肩胛骨
肱骨
尺骨
桡骨
腕骨
掌骨
指骨

（3）桡骨骨折——任何年龄的人群都可能在桡骨（肘）处发生骨折。如果手臂无损，用悬带固定手臂数周便可以愈合。

（4）肱骨底端（肘上方）骨折——儿童多见。因为位置靠近一处重要动脉，医生需要听脉搏以确定动脉是否受损。

（5）肱骨轴骨折——肱骨的中心点可能会发生骨折。一根重要的神经离此处很近，所以医生在手术时会非常小心谨慎。肱骨轴骨折多见于年长者。

（6）肱骨颈骨折——老人的肱骨顶缘会发生粉碎性骨折。尽管X线照片上的骨折区域看起来很严重，但是只要以支撑物将手臂袖口位置固定于领口下方数周，骨骼即会很好地愈合。

（7）锁骨——锁骨中段很容易发生断裂，但是在悬带的支撑下它可以愈合得很好。

## 2.其他的常见骨折

最常见的骨折由坠落伤引起，从任何高度坠落都可能导致骨折。具体有以下几种：

（1）踝部骨折。

（2）跟骨骨折。

（3）胫骨、股骨近膝处的骨折。

（4）脊椎骨粉碎性或压榨性骨折。

（5）骨盆骨折。

（6）股骨颈骨折——股骨颈位于股骨顶缘，这类骨折通常需要进行手术以复位一半或者全部的髋关节。股骨颈骨折可以发生在任何年龄的人群身上，但是通常容易发生在老者身上。由于这种骨折会造成关节长期无法活动，所以是严重的外科骨折。

脚踝扭伤可以造成2种骨折：

（1）外侧踝骨折——腓骨（小腿中

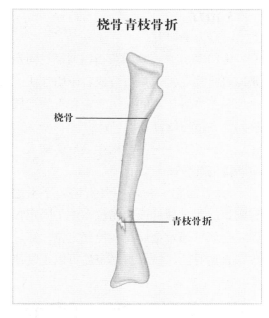

**桡骨青枝骨折**

桡骨

青枝骨折

有一块骨称腓骨）低缘折断，需要在踝处上石膏固定6周。有时，胫骨低缘也会折断，需要金属螺丝钉钉盘固定。

（2）第五跖骨根部骨折——第五脚趾末端的骨头被突然折断。病人需要用石膏固定6周。

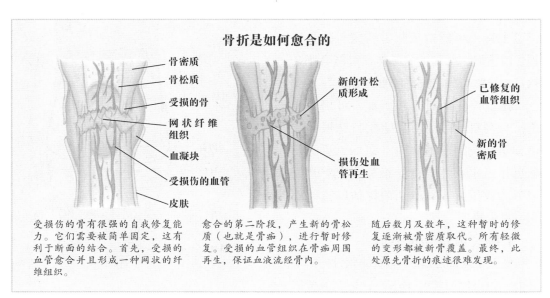

**骨折是如何愈合的**

骨密质
骨松质
受损的骨
网状纤维组织
血凝块
受损伤的血管
皮肤

新的骨松质形成

损伤处血管再生

已修复的血管组织

新的骨密质

受损伤的骨有很强的自我修复能力。它们需要被简单固定，这有利于断面的结合。首先，受损的血管愈合并且形成一种网状的纤维组织。

愈合的第二阶段，产生新的骨松质（也就是骨痂），进行暂时修复。受损的血管组织在骨痂周围再生，保证血液流经骨内。

随后数月及数年，这种暂时的修复逐渐被骨密质取代。所有轻微的变形都被新骨覆盖。最终，此处原先骨折的痕迹很难发现。

### 3.治疗

治疗方法如下：

（1）固定——多数骨折需要通过固定来减轻疼痛，可以用石膏或者牵引疗法。牵引是指在卧床期间，用滑轮和重物把肢体固定在适当位置。

（2）复位——有时医生会麻醉病人，重新排列其骨骼。

（3）固定——一些骨折需要手术进行固定，用金属针或金属盘在皮下固定骨骼。金属针通过金属支架控制定位，穿过皮肤直达骨头。肢体被固定后可以正常使用一段时间。骨折愈合后先实施麻醉，然后将针和支架取出。

对于所有类型的骨折，要恢复到原先的正常状态，休息十分重要。另外，物理疗法可以强化被脆化的关节和肌肉。

---

**脱臼**

无论是否骨折，关节受到重压就有可能会脱臼。脱臼过一次的关节再次脱臼的可能性很大。摔倒时用手臂撑地也很有可能导致脱臼。脱臼时会剧烈疼痛，但是医生会帮助你缓解疼痛，帮你平静下来，然后，你可能需要戴绷带支撑6周。

---

# 膝关节损伤和功能失调

膝关节是身体最大的关节。该关节处于股骨与胫骨相接处，其上是膝盖骨，可以保护膝关节。膝关节是枢纽关节，需要承受重负和持续的压力，容易弯出膝平面而受损。膝关节损伤很常见：在坚硬的人行道上慢跑可能造成膝盖受压、软骨受损；滑雪时，膝盖的持续弯曲可能会撕开软骨，拉紧那些使膝盖弯曲的腿筋。

膝盖损伤疼痛非常严重，可用冰袋或抗炎药物治疗。可以采用特殊锻炼强化损伤部位周围的肌肉，锻炼之后的休息也相当重要。一个受损关节会对其他关节造成压力。对损伤的评估以及矫正性治疗很重要。

### 1.撕裂或损伤的软骨

膝关节内部是2块半月状的软骨——半月板。如果你屈膝时不小心且毫无保护措

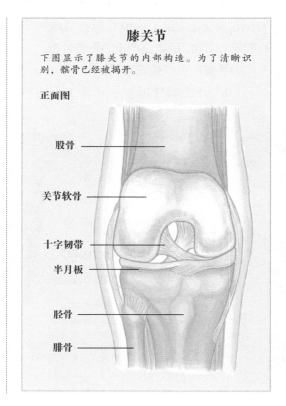

**膝关节**

下图显示了膝关节的内部构造。为了清晰识别，髌骨已经被揭开。

**正面图**

股骨

关节软骨

十字韧带

半月板

胫骨

腓骨

施，那么半月板很容易被撕裂或受损伤。

膝盖骨受伤后非常疼痛。膝盖会肿胀，并且不能完全伸直。疼痛和肿胀通常会缓解，但是日后即使是一点儿轻微伤害都可能再次产生疼痛和肿胀。

一旦出现了这种情况，你需要医生的帮忙，他们会用一种可伸缩的观察病灶的仪器检查你的膝盖。这种仪器名为关节内窥镜。检查前需要全身麻醉。将关节内窥镜从一个极小的皮肤切口处插进关节，膝盖内部情况的图像就会被传送到屏幕上。可以用精细的手术把膝关节表面刮干净，或者把病灶处的受损组织移除。

病人可以完全康复，但是日后患处易发关节炎。

## 2.膝盖骨重复脱臼

任何脱臼都是急诊，需要及时治疗。对受伤的那条腿的足部的血流变化情况应进行密切关注，可通过监测其对寒冷的耐受性来确定（失血病人会出现畏寒症状）。

有些人，尤其是女孩子的膝盖容易重复脱臼，哪怕是由于很小的伤害。膝盖骨可以自己复位，但是难免会疼痛。可以用石膏保护膝关节，做强化大腿肌肉的锻炼。有时还可能需要手术。

## 3.膝盖后面的疼痛

这种疼痛很常见，通常由膝盖骨和股骨间的关节过度负重引起。膝盖会疼痛并且可能肿胀。很多患者可以靠休息、止痛药物以及物理疗法逐渐恢复。有时，膝盖骨可能会滑向股骨从而导致膝盖弯曲，不能正常活动。这种情况需要手术矫正。

## 4.软骨软化

这种情况会由膝盖后方的软骨畸形导致膝盖前部疼痛。最常见于青春期，有家庭遗传因素。

生长发育、运动、创伤以及运动时膝关节承压过大等因素都可能造成软骨软化的情况。

本病主要症状是腿弯曲和拉展（比如上下楼）时膝盖疼痛，膝关节活动时可能会发出一种声音，医学上称为捻发音。长时间静坐会导致关节僵硬。

医生可能让你服用非固醇类抗炎药物，并且建议你在疼痛时使用冰袋外敷缓解疼痛。可以进行强化肌肉以及帮助关节减少压力的锻炼来有效降低日后罹患骨关节炎的风险；护膝可以暂时为膝关节提供支撑。

## 5.黏液囊炎

黏液囊是关节处的脂肪囊，它就像一个垫子，帮助活动的关节减少骨与骨之间

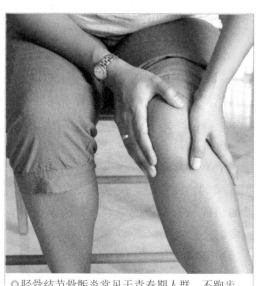

◎胫骨结节骨骺炎常见于青春期人群，不跑步、不骑车、注意休息的话疼痛可以缓解。

的摩擦。黏液囊炎是黏液囊的炎症，伴有肿胀、疼痛和关节活动障碍。

黏液囊炎最常见的形式是膝盖囊肿，由频繁的下跪动作引起。冰袋有助于缓解疼痛，医生可能会给你开抗炎止痛药，如果出现了细菌感染，医生会用抗生素。休息数日后症状可能会得到缓解，但是疼痛和肿胀会持续。还有可能需要排空黏液囊，引流液体。

### 6.膝关节复位

当膝关节因创伤、关节炎而受到严重损伤时，关节就需要用金属或者塑料质地的人工关节取代。安放之前需要刮净关节处受损的骨质。

### 7.胫骨结节骨骺炎

此病常见于青春期人群。大腿股四头肌处的肌腱牵拉胫骨上成长的部分。这种疾病可能会导致疼痛，并且胫骨前缘可能会有柔软的肿块。不跑步、不骑车、注意休息的话疼痛可以缓解。

### 8.游离体

膝盖是大型的复杂的关节，由好几块骨组成，软骨自由地浮在其上。通常这些结构是不会出问题的。不过，一旦出了问题，医生就要在关节内窥镜的帮助下摘除它们。

# 肌腱和肌肉损伤

肌腱是连接肌肉和骨骼的坚韧的纤维带，可能被撕裂，也可能突然断裂，特别是当进行剧烈的体育活动时。肌腱还可以被切断，比如用刀时造成的意外。肌腱也容易发炎，称为腱炎，通常和腱鞘炎（腱鞘指肌腱周围包围的组织鞘）有关。肌肉的过度变形以及撕裂可以导致不同程度的伤害，尤其多见于运动员。

腱炎的最普遍症状是运动引起的腱鞘炎，表现为疼痛、肿胀、关节僵硬以及受损区域的活动障碍。皮肤会发红，关节活动时可能会有轻微的爆裂声，医学上称为捻发音。

### 1.常见的腱损伤

（1）跟腱断裂——跟腱连接小腿肌肉和足跟，在压力下会断裂，尤其是在中年时做非常规运动。可以通过手术修复肌腱，也可以用石膏固定6周来进行治疗。无论使用哪种方法，都需要辅助理疗来帮助恢复肌腱的灵活性。

（2）槌状指——如果手指末端突然弯曲，有可能是因为用来拉伸手指的肌腱从骨处断裂。用夹板固定6周，手指就可以完全康复。

### 2.腱炎

所有的腱炎都需要静养，如果用夹板固定，有些可以很快痊愈。物理疗法也很有帮助。医生会给你注射非固醇抗炎药物或者皮质类固醇药物，这些都会迅速缓解症状。腱炎有如下几种类型：跟腱炎、肌腱套损伤、足底筋膜炎、高尔夫球肘和网球肘。不同的病症有相应的疗法。

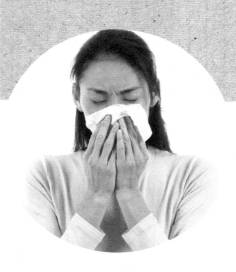

# 第六章

# 呼吸系统

● 身体的每个细胞都需要持续的氧气供应，同时需要排出主要的废弃物——二氧化碳。呼吸系统和血液循环系统配合工作，吸入氧气、排出废弃，以保证身体的能量供应。

# 呼吸过程

身体的每个细胞都需要持续的氧气供应，同时需要排出主要的废弃物——二氧化碳。呼吸系统和血液循环系统配合工作，保证了身体的能量供应。吸入的空气中的氧气被运送到血液系统，血中的二氧化碳被释放到将要呼出的气体中。肺是由一些分支状的管组成的工作网络，这种逐级分支、越来越细的结构加大了肺的表面积，而表面积越大越有利于氧气和二氧化碳的传输。

人每次吸入约500毫升空气，每分钟呼吸12～15次。空气沿呼吸道上部运动，从嘴或鼻子进入咽喉和气管。

从气管开始，空气沿着1～2条支气管（气道）下行，进入更小的分支——细支气管。细支气管末端是囊状结构，称为肺泡。肺泡是肺的最小的功能性单位，氧气和二氧化碳气体交换的过程就是在这里完成的。

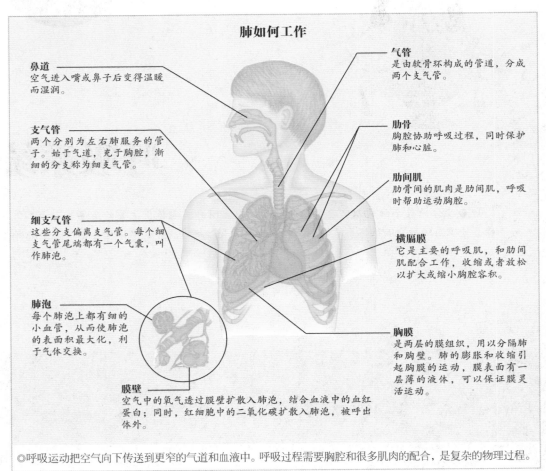

**肺如何工作**

**鼻道**
空气进入嘴或鼻子后变得温暖而湿润。

**支气管**
两个分别为左右肺服务的管子。始于气道，充于胸腔，渐细的分支称为细支气管。

**细支气管**
这些分支偏离支气管。每个细支气管尾端都有一个气囊，叫作肺泡。

**肺泡**
每个肺泡上都有细的小血管，从而使肺泡的表面积最大化，利于气体交换。

**膜壁**
空气中的氧气透过膜壁扩散入肺泡，结合血液中的血红蛋白；同时，红细胞中的二氧化碳扩散入肺泡，被呼出体外。

**气管**
是由软骨环构成的管道，分成两个支气管。

**肋骨**
胸腔协助呼吸过程，同时保护肺和心脏。

**肋间肌**
肋骨间的肌肉是肋间肌，呼吸时帮助运动胸腔。

**横膈膜**
它是主要的呼吸肌，和肋间肌配合工作，收缩或者放松以扩大或缩小胸腔容积。

**胸膜**
是两层的膜组织，用以分隔肺和胸壁。肺的膨胀和收缩引起胸膜的运动，膜表面有一层薄的液体，可以保证膜灵活运动。

◎呼吸运动把空气向下传送到更窄的气道和血液中。呼吸过程需要胸腔和很多肌肉的配合，是复杂的物理过程。

### 1.气体交换

每个肺泡里都有一套细小的血管组织（毛细血管）。气体交换过程中，从空气中吸入的氧气，通过毛细血管扩散进入肺泡壁，同红细胞中的血红蛋白结合。这个过程使血液携带氧气，沿着循环系统，给身体制造能量的新陈代谢提供动力。同时，新陈代谢的产物二氧化碳从血液进入肺泡，被排出体外。

### 2.呼吸防御措施

呼吸道有许多方式保护自己不受炎症和异物的侵犯：

（1）组织——呼吸道的上部和下部排列着保护性的组织。呼吸道上部的保护性组织集中在扁桃体周围，它们会在"敌人"到达肺之前消灭它们。

（2）黏液层——这种黏的、保护性的液体分布在气道上，吸附各种异物颗粒。

（3）纤毛——存在于气道上的毛发状结构的突起，会把任何外来的颗粒清扫干净，并把它们驱逐出肺。

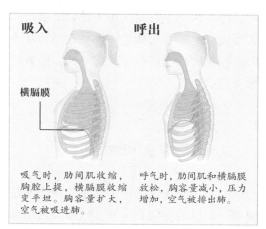

吸气时，肋间肌收缩，胸腔上提，横膈膜收缩变平坦。胸容量扩大，空气被吸进肺。

呼气时，肋间肌和横膈膜放松，胸容量减小，压力增加，空气被排出肺。

## 感冒和流感

感冒和流感（流行性感冒）是呼吸道上部的病毒感染。有超过200种病毒可以导致感冒。主要的流感病毒类型有A型、B型、C型3种。约有一半的人一年会得1次感冒，多数发生在寒冷的秋冬季节。流感易在冬季发生，几乎没有人不受其影响。最有效的对付感冒和流感的方法是尽可能地保证你的身体健康。

感冒和流感传染性极强。病毒通过空气黏液颗粒传播。受感染病人的咳嗽、喷嚏或者呼吸都会向空气中释放这种颗粒；物理接触也可以造成病毒传播，比如受感染者用手擦眼睛或者鼻子，这些动作都为病毒传播提供了途径。一个受感染者可以把病毒传染给其他人，并且很可能在还没有出现症状时就已经感染了病毒。

许多不同的病毒都可以导致普通感冒，得了这种感冒并不排除得其他感冒的可能。成人的免疫力比儿童强，所以较不易得感冒；孩子们集体生活的时间比较多，比如学校和幼儿园，在这里疾病可以迅速地从一个孩子传染给另一个孩子。

流感主要由A型病毒或B型病毒引起。其中由A型病毒引起的更重一些。病毒会不断地变异出新的系族，得过一种流感并不能使身体产生对抗其他类型流感病毒的免疫力。

如果你害怕得流感，可以使用针对每年爆发的那种流感病毒的疫苗来预防。针对特定的存在并发症高风险的人群，也推荐使用疫苗预防。

### 1.症状及体征

感冒和流感的症状在你受到感染1~2天后出现。二者有些类似症状，但是数小时内流感的症状相对更严重一些。感冒的常见症状是：

（1）流稀鼻涕。

（2）打喷嚏。

（3）咽喉发炎和咳嗽。

（4）发烧和头痛。

很多人发现自己得了重感冒就怀疑是流感，流感的症状有鼻塞、咳嗽以及咽喉炎。但是，出现以下症状的可能性更大：

（1）高热、出汗和寒战。

（2）肌肉疼痛。

（3）头痛。

（4）严重的疲劳和虚弱。

（5）食欲下降。

### 2.自我治疗

在感染严重的情况下，你要尽可能地让自己感觉舒适。以下方式有助于缓解感冒或流感症状：

（1）多喝水可以缓解发热的症状。

（2）服用止痛药（注意包装上的说明）来降低发热的程度和缓解咽喉炎带来的疼痛。

（3）注意保暖，多休息。

（4）用解充血药缓解鼻塞。

（5）不抽烟、不喝酒。

（6）保持室内通风良好，不要在通风不畅、烟气重或空气污浊的屋子里逗留。

感冒只持续几天，但是流感的症状却可以持续1周。如果没有并发症，流感最糟糕的症状可能在感染两三天后出现。流感过后，一段时间内你可能会觉得疲劳乏力，并且会继续咳嗽。

### 3.何时就医

如果你的感染持续时间比平时长，或者症状加重的程度超过了你的预期，那么你需要看医生了。流感可以导致一些威胁生命的并发症。如果你怀疑自己严重感染，或者两三天后你的症状没有任何好转的迹象，赶快去找医生。

### 4.高危人群

某些特定的个体得流感后合并并发症的风险很大。并发症包括：支气管炎、侵犯气道的细菌感染和肺炎（肺的感染）。流感流行期间肺炎导致的死亡很常见。

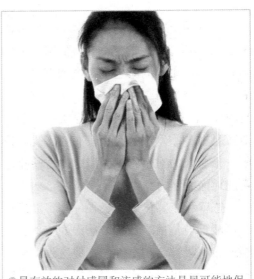

◎最有效的对付感冒和流感的方法是尽可能地保证你的身体健康。

因流感合并并发症的高危人群是：

（1）早产和低体重的新生儿和幼儿。

（2）老人。

（3）吸烟者。

（4）气喘患者。

（5）糖尿病或艾滋病引起的免疫力低下患者。

（6）营养不良及健康状况不佳的患者。

高危人群如果合并了流感并发症，则不能在家里接受治疗，必须在症状发生时尽快咨询医生。可以用抗滤过性病原体药物缓解病情，但是需要在病情出现后36小时内使用。医生可能会用抗生素预防并发症。如果被怀疑患了肺炎，你需要做胸X线检查以确诊。最严重的情况需要住院治疗。

## 感冒和流感的治疗

很多药物都能有效治疗感冒和流感，通常是将强效止痛成分与不同的解充血药、咖啡因和其他成分结合使用。病人要检查每个包装袋或药瓶，弄清楚里面有什么成分，如果你同时也在服用其他常规药物，这种核实就更加重要。

止咳药有助于缓解疼痛，减轻咳嗽的刺激和咽喉炎症。热蜂蜜和柠檬饮料有抗感冒功效，因为其中含有抗感冒物质维生素C。热的蜂蜜饮料还有镇静作用，可以用来缓解病情。

# 哮喘

哮喘是指气道间歇性缩窄导致的呼吸困难。病情较轻的病人会遭受偶发性的气喘和气急，然而有些病人则可能每日都要经受会致残或危及生命的哮喘发作。在过去的20年里，哮喘得到了广泛的认识，得到诊断的病例数目也增加了2倍——有可能是因为人们将轻微病症也归类为哮喘。

哮喘在任何年龄段都可能发作，但普遍认为儿童时期更易患哮喘。哮喘通常与过敏症相关，引发过敏性哮喘的刺激物有——尘螨、花粉、霉菌以及动物的毛发，还有一些食物过敏（见"引发哮喘的刺激物"一栏）也能引发哮喘。人在儿童时期所患过敏性哮喘通常会发展成湿疹或过敏性鼻炎。

**1.诊断**

一些患者患有偶发性气喘，然而有些

## 症状及体征

深夜、清晨和运动后，气喘和咳嗽较为严重。

胸闷。

气急。

恐慌和焦虑。

呼气困难。

病人会由于受刺激物的刺激产生频繁且严重的哮喘反应。对于医生来说，要诊断哮喘并不容易，最明显的征兆就是在运动时和运动后气急或者深夜咳嗽。

如果医生怀疑你患有哮喘，那么你需要做进一步检查。诊断哮喘的检查包括肺量计检查和肺活量检查，这些检查监测你呼吸的频率和深度；此外你还需要接受对不同物质过敏性反应的检测，以确定可能会引起哮喘的刺激物；有时候，你还需要接受血液检查，以检测血液中的氧含量。

### 2.预防和治疗

到目前为止，还没有发现治愈哮喘的方法，但是可以通过药物治疗和避开诱发因素来防治哮喘，很多患有哮喘的病人都能正常地生活。另外，许多儿童时期的哮喘症状会随着年龄的增长而减弱，到20岁后症状就会消失。

医生常常会检查病人的症状。根据病情的严重情况，医生会要求你每天早、晚对自己肺活量峰值进行自我评估，对着峰值流量计呼气，监测每分钟你呼出的气体总量。将这些得出的数值绘制成一个图表，以帮助你了解哮喘是否得到有效的控制。

几乎所有的哮喘药物都以喷雾的形式摄入，能使肺部直接吸收，药效持久。"间隔装置"能够使肺部更有效地吸收药物。

现有两种主要的吸入器——一种能缓解哮喘，另一种能防止哮喘发生：

（1）缓解型吸入器——这种吸入器通常为蓝色，内含药物为支气管扩张剂；这种药物能够使气道得到放松并且扩张气道，能暂时缓解病情。

（2）预防型吸入器——这种吸入器中的药物通常是低剂量皮质类固醇，呈棕色；这种药物能够对肺部起到良好的保护作用，减少发炎和黏液过剩的情况。

皮质类固醇也可以用做药物服用以缓解长期严重哮喘病人的严重病情。

### 3.自我治疗

如果你患有哮喘，应该按时服药，防止哮喘发作；还要防范刺激物如烟雾、受过污染的空气或者冷空气。吸烟会使病情恶化，所以最好不要吸烟。应该经常锻炼，只要带上装好药物的吸入器，哮喘病人也可以适当运动。游泳对于哮喘病人来说是非常好的运动，练习瑜伽、学习放松的技巧也可以减少哮喘的发生。

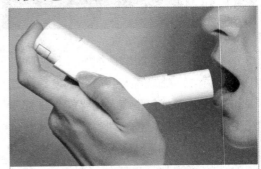

◎哮喘患者日常生活中应随身携带吸入器，能有效预防突然性发病时的危险。

# 慢性阻塞性肺病

慢性阻塞性肺病(COPD)是一种进行性的呼吸系统疾病，会导致严重的呼吸短促以及喘息，慢性支气管炎和肺气肿为其病理表现。支气管是通往肺的大的气道，支气管炎是支气管的炎症；肺气肿会造成肺泡的永久损害，使其失去弹性。慢性阻塞性肺病患者通常会出现以上2种情况，以其中之一为主导症状。本病常是由吸烟引起，男性的患病率是女性的2倍。

慢性阻塞性肺病会使病人衰弱。随着疾病的发展呼吸变得短促，并且会逐渐影响工作，最后只能待在家里休息。

工业污染对肺的伤害越来越大，但是相较而言，吸烟才是引起慢性阻塞性肺病的主要原因。通常病情得到诊断时肺部损伤已经出现了（很多早期症状都由烟咳引起）。住在工业区的男性吸烟者最有可能发病。有数据显示高达1/4的慢性阻塞性肺病患者没有被诊断出来。

### 1.检查

如果你是吸烟者，单凭观察和体检，医生就可能会怀疑你得了慢性阻塞性肺病。为确定肺损伤的程度，你需要到医院接受特殊检查。医生会对你的肺功能做出评估。这些评估的方法可能包括肺功能呼吸量测量法（从中可得到吸入和呼出气体的比率）、肺功能检查（可以得到肺一次呼吸吸入和呼出空气量的和）。

还可以进行其他一些检查来确诊慢性阻塞性肺病，比如：通过血样检查得到血中氧气和二氧化碳的值；也可以用X线检查来排除其他的潜在病因。

### 2.治疗

对慢性阻塞性肺病病人最先也是最重要的治疗措施是立刻戒烟，它是阻止病情进一步恶化的唯一方法。

医生可能会给你使用以下任何一种药物：

（1）抗生素——用来对付急性感染。

（2）支气管扩张吸入剂——有助于扩张气道，使呼吸变得容易一些。

（3）类固醇——吸入以减轻炎症。

（4）如果踝部肿胀，利尿剂可用于减少局部（炎性）液体的分泌。

（5）用持续的低剂量氧气吸入疗法增加血中氧气的浓度，减轻心脏（因血中缺氧而造成）的负担。这种方法通常用于处于疾病后期的病人，可以在家实施。

医生会建议你每个冬天接种流感疫苗，以及用抗链球菌的疫苗来预防。如果慢性阻塞性肺病病人同时患有流感和肺炎，可能会危及生命。

### 3.预后

如果疾病较早确诊，而且病人立刻戒烟，那么，严重的肺损伤可以避免。但是，实际的情况是，大多数慢性阻塞性肺病患者直到疾病进入后期，已经出现肺损伤的时候才得到诊断。如果是这样，那么预后并不理想，多数这类严重病人的寿命不超过10年。

| 症状及体征 |
| --- |
| 慢性咳嗽，通常晨起加重。<br>痰（黏液）逐日增多。<br>进行性的呼吸短促。<br>疑似性渐增的急性肺感染。<br>症状在冬季加重。<br>如果你是烟民并且出现了上述任何一种症状，最好尽快去看医生。 |

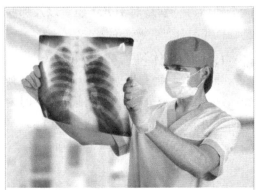

◎在治疗慢性阻塞性肺病前，应提前拍片给医生确诊后再进行深入治疗。

# 肺炎

肺炎是由严重的胸腔感染导致肺部的肺泡发炎，而氧气需要透过肺泡壁进入血液，因此肺炎对生命有潜在的威胁，特别是当两肺都受到感染时。肺炎是最常见的致命的医源性感染，尤其威胁老年人。多数情况下，用抗生素进行治疗可以使患者完全恢复健康。

肺炎可见于任何年龄人群，最常见的是年龄很大和年龄很小的患者。致病的微生物可以是病毒、细菌和真菌。大多数肺炎是细菌引起的。

某些因素可以促进肺炎发展，比如吸烟、长时间的营养不良或者饮酒过量。身体内环境长期失调的病人，如糖尿病病人、因艾滋病而导致免疫功能受损的人、接受化疗以及服用免疫抑制剂的人，都是肺炎的高危人群。

肺炎是死亡的常见原因，但是有效的抗生素治疗可以使多数患者完全康复。但是，就算接受了最好的治疗，肺炎仍然可能会致命，特别是对于老年患者以及那些已经罹患其他严重疾病的患者。

### 1.症状及体征

肺炎会逐渐发展，尤其是病毒性肺炎。细菌性肺炎一般发展迅速，数小时内病情就可能变化很大。肺炎症状如下：

（1）咳嗽咯痰，液体中可见血丝。

（2）高热。

（3）呼吸急促，甚至休息时也如此。

（4）吸气时胸痛。

### 2.诊断

医生会根据病史和胸部检查，来诊断你是否得了肺炎。你需要做X线和血液检查，也可以进行痰检来查明病因。

### 3.治疗

身体素质好的肺炎患者可以在家里接受抗生素治疗，可以用止痛药减轻发热的程度并控制疼痛，要多喝水。

孩子、老人以及肺炎病情迅速恶化的成人需要即刻送往医院接受静脉注射和抗生素治疗。有时，病人需要使用氧气面罩吸氧。肺炎患者也可以使用换气扇，保持空间内有足量的氧气。病人康复后即可停止使用。

### 4.预后

通常病人数周就会恢复，儿童会非常迅速地完全康复。肺炎有很多并发症，比如胸膜会红肿发炎形成胸膜炎，严重的还会形成败血症。对于年老或者免疫力低下的患者，感染会深入肺深处从而导致肺衰竭。

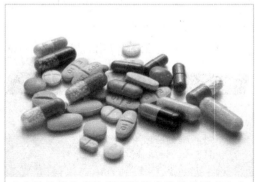

◎有效的抗生素治疗可以使多数肺炎患者完全康复。

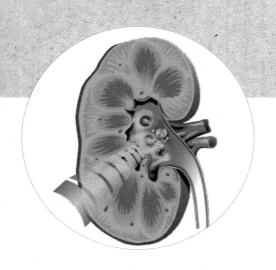

第七章

# 泌尿系统

● 泌尿系统是保持体内液体平衡和化学平衡的过滤系统。全身的细胞都参与化学反应，产生身体代谢的产物。这些产物被肾从血中滤过，以尿的形式排出体外。除此之外，肾还可以产生控制红细胞生成和调节血压的激素。

# 泌尿器官

泌尿系统由一对肾、两个输尿管、一个膀胱和一条尿道构成。

肾是泌尿系统的主要器官，功能很多：

（1）以尿的形式把血中的毒素和代谢产物排出体外。

（2）把有用的物质送回身体循环。

（3）调节体内的水平衡。身体脱水时，肾储存水；水分过多时，肾排泄水。

## 1.功能结构

肾位于腹部外侧，脊椎前方，长约12厘米，宽约6厘米。肾的不同部位功能有所不同：

（1）肾皮质——处于外层，其中的滤过单位称为肾单位。

（2）肾髓质——位于肾皮质内层，其内的集合管构成肾锥体。

（3）肾盂——是肾的核心，是尿在被输送到膀胱之前存储的地方。

## 2.对血液的过滤

血液通过肾动脉被运输到两肾。这些血管起源于身体的主要动脉——主动脉，携带着从心脏泵出的约1/4的血液量，血供丰富。

从这些动脉流过的血液途经一个复杂的过滤系统。这个系统的主要的单位是肾单位。肾单位由一个肾小球和肾小管构成。

肾小球由微小的毛细血管组成，小分

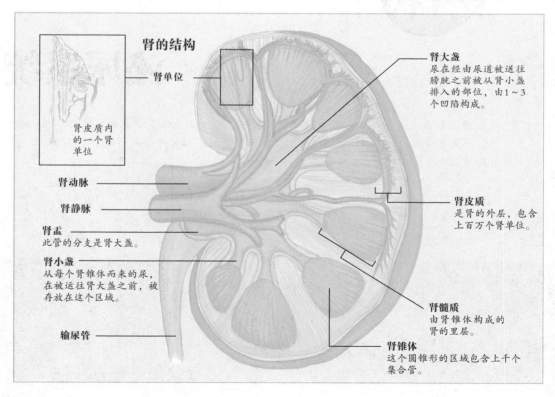

**肾的结构**

**肾单位**

肾皮质内的一个肾单位

**肾动脉**

**肾静脉**

**肾盂**
此管的分支是肾大盏。

**肾小盏**
从每个肾锥体而来的尿，在被运往肾大盏之前，被存放在这个区域。

**输尿管**

**肾大盏**
尿在经由尿道被送往膀胱之前被从肾小盏排入的部位，由1～3个凹陷构成。

**肾皮质**
是肾的外层，包含上百万个肾单位。

**肾髓质**
由肾锥体构成的肾的里层。

**肾锥体**
这个圆锥形的区域包含上千个集合管。

子颗粒透过这些毛细血管进入肾小球。血中只有液体在这里被过滤掉,红细胞不会被过滤掉。液体经过肾小球时,有用的物

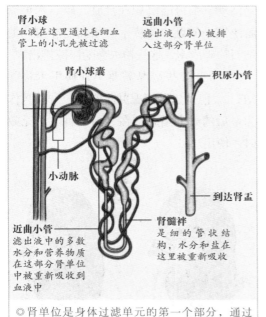

**肾小球**
血液在这里通过毛细血管上的小孔先被过滤

**远曲小管**
滤出液(尿)被排入这部分肾单位

**肾小球囊**

**积尿小管**

**小动脉**

**到达肾盂**

**近曲小管**
滤出液中的多数水分和营养物质在这部分肾单位中被重新吸收到血液中

**肾髓袢**
是细的管状结构,水分和盐在这里被重新吸收

◎肾单位是身体过滤单元的第一个部分,通过这个系统,有的物质会被重新吸收到血液中,废物则会变成尿,进入输尿管。

质如葡萄糖和钠等被重新吸收到血液中,而身体不要的物质如尿素等则被排出。

肾小管有3部分:

(1)近肾端小管——大多数的水分和营养物质在这里被重新吸收;身体不需要的废弃物在这里进入尿液。

(2)肾髓袢——多数的水分和盐在这里被重新吸收,废产物进入尿液。

(3)肾远端小管——尿液中的水分都在这里形成。

### 3.尿的排泄

到达小管末端的液体就是尿。从肾单位来的尿经由肾髓质的集合管到达储存区域,这个区域由肾盂供养。每个肾都连着输尿管。输尿管是肌性的管状结构,长约30厘米。输尿管把尿送到膀胱,膀胱是一个高度褶皱的肌性器官,当其膨胀时褶皱扩展表明已充满尿液,尿液在被排出之前储存于膀胱中。一个健康成人每天应排泄0.5~2升尿。

## 肾结石

一般情况下,身体的代谢产物从肾产生的尿中排出。如果尿中的废弃化学物质达到了饱和状态,它们会结晶成石头状物质并沉积在肾部。肾结石的大小不一:小的结石可以从尿道被排出,大一点儿的可能会留在肾内,也可能会转移到输尿管内,这会导致剧痛。半数的肾结石病人7年内体内还会生成更多的结石。

青年和中年男性多见肾结石。生活在炎热气候区域的人罹患肾结石的概率较高,这

里的人们应该多喝水,喝水可以弥补身体因出汗而造成的液体流失。另外,有些个体可能因遗传一种易患病体质而罹患肾结石。

### 1.症状及体征

小的结石可能没有症状。大一点儿的结石会造成急性输尿管痉挛,导致病人疼痛。这就是肾绞痛,症状如下:

(1)从后背(通常从一侧)发散到腹股沟的剧痛,有时会伴有生殖器疼痛。

(2)尿频以及排尿疼痛。

（3）血尿。

（4）恶心、呕吐。

只要结石被清除，肾绞痛会马上缓解。肾绞痛可能只发作一次，但是有些人可能再次生成肾结石并随之发生肾绞痛。

## 2.诊断

了解病史后，如果医生怀疑你得了肾结石，你就需要做更进一步的检查，包括X线以及静脉内尿路造影检查。这些检查都有助于确定结石是否存在以及所处的位置。有些肾结石由钙盐沉积形成，可以在X线片上很直观地显示出来；其他的比如草酸盐、磷酸盐或者尿酸形成的结石都不能在X线片上清晰显示。此时需要做其他尿检，观察是否有其他感染以及尿中是否有血，从而确定肾功能情况。

## 3.治疗

治疗方法取决于结石的大小。

（1）小的结石可以通过休息、大量饮水以及适当地服用止痛药来处理。如果

小的结石沉积在输尿管，可在做膀胱镜检时用膀胱镜清除。

（2）大的结石就比较麻烦了。它们不易活动，很可能沉积在肾脏，碎石术可以解决这个问题。该技术利用高能冲击波把结石粉碎成末，这些粉末会随尿液排出。

（3）有些情况需要用外科手术移除结石，但是这种情况并不常见，一般只作为最后的处理措施，在之前两种方法无效时才使用。

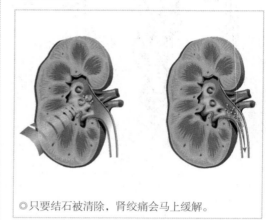

◎只要结石被清除，肾绞痛会马上缓解。

# 肾衰竭

肾衰竭患者的肾不能完成从血中过滤代谢产物，结果，代谢产物和多余的液体积累在体内。肾衰竭可能突然发生（比如急性肾衰竭），但是多数情形下，衰竭的发展需要数月到数年的时间（慢性肾衰竭）。肾衰竭的等级和程度取决于个体肾衰的原因。

## 1.病因

慢性肾衰竭是逐渐发展而成的，数月后可见临床症状。病因如下：

（1）任何慢性的削弱肾功能的肾疾病，比如多囊性肾病。

（2）高血压。

（3）糖尿病。

（4）长期的泌尿系统阻塞，比如前列腺肥大。

## 2.症状及体征

疲劳、心神不宁，还有以下症状：

（1）排尿减少。

（2）呼吸急促。

（3）恶心。

（4）肌肉抽搐。

（5）背痛。

### 3.诊断

医生可能会要求你做尿检，可能还需要做如静脉尿路造影术、超声波扫描、细胞检查以及活组织切片等检查。

### 4.治疗

慢性肾衰竭发展缓慢，去除致病因素可以缓解病情的发展。对于患有糖尿病、高血压以及前列腺疾病的慢性肾衰竭患者，良好的治疗和照顾非常重要，这通常需要依靠医疗专家组的努力。

当肾功能发生进行性恶化时，患者需要考虑肾透析或者肾移植。

有两种透析方法，腹膜透析和血液透析都可以用来治疗急性或慢性肾衰竭。

（1）腹膜透析——用环绕腹部器官的腹膜组织代替肾成为过滤器。病人可以每天接受数次透析。透析液每4～6小时更换一次。

（2）血液透析——用仪器来完成本该由肾完成的工作。血从手臂静脉被抽到透析机中，血中的产物在这里被清除。之后，血液通过导管被送回体内。导管是塑料或金属的，用来转移液体。一次血液透析需要约4小时，每周3次。

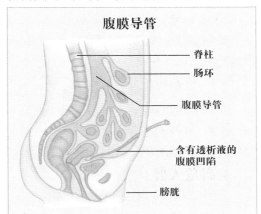

◎腹膜透析把腹膜（腹部凹陷处的双层组织）作为一个过滤器，血液透过腹膜组织被过滤。尿素可以透过腹膜组织，而蛋白质不能透过。

# 泌尿道感染

泌尿道包括肾、输尿管、膀胱和尿道。最常见的感染是膀胱炎，这是一种膀胱的炎症。最容易导致泌尿道感染的细菌是大肠杆菌，这是肠道的正常细菌，但大量大肠杆菌进入尿道会导致泌尿道感染形成尿道炎，进入肾则会导致肾盂肾炎。不良的如厕习惯、性交以及分娩都可能造成泌尿道感染。

女性泌尿道感染比较多见，男性和儿童相对较少。这主要是由于女性的尿道短且离肛门近，所以更容易受到感染。

### 1.病因

一般情况下，尿是无菌的，不含细菌和真菌。但是有时消化道的细菌会进入尿道开口处，并在此处繁殖。这就导致了感染和发炎。导致感染的细菌通常是肠道内无害正常菌——大肠杆菌。有些情况下，细菌还会上行进入肾，引起肾盂肾炎。其他细菌也可以引起膀胱炎和其他的泌尿道感染，比如衣原体和支原体感染，性交可能成为传播途径。

泌尿系统有防止感染的功能，比如阻止尿返流入肾，通过排尿把细菌带出体外。所以，性交后马上排尿可以预防感染。

### 2.症状及体征

（1）排尿时的烧灼感。

（2）尿频、尿急。

伴随症状和细菌感染有关，可能有更严重的肾感染。包括：

（1）发热寒战。

（2）下腹痛。

（3）背部下方疼痛。

（4）乳糜尿或血尿。

### 3.高危人群

有泌尿道感染风险的人群包括：

（1）绝经后的女性——这类人群易感染膀胱炎，因其体内雌激素水平下降导致

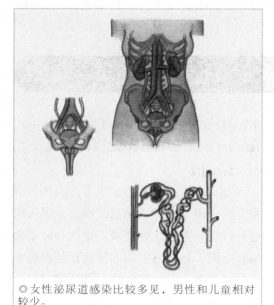

◎女性泌尿道感染比较多见，男性和儿童相对较少。

尿道内层变薄，易被细菌侵犯。

（2）有泌尿道畸形的人群——比如：前列腺肥大的男性受感染的概率较大。

（3）易受感染的一般人群——老人、糖尿病患者以及服用导致免疫功能下降药物的人群。

### ❶ 膀胱炎

医生可能会给你做尿检，得到其中的红细胞、白细胞以及蛋白质的数据。这些检查迅速而且简便，很快会出结果。

医生会通过你的尿样观察哪种细菌是致病菌从而判断哪种抗生素最为有效，这个过程至少需要48小时。不能在这段时间什么也不做，医生会先给你开合适的（可能有效的）抗生素。等细菌的类型和敏感性得到确认，医生会马上给你换最有效的抗生素。

### ❷ 肾盂肾炎

肾盂肾炎的症状类似膀胱炎，表现为：排尿困难、排尿时有烧灼感、背痛以及肋骨下方疼痛，这种疼痛有时会扩展到腹部，严重时会出现高热和呕吐。感染会导致肾的积尿部位和肾盂发炎，通常伴有脓肿。可以用抗生素治疗，医生还会要求你做些检查来确定有没有其他的潜在问题。肾盂肾炎如不及时治疗的话可能会发展成其他严重的疾病：脓性肾炎或者肾脏的大块脓肿，两者都需要通过外科手术治疗。

脓性肾炎患者的肾内有积脓，肾胀大，造成病人疼痛。站在病人旁边的人可以看到其肾脏部位肿大。脓性肾炎可能是肾盂

肾炎或者肾盂积水未处理的结果。肾盂积水是由于输尿管的膨胀使管内压力减小，导致尿从膀胱进入尿道发生困难，因此积在肾盂里。肾结石也可导致脓性肾炎。

泌尿系统的感染可能迅速恶化，让病人极不舒服，还会引发其他的严重疾病。所以，多了解一些相关的知识很有必要，尤其是在怀孕、患糖尿病、有高血压或者肾病的情况下。针对这些疾病的治疗方法相当明确，比如患了膀胱炎，发现症状后一定要多喝水，可以用止痛药和消炎药退热并缓解疼痛。如果膀胱炎比较轻，大量饮水就可以迅速缓解症状，但是如果情况在24小时内没有解决或者情况相当糟（或者有规律地反复发作），那你就需要医生的帮助了。通常抗生素对于感染会非常有效。

除了膀胱炎，其他生物比如衣原体和支原体导致的感染也需要进行治疗。医生会在用药的最后阶段化验你的尿液，从而检测感染是否已经被解决。有时病人会觉得好一些，但是感染有可能并没有被完全解决。

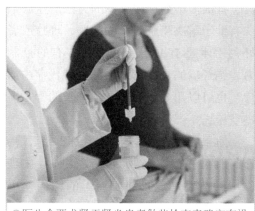

◎医生会要求肾盂肾炎患者做些检查来确定有没有其他的潜在问题。

# 尿失禁

尿失禁主要有4种类型——张力性尿失禁、紧迫性尿失禁、溢出性尿失禁以及完全性尿失禁。张力性尿失禁是最常见的一种，用力（但并无排尿意愿）、咳嗽、打喷嚏或者大笑时都有少量尿排出；紧迫性尿失禁是由膀胱的自发性收缩造成的，膀胱会在没有尿意的情况下突然大量排尿；溢出性尿失禁是由膀胱无法自主排空而引起的持续的尿淋漓；完全性尿失禁指因膀胱的排空功能完全丧失而导致的尿失禁。

## 1.病因

膀胱功能部分或完全的丧失是令人十分烦恼的事。尿失禁随着人年龄的增加变得越来越普遍，多见于女性患者，可由以下原因导致：

（1）任何影响膀胱颈肌肉的情形，比如过重的体力劳动和分娩。

（2）尿道和盆底肌肉张力减弱，通常发生在怀孕期间、产后以及绝经期后，也可能由妇科病导致，比如子宫脱垂。

（3）膀胱口阻塞，通常由一些相关疾病比如前列腺肥大或膀胱结石造成。

（4）由反复发生的感染、神经系统疾病或者焦虑引起的过度的膀胱兴奋（膀胱兴奋指膀胱容易收缩和扩张）。

（5）糖尿病、脊髓损伤或者脊柱裂引起的神经控制方面的问题。

（6）中风或痴呆引起的大脑功能方面的问题。

### 2.应对方法

有很多种处理尿失禁的方法。盆底锻炼有助于解决膀胱肌肉的问题，理疗或者外科手术都有助于膀胱恢复应有的控制力。绝经后的女性可以用激素替代疗法治疗，也可以用导尿管（一根细长的管子）排空膀胱。

如果是神经问题导致了尿失禁，治疗将困难得多。常用反副交感神经生理作用的药物来放松膀胱壁上的肌肉，以减少尿意。

### 3.饮食保健

山药甲鱼汤：山药15克，枸杞10克，甲鱼一只，生姜、盐、黄酒适量。甲鱼宰杀清洗干净后与山药、枸杞一同炖煮，熟后加入生姜、盐、黄酒调味即可。功效：滋阴补肾，益气健脾。适用于阴虚体弱的尿失禁患者。

黄芪乌鸡汤：黄芪50克，乌鸡一只，小葱、姜、酒、盐适量。上述原料煮熟后加小葱、盐调味即可。功效：补脾益肾，适合久病、年老体虚的尿失禁患者。加粳米即为黄芪乌鸡粥，功效相同。实验研究证明，黄芪有雌激素样作用，可以有效防止和减少绝经期妇女因缺乏雌激素而引起的尿失禁。

黄芪蜂蜜饮：黄芪30克，蜂蜜10克。黄芪用开水冲泡放凉后兑入蜂蜜即可。功效：防治年老体弱、充盈性尿失禁及老年妇女尿失禁。

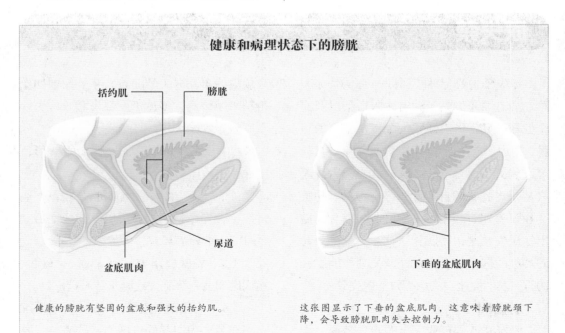

**健康和病理状态下的膀胱**

括约肌　　膀胱

尿道

盆底肌肉

下垂的盆底肌肉

健康的膀胱有坚固的盆底和强大的括约肌。

这张图显示了下垂的盆底肌肉，这意味着膀胱颈下降，会导致膀胱肌肉失去控制力。

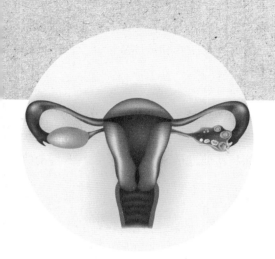

第八章

# 生殖系统

●人的生殖器官在出生之前就已经形成了。青春期是男性和女性生殖系统发育的主要时期，这个时期身体内的激素的分泌量将会产生一些变化，使人产生生理和心理的变化，这些改变为其成人后的生殖做好了准备。

# 生殖器官

男性和女性的生殖系统都非常完美，是进行性行为和繁衍的主要器官。

## 1.女性的生殖系统

女性的生殖系统位于骨盆部位的盆腔，被骨盆包围和保护着。卵巢是女性生殖系统的主要组成部分，其内含有卵子。女性在排卵期卵巢会排出一个卵子，第一次排卵的时间出现在青春期。一旦排卵后，卵子就会通过输卵管到达子宫中凹陷的地方。怀孕的时候，肌性器官（子宫）可以扩张到足够容纳胎儿的程度。子宫的

颈部被称之为宫颈，也是伸缩有力的部位，在性交和分娩的时候扩张以利于整个过程的顺利进行。

卵巢分泌两种激素——雌激素和黄体酮，它们由脑下垂体支配，脑下垂体可以产生促卵泡激素和黄体激素，女性因此出现月经周期。

在月经周期的前半阶段，脑下垂体分泌促卵泡激素，可以使卵巢内的卵子成熟并排出。月经周期的中期，黄体酮分泌量增加从而促进排卵（通常发生在月经前的

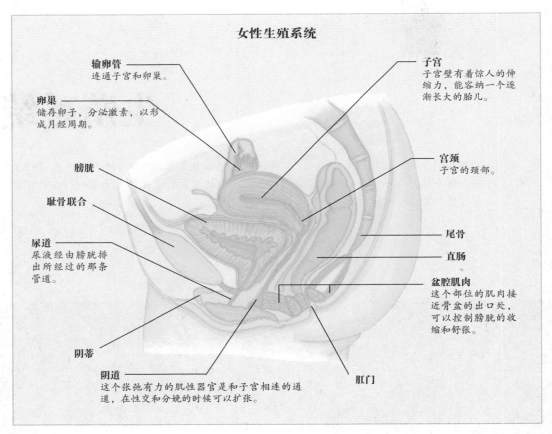

**女性生殖系统**

**输卵管**
连通子宫和卵巢。

**卵巢**
储存卵子，分泌激素，以形成月经周期。

**膀胱**

**耻骨联合**

**尿道**
尿液经由膀胱排出所经过的那条管道。

**阴蒂**

**阴道**
这个张弛有力的肌性器官是和子宫相连的通道，在性交和分娩的时候可以扩张。

**子宫**
子宫壁有着惊人的伸缩力，能容纳一个逐渐长大的胎儿。

**宫颈**
子宫的颈部。

**尾骨**

**直肠**

**盆腔肌肉**
这个部位的肌肉接近骨盆的出口处，可以控制膀胱的收缩和舒张。

**肛门**

14天），黄体酮使子宫的内壁变厚，为孕育受精卵做准备。如果没有出现受精卵，子宫内膜就会脱落出血，形成月经。

当促卵泡激素和黄体酮激素对子宫不再起作用（通常发生在45～55岁的女性身上）时，女性体内会产生少量的雌激素和孕酮。这就是绝经期的开始，月经开始随之逐渐消失，生育能力也随之丧失。

### 2.男性的生殖系统

男性的睾丸是垂悬在体外的器官，位于阴囊中。其内部温度非常适宜精子的产生。睾丸可以产生精液并且分泌雄激素。雄激素控制着男性青春期第二性征的出现，包括声音变粗、出现胡须、阴茎和睾丸变化以及精液的分泌。

青春期男性的睾丸一天能产生的精子约达到1.25亿个。这些成熟的精子聚集在一起游向被称为附睾的盘绕着的管子中。精子从附睾被送到输精管，性行为的时候，精液从输精管进入尿道并射出体外。

精液是由精囊和前列腺产生的流体。这些流体内有很多的营养成分，因而保证了精子能在其中存活。排出体外的精子大约在20分钟后失去活动能力。被喷射出体外的精子向着卵子游去，完成受精的过程。

男性生殖系统的其他部分还有阴茎、尿道和前列腺。尿道是排尿的管道也是男

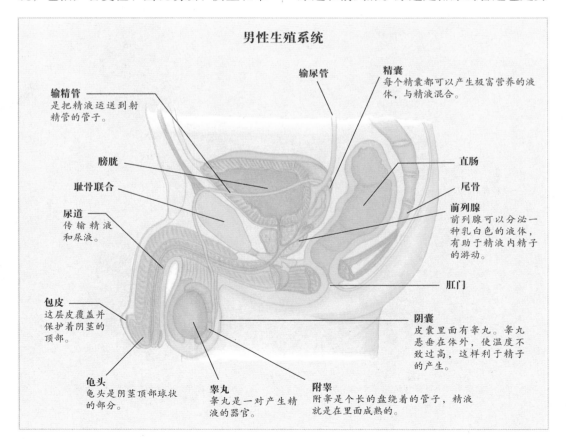

**男性生殖系统**

输精管
是把精液运送到射精管的管子。

膀胱

耻骨联合

尿道
传输精液和尿液。

包皮
这层皮覆盖并保护着阴茎的顶部。

龟头
龟头是阴茎顶部球状的部分。

睾丸
睾丸是一对产生精液的器官。

附睾
附睾是个长的盘绕着的管子，精液就在里面成熟的。

输尿管

精囊
每个精囊都可以产生极富营养的液体，与精液混合。

直肠

尾骨

前列腺
前列腺可以分泌一种乳白色的液体，有助于精液内精子的游动。

肛门

阴囊
皮囊里面有睾丸。睾丸悬垂在体外，使温度不致过高，这样利于精子的产生。

子性行为时精子所通过的管道。

龟头是阴茎尖端隆起的圆锥形的组织。正常的男性的龟头被包皮包着，连接到阴茎的颈部。男性大概到3岁之后，包皮就可以伸缩，龟头可以露出，包皮可以向上直到紧贴住龟头。包皮内部的油脂腺里有包皮垢，需要经常清洗以使阴茎保持清洁。

## 怀孕和健康

对于准父母来说怀孕是最高兴的时刻，但是生理上的改变会让母亲感到一些不舒适和紧张，经常跟健康护理组织或医院沟通对你和你的孩子都有好处。医生会回答你的任何问题，还会安慰你，让你平稳度过整个孕期。虽然有些

**孕期的主要阶段**

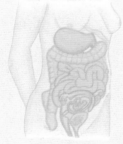

**12周**
虽然12周的胎儿还很小，但是已经有了基本形状，包括手指、脚趾、生殖器和脸部的特征。

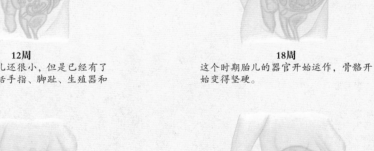

**18周**
这个时期胎儿的器官开始运作，骨骼开始变得坚硬。

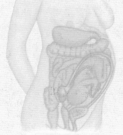

**24周**
胎儿的成长对母体的器官造成一定的压力。

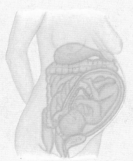

**36周**
胎儿的头部向骨盆的位置靠近，为出生做准备，他将要来到这个世界。

女性在特定的阶段会显得焦躁，但是你必须记着最重要的一点：分娩出一个健康的孩子是最重要的。

一旦你怀疑自己怀孕了，你就要去医院，也可以用非处方的检测怀孕的试纸客观精确地测出你是否怀孕。医学上的怀孕期是从末次月经的最后一天开始算起的。常规产前护理由助产士来操作。怀孕期间你应去医院接受超声波检查。

最初的检查记录里要包括你的药物史，医生会给你做检查。你还需将血样和尿样拿去做一系列的检测。孕期的所有检查都是为了明确怀孕的风险因素，以及随着月份的增加孕妇出现并发症的概率。

### 1.孕期体检

大多数孕妇的孕期都可以分成几个阶段：22～32周每4周检查1次；等到了36周以后就要每2周检查1次了。每次你去做检查的时候，医生就会做下面的事情：

（1）给你做常规体检，回答你的疑问。

（2）检查胎儿的健康状况和胎位。

（3）听胎心。

### 2.孕期的良好饮食

健康、均衡的饮食对于你的健康和胎儿的营养是非常重要的。通常，在孕期的后几周胎儿发育得很快速，你需要吃更多的食物。

但是需要避免以下食物：

（1）生的或是没有煮熟的鸡蛋。

（2）蚝和其他贝壳类食物。

医生建议所有女性都应怀孕，怀孕的女性在开始的12周内服用叶酸以预防胎儿出现脊柱裂。

### 3.锻炼和怀孕

如果你在怀孕之前一直锻炼，那么这个好习惯请保持下去。如果你身体比较健康，那么锻炼可以减轻怀孕带来的背痛。

在怀孕期间，你的体重会增加。体积的增加和疲劳在一定程度上会限制你的运动。比起其他的运动，游泳和瑜伽会更适合你。

### 4.分娩之后

在孩子出生之后，你仍然要继续照顾好你自己的身体，这非常重要。要确保自己有较好的饮食以及足够的休息。

有很多女性在孩子出生后会面临雌激素和孕酮分泌量的突然降低给她们的身体带来的压力。大约10%的女性症状较严重，会持续几个月（产后综合征）。症状包括持续的心情低落、对孩子的养育感到不适应和不安，甚至会惊慌失措。在这个时候治疗不会有什么明显的效果，医生会开些抗抑郁药来帮助这些女性。

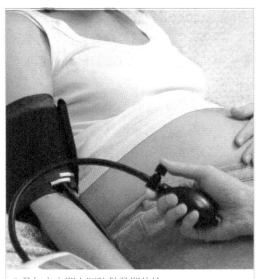

◎孕妇应定期去医院做孕期体检。

# 月经不规律

女性平均的月经周期为28天，月经期在不同的女性身上持续2～7天不等。然而因为个体的不同，月经周期为21天的比较多见，35天的比较罕见。不规则的月经周期并不一定说明身体处于不健康的状态，但是会带来一些问题。如果某些潜在的因素比如压力或者其他一些更严重的情况影响了你的月经周期，那你最好还是去检查一下。

青春期后、绝经期前女性的月经常常出现不规律的现象，这是由激素分泌量的不稳定导致的。

如果是由压力、焦虑或者近期的疾病导致的月经不规律，那么这种不规律就是暂时性的，身体可以自行矫正。同理，女性十几岁时出现的月经不规则会在日后逐渐恢复正常。

假如你出现了不容易找到原因的不规则月经的情况，那就要好好检查一下。医生通常会给你验血并进行骨盆超声扫描。

年轻女性可以通过服用避孕药改善持续性的月经不规律。快到绝经期的老年女性的月经不规律可以采用激素替代疗法治疗。

# 痛经

痛经是非常常见的。大多数女性在一生中都会经历这种疼痛，但是程度因人而异，一些女性会不适应这种情况。疼痛最常发生在来月经之前或者月经开始后的48小时内。

女性青春期或者二十几岁的时候，痛经是非常常见的现象，随着年纪的增加这种情况会逐渐减弱。如果你经期常常伴有轻微的疼痛并且突然感到某种程度的不适，你最好服用一些药物来治疗。医生会先排除妇科方面的疾病，然后给你做更进一步的检查。

抗炎药物对疼痛比较有效，在疼痛加重之前使用更好。结合使用避孕药可以缓解疼痛。

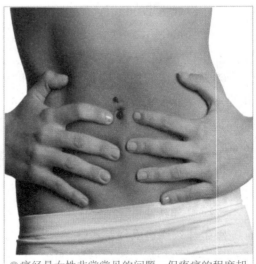

◎痛经是女性非常常见的问题，但疼痛的程度却是因人而异的。

## 乳房胀痛和乳房肿块

很多女性会发现月经期间乳房会胀痛。胀痛在月经来之前的那段时间最明显。青春期和孕期内也会出现这种现象。青春期到绝经期这一阶段，女性乳房组织的柔韧性会随着性激素量的改变而发生变化。有很多办法能够减轻乳房的疼痛，如果乳房出现持续性的疼痛或者不正常的肿块和疼痛，你该向医生咨询。

乳房的肿块常常伴随着周期性的疼痛。使用激素替代疗法的女性可能会出现乳房持续性疼痛，更年期女性的疼痛症状会减弱。

一些简单的自助方法可以帮你减轻胀痛：

（1）每晚使用樱草花精油。

（2）做放松练习。

如果问题不是很严重的话那就不需要做特殊治疗。然而当发生以下状况的时候你就应该做更具体的检查。

乳房出现持续的胀痛，且不是在月经期。

肿块出现在某些特殊的部位。

出现明显的肿块可能是纤维瘤或者癌前期的表象。

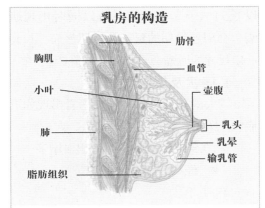

**乳房的构造**

肋骨

胸肌

血管

小叶

壶腹

肺

乳头

乳晕

输乳管

脂肪组织

◎乳房由脂肪组织、分泌乳汁的小叶以及一系列的疏导管构成。导管可以将乳汁传送到乳头。乳房组织受到激素的持续刺激，为孕期和哺乳期做准备。所以，乳房组织是不断变化的。

## 乳房囊肿

乳房囊肿是生长在乳房内的小的、内有血的块状物，通常发生于30~50岁的女性。这些肿块是小叶水肿引发的，通常是无害的，存在癌细胞的概率是很小的。医生会检查每个乳房囊肿，以确认它们是否是恶性的。近一半的患者发现她们的乳房囊肿不只一个，甚至两个乳房都发现囊肿。

虽然乳房囊肿一般是无害的，但是当发现乳房有任何块状物时，都要及时检查以排除患癌的可能性。医生会让你做特殊的乳房扫描并把囊肿排空。从囊肿内排出的液体会被送到实验室分析，以明确是否有癌症。

一般的囊肿只要排空囊泡内的泡液就可以了。乳房经常出现囊肿的女性需要通过手术去除。

# 子宫肌瘤

子宫肌瘤不是恶性的瘤，它是由肌肉组织构成的，在子宫壁内生长。大约1/3的女性会在生育前后的几年内长子宫肌瘤。35～55岁的女性长子宫肌瘤的概率很高。病人的症状随着肌瘤的长大而逐渐变化。小的肌瘤基本上没什么症状，但是有些可以长到柚子大小。有时可以同时出现肌瘤，会引起经期的延长和经期疼痛。长到一定尺寸的肌瘤会导致不孕或流产。

## 1.症状及体征

较大的子宫肌瘤会导致患者出现如下症状，包括：

（1）经期延长以及经期出血增多。

（2）经期的严重疼痛。

（3）不孕。

（4）流产的危险性增加。

## 2.诊断

骨盆检查有时可以检查出肌瘤。一旦医生怀疑你得了纤维性瘤，他会建议你做骨盆超声波检查以确诊。

## 3.治疗

小的肌瘤一般没有什么症状，可以不用处理，让它留在体内。子宫肌瘤如果长大就会引起很多问题。药物只能让肌瘤缩小，一旦这个办法不成功，就要用其他方法将它取出：

（1）子宫镜检查——长在子宫壁内的小肌瘤可以在进行子宫镜检查时被除去。子宫镜是个小的望远镜，可以伸入子宫，医生通过它就可以看见下腹内肌肿块

的生长的位置，从而准确地将其取出。

（2）腹部的外科手术——医生会在病人的腹部开一个切口，从这里进刀把大的肌瘤从子宫内取出。

（3）子宫切除术——如果肌瘤引起很多严重的问题且肌瘤的位置和尺寸大小都增加了手术的难度，那么通常会采用子宫切除术。一般当肌瘤给患者带来了严重的疼痛和不适时才会实施这种手术。

## 4.食疗方

（1）丝瓜籽9克，红糖适量，黄酒少许。把丝瓜籽焙干，水煎取汁，加黄酒、红糖调服。月经前每天1次，连服3～5天。

（2）白术250克，苍术250克，茯苓250克，生姜150克，大枣100枚。前3味洗净烘干，研细过筛，大枣去核，生姜研成泥后去姜渣。以姜枣泥调和药粉为膏，防腐贮存备用。早晚各服30克，米酒送服。

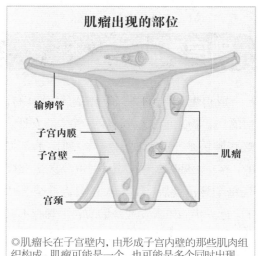

**肌瘤出现的部位**

输卵管 子宫内膜 子宫壁 宫颈 肌瘤

◎肌瘤长在子宫壁内，由形成子宫内壁的那些肌肉组织构成。肌瘤可能是一个，也可能是多个同时出现。

# 子宫内膜异位

子宫内膜是子宫内壁的膜，其在月经期内脱落，有再生能力。如果子宫内膜在骨盆内其他组织（如卵巢或是输卵管）的表面增生，则称为子宫内膜异位，这通常受经期变化的激素的影响。子宫内膜异位也许还会发生在盆骨外——会影响到肠甚至会影响腹腔和肺。

发生在骨盆外的子宫内膜异位的症状取决于哪个器官受到侵犯。肠道内的子宫内膜异位会引发腹部疼痛和直肠出血。

## 1.症状及体征

典型的骨盆子宫内膜异位症状包括：

（1）经期疼痛和经量过多。

（2）性交的时候疼痛无比。

（3）尿道不适感及不孕者。

## 2.检查

直肠，膀胱周期性出血，月经期排便疼痛，首先应考虑直肠，膀胱的子宫内膜异位症，必要时可做膀胱镜或直肠镜检查，有溃疡时还应取组织做病理检查。

腹壁疤痕有周期性硬结，疼痛，病史中有经腹子宫腹壁悬吊术，剖腹产或剖宫手术者，则诊断亦可确立。

## 3.治疗

激素疗法可通过抑制月经周期从而减少雌激素的分泌以影响子宫内膜的生长。用这种方法治疗一年之后症状就会消失。

医生可以通过腹腔镜检查术对小面积的子宫内膜异位进行修复。腹腔镜检查术是用一个坚硬的仪器伸入腹部并照亮整个腹部区域。这样医生可以看到整个腹部区域，对相应的器官实施相应的操作。如果患者是年纪比较大的女性或情况严重的话，可以采用子宫切除术。

子宫内膜异位会降低怀孕概率，而且可能以后还会复发。

# 卵巢囊肿

卵巢囊肿是指卵巢内出现的液体囊，通常发生在女性的生育期内。这些囊泡可能是单个或几个，可能很小，但也可能长得很大（后者就被称之为卵巢多囊综合征）。卵巢囊肿不是癌，但是有些可能会转变成癌。鉴于这个原因，医生会建议你做个详细检查。由于囊肿时有时无且迹象不易察觉，所以很难诊断。

你的症状可能很明显地提示你患了囊肿。医生在进行骨盆检查的时候可以察觉到囊肿的存在。为了确诊，医生会要求你做超声波检查和血样检测。肿块会产生一种蛋白质，这种蛋白质会进入血液中，可以通过血液检查发现。当囊肿持续变大或者给你带来了很多麻烦的时候，可以用监视器观察你的囊肿，看它是在继续长大还是开始消退。大的囊肿要用排空或摘除的方法去除。当囊肿恶化成癌时就要用外科手术摘除。

### 症状及体征

大多囊肿的症状不太容易察觉，有些会自然地生长，自然地消失。大个的一直存在的囊肿会有以下症状：

（1）与形成囊肿的卵巢同侧的腹部出现疼痛。

（2）腹肌紧张和腹部胀痛。

（3）性交的时候感觉十分疼痛。

（4）月经不正常。

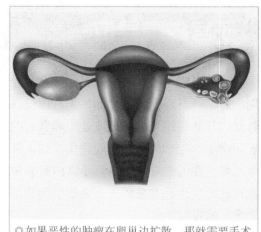

◎如果恶性的肿瘤在卵巢边扩散，那就需要手术切除整个子宫。手术将切除子宫、输卵管、卵巢、阴道顶部和淋巴结。

# 女性生殖系统感染

很多女性有时会感觉阴道的某个部位出现瘙痒和发炎的现象，这种症状与使用香皂和洗浴用品有关。这种病可能是由于霉菌感染而引发的（霉菌性阴道炎），也可能是通过性传播感染的（滴虫性阴道炎）。大多数外阴感染经过治疗会很快好转，但是有些感染症状会扩散到骨盆，引起盆腔炎，这是引起女性不孕不育的主要原因。

有些女性碰到阴部感染（阴道炎）的问题时，羞于向医生说明病情。阴部感染有很多种原因，通过各种途径传播，所以对任何情况都有必要进行研究。

如果医生怀疑阴部受到感染，他（她）会用医用棉签提取阴道内的物质进行检验。大多数情况下，经过正确的治疗后，微生物感染就会消除。在炎症和感染

没有痊愈时应禁止性行为，因为一般情况下，患者的性伴侣也会被传染。

## ① 霉菌性阴道炎

霉菌性阴道炎会引起阴部瘙痒并且分泌浓厚的白色物质。阴道炎与压力和疲劳有关。怀孕的妇女，特别是得过糖尿病和那些服用过抗生素和免疫抑制剂的妇女，患上霉菌性阴道炎的可能性更大。

抗菌的阴道药栓和药膏可以减轻症状，使感染消失，患者可以选择单剂的口服抗真菌药，这种药比较安全且有效。假如你患有的阴道炎反复发作，医生会建议你做全面的检查，确保诊断无误。适当地降低食用糖的摄入量，吃一些纯酸奶或者嗜酸乳杆菌药可有效抑制病情。男性在细菌感染后也要接受治疗。

## ❷ 细菌性阴道炎

细菌性阴道炎会产生有鱼腥臭味的白色物体，这是由正常的无害真菌在阴道内生存并成倍地繁殖引起的，通常会引发加德诺菌阴道炎或支原体尿道炎，这种情况可以用抗生素治疗。

## ❸ 滴虫性阴道炎

滴虫性阴道炎是一种性传播疾病，会引起严重的瘙痒，排尿的时候会出现疼痛感，有时会产生黄色带有恶臭的液体。如果治疗有效，症状很快就能消失。

男性得了这种病不会出现明显的症状，但会引发非特异性尿道炎，如果女性得了腟炎，她的性伴侣也会被传染。

### 就医指南

当你感到有如下不适的症状，你就应该到医院进行检查：
- 阴道内或是周围瘙痒、发炎、疼痛
- 出现异常的分泌物并伴有异味
- 排尿的时候会感觉灼热
- 性交的时候感到不适

# 前列腺肥大

男性的前列腺随着年龄的增长而变得肥大（也可能由于细菌性感染而引发的，医生把这种情况称为前列腺肥大），50岁以上的男性为前列腺肥大高发人群。疾病是否会显现症状取决于肥大的程度。前列腺肥大会导致尿道受挤压，使得膀胱不能完全地排泄尿液，所以一个明显的症状就是尿频。避免摄入流体食物有利于控制症状。

**1.病因**

前列腺炎症通常是由细菌感染引起的。排尿的时候会引发疼痛并且尿频（由于需要经常夜起排尿，故会影响你的伴侣），有时疼痛难忍、精液中带有血、阴茎底部和睾丸会疼痛、发热且全身不适。在感染期间，前列腺会红肿发炎（前列腺炎），中年和老年的男性有癌变的可能。前列腺癌的症状与前列腺肥大的症状较为相似，有时也会伴有背部、臀部疼痛。

医生会根据你的病历和检查来诊断你的病情，前列腺的大小可以自己感觉出来，它的尺寸可以通过手指深入直肠来测量。

**2.症状及体征**

典型的症状有：

（1）尿频。

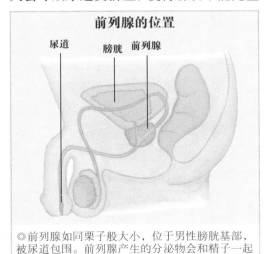

**前列腺的位置**

尿道　膀胱　前列腺

◎前列腺如同栗子般大小，位于男性膀胱基部，被尿道包围。前列腺产生的分泌物会和精子一起被喷射出去。

（2）感觉排尿不净。

（3）滴尿。

（4）经常夜起排尿。

（5）尿少。

如果不治疗，尿液不能完全排空，会聚集在膀胱从而引起泌尿道感染。

### 3.药物治疗

当病情开始影响生活质量的时候就需要治疗了。可以通过药物控制病情，常用药包括α受体阻滞剂（利尿）、抗雄激素物质（用于收缩前列腺）、口服抗生素（治疗感染）。

### 4.外科手术治疗

当症状日益恶化、药物没有办法控制病情时，可以采用许多种外科手术治疗，主要包括：

（1）部分性经尿道前列腺切除术——这是个非常普通的手术，手术嵌入镜通过尿道到达前列腺，然后嵌入镜顶端的受热金属丝就会切除部分前列腺组织。一次手术只能切除小部分前列腺，需要重复手术再次进行切除，大多数男性在术后会变得非常虚弱。

（2）全前列腺切除术——当前列腺肿大过度时，就需要全部摘除。手术可能会导致不育和阳痿。

科学研究仍然在探索新的治疗方法，比如前列腺激光手术。

## 睾丸疾病

男性会出现很多与睾丸相关的疾病，从一般的囊肿到睾丸癌。因而定期地进行自我检查是确定睾丸周围的组织有无变化的关键，如果出现异常的症状，就要考虑寻求医生的帮助。一些无害的肿瘤和囊肿，比如附睾囊肿都会让人十分担忧，因为附睾囊肿会导致癌症。虽然患睾丸癌的概率非常小，但是出现任何异常情况都需要立即就医，哪怕是为了让自己心安。

### ① 附睾囊肿

睾丸通过附睾这个盘绕的管子向外输出精液，在附睾中形成的通常是小而无害的囊肿。40岁以上的男性出现囊肿的现象较为普遍。

医生可以简单地用手摸一下睾丸来确认囊肿，也可以通过超声波检查来确认。治疗一般根据囊肿的大小、尺寸来进行，

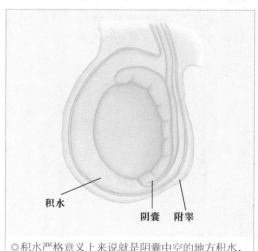

积水

阴囊　附睾

◎积水严格意义上来说就是阴囊中空的地方积水，这个部位液体的积聚使得睾丸周围的囊组织肿胀。

小的囊肿可以忽略，但是会引起身体不适的大囊肿就必须手术切除。

## ❷ 精索静脉曲张

精索静脉曲张是指阴囊内的静脉精索曲张。这种情况比较常见，是由于睾丸静脉系统中的静脉瓣膜不健全引起的。

### 1.症状及体征

（1）睾丸和阴囊有疼痛感。

（2）阴囊有下坠感。

### 2.治疗

医生会根据你自身不舒适的程度来

---

### 积水

积水是指在环绕着睾丸两个瓣膜间积聚的液体，会使阴囊柔软肿胀，这种情况通常会危害婴儿和老年人。虽然积水会引发睾丸感染以及损伤，但是造成积水的原因仍然不为人所了解。

一些症状不经治疗就会消失，如果出现疼痛，医生会用吸排的办法或是将含有积水的囊膜切除的办法来医治。

---

进行治疗。一般症状轻微且不会恶化的话就可以不用太担心。相对较严重的情况就需要通过手术的方法切开静脉取出异样物体。

# 性传播疾病

性传播疾病是指通过性行为将病菌从一个人传染至他（她）的性伴侣。经常会由阴道和肛门传播，性传播疾病同时影响性伴侣双方，不管是年轻的还是年长的都有可能通过性行为传播疾病。当然，频繁地更换性伴侣也会增加感染性病的概率。使用有效的避孕措施能明显地降低传染率。

## ❶ 非特异性尿道炎

非特异性尿道炎是一种男性常见的传染病。

### 1.症状

排尿的时候灼热，阴茎尖端疼痛，阴茎处出现分泌物。

### 2.诊断

尿道拭杆细菌培养和尿液培养可以确认是由什么生物体引起的感染。

### 3.治疗

口服一周的抗生素，如果怀疑或检测出来是由衣原体引起的感染，那性伴侣双方都需要进行检测。

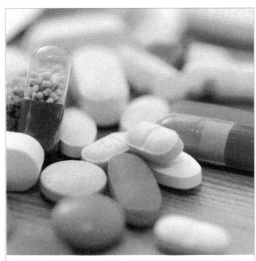

◎治疗非特异性尿道炎，日常生活中应试用口服一周抗生素来确定本身病情。

## ❷ 衣原体感染

衣原体是性交时传播的常见病菌。

### 1.症状

衣原体感染有时不会出现任何症状，女性可能会出现阴道分泌物异常、尿频、性交时骨盆疼痛的症状。导致不孕、盆腔炎和宫外孕。

### 2.诊断

通过擦拭宫颈或尿道可以检查出衣原体。

### 3.治疗

口服抗生素，性伴侣双方需同时接受治疗。

## ❸ 淋病

淋病通过男女间的性传播和口交传播。

### 1.症状

可能没有任何症状。也可能会有排尿疼痛、阴茎和阴道出现分泌物的情况，女性也许会阴道出血。

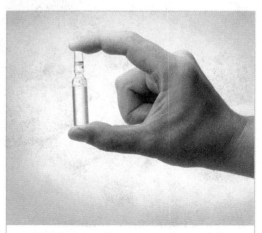

◎初期梅毒患者可以在日常注射青霉互来进行治疗和缓解病症。

### 2.诊断

需使用医用棉签擦拭。但大部分感染是没有症状的，所以很难诊断出来。

### 3.治疗

通常需口服抗生素，但需要及早治疗，如果没有治疗，就会出现慢性的前列腺炎症、尿道炎症和附睾炎。女性有慢性感染的危险，也可能会出现输卵管疾病、盆腔炎和不孕症。

## ❹ 梅毒

是由长期的病毒感染引起的急性生殖器疾病，如果不及时治疗，病毒会扩散到身体的其他器官。

### 1.症状

有3个阶段：

（1）梅毒的初始阶段——阴茎、外阴在无痛状态下溃烂，腹股沟的淋巴结增大。溃烂会自行恢复，但是在这个时期如果没有治愈，症状就会更严重。

（2）梅毒的第2阶段——身上会接二连三地发疹子，还会出现发热、乏力。这种状态要几周后才会好转。症状一般不会再发展，但是有些病例还会有所发展。

（3）梅毒的第3阶段——进一步的症状：智力受损、记忆混乱、晕头转向。脊椎会受损并会导致双腿瘫痪。

### 2.诊断

用药签从尿道、肛门、口腔里取样并进行血样检查。

### 3.治疗

初始阶段和第2阶段的梅毒可以通过注射青霉素来治疗。

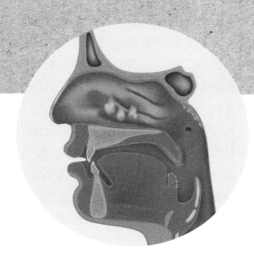

第九章

# 耳、鼻、喉

●医学上耳鼻喉被视为一体，合称为ENT。因为它们都位于头颈内部，直接连着一个被称为咽鼓管的通道。它们能阻止微小生物扩散，进入像肺这样的内脏器官。然而，喉头炎、鼻窦炎和耳炎都很常见。

# 耳、鼻、喉的功能

## ❶ 耳

耳部的器官负责我们的听力和身体的气压平衡。耳朵有3部分——外耳、中耳和内耳。它们都为声音的传播做着贡献，可以把声音转化成神经冲动送入大脑，告诉大脑周围的情况，并且帮助人们通过语言进行交流。

## ❷ 鼻子

鼻子是呼吸系统的一部分，具有嗅觉功能。鼻子上的感受器受到气味的刺激后向大脑传送信息。人类的嗅觉并没有动物那么准确和发达，但是人类的嗅觉可以分辨超过1万种气味。

人的嗅觉是大部分味觉形成的原因。舌头只可以分辨咸、甜、酸和苦的味道。你吃掉的食物中的味道其实就是因为有了上述这4种基本的味道。鼻子"品尝"食物的功能很明显，当你的鼻子被堵住时，你会发现你分辨味道的能力减弱了。

### 我们如何听到声音

耳朵听到的声音其实是一些空气波。外耳就像一个喇叭，收集声音并把声音传到中耳。这些声波震动着继续通过中耳，中耳由3块连在一起的骨构成，分别是：锤骨、砧骨、镫骨。镫骨放大声音，并把它们传进内耳。声音进入内耳的前庭窗，然后进入专门的听觉器官——耳蜗。螺旋形状的耳蜗把声波转换成神经冲动，神经冲动通过耳蜗神经传进大脑。

## 耳、鼻、喉的结构

这些插图都清晰显示了耳鼻喉内部不同位置的不同构造。

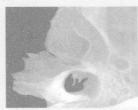

中耳骨把从鼓膜传出的声波传进内耳，这时震动的声波被转换成了神经冲动。

耳鼻喉三者的结构紧紧连在一起，所以医学把它们统一在一起，视为一个整体。基于这样的生理构造，如果其中一个出了问题，其他的就会受到波及。

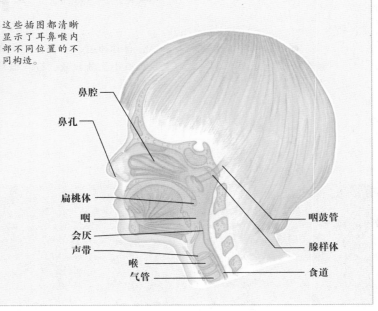

- 鼻腔
- 鼻孔
- 扁桃体
- 咽
- 会厌
- 声带
- 喉
- 气管
- 咽鼓管
- 腺样体
- 食道

鼻子里面有小的血管，它们会在你吸气时为进入鼻腔的空气加温。细小的鼻毛可以粘住外来的物质，不让它们进入肺部。鼻孔内部的组织可以干燥呼吸时通过鼻腔的空气。

### ③ 喉

喉是位于鼻和咽喉后部的环状组织，这个环被称为韦氏环，具有免疫功能，可以阻止感染因素进入肺部。喉由口咽、舌根、扁桃体以及舌下淋巴结构成。扁桃体和鼻咽部气道以及食管在咽喉处相遇。食物和空气都要经过这里。吞咽时，会厌软骨会关闭气道，所以食物不会进入呼吸系统。

喉是管状结构，可以把不小心进入气道的食物从气道转移出去，还有发出声音的功能。

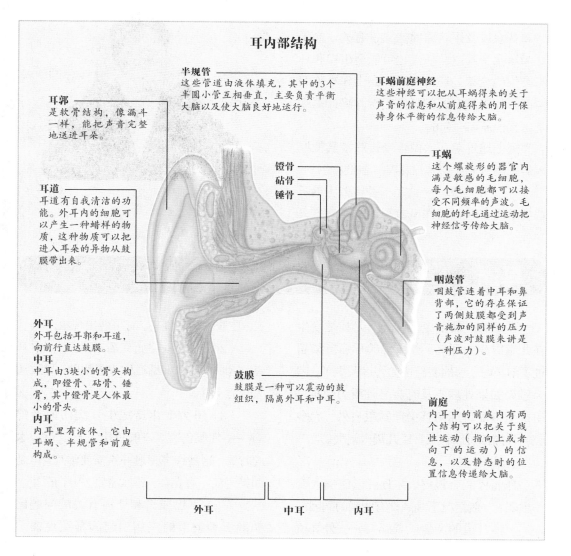

**耳内部结构**

**半规管**
这些管道由液体填充，其中的3个半圆小管互相垂直，主要负责平衡大脑以及使大脑良好地运行。

**耳郭**
是软骨结构，像漏斗一样，能把声音完整地送进耳朵。

**耳道**
耳道有自我清洁的功能。外耳内的细胞可以产生一种蜡样的物质，这种物质可以把进入耳朵的异物从鼓膜带出来。

**镫骨**
**砧骨**
**锤骨**

**耳蜗前庭神经**
这些神经可以把从耳蜗得来的关于声音的信息和从前庭得来的用于保持身体平衡的信息传给大脑。

**耳蜗**
这个螺旋形的器官内满是敏感的毛细胞，每个毛细胞都可以接受不同频率的声波。毛细胞的纤毛通过运动把神经信号传给大脑。

**咽鼓管**
咽鼓管连着中耳和鼻背部，它的存在保证了两侧鼓膜都受到声音施加的同样的压力（声波对鼓膜来讲是一种压力）。

**外耳**
外耳包括耳郭和耳道，向前行直达鼓膜。
**中耳**
中耳由3块小的骨头构成，即镫骨、砧骨、锤骨，其中镫骨是人体最小的骨头。
**内耳**
内耳里有液体，它由耳蜗、半规管和前庭构成。

**鼓膜**
鼓膜是一种可以震动的鼓组织，隔离外耳和中耳。

**前庭**
内耳中的前庭内有两个结构可以把关于线性运动（指向上或者向下的运动）的信息，以及静态时的位置信息传递给大脑。

外耳　　中耳　　内耳

# 耳鸣

耳内产生的声音形成耳鸣。约15%的人群一生中会出现耳鸣的情况。耳鸣所产生的声响有很多种，比如铃声、嘶嘶声以及汽笛声。周围安静时患者最容易觉察到耳鸣的存在，它会影响患者的休息。

耳鸣可能是间断发生的，也可能是持续性的。耳鸣多和人的老化有关，还有一些和贫血以及甲状腺功能亢进有关。如果耳屎堵塞了耳道，病人也可能会出现和耳鸣类似的症状。通常两耳都会出现耳鸣的情况，如果只有一侧耳内出现耳鸣，那则是由其他原因引起的。

医生通过对病人做检查排除了其他原因后，会研究如何处理耳鸣。包括：

（1）耳鸣罩——这是一种类似于助听器的装置，它可以产生对付耳鸣的声音。

有人发现晚上睡觉时在枕头下放个收音机也很有帮助。

（2）药物疗法——如果耳鸣导致了严重的不适（噪音会给患者带来情绪和精神上的不良反应），医生会给病人开镇静药物和抗抑郁药。

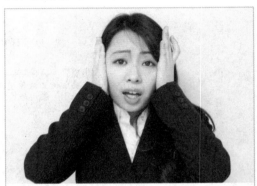

◎耳鸣多和人的老化有关，还有一些和贫血以及甲状腺功能亢进有关。

# 耳痛

耳朵的疼痛很令人烦恼，尤其是发生在儿童时期的耳痛。如果你的耳痛持续超过了24小时，那你要赶快去咨询医生了，因为感染如果处理不及时会导致听力受损。用抗生素对付细菌感染通常很有效，大多数的耳痛都可以在几日或几周内消失。

## 1.病因

耳痛可能会很疼，并且可以使病人变得虚弱。一般情况下耳痛都有明确的病因：

（1）耳道的炎症或者感染——外耳道

炎。皮肤会红肿发炎，有可能出现脓。

（2）中耳的炎症或者感染——中耳炎。这时中耳内可见液体或者积脓，导致病人听力下降。

（3）压力变化造成中耳损伤或者疼痛——气压伤害。一般见于飞行以及潜水的时候。这种伤害一般并不需要治疗，但是如果疼痛一直存在，那你需要去咨询医生。

（4）下巴或者和牙齿有关的问题比如颞下颌关节的疾病引起的耳朵疼痛。

颞下颌关节正处于耳朵前方，可能会因为镶牙镶得不好或者镶得过松而引起感染。假牙也可以引发感染，造成近耳处的严重疼痛。

**2.治疗**

如果你出现了耳朵疼痛，医生会用耳镜观察你的外耳道。通过它医生可以看到任何异常比如鼓膜损坏、耳屎过多或者积脓。治疗方法取决于不同的疾病种类。

（1）外耳道炎——向耳朵内喷些类固醇抗真菌剂和抗生素可以在几天内帮你解决问题。

（2）中耳炎—— 多由病毒性感染引起，多数情况并不需要治疗。如果是细菌感染引起的，一般使用抗生素治疗。

（3）颞下颌关节脱位的病情可以通过牙科治疗来缓解，此病多是由压力引起的，因此放松的心情是最好的预防措施。

# 听力损伤和耳聋

约1/5的成年人存在不同程度的听力损伤甚至听力完全丧失。最初患者会发现听别人说话有些困难，尤其是在有噪音的情况下。耳聋也有不同的类型。医生会通过检查你的耳朵和鼓膜以及进行一系列的音

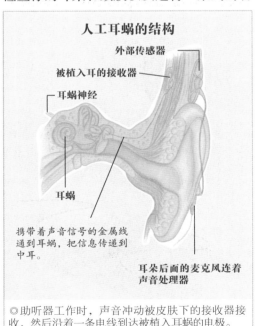

**人工耳蜗的结构**

外部传感器

被植入耳的接收器

耳蜗神经

耳蜗

携带着声音信号的金属线通到耳蜗，把信息传递到中耳。

耳朵后面的麦克风连着声音处理器

◎助听器工作时，声音冲动被皮肤下的接收器接收，然后沿着一条电线到达被植入耳蜗的电极。

出不同频率的纯音，用于鉴别耳聋性质）测试后，给出诊断。如果是永久性、不可逆的听力损伤，那么可以用助听设备帮助你恢复正常的生活。

医生对听力损伤的分级如下：

（1）传导性的听力损伤——这种问题出在声音的传送过程中，通常是由堵塞或者感染导致传导通道出现问题。因为传导神经本身没有问题，所以可以成功治疗。

（2）感音性的听力损伤——这是最常见的听力损伤的类型，是由内耳中用来探测声音的毛细胞或者传送声音进入大脑的神经出了问题所致。

（3）第3种是以上2种的复合情况。

**1.传导性的听力损伤**

一般情况下，只要解决病因，听力损伤就可以恢复。病因包括：

（1）耳屎——这种情况可以用软化耳屎的滴剂滴入耳内，滴剂可以在药房里买到。如果情况相对严重，可以把滴剂缓

缓地注射进耳内。

（2）外耳道炎——耳内被皮肤残屑（皮肤中的细胞会周期性地脱落形成残屑）填充。把抗生素和类固醇抗真菌剂共同滴入或者注射入耳内就可以了。

（3）中耳炎——脓液阻碍了中耳内的3块小骨的震动导致病人的听力损伤。服用抗生素可以解决这个问题，如果无效则需要通过手术排出积水。

（4）鼓膜穿孔——这种情况常常在感染后发生，可以在几周内自愈，不过有时也需要手术。

（5）耳硬化——指中耳的骨头融合生长。常见于老人，并且药物治疗无效。可以手术置换镫骨或者使用助听器。

### 2.感音性的听力损伤

这种情况很难治疗，只能使用助听器。致病原因如下：

（1）噪音损伤——总处于噪音环境或者某一次处在噪音较大的环境中都可以损伤内耳的毛细胞。

（2）处于高气压环境下。

（3）年龄因素——内耳的功能随着年龄的增长而呈下降的趋势。

（4）药物——告诉医生你服用过哪些药物，有些药物会导致听力下降。

（5）颅骨骨折。

（6）病毒性感染，比如腮腺炎。

（7）内耳迷路炎——内耳的感染。

# 眩晕

眩晕是一种让人不舒服的旋转的感觉。病人会觉得要么是自己的身体在转动，要么是周围的物体在转动，而事实上周围的物体是静止的。这种糟糕的情形会迅速发展，可以持续几分钟甚至数天。眩晕常是由于耳朵的问题引起的，也可能和贫血以及呕吐有关。有时，眩晕还可能有潜在的原因。所以，如果你出现了眩晕症状，赶快去找医生。通常眩晕可以自愈或者在病因被解决后消失。

### 1.病因

眩晕常常由内耳病变引起，因为内耳里面有控制身体平衡的器官。原因包括：

（1）急性内耳炎——这是内耳的炎症，

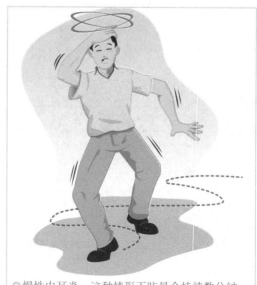

◎慢性内耳炎，这种情形下眩晕会持续数分钟，但是会在数周或数月内复发。

发生在内耳前庭的部分。情况可能会很糟，可能伴有恶心和呕吐。单纯的病毒感染是急性内耳炎最常见的原因。症状可以在几天内缓解。止吐的药物对病人也会有帮助。

（2）慢性内耳炎——这种情形下眩晕会持续数分钟，但是会在数周或数月内复发。可能是由长期的内耳细菌感染或者平衡机制内出现了结晶沉积所引起。临床病人移动身体时感觉头昏眼花。

（3）美尼尔氏综合征——这是一种很少见的内耳功能失调性疾病，病人体内的平衡器官被液体填充。这种疾病的症状可能会比较严重，并且眩晕、耳聋、耳鸣以及耳朵疼痛的情况可能重复发生。

（4）听觉神经瘤——这种罕见的肿瘤会侵犯连着内耳和大脑的神经。它不是恶性的，但是会压迫大脑神经，使患者头昏眼花，而且出现平衡方面的问题。

和耳朵无关的疾病如中风也可以导致眩晕。患者可能难以讲话或者视物，可能会觉得四肢乏力，需要尽快治疗。有些人由于高血压或者颈椎病而感觉眩晕，老人最容易发生眩晕，其他年龄段的人也可能会发生眩晕。

## 2.自我治疗

眩晕的时候如果你躺下来保持头部静止，那么症状会在几分钟内消失。可是，如果眩晕持续的时间比较长或者反复发作，那你就要去看医生，看看有没有什么潜在的病因。

## 3.检查

医生可能会检查你的眼睛、耳朵和脖子，还会给你量血压，开些止吐的药物来缓解症状。眩晕虽然也可以自行停止，但是你应该去检查一下病因，做到心中有数。比如：如果是中耳的细菌感染引起的眩晕，你就应该使用一些抗生素。

### 运动病

运动病也被称为旅行眩晕，也会导致头昏眼花的症状，和眩晕一样。基本上任何人都可能出现这种情况，而且最有可能发生在旅途中。当大脑从内耳平衡器官接收到的信息和从眼睛接收到的信息相冲突时，人就会觉得眩晕。比如：你的耳朵会记录汽车的运动，而事实上你的身体并没有运动。如果你有旅行眩晕的问题，你可以在下次旅行的时候试一下，下面介绍的几种自助方法：

·旅行之前的那顿饭要少吃一点儿，另外脂肪含量高的食物会加重眩晕的感觉。

·旅行途中不要读书看报，保持你的双眼水平视物。

·随身带一些抗组胺药物，以备不时之需。但是如果你是司机，那你需要注意一点：抗组胺药物会使人产生睡意。

·嘴里含一些有姜的成分的糖果，姜可以缓解眩晕。

## 鼻窦炎

静脉窦是头骨内眼睛和鼻子周围部位充气的腔。医生并不清楚静脉窦的确切功能，但是普遍认为它和声音的调节有关。

静脉窦的感染，也就是鼻窦炎，常常和上呼吸道的炎症有关，比如由感冒或者花粉热引发的炎症。会有些疼，不舒服，令人

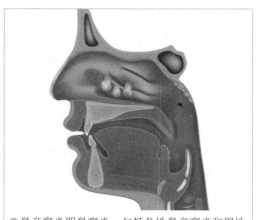

◎鼻旁窦炎即鼻窦炎，包括急性鼻旁窦炎和慢性鼻旁窦炎。为鼻科常见疾病，慢性者居多。

沮丧。它可以不经处理即自愈，但是有可能更严重地复发。严重的鼻窦炎可以持续好几个月。

很多人会有窦处疼痛的感觉。某些病人的鼻窦炎可能会有规律地发作。临床很少见到儿童出现鼻窦炎，因为他们的窦还没有完全发育。儿童在4~5岁时的窦才基本发育完全。

### 1.病因

鼻窦炎通常是由普通的感冒病毒引起的，多数情况下窦炎在感冒后3~10天内出现，此时窦内会因有液体而被堵住，同时还伴有面部疼痛。最好是用止痛药和蒸汽吸入疗法来放松。同时，如果你发热并且觉得不舒服，要注意休息。

如果症状持续了3天，那就需要去咨询医生了。如果症状再次出现，并且伴随着更重的疼痛和发热，那你还需要了解一些用药方面的知识。这种再次发作一般是由细菌感染引起的。

### 2.症状及体征

鼻窦炎常见的症状包括：

（1）头痛。

（2）发热。

（3）鼻塞和流鼻涕。

（4）窦处疼痛以及质地变软。

（5）有时可见眼周发红。

### 3.诊断

医生会通过按压你的脸颊和前额来检查，还会用一束光线照在你的脸上察看窦是否清晰可见。如果医生觉得有二次细菌感染的可能，他会给你开一个疗程的抗生素，通常这些抗生素就足以解决问题了。但是如果医生怀疑你得了慢性鼻窦炎，他会安排你做窦的X线检查。

### 4.自我治疗

（1）服用解充血药片（可以在药店买到）。

（2）不要待在烟气重的环境中，也不要长时间待在有灰尘和刺激物的地方。

（3）不要在感冒时用力拍打鼻子，这样会使窦发炎。

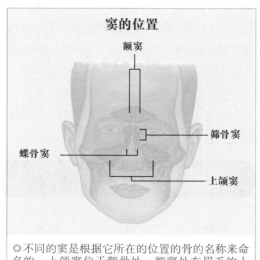

窦的位置

额窦

筛骨窦

蝶骨窦

上颌窦

◎不同的窦是根据它所在的位置的骨的名称来命名的。上颌窦位于颧骨处、额窦处在眉毛的上方、筛骨窦和蝶窦位于头骨下方较深的位置。

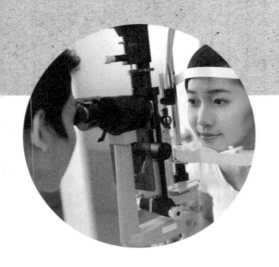

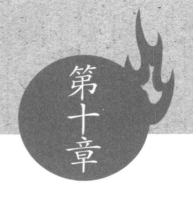

第十章

# 眼睛

●眼睛的功能是人体最重要的功能之一。眼睛和大脑一起工作，使我们可以看到并辨认物体和人，可以辨认各种颜色，使我们能对速度和距离做出判断，可以记住并且对它们的存在和变化做出反应。

# 眼睛如何工作

人类的眼睛的确令人印象深刻，它是地球上所有动物的光感系统中最复杂的一个。在所有的感觉当中，光感或许是最重要的，因为它向人类提供了大量的关于我们所生存的这个星球的信息。视觉使我们能够对别人做出反应；使我们能对速度和距离做出判断；使我们可以在阳光下或者在较暗的环境里工作;使我们可以辨别各种颜色。头骨和眼睑很好地保护着眼睛。眼泪既可以润滑眼睛，又保持了眼睛的清

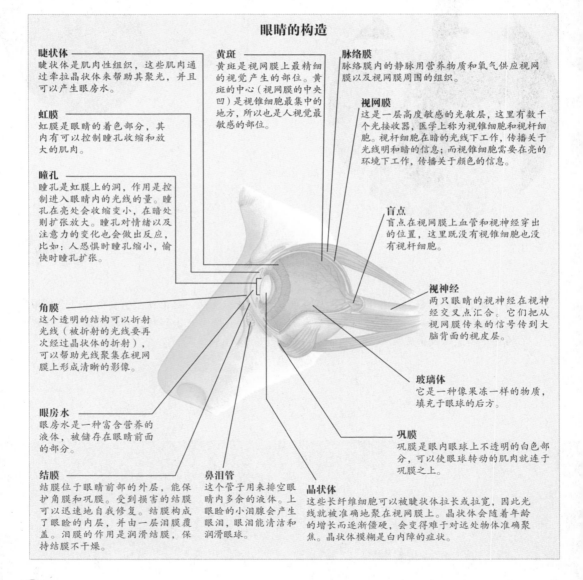

**眼睛的构造**

**睫状体**
睫状体是肌肉性组织，这些肌肉通过牵拉晶状体来帮助其聚光，并且可以产生眼房水。

**虹膜**
虹膜是眼睛的着色部分，其内有可以控制瞳孔收缩和放大的肌肉。

**瞳孔**
瞳孔是虹膜上的洞，作用是控制进入眼睛内的光线的量。瞳孔在亮处会收缩变小，在暗处则扩张放大。瞳孔对情绪以及注意力的变化也会做出反应，比如：人恐惧时瞳孔缩小，愉快时瞳孔扩张。

**角膜**
这个透明的结构可以折射光线（被折射的光线要再次经过晶状体的折射），可以帮助光线聚集在视网膜上形成清晰的影像。

**眼房水**
眼房水是一种富含营养的液体，被储存在眼睛前面的部分。

**结膜**
结膜位于眼睛前部的外层，能保护角膜和巩膜。受到损害的结膜可以迅速地自我修复。结膜构成了眼睑的内层，并由一层泪膜覆盖。泪膜的作用是润滑结膜，保持结膜不干燥。

**黄斑**
黄斑是视网膜上最精细的视觉产生的部位。黄斑的中心（视网膜的中央凹）是视锥细胞最集中的地方，所以也是人视觉最敏感的部位。

**鼻泪管**
这个管子用来排空眼睛内多余的液体。上眼睑的小泪腺会产生眼泪，眼泪能清洁和润滑眼球。

**晶状体**
这些长纤维细胞可以被睫状体拉长或拉宽，因此光线就被准确地聚在视网膜上。晶状体会随着年龄的增长而逐渐僵硬，会变得难于对远处物体准确聚焦。晶状体模糊是白内障的症状。

**脉络膜**
脉络膜内的静脉用营养物质和氧气供应视网膜以及视网膜周围的组织。

**视网膜**
这是一层高度敏感的光敏层，这里有数千个光接收器，医学上称为视锥细胞和视杆细胞。视杆细胞在暗的光线下工作，传播关于光线明和暗的信息；而视锥细胞需要在亮的环境下工作，传播关于颜色的信息。

**盲点**
盲点在视网膜上血管和视神经穿出的位置，这里既没有视锥细胞也没有视杆细胞。

**视神经**
两只眼睛的视神经在视神经交叉点汇合。它们把从视网膜传来的信号传到大脑背面的视皮层。

**玻璃体**
它是一种像果冻一样的物质，填充于眼球的后方。

**巩膜**
巩膜是眼内眼球上不透明的白色部分，可以使眼球转动的肌肉就连于巩膜之上。

洁，还有防止感染的作用。

眼睛就像个照相机，可以持续地接收你周围的影像信息。实际上，照相机就是模拟了眼睛的特征而发明出来的，先用一些透镜弯曲光线，再把光线聚集到照相机背面的一个光敏层（胶片）上。单镜头反光照相机上的孔就好比眼睛的瞳孔，瞳孔可以通过放大和缩小来控制进入眼睛的光线的量。

照相机最终会产生一系列影像，它们被保存在胶片或者磁盘上。光线刺激视网膜上的感光细胞，感光细胞接受光信号，产生神经冲动，神经冲动再传送到大脑并在这里被破译出来。

其实，人眼中用来折射进入眼睛的光线的结构（角膜和晶状体）的质量比普通的照相机差多了。但是，我们的眼睛增加了一个敏感得多的光敏系统以及一个巨大的计算机（大脑），从而弥补了这个不足。大脑可以分析和清晰化图像，健康的眼睛可以提供非常具体的信息让大脑翻译和利用。

### 1.大脑如何"看"

大脑后面的视觉中心除了接收视网膜发出的简单信号外，还有其他更多的功能。大脑内产生的影像多是明显的、全色彩的三维影像。视觉信号和大脑其他部分的其他类型的信号组成了一个整体。大脑还能储存由眼睛提供的关于人和物的具体信息。

### 2.影响眼睛的情况

尽管保护眼睛的构造有很多，但是眼睛的外部仍然可能被感染，比如睑腺炎或者结膜炎等。这些情况多半很容易处理，而且这种不适不会对眼睛造成持续性的损害。但是，当较为复杂的眼睛的内部结构受到感染时，情况就严重得多了。

很多人都是近视或者远视（多出现在人生命的后半阶段），这种情况可以用特殊的透镜来矫正，也可以用外科手术来矫正上述原因导致的弱视。

青光眼若发现得早还是可以治疗的，但是眼睛的损伤是不可逆的，治疗主要是为了阻止其进一步恶化。

### 3.眼科检查

眼科专家会检查病人眼睛的所有部分，包括眼睑和眼周皮肤，还需要检查病人眼球的转动情况、眼睛的视野以及眼压。检查过程中医生需要使用光学仪器，比如裂隙灯显微镜。另外，定期的视力检查也包括测试两眼视物的准确性，你可以了解自己的两眼是近视还是远视。

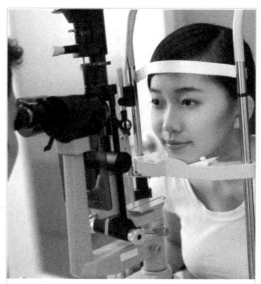

◎生活中经常对眼部进行检查，对眼部疾病能够起到早发现、早治疗的作用。

# 结膜炎

结膜是眼睛前部眼睑内的薄的细胞层。结膜炎是结膜的炎症。结膜炎会使病人很不舒服，虽然看起来的情形比它实际的情形要严重一些，但是其实它并没有那么严重。结膜炎可以在几天内自愈，抗生素对病毒性结膜炎无效。

## 1.病因
结膜炎最常见的原因如下：

（1）感染——细菌以及病毒都可以导致结膜炎，其中病毒性结膜炎比较常见。

（2）过敏——可以造成过敏性结膜炎的因素其实有很多，最常见的是花粉引起的过敏。

（3）刺激——化妆品中的刺激性化学物质、隐形眼镜的护理药水以及一些眼药水都可能会造成结膜感染。另外还有一些刺激性因素包括灰尘、吸烟、空气污染以及紫外线灯都可能会造成结膜炎。

只要去除致病因素，再辅以适当治疗，大多数的结膜炎都可以很快痊愈。

## 2.症状及体征
你最初可能是在某个早上一觉醒来的时候发现自己患上了结膜炎，双眼都可能会受到感染，出现下面的症状：

（1）眼白变红发炎。

（2）眼睛疼痛、痒或者眼内有水样分泌物。

（3）病人感觉眼睛内似乎有沙粒，不舒服。

（4）眼睑可能会被异常分泌物粘在一起。

## 3.诊断
医生会先检查你的眼睛，然后分析出病因并进行诊断。如果医生怀疑是感染引起的，他会给你开抗生素药膏或者眼药水；如果他认为可能是过敏引起的，他会给你使用一些抗过敏的眼药水。其他类型的结膜炎一般都可以在5～7天内消退。

## 4.自我治疗
像结膜炎这样的疾病很可能是通过手传染给眼睛的（比如手上的细菌通过揉眼睛的动作进入眼睛）。大家都应该注意卫生，确保不会从一个人传染给另一个人。以下是一些注意事项：

（1）用自己的毛巾和脸巾洗脸，不要与人共用。

（2）洗完眼睛或者揉过眼睛后要洗手。

（3）用温水或人工眼液清洗你的眼睛。

### 睑腺炎
睑腺炎是睫毛囊的肿胀。多数的睑腺炎由金黄色葡萄球菌引起，而且很容易扩散到睫毛囊。睑腺炎会裂开，通常里面的脓被排出后几天就会好转。如果你得了睑腺炎，用一块干净的蘸过温水的毛巾铺在眼睛上大约20分钟。你可以重复这样做，一天3～4次。同时避免与人共用毛巾和衣物可以降低感染的几率，并要在揉眼睛后洗手。

如果它没有好转而是越来越重，你应该去医院。医生会给你开抗生素眼膏。如果睑腺炎再次发生，那就意味着你的身体处于不健康的状态，甚至你的身体存在更严重的病变比如糖尿病。

# 近视

近视患者的眼睛可以很清楚地看到近处的物体，但看远处的物体就会很模糊。因为近视患者的眼球的结构发生了变化，要么是角膜到视网膜的距离发生了变化，要么是角膜的聚焦能力发生了变化。佩戴凹透镜可以矫正近视。也可以用激光手术矫正近视，激光可以改变角膜的曲度，这种方法已经被越来越多的人采用。

临床很少见到6岁以下的儿童患近视。十几岁的孩子视力的变化非常迅速。人越早得近视，视力的下降随年龄的变化越明显。为了防止近视进一步发展，你需要检查视力，并且每6个月更换一次眼镜。

如果你戴眼镜，你最好去找眼科专家。他会检查你的眼睛确认有没有其他的病变。近视患者的眼睛容易发生视网膜脱落、青光眼以及黄斑变性等疾病。你应该及早发现，及早治疗。

## 1.眼睛如何聚光

光线通过角膜和晶状体的折射被投影到视网膜上，这个过程叫作适应性调节。睫状肌通过牵拉调整晶状体的形状来改变进入眼睛的光线的角度。为了聚焦远处的物体，晶状体会变细变薄，这样才能准确地屈光使光线刚好落在视网膜上；为了聚焦近处的物体，晶状体就会变圆。聚光的进行依赖于角膜的聚光能力和晶状体，角

### 散光

正常的角膜是像球体的表面那样弯曲的，但是，有时角膜并不是规则的弧形，它有平的部分。这种情况导致了眼睛的散光。角膜的变形意味着眼睛不能分辨横线和竖线，病人所看到的事物是变形或倾斜的。佩戴合适的眼镜可以矫正散光。

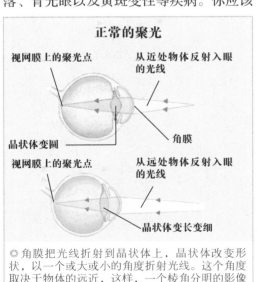

**正常的聚光**

视网膜上的聚光点 从近处物体反射入眼的光线

晶状体变圆 角膜

视网膜上的聚光点 从远处物体反射入眼的光线

晶状体变长变细

◎角膜把光线折射到晶状体上，晶状体改变形状，以一个或大或小的角度折射光线。这个角度取决于物体的远近，这样，一个棱角分明的影像就呈现在视网膜上了。

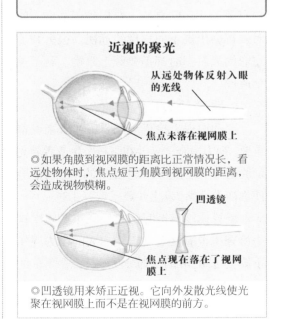

**近视的聚光**

从远处物体反射入眼的光线

焦点未落在视网膜上

◎如果角膜到视网膜的距离比正常情况长，看远处物体时，焦点短于角膜到视网膜的距离，会造成视物模糊。

凹透镜

焦点现在落在了视网膜上

◎凹透镜用来矫正近视。它向外发散光线使光聚在视网膜上而不是在视网膜的前方。

膜到视网膜的长度（也就是眼球的长度）也会影响聚光的过程。

### 2.眼睛激光手术

手术可以去除角膜的一部分，使之变平，可以使近视度数不大的病人恢复视力。激光原位角膜磨镶术是使用最广泛的一种，但是并不是所有近视患者都可以采用这种疗法。

# 远视

远视患者可以看清远处的物体，但是却很难看清近处的物体。看书会让他们烦恼，因为需要把书放在远处。这种情况多发生于老人，因为晶状体的弹性随着年龄的增长会减弱。远视的原因可能是病人眼球的轴距比正常人短，也可能是角膜和晶状体的聚光能力不够好。凸透镜可以矫正病人的视力。

### 1.老花眼

这是远视的一种情况，指晶状体因变僵硬而不能看清楚近处的物体，主要和年龄有关。几乎所有的人在年龄逐渐增大的时候都会出现不同程度的远视。很多45岁左右的人看书时都需要戴上眼镜，就是这个道理。

### 2.眼睛检查

定期做视力检查对戴眼镜的人来说很重要。视力检查一定要在眼科医生或者验光师的指导下进行。因为不正确的指导可能会使你视力模糊、发生头痛或者偏头痛。

就算你没有戴眼镜，隔几年做一次视力检查也很有必要。毕竟，人的视力逐年下降是很正常的事情。对于经常开车的人，好的视力尤为重要。

除了检查视力，医生还会对你的眼睛做一般检查，观察有没有什么正在发展的疾病。

（1）视力检查——医生用视力表和综合屈光检查仪检查你的双眼功能。

（2）目视检查法——医生用检眼镜检查病人的视神经、视网膜和晶状体，糖尿病视网膜病变的早期征兆、高血压的损害以及黄斑变性都可以在这个过程中被发现。

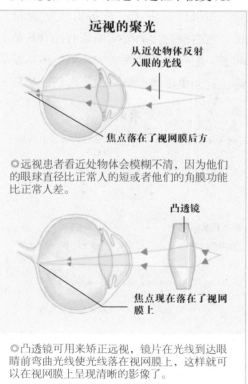

**远视的聚光**

从近处物体反射入眼的光线

焦点落在了视网膜后方

◎远视患者看近处物体会模糊不清，因为他们的眼球直径比正常人的短或者他们的角膜功能比正常人差。

凸透镜

焦点现在落在了视网膜上

◎凸透镜可用来矫正远视，镜片在光线到达眼睛前弯曲光线使光线落在视网膜上，这样就可以在视网膜上呈现清晰的影像了。

（3）眼压测试——医生用非接触式眼压计测试病人眼球内的压力，眼压升高是青光眼的症状，青光眼需要尽快治疗，否则会有视神经受损以及视力丧失的危险。

（4）医生用裂隙灯检查你的眼睑、睫毛以及角膜。

（5）视野检查——检查一下在眼睛可观察的范围内是否有什么区域眼睛无法看到。

有糖尿病的病人一年至少需要做一次眼睛检查。医生用一种特殊的化学物质使瞳孔放大，然后检查眼睛的背面。如果眼睛出现了糖尿病性改变，病人则需要更多的检查和相应的治疗。

其实，很多影响眼睛的疾病只要发现及时，都可以治疗。所以，当你发觉自己的眼睛出了问题时，赶快去找眼科医生。

# 白内障

白内障病人因晶状体模糊或者不透明而导致视物模糊。在西方，年龄因素是白内障最常见的原因，因为构成晶状体的纤维会随着年龄的增长而逐渐老化。65岁以上的人群中约有75%的人患有白内障。通常双眼都会发生病变，但是通常一只眼睛的视力下降程度会比另一只重得多。虽然晶状体纤维的改变无法恢复，但是白内障通常不会导致患者失明，即使非常严重，患者仍然有光感。

## 1.病因

绝大多数的白内障是年龄因素引起的，多数患者的年龄都在65岁以上。除此之外还有一些其他原因，如下：

（1）糖尿病——糖尿病可以引起眼睛的并发症。患有糖尿病的人需要做血液检查和尿检来了解血糖水平。

（2）风疹——如果孕妇得了风疹，那么她的孩子可能会出现白内障。

（3）眼创伤。

（4）长时间暴露在阳光下。

（5）包括X线在内的电离辐射。

（6）长期使用类固醇药物。

## 2.症状及体征

典型的症状包括如下一些：

（1）视物模糊并且视力逐渐消失。

（2）因为不透明的晶状体分散了光线导致病人眼中的物体边缘不清。

（3）患者色觉弱化，只能看到暗淡的色彩。

如果你只有一只眼睛患了白内障，那你判断距离的能力可能会出现问题。

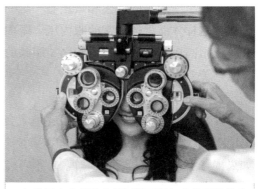

◎如果医生或者验光师怀疑两眼视力的不同是由白内障引起的，那就需要做一下检查了。

### 3.诊断

白内障可能只发生在一只眼睛中，此时患者能明显地发现两眼视力的不同。如果医生或者验光师怀疑两眼视力的不同是由白内障引起的，那就需要做一下检查了。医生会用眼底镜检查，验光师还可能先用眼药水使瞳孔张大，然后用裂隙灯显微镜来做检查，这样可以更充分地了解病情。

### 4.治疗

只有当白内障使你的视力下降到严重影响你的生活的程度时，才有必要治疗。

当然了，每个人的情况毕竟不同。举个例子：一个50岁的卡车司机，虽然他的晶状体只出现了一点儿浑浊，但是他需要治疗；而一个80岁的不看书的老年人如果患了白内障，相对来讲，他并不需要治疗。

没有任何治疗措施可以使白内障患者的晶状体恢复到从前的状态。目前唯一的治疗方法是帕克超声乳化术。这个手术只需要1天时间，多数患者都在局部麻醉的情况下接受手术。术后病人驾驶或者看电视时需要戴眼镜。

## 青光眼

青光眼通常发生在双眼上，但是一只的症状会比另一只重一些。青光眼会慢慢地损害你的视力，如果没有得到治疗，病人的眼睛就会失明。

### 1.病因

眼压高会影响视神经的血供，从而使神经纤维受损，这样就形成了青光眼。眼压是由眼内液体的水平决定的，这种液体被称为房水。房水的产生和排出有一定的比率，这样才能保持正常的眼内压。眼内的非正常高压是由于小梁组织网（眼睛的排泄系统）的排泄障碍引起的。

### 2.症状及体征

青光眼只有当发展到一定程度时才会出现明显症状，所以，定期检查非常重要。如果视野中有彩色的图案（虹视），很可能就是患了青光眼。早期青光眼患者也可能出现虹视症状，但是病人自己是无法了解这一

点的，因为丧失视觉的区域是被两眼的重叠视野所取代的。

### 3.治疗

治疗的目的是通过降低眼压来缓解症状，眼药水就可以很容易地解决这个问题。眼药水可以通过减少眼内液体的生成以及促进眼内液体的循环来降低眼压。如果眼药水不起作用，可以用手术或者激光疗法促进循环。不过视神经的损伤是终生性的，没有任何办法能令其恢复。

**高危人群**

易患青光眼的人包括：
（1）有青光眼家族史的人。
（2）超过80岁的老人，患病概率约为10%。
（3）近视患者。
（4）糖尿病患者。
（5）甲状腺眼病患者。
上述人群需要定期做眼睛检查，需要检查眼压、视神经以及视野。

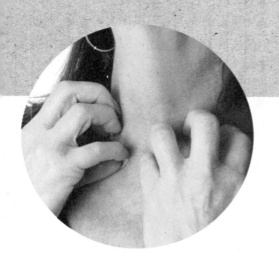

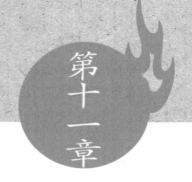

第十一章

# 皮肤

●皮肤是身体最大的器官，人体表面积的平均值约是2平方米。皮肤细胞会不断地生长、死去和更新，这样皮肤才能有效地工作。皮肤可以控制人体的体温，保护我们的内部器官不受外界伤害。

# 皮肤的功能

皮肤有两层：表皮层和真皮层。

（1）表皮层——皮肤的最外层由脱落的死细胞构成。表皮的底层的细胞持续不断地产生、分裂，然后来到皮肤的表面。细胞向表皮移动的过程中会结合一种坚韧的、纤维性的蛋白质，叫作角质。正是角质使皮肤有力度和柔韧性。头发和指甲就是主要由角质构成的，所以它们和皮肤结合在一起。当新的细胞到达皮肤的表面时，死去的皮肤细胞会以小薄片的形式散落，脱离皮肤。表皮里还含有一种细胞叫作黑素细胞。它可以产生黑色素，使我们的皮肤有颜色，还可以过滤阳光中的紫外线。

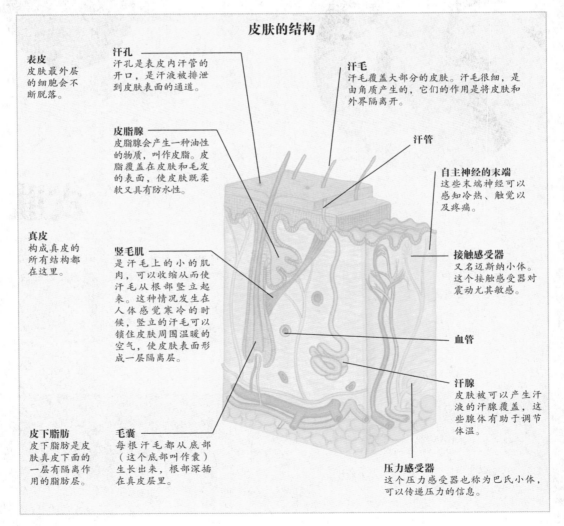

**皮肤的结构**

**表皮**
皮肤最外层的细胞会不断脱落。

**汗孔**
汗孔是表皮内汗管的开口，是汗液被排泄到皮肤表面的通道。

**汗毛**
汗毛覆盖大部分的皮肤。汗毛很细，是由角质产生的，它们的作用是将皮肤和外界隔离开。

**皮脂腺**
皮脂腺会产生一种油性的物质，叫作皮脂。皮脂覆盖在皮肤和毛发的表面，使皮肤既柔软又具有防水性。

**汗管**

**自主神经的末端**
这些末端神经可以感知冷热、触觉以及疼痛。

**真皮**
构成真皮的所有结构都在这里。

**竖毛肌**
是汗毛上的小的肌肉，可以收缩从而使汗毛从根部竖立起来。这种情况发生在人体感觉寒冷的时候，竖立的汗毛可以锁住皮肤周围温暖的空气，使皮肤表面形成一层隔离层。

**接触感受器**
又名迈斯纳小体。这个接触感受器对震动尤其敏感。

**血管**

**汗腺**
皮肤被可以产生汗液的汗腺覆盖，这些腺体有助于调节体温。

**皮下脂肪**
皮下脂肪是皮肤真皮下面的一层有隔离作用的脂肪层。

**毛囊**
每根汗毛都从底部（这个底部叫作囊）生长出来，根部深插在真皮层里。

**压力感受器**
这个压力感受器也称为巴氏小体，可以传递压力的信息。

（2）真皮层——它的位置在表皮的下方，由强大的弹性组织构成。其内有血管、神经、淋巴管、汗腺、皮脂腺、毛囊、肌肉纤维和感受器。感受器是敏感器官，可以感觉触觉、压力和温度。真皮层里还有可修复损伤的细胞。

### 1.控制体温

除了保护身体的内部器官不受外界伤害外，皮肤还有一个重要功能:控制体温。如果你的身体很热，皮肤真皮内的血管就会变宽散热，同时，汗腺分泌汗液为身体降温；如果身体很冷，血管就会变窄以锁住热量，皮肤上的毛发（汗毛）会从根部竖起，试图聚集身体周围空气中的热量。

### 2.皮肤和阳光

大多数人愿意晒太阳，可是阳光中的紫外线会伤害我们的皮肤。皮肤内的黑色素可以减少到达皮肤真皮层的紫外线的量，但是仅有黑色素的保护是不够的。生活在炎热气候下的土著人的黑皮肤足以证明他们体内的黑色素比我们多，他们的皮肤过滤紫外线的能力比我们强。尽管这样，如果过度暴露在阳光下，他们也会被日光烧伤。晒伤是一种很严重的伤害，非常疼，会留下瘢痕并使皮肤过早衰老。

经常暴露于阳光中而没有足够有效的防晒措施的人群，其皮肤会很快受伤，而且会深入皮质，后果不堪设想。紫外线会诱发一种皮肤癌——恶性黑素瘤（黑色素细胞是皮肤制造色素的细胞），这种疾病每年都造成全球大量病人死亡。但是，只要发现得早，恶性黑素瘤还是有可能治愈的。总之，及早发现是关键。

我们需要牢记：在阳光强烈的环境中或者长时间暴露在阳光中时，你可以使用防晒油、帽子或者衣物遮挡光线，尤其是那些皮肤较白的人。另外，研究显示儿童时期被严重晒伤的人日后有患癌症的可能。因此，家长应该保护好孩子，使他们免受阳光的伤害。

# 湿疹（皮炎）

湿疹患者皮肤会发炎，皮肤干燥并伴有痒的感觉，也可见小的水疱。本病的病因仍然不明，但是普遍认为其和过敏因素有关。对于皮肤而言，感染是很常见的。皮肤很容易变得干燥，出现鳞片和开裂，所以很容易受到微生物的侵犯。湿疹会侵犯身体的任何部位，但是比较常见的部位是手、腿和脚。

湿疹有几种不同的类型，如下：

（1）遗传性过敏性湿疹——这种情况可能在儿童时期就发病，多和其他的疾病比如花粉热和哮喘有关。疾病会随着孩子年龄的增长而加重，通常软化剂比较有效。如果症状持续存在，也许使用类固醇药膏可以在短时间内奏效。

（2）激惹性湿疹——这种类型的湿疹容易发生在手部。病灶部位变红、疼痛并开裂。洗衣粉、肥皂、油脂、酸和碱金属都是常见的致病原因。如果你不可避免地要接触刺激性物质，你可以戴上手套或者涂抹软化剂，这些办法都能保护你的双手。

（3）接触过敏性湿疹——这种类型的湿疹是一种对刺激的反应，持续的时间会比较长，并且哪怕是一点点刺激都可能引起皮肤的反应。常见的过敏性因素是染料、金属镍（存在于金子和拉链里）、铬

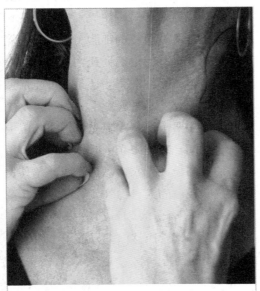

◎过敏性湿疹主要呈现为瘙痒及患处出现斑点。

（可以在皮革里找到）、羊毛脂（存在于化妆品里）、合成树脂以及一些植物（比如豚草，豚草产生的花粉是花粉热的主要致病原）。通常情况下，发生反应的部位就是和过敏性物质接触的部位，比如含镍成分的戒指会在手指上留下一道痕迹。皮肤的斑贴试验可以检测出变应原是什么。局部使用类固醇药膏可以非常有效地对付接触过敏性湿疹，但是最好的办法还是避免接触变应原。

（4）脂溢性皮炎——这型湿疹多发生于皮脂腺比较密集的区域比如脸、头皮和关节的褶皱处。类固醇药膏可有效治疗，但是不要在脸上使用。另外，椰子油有助于止痒。

**症状及体征**

（1）皮肤干燥、有鳞片并且开裂。

（2）皮肤发红发炎。

（3）痒和易激惹（皮肤比较敏感，比如一碰就痒）。

（4）皮肤起水疱，内含有液体，水疱会裂开，其内液体外溢。

## 银屑病

银屑病是一种常见的皮肤病。银屑病可以发生在任何年龄的人群中，但是至今病因未明。病人病灶处的皮肤发红，比正常人的皮肤薄，表面有一层银屑覆盖，有痒和疼痛感。鳞屑可见于身体任何部位，但是最多见的部位是肘背、膝盖以及头皮。鳞屑也可能在伤痕组织上生长。患处

的表皮层皮肤产生新细胞的速度大大快于正常的细胞更新的速度。所以，病灶部位的皮肤比正常的皮肤薄。

尽管病因仍然不明确，但是临床发现压力、创伤、感染以及一些药物如锂和β受体阻滞剂都可以诱发银屑病。很多银屑病患者有家族史。还有一种很少见的情

况——银屑病性关节炎，这类银屑病的发病和关节炎有关，症状类似于类风湿性关节炎。

尽管银屑病给患者带来很多痛苦，但是它并不威胁生命，只有极少的极严重的患者才有生命危险。

如果薄的鳞片在皮肤上大范围地出现，可能会影响身体的热调节功能，从而出现暂时性的体温升高。这种情况有点儿危险，病人需要住院接受专家的治疗。所以，如果你皮肤的症状越来越严重，受累皮肤的面积越来越大，那你要赶快接受治疗。

和许多皮肤疾病一样，银屑病在皮肤上的蔓延会使患者难堪并焦虑，尤其是当病症出现在患者脸上的时候，此时患者需要接受心理医生的指导。

### 1.症状及体征

（1）局部皮肤发红、发炎，皮肤变薄。

（2）薄的皮肤通常呈银色。

（3）关节疼痛。

（4）有时病灶部位会流脓。

### 2.治疗

银屑病无法治愈，所以尽管疗法很多，但都只能控制病情。

（1）类固醇药膏可以迅速缓解银屑病，但是糟糕的是，只要你一停药，银屑病就会复发。

（2）煤焦油和地蒽酚（是从印度一种杉树上提取的物质）一直是十几年来治疗银屑病的主要药物。药物的用量需要逐渐增加直到达到对个体有效的程度。只是使用煤焦油和地蒽酚时要注意，它们会弄脏你的衣服和寝具。

（3）维生素D衍生物已经发展成了煤焦油的替代品，并且正在被广泛应用。维生素D衍生物既没难闻的气味，也不会弄脏衣服，而且对银屑病也很有效。

（4）紫外线疗法对大面积发生的银屑病非常有效。但是，紫外线会使皮肤老化，而且会增加患者患皮肤癌的风险。所以通常只适用于那些病情严重的病人。

（5）药性很强的药物，比如抗癌药物甲氨蝶呤或者抗免疫的药物环孢素都只用在严重的银屑病患者身上。像紫外线疗法一样，这些药物的使用会导致很多副作用，所以一定要在医生的密切观察下使用。

# 荨麻疹

荨麻疹又名风疹块，通常是由过敏引起的。患者皮肤发红并发痒。它可以由感染以及物理性刺激，比如感冒、压力、热或者紧张引起，大多数患者发病原因不明。荨麻疹的发展很迅速，有时只需要几分钟的时间就能出现在身体的任何部位，可能只有一块，也可能发生在全部皮肤的表面，持续的时间从几分钟到几小时不等。通常荨麻疹不需要治疗，可以自行消失。

皮肤划纹症和血管性水肿与荨麻疹有关。血管性水肿表现为嘴、眼睛和舌头突然出现严重肿胀，有时候也会侵犯喉。病人会出现呼吸困难的情况，需要急救。荨麻疹在广义上属于过敏反应，可与过敏性休克（一种威胁生命的过敏反应）并发。

要找到荨麻疹的确切病因很难，医生会用过敏性物质做皮肤试验，看它是不是罪魁祸首，这是最常用的诊断皮肤并发症的方法。但是有时候试验的结果并不准确。

荨麻疹通常会在几小时内消失，但是仍然会使病人觉得很苦恼。医生会开一些抗组胺片。类固醇药对持续时间较长的荨

### 皮肤的隆起和肿块

皮肤本身有很多小的隆起，但是它并不会给你带来什么麻烦。不过，如果身体某些部位出现异常隆起，可以手术去除。

· 脂肪瘤——脂肪瘤是皮肤表层下的脂肪性的可活动的肿块。

· 皮脂囊——这些被堵塞的皮脂腺摸起来既硬又光滑，它们会逐渐增大到一定体积，非常敏感，常常会感染。

· 皮赘——皮赘是无害的，多见于脖子、四肢或腋下。

麻疹很有效。

### 1.慢性荨麻疹

有些患者的荨麻疹会持续数周甚至数月，这种慢性荨麻疹非常常见，但是很难找到病因。可能的原因大致包括如下一些：

食物过敏——鱼、鸡蛋、奶制品、巧克力和坚果。

食品添加剂——黄色四号染料。

### 2.皮肤划纹症

顾名思义，本病表现为皮肤上的隆起，其对压力高度敏感，有时见于荨麻疹病人。病人皮肤上会因为压划而产生红色的隆起，隆起沿着压痕的轨迹出现。其实，很多种皮肤疾病都会出现相类似的表现，并且都会对冷热和水有反应。

这种皮肤的极端敏感可以导致皮肤问题长期存在。尽管医学界认为本病的发生与高浓度的免疫球蛋白E有关，但是本病的原因仍然不清楚。本病常见于皮肤白皙的人群以及其他患有过敏性皮肤病的人群。

# 青春痘（寻常性痤疮）

青春痘在青少年中非常常见，男性青少年比女性的常见。因为青春期是人对自己的外表比较敏感的时期，因此患者会非常苦恼。青春痘多发于面部和胸背，这些区域有非常多的皮脂腺，皮脂腺分泌的皮脂可以保持皮肤的湿润。痤疮也可见于成人（酒糟鼻），这种痤疮和发生

在青少年身上的情况相反，女性患者多于男性。

### 1.病因

痤疮产生的原因是皮脂腺的过度分泌，所以患者的皮肤看起来总是油腻腻的。多余的皮脂并没有沾染到皮肤和头发等地方，而是聚集起来堵塞了毛囊和

皮脂腺，成为小的黑头。如果黑头上面有角质，细菌（痤疮杆菌）就会占领这些区域，导致发炎并出现脓包。

皮脂的过度分泌是由青春期激素分泌的变化引起的。没有证据可以证明食用脂肪含量高的食物、巧克力以及甜食会诱发或者加重痤疮。

### 2.治疗

治疗痤疮所需要的时间不短，通常需要6～12周时间，而且你以后仍然需要继续治疗。病情通常2～3周就可以好转，但治疗仍然要持续一段时间。治疗方法包括：

（1）开始时可用含有过氧苯甲酰的药膏或凝胶对付细菌。

（2）如果过氧苯甲酰效果不明显，那么换用抗生素药膏。如果单独使用抗生素药膏作用缓慢的话，可以配合口服抗生素制剂，观察几个疗程。

（3）女性患者可以服用某些类型的避孕药来防止痤疮的复发。

（4）如果你的情况非常严重，你需要找医生看看，医生也许会给你开类维生素A，这种药物在使用过程中需要严密监视，因其会产生副作用。孕妇服用类维生素A有造成胎儿死亡的风险。

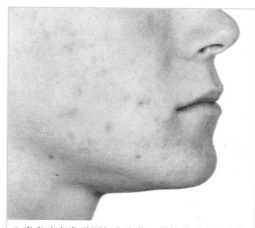

◎青春痘多发于面部和胸背，男性青少年比女性青少年常见。

# 皮肤真菌性感染

人的皮肤里有包括酵母在内的数以千计的真菌。正常情况下，体内的细菌和真菌会处在一种均衡的对抗共存的状态下，但是，如果使用抗生素杀死了一部分细菌，此时，真菌就处于上风，可能会侵扰人体的一些部位。至今仍然不清楚为什么有些人比其他人更容易发生真菌感染。真菌感染的再次发生提示着患者可能出现了糖尿病或者其他的器官功能失调，此时你需要去看医生。

### 1.金钱癣

金钱癣是由真菌引起的。病灶可见鳞片，伴有痒的感觉，常常发生在头皮和腹股沟。抗真菌药膏可以迅速清除金钱癣。

### 2.足癣

本病为真菌导致的脚趾之间发痒的皮疹，真菌喜欢在温暖潮湿的环境中生存。真菌也可能侵袭指甲，使指甲变脆变形。穿特定的鞋的人，比如教练，他们的脚总是出汗，很容易发生真菌感染。抗真菌药膏可以迅速杀死真菌，但是发生于指甲的真菌感染需要的治疗时间要长一点儿，常常需要配合抗真菌的口服片剂以及特殊的指甲涂物进行治疗。

### 3.鹅口疮

白色念珠菌是皮肤内的正常细菌，会使嘴发生感染。鹅口疮患者的嘴和舌头会发红，伴有疼痛，可见白色的斑点。这种疾病多发生于使用抗生素之后，抗生素杀死了抑制制约白色念珠菌的细菌，从而导致鹅口疮。鹅口疮很容易治疗，只要几天就可以痊愈。患有糖尿病和其他慢性疾病的人群可能会出现鹅口疮的复发。抗念珠菌药膏和抗念珠菌片剂对鹅口疮都有很好的效果。

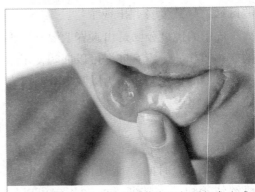

◎鹅口疮主要是白色念珠菌在口部局部发生感染，所呈现出的白色斑点。

## 皮肤细菌性感染

细菌只是会对皮肤造成危害的众多微生物中的一种，导致皮肤细菌性感染的细菌主要有两种——链球菌和葡萄球菌。细菌可以潜藏在皮肤里，皮肤的保护屏障一旦受损，就会产生感染。

### 1.蜂窝织炎

蜂窝织炎多出现在足和小腿，而且受累的面积非常大。许多病人都需要在最初的3～5天内通过接受抗生素注射来控制感染。如果病情好转，接下来的数周病人可以口服抗生素。

有一种传染性的蜂窝织炎只侵犯面部，被称为丹毒，是由一种特殊的链球菌导致的，可以用青霉素来治疗。

### 2.小脓疱疹

小脓疱疹常发生于儿童，患者嘴和鼻子周围可见黄色的皮。这种疾病发展迅速，可以使用抗生素药膏或一个疗程的抗生素剂进行治疗。

### 3.毛囊炎

毛囊炎是发生在头皮毛囊处的性质温和的炎症，由感染引起，并不需要治疗或者只进行简单治疗即可。大面积的感染可用抗生素膏来治疗。毛囊炎通常一周就可以痊愈。

### 4.结节性红斑

结节性红斑是一种结节性的柔软并呈暗红色的皮疹，常发生于腿部。患者常常是年轻人，尤其是女性。致病原因如下：

细菌或者真菌。

避孕药或者硫胺类药剂。

肠道的炎性疾病，比如克隆氏病和溃疡性结肠炎。

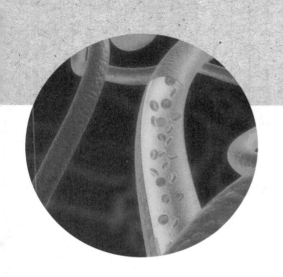

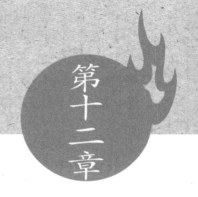

# 第十二章

# 血液及免疫系统

●血液是身体内部的运输系统，在身体内持续循环流动，为身体组织运输氧气和其他养分，同时帮助身体清除二氧化碳和其他废物。淋巴系统能够帮助身体组织排出多余的液体，并防范外界细菌入侵。

# 血液和淋巴的作用

## 1.定义

血液是流动的细胞的混合物，其中包含血浆。大多数红细胞在骨髓中形成，一些白细胞则在脾和胸腺中形成。

约90%的血浆是液体，溶解于水的物质在血浆中溶解，被运输到各个器官或组织。能溶解于血浆的物质有：

（1）食物中的营养物质——食物消化后的产物葡萄糖、脂肪，在血液中循环，为身体提供能量。

（2）废弃物——包括二氧化碳和尿素。

（3）激素——这些化学成分进入血液后伴随血液循环到达目的地。

（4）蛋白质——蛋白质包括凝血因子和

### 血液怎样通过凝结使伤口愈合

血液凝结的过程非常巧妙，血凝块和血小板可以堵住血管上的洞。

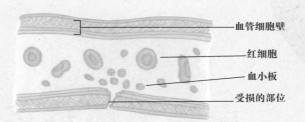

血管细胞壁
红细胞
血小板
受损的部位

当血管受损时，血管自行收缩以减少血的外溢量。附近的血小板变得黏稠并且聚集在一起，堵塞破损部位。

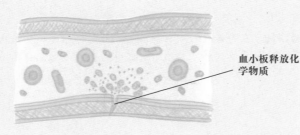

血小板释放化学物质

受到损伤的组织释放化学物质，使血小板结合，从而激发凝结的链状反应。每一个步骤都是下一个步骤的开始，凝结过程逐渐深入。

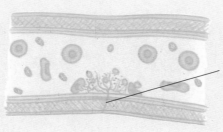

纤维蛋白和血小板构成的"塞子"，用来塞住伤口

内含有已溶解蛋白质的血浆称为纤维素原。凝结因子促使纤维素原聚集沉积成纤维蛋白。纤维蛋白会凝聚血细胞，形成塞子堵塞创口。

# 淋巴系统

淋巴系统是由和血管相联系的数个结与其他器官和组织构成的一个整体网络。淋巴系统的功能之一就是利用白细胞来对付感染，还可以把已经被排进淋巴管的液体送入血液。淋巴结内有一定浓度的白细胞，身体中主要的淋巴结聚集在脖颈、腋下和腹股沟。

**心脏**

**腋窝淋巴结**
所有过滤从胳膊和胸腔来的淋巴液的淋巴结都集中在这里。

**肝脏**
肝脏像个筛子，可以筛掉通过消化道进入身体内的毒素。肝脏还可以产生一些化学物质，这些化学物质由血液携带到达全身，可以破坏进入体内的异物。

**腹股沟淋巴结**
这个大的淋巴结过滤来自腿和骨盆的淋巴液。

**骨髓**
抗体就是在这里被白细胞制造出来的。它能对付在侵略性病原微生物表面的异物蛋白（也就是抗原），并摧毁它们（注意一下，红细胞也是被骨髓制造出来的）。

**淋巴管**
淋巴管是淋巴循环所需要的管道腔隙性结构，经过全身的组织到达淋巴腔隙并在那里聚集成为大的管道，这就是淋巴道。

**白细胞**
白细胞在免疫系统中意义重大。一些（淋巴细胞）可以产生抗体对抗异物的入侵，另外的一些（吞噬细胞）可以攻击细菌。

**颈淋巴结**
当身体受到感染时，很容易摸出此处的淋巴结是肿大的。肿大的淋巴结说明身体正在对抗感染。咽喉部有一个保护性的环，构成了扁桃体和淋巴组织。

**锁骨下静脉淋巴结**
来自全身各处的淋巴液通过这个淋巴结被送进心脏，进入血液。

**胸腺**
胸腺能产生一种天然的T淋巴细胞，可以抗病毒和寄生虫。

**脾脏**
脾脏是个较大的易损坏的器官，位于肋骨的左下侧，可以制造不同类型的淋巴细胞。脾脏内有很多可以产生抗体的白细胞。切除了脾脏的人需要通过疫苗和抗生素来保护自身不受病菌的侵害。

**肠**
此处的淋巴组织处于消化道当中，相对比较暴露，易于受到细菌的攻击。

**红细胞**
这些圆饼状的红细胞中含有血红蛋白，可以携带氧气。正是血红蛋白使细胞显现了红色。

**淋巴细胞**

**血小板**
这些小的血细胞也相当重要，具有堵塞和修复伤口的功能。

**噬菌细胞**

抗体。

（5）矿物质——比如对身体功能起重要作用的钠、钙、钾等元素。

溶于水的物质在身体内循环，积聚在一起形成蛋白质，我们称之为清蛋白。

## 2.阻止异物的入侵

你的身体一直存在着受到微生物攻击的危险，那些微生物就像侵略者一样。血液、淋巴系统、特异细胞、抗体以及各种器官都会和免疫系统一起工作，全力对付时时刻刻都存在于我们周围的病原微生物的威胁。

淋巴系统包括淋巴管、淋巴结和淋巴液，淋巴有过滤微生物的功能，可以把体内多余的液体从组织中清除出去，还可以引起免疫系统的保护性反应，这种反应由淋巴结来表现。淋巴内的具有保护性的防御性白细胞被称为淋巴细胞。

## 3.对异物的识别

免疫系统内的特殊细胞和特殊的化学物质具有识别异物的能力：

（1）我们常常不断地受到感染性因素比如细菌和病毒的威胁。免疫系统会对付这些不速之客，而且会记住这些感染因素，所以当相同的致病因素再次攻击身体时，免疫系统可以更有效地反击它们。

（2）细胞的分裂和生长并不能永远都正确无误。每天我们体内都会产生很多不正常的以及暂时具有癌性的细胞。但是不要担心，免疫系统会把这些不正常的细胞消灭掉。

淋巴系统的示意图很清楚地显示了淋巴系统是由什么组成的。

## 4.免疫系统的问题

有时，免疫系统会反应过度，产生过敏。当免疫系统无法正常工作时就会出现免疫功能不全的情况，甚至免疫系统会攻击自身的组织，比如关节部位，从而引发自身免疫性疾病。器官移植也可以导致免疫系统出现问题，免疫系统会误把自身的器官看作侵略者并且针对自体器官做出攻击指令。

## 5.肿大的淋巴结

你可能已经意识到了你身体中的肿大的淋巴结，尤其是颈部的淋巴结。肿大的原因包括以下几点：

（1）对感染的反应会导致淋巴结肿大，这是最常见的原因。

（2）恶性细胞的入侵可以导致淋巴结肿大。淋巴结是身体排泄系统的一部分，正因为淋巴结可以接触来自全身各处的液体，所以受到癌症侵犯的可能性很大。

（3）淋巴系统的癌症逐渐发展会导致淋巴结肿大。

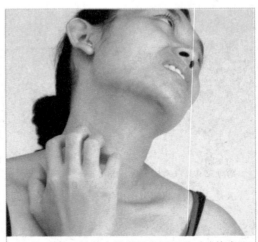

◎颈部的淋巴结肿大最常见的原因是对感染发生反应。

# 贫血症

贫血症是指血液中所含的红细胞过少，导致可以运输氧气的血红蛋白过少从而造成的一类疾病。贫血症可以根据红细胞的大小和外观来进行分类，常见的类型有溶血性贫血、巨幼细胞贫血、小细胞性贫血。它们具有相似的症状，如容易疲劳、虚弱等。患有其他疾病（比如咽喉炎）的人如果同时贫血的话会更容易发病。所以血液供应足够的氧的能力对于健康的身体来说是必不可少的。

### 1.病因

造成贫血的3个主要原因：

（1）身体制造红细胞的能力不强。

（2）在慢性失血（比如说经期和肠胃出血）时红细胞流失过快。

（3）红细胞死亡速度比产生速度更快。

### 2.症状及体征

主要有以下症状：

（1）疲惫。

（2）头痛。

（3）衰弱。

（4）肤色苍白。

（5）运动过后喘不过气。

（6）心悸（贫血的人通常心率很高）。

### 3.诊断

医生可能过以下几个常规检查来判断你是否贫血：

（1）全血计数检查——检查血液中血细胞总数。

（2）血膜测试——检查红细胞的颜色和形状。

（3）检查低含量的维生素$B_{12}$和叶酸的测试。

（4）估算身体中铁的储量。

（5）网状细胞的检查——医生可以了解骨髓中有多少新生的细胞。

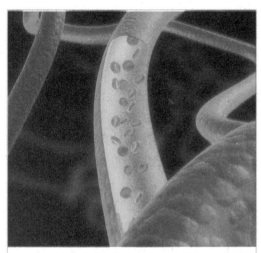

◎贫血主要是体内红细胞过少，这样就会导致运输氧气的血红蛋白过少从而形成了此症。

## ❶ 溶血性贫血

正常的红细胞的寿命约是120天，而溶血性贫血患者红细胞死亡的速度比正常人快得多，所以其红细胞寿命要短得多。造成这种结果的原因很多，而且该病是可遗传的。

### 1.病因

细胞表面组织的遗传物质的功能紊乱以及细胞的内容物出了问题。例如：

（1）其他遗传病。

（2）输血时起的反应。

（3）药物，比如抗疟药。

（4）烧伤。

（5）传染，比如疟疾。

（6）人工心脏瓣膜。

### 2.症状及体征

和普通的贫血症一样，红细胞死亡产生胆红素，而胆红素水平过高会使病人看起来似乎像得了黄疸病。由于脾是红细胞死亡的主要场所，脾不得不以超常的速度工作，所以患者的脾脏可能会肿大。

## ❷ 巨幼细胞贫血

巨幼细胞贫血患者血液中的红细胞比正常人体内的红细胞大一些，但是相对要苍白一些。这些有缺陷的红细胞被称为巨红细胞，很容易因缺乏叶酸和维生素$B_{12}$而产生。叶酸和维生素$B_{12}$是骨髓制造红细胞的必需物质，导致这两种物质缺乏的原因很多，比如饮食结构不够均衡、饮酒过量或是肠道出了问题而导致营养物质不能被正常地吸收入血液中等。

### 1.维生素$B_{12}$缺乏

导致维生素$B_{12}$缺乏的主要原因是恶性贫血。肠道的细胞缺失导致维生素$B_{12}$吸收障碍（这是一种自身免疫性疾病）。恶性贫血多见于年龄超过60岁的人群，而且女性患者多见。恶性贫血如果不治疗将导致大脑和脊椎神经不可逆的损伤。做过胃切除术（胃全切或次全切除术）的病人也容易出现恶性贫血。

### 2.叶酸缺乏

缺乏叶酸会导致巨幼细胞贫血。造成叶酸缺乏的原因包括：

（1）饮食中缺乏新鲜蔬菜。

（2）嗜酒，因为酒精会影响叶酸的吸收。

（3）妊娠，胎儿发育需要消耗掉母体内大量的叶酸。

（4）药物因素，比如抗癌药物和抗惊厥药物等。

### 3.症状及体征

和贫血的一般症状一样，缺乏维生素$B_{12}$会导致患者神经系统官能障碍，缺乏叶酸的症状会表现为舌头疼痛。

### 4.治疗

如果贫血是由维生素$B_{12}$缺乏导致的，那么我们可以给病人注射维生素$B_{12}$。同理，叶酸缺乏导致的贫血的治疗方法是给患者服用叶酸片。

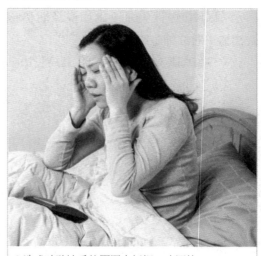

◎造成叶酸缺乏的原因有妊娠、嗜酒等。

## ❸ 小细胞性贫血

小细胞性贫血患者的特征是患者红细胞小且颜色苍白，最常见的致病原因是缺乏铁，而铁是血红蛋白的重要组分。我们吃的食物中含有的铁元素并不多，而且某些食物还会影响我们的身体对铁的吸收。

### 1.病因

（1）血液流失——女性的血液流失比较常见，比如月经期。男性的血液流失（通常是肠或肾的血液流失）也是缺铁的一个重要原因。

（2）身体对铁的需要增加——这种情况常常出现在身体的发育期，还有女性的妊娠期。

（3）食用的食物含铁量少导致体内铁的缺乏。这种情况常常出现在素食主义的人身上。

（4）肠道中吸收的铁减少导致体内铁的缺乏。

### 2.症状及体征

小细胞性贫血和贫血的一般症状一样，患者的指甲呈匙状，很脆弱，患者舌头平滑但是有疼痛感，头发容易折断。

### 3.诊断

如果检查发现患者的红细胞小而苍白，而且细胞内的铁含量小于正常指标，那么医生就可以确定患者患了小细胞性贫血。医生会询问你的饮食，确定血液流失的原因。

多数的贫血病人可以通过服用铁补充剂来改变这种情况，严重的患者可以进行血液透析。

## ❹ 镰状细胞贫血

在血红蛋白是红细胞内携带着氧气的物质，如果球蛋白出现了结构异常，那么血红蛋白的携氧能力将受到影响，从而导致镰状细胞贫血。遗传的镰状细胞贫血患者症状通常出现得比较早，在患者的危险期，哪怕是一次小的感染都可能引发威胁生命的疾病。

镰状细胞贫血患者可能并没有什么不舒服的感觉，但是有些时期对于他们来讲是危险期。一般来说，危险期会突然来临，会持续数小时到数日。这种贫血看起来似乎并无诱因，或者似乎是由很多因素引起的，这些因素包括：

（1）感冒。

（2）极度口渴。

（3）缺氧（比如在高纬度地区）。

（4）感染。

这些因素可以导致红细胞从正常的圆饼状变成镰状，并且聚集成团，从而导致一系列严重的症状。

### 1.症状及体征

红细胞发生变异并被脾脏消灭，从而形成贫血，患者皮肤苍白、感觉疲劳、呼吸急促且费力。镰状细胞的柔韧性较差，

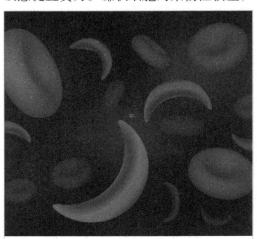

◎镰状细胞往往会影响到血红蛋白携带氧气的能力，久而久之就会形成贫血症状。

很容易堵塞小血管从而引发如下症状：

（1）骨痛——是最常见的症状。

（2）呼吸困难。

（3）男性容易出现阴茎易于勃起，这是一种疼痛的持续性的勃起，如果不治疗将可能损伤阴茎。

（4）脾脏和肝损伤引起的腹部疼痛。

（5）一旦大脑血管被堵塞，患者易得中风。

（6）肾脏若受损则会导致尿道中出现血液。

### 2.诊断和治疗

可以通过血液检查来确诊，包括全血计数、血团分析以及血红蛋白电泳。

避开诱发因素是预防镰状细胞贫血的主要办法。可以给病人使用血液透析来治疗贫血。给病人使用能提高hbF（另一种球蛋白链）的药物也可以，hbF可以对抗镰状细胞，但是这种方法并不适合所有患者。用从病人近亲的骨髓中可以生成红细胞的细胞进行移植也是好办法。随着医学的发展，以后将可采用基因疗法来换掉异常的血红蛋白基因，从而治愈这种疾病。

### 3.预后

镰状细胞贫血长期发展会导致二次感染、腿溃疡、胆结石、骨损伤（尤其是股骨）以及失明。如果患者想生孩子，最好先咨询一下医生。

### ⑤ 地中海贫血症

在正常的生理状态下，体内所合成的α－球蛋白链和β－球蛋白链的数量是相同的，而地中海贫血症的患者α－球蛋白链或β－球蛋白链的合成不良或缺失，这会影响到血红蛋白的携氧能力并导致此病的发生。α－链的数量过少会导致α型地中海贫血症，但比较常见的是β型地中海贫血症，这种情况下β链很少或没有合成。和镰状细胞性贫血症一样，这类贫血

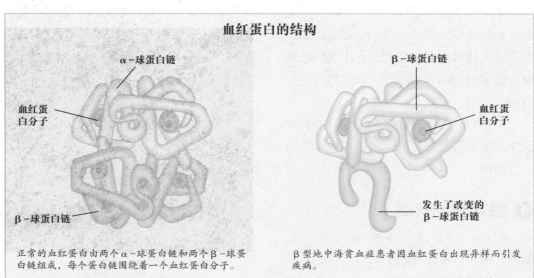

**血红蛋白的结构**

α－球蛋白链
血红蛋白分子
β－球蛋白链

β－球蛋白链
血红蛋白分子
发生了改变的β－球蛋白链

正常的血红蛋白由两个α－球蛋白链和两个β－球蛋白链组成，每个蛋白链围绕着一个血红蛋白分子。

β型地中海贫血症患者因血红蛋白出现异样而引发疾病。

的症状在儿童时期就可以显现出来。某些患者可能需要通过输血治疗，有的只需稍微进行治疗甚至无需治疗。

### 1.症状及体征

轻度的贫血患者症状相对较轻。较严重的情况中，婴儿在4~6个月大的时候就会出现贫血的症状。症状包括：

（1）重度的贫血患者将会出现皮肤苍白、呼吸短促并且伴有肝脾肿大引起的腹部肿胀。

（2）免疫力下降，易感染。

（3）骨骼畸形，特别是脸部的骨出现畸形，因为骨髓会通过膨胀来达到产生足量的血红蛋白的目的。

### 2.治疗

轻度患者无需治疗。重度患者需要终生定期输血治疗，这样患者体内有可能会积累过量的铁元素，给患者带来其他的不良后果。为了避免体内铁元素的过量沉积，可以给患者使用能结合铁离子的药物，这样就可以使大量的铁离子和尿液一起排出从而不会伤害到肝脏、胰脏和心脏。

# 急性白血病

白血病是白细胞的癌症，非常罕见。急性白血病一般有两类：一类是急性淋巴细胞白血病，与淋巴细胞有关且主要在儿童身上发生；另一种是急性髓细胞白血病，影响原粒细胞，多发于成人。急性白血病通常很快恶化，而慢性白血病则发展缓慢。患急性白血病的人需要定期输血与血小板。若只用化疗无法治愈该病，可以考虑骨髓移植。

### 1.症状及体征

白血病是由于骨髓失去造血功能造成的，正常的骨髓被癌细胞所占据并渗透，症状包括：

（1）贫血导致面色灰白、呼吸短促、易疲劳。

（2）反复感冒。

（3）易擦伤或易流血。

（4）淋巴结、肝脏、脾脏偶尔体积增大。

### 2.诊断

白血病患者的血检结果通常会显示出红细胞、白细胞与血小板数量的减少，也可能检验出典型的癌变的白细胞。血检包括：

（1）全血计数。

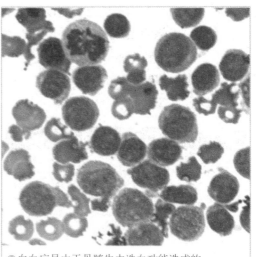

◎白血病是由于骨髓失去造血功能造成的。

（2）从骨髓中取一些组织做骨髓活检。

### 3.治疗

治疗方法分为一般性治疗与针对不同种类白血病的专门疗法。

一般性治疗分为：

（1）输血与输血小板。

（2）静脉注射抗生素快速治疗感染。

针对不同类型白血病的专门疗法一直在不断地发展进步，主流的疗法包括化疗（药物杀死癌细胞）以及骨髓移植。针对各种类型白血病的专门疗法包括：

（1）急性髓细胞白血病——这种疾病可依靠化疗治愈。化疗也可以抑制疾病的复发，但是成功率较低。

（2）急性淋巴细胞白血病——多侵袭儿童，可以用多种化疗药物暂时缓解。约90%的病人接受这种治疗后会有效果，而50%～60%的病人则可以恢复健康。治疗通常要持续2～3年。若病症复发，则可以用骨髓移植的方法挽救生命。医生会用特殊的药物注射入病人骨髓中以减少疾病对神经系统的影响。

# 慢性白血病

这些疾病通常发生于成人身上，慢性白血病同急性白血病一样，有两种类型——慢性淋巴细胞白血病（CLL）和慢性粒细胞白血病（CML），其中CLL是世界上最常见的白血病。

慢性白血病患者骨髓里的白细胞过多。两种不同类型的慢性白血病反映了不同类型的受影响的白细胞，CLL中淋巴细胞过多；CML中粒细胞过多。

许多患者的最初症状只是感到疲惫，然而一段时间之后，脾脏渐渐肿大，最后腹部开始疼痛。病人可能会出现体重减轻、流鼻血和骨头酸痛的现象，也可能会流汗不止，相比以往对热的环境更为敏感。放射性物质、一些病毒和工业化学物质都与这种疾病的产生有关系，但是导致各种慢性白血病的确切原因目前尚未知晓。

### 1.症状及体征

多数慢性白血病患者没有症状，这就为日后疾病的加重埋下了隐患。

症状包括：

（1）贫血迹象——皮肤苍白、气短、疲乏。

（2）反复感染。

（3）流血。

（4）淋巴结肿大。

（5）腹部由于肝脏和脾增大而肿胀。

### 2.诊断

各种类型的白血病都是进行性的，

---

#### 多毛细胞白血病

这种罕见的白血病最常在中年时期发病，会导致骨髓衰退。它的名字跟血涂片上的细胞外观有关，症状包括贫血的症状、反复感染以及腹痛（由脾胀大导致）。一种叫2-氯脱氧腺苷的药物可以治愈多毛细胞白血病。

慢性白血病的症状是逐渐显现出来的。患者中老年人较多见，因此老年患者一有明显症状就应该请医生诊治。同急性白血病一样，医生会通过全血计数检查患者血液里红细胞和白细胞的量，然后做出诊断。

### 3.治疗

针对慢性白血病的不同类型，有以下几种治疗方法：

慢性淋巴细胞白血病——很多患者多年都没有症状，只有在症状逐步显现出来时才需要治疗。很多病人会用如输血等方法来治疗，很多患者在确诊之后还能生存十多年。最普遍的最终致死病因是感染。

慢性粒细胞白血病（CML）——这种病起初症状往往不太明显，3年或4年内症状都不会突显。但它可能会发展成急性白血病，很难治疗。在过去，患者的寿命大约为5年，药物治疗的进步延长了病人生命，而骨髓移植对年纪较小的病人比较有效。

# 自身免疫性疾病

自身免疫性疾病包括一系列的疾病，较为常见的是风湿性关节炎和糖尿病。自身免疫性疾病指免疫系统破坏身体其他正常组织，疾病原因不明。自身免疫性疾病通常发生在年轻人身上，女性比男性容易患此病。不同的自身免疫性疾病的症状不同，但是所有的病情都可以在早期被诊断。症状的严重性和发展状况因身体受损的部位不同而有所不同。

患者的组织会产生各种问题。疾病是在自身抗体破坏组织后产生的，抗体将自身组织识别为"外界"入侵者，因此破坏自身组织。

根据患者受影响的器官不同，各个患者的症状也有所不同，这些症状包括：

（1）关节疼痛。

（2）发热。

（3）疲劳。

（4）出皮疹，通常脸上会出现蝶形斑块。

## ❶ 红斑狼疮

红斑狼疮又称狼疮，会在身体各个部位引发感染。红斑狼疮分为盘状红斑狼疮和全身性红斑狼疮，盘状红斑狼疮通常仅仅破坏皮肤，全身性红斑狼疮的病情比较严重，会影响身体大部分区域，从皮肤到关节，甚至到身体内部的器官和膜。全身性红斑狼疮会影响患者的整个身体，而且在同一时间会有多处器官受损。

狼疮的特点是自身产生抗体，破坏基因组织，而具体的原因尚不为人所知。患者的治疗前景还是非常乐观的，可以通过服用皮质类固醇和止痛药改善症状，而皮质类固醇还能够治疗关节炎。患者患病时也会出现无症状期。这种疾病通常具有家族遗传性。12岁以下和55岁以上的人较少患上此病。

## ② 系统性硬皮症

系统性硬皮症也称系统性硬化症，它影响身体的连接组织（任何起器官连接作用的组织都会受到影响）。受影响的组织都会变厚、变硬，且变得紧绷。症状通常表现在皮肤上，有时也会影响身体内部器官。系统性硬皮症的症状通常会被误认为是其他疾病的症状，比如关节不适通常会被误认为是类风湿性关节炎的症状。这种疾病通常会影响20～50岁的人，女性患病的概率是男性的4倍。

这种疾病没有完全治愈的方法，如果只是皮肤受到影响并无大碍，而身体其他器官比如心脏、肺部和肾受影响，则比较复杂。幸运的是，大多数患者的病情发展得非常缓慢。

症状因病情的严重性和疾病不同的发展速度而有所不同，这些症状包括：

（1）手指在受凉后较为敏感（和雷诺氏病相似）。

（2）手指部分区域皮肤变硬。

（3）关节肿胀疼痛。

（4）肌肉无力。

（5）由于食管变硬导致患者难以吞咽。

## ③ 多肌炎

这种病较为少见，通常是因为骨骼肌受到影响，会出现疼痛的现象。其他症状包括出现红色皮疹（通常出现在脸部、胸部和手背），如果出现这种症状，可以称之为皮肌炎。

多肌炎可以通过服用类固醇类药物进行治疗，但不幸的是它通常与癌症相关，包括肺癌、卵巢癌、乳腺癌和胃癌。儿童患者的治疗前景相对成人患者要好，大约70%的儿童患者能够在2年内康复。

**症状及体征**

（1）颈部、肩部和髋部感到疼痛，清早时还会感到僵硬，躯干和后背下方有时也会受到影响。

（2）疲劳。

## ④ 风湿性多肌痛

这也是一种较为少见的疾病，身体组织发病会引发颈部、肩部、髋部和腰部疼痛和僵硬。风湿性多肌痛的症状在早上比较严重，几个小时后症状就会缓解，还会出现疲劳、发热和体重下降的症状。这种疾病通常发生在50岁以上的人群中。

通常可以用血液化验来确诊，该疾病通常伴随着出现颞动脉炎。一般来说，类固醇类药物能够有效地控制病情，患者可能几个月都需服用这种药物。风湿性多肌痛会反复发作。

**症状及体征**

（1）肌肉无力。

（2）疲劳。

（3）由于食管受影响导致下咽和讲话困难。

（4）胸肌受到影响而导致呼吸短促。

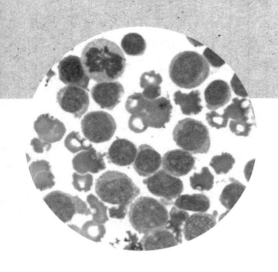

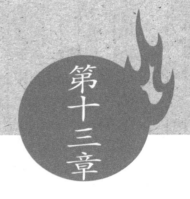

# 第十三章

# 感染性疾病

●有很多小的病原体（病原微生物）都可以使你的身体受到感染，一场小感冒或者危及生命的疟疾都会给你带来很多麻烦，感染可以局部存在，只集中在你身体的某个部位；也可以是系统性的，影响你的整个身体。

# 感染性疾病的病因

病原微生物也叫作病原体，大致分为以下几种——细菌、病毒、单细胞动物、真菌和酵母。更复杂更高级一点儿的微生物有蠕虫和虱子。这些微生物会密集地寄生在患者体内，而不仅仅是感染。

感染可以通过水和食物传播，通过接触和性交传播，还可以通过空气传播或者因被昆虫叮咬而传播。这些微生物还会变异以适应病人体内的环境，从而躲过药物的打击。所以，对付病原微生物是一场持久战。

## ❶ 细菌

细菌是只由一个细胞构成的并且只能在显微镜下才可以看到的微生物，它们繁殖的速度非常快。在任何地方都可以找到细菌，无论是我们周围还是我们的身体内部。其实，我们体内的细菌细胞比我们自身的身体细胞还多，多数的细菌对我们的身体是无害的，很多还是有益的。比如，人体肠道内的细菌可以帮助我们消化和吸收食物中的某些物质。在已经存在的数千种不同类型的细菌中，只有少数一些会让我们生病。致病原因有时是因为细菌干扰了细胞的正常生理活动，有时则是因为细菌释放了毒素，作用于人体。细菌的形状多样，大致可分为：

（1）球状。

（2）杆状。

（3）螺旋状。

由细菌引起的常见的传染病包括：肺结核、肺炎、脑膜炎以及尿路感染。

## ❷ 真菌

致病性真菌主要有两类：放线菌和单细胞的酵母菌。酵母菌很像人体细胞，可用于基因工程，制造像胰岛素之类的由人体产生的物质。酵母菌往往只会导致一些轻度的疾病比如皮肤感染，但是当病人的免疫系统功能低下的时候（比如对于艾滋病患者或者正在接受器官移植的患者）感染有可能是致命的。

由真菌引起的常见的传染病包括口腔和阴道的念珠菌感染，这些都可以用抗真菌药物治疗。

## ❸ 病毒

病毒这类厉害的微生物有一个蛋白质外壳，里面包含着遗传物质。病毒非常微小，一个人体细胞内可同时容纳几百万个病毒。病毒附在动植物细胞内，利用宿主来进行自我复制，在这个过程中，宿主细胞被毁，从而导致患者发病。病毒能避开免疫系统的作用，并在人体内潜伏数年。病毒能引起很多疾病：相对较轻的感冒、急性胃炎以及非常严重的甚至往往是致命的疾病，比如埃博拉病、狂犬病和艾滋病。因为病毒能干扰细胞的基因结构，所以医学界认为病毒很可能会导致癌症。

### 4 原生动物

原生动物是一种单细胞生物，以其他微生物为食。它们主要在潮湿的土壤或者水中生长，也有一些能在其他生物体内存活，比如疟蚊体内携带的疟原虫。

由原生动物引起的常见的传染病包括：疟疾、嗜睡症和弓形虫病。

### 5 朊病毒

这类病原体只有蛋白质而没有任何基因（DNA或RNA）。

朊病毒可以快速进行自我复制，期间会破坏周围的人体细胞，目前理论界还不清楚它的原理。

朊病毒与许多大脑疾病有关，最有名的是人体的亚急性海绵状脑病，就是人类所患的牛海绵状脑病，俗称疯牛病。

与朊病毒相关的疾病还有致命性家族性失眠症。此病患者常于中年发病，失眠症状不断加重会导致记忆力衰退、言语功能障碍、肌肉痉挛以及身心状态的逐渐恶化。

朊病毒耐热，任何形式的消毒也都不能杀死朊病毒。朊病毒会在受到污染的食物中进行传播。目前，尚无任何办法对付由朊病毒引起的疾病。

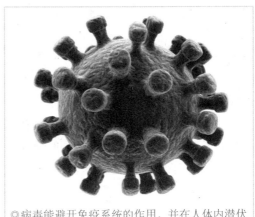

◎病毒能避开免疫系统的作用，并在人体内潜伏数年。

## 细菌性感染

细菌性感染曾经是全球主要的致死疾病之一。但是，后来随着抗生素的出现，即使是最严重的细菌性感染也可以得到迅速有效的治疗。有相当数量的细菌会侵犯皮肤，导致破伤风、白喉和肺结核。在有长期有效的疫苗接种的国家和地区，大多数的这类疾病目前已经很少见了。有的疾病是通过细菌释放强力毒素致病的，在这种情况下医生会给病人使用有针对性的抗毒素。

### 1 百日咳

众所周知，百日咳是由百日咳博尔德氏杆菌感染引起的喘息性咳嗽，传染性非常强，可以通过空气中携带病原体的颗粒传播。这些颗粒里含有被百日咳病人咳嗽和喷嚏时排出体外的病原体。百日咳是一种流行性传染病，常常隔几年发作1次。现在由于人们在两岁以前普遍接种疫苗，百日咳已经很少发生了。

百日咳可见于任何年龄的人群，但是主要集中在5岁以下的儿童身上。由于细菌和病毒的共同作用，出现在成人身上的百日咳会严重得多。

感染的孕育期是7～10天。在初期（患者出现流鼻涕的症状），病人具有高度的传染性，症状为疲乏、没有食欲、流鼻涕和流眼泪，同感冒的症状非常相似。

发作期的百日咳以咳嗽为典型症状。儿童患者深吸气后呼气时会伴有咳嗽，可以听到典型的喘息音，病人有可能会呕吐。发作期可以持续2周，并且病人不正常的呼吸方式可能导致严重的并发症。

如果在疾病初期就医，用抗生素就可以有效治疗或者在一定程度上缓解病情。百日咳没有有效的治疗方法，一旦病人出现了咳嗽的症状，那么只能听任感染继续发展了。

症状及体征：

（1）疲劳、食欲下降。

（2）像感冒一样的症状。

（3）严重的咳嗽并且持续时间比较长，咳嗽后伴有急促的吸气。

（4）呕吐。

## ❷ 破伤风

破伤风是由破伤风杆菌释放的神经毒素侵犯病人神经导致病人肌肉痉挛。破伤风杆菌通常生活于土里以及人与动物的肠道内，可以通过污染病人的伤口而导致病人发生破伤风。破伤风容易发生在那些清理花园时不小心碰伤自己的老人身上。

破伤风杆菌释放的毒素会导致患者肌肉痉挛，尤其是下颌部位的肌肉痉挛，因此破伤风还有一个名字，叫作"牙关紧闭症"。该疾病的其他症状包括高热和头疼，以及一种露出牙齿的面部表情，我们称之为痉笑，这是一种由面肌痉挛所引起的以扬眉、咧嘴为特征的特殊面部表情。肌肉痉挛也可能会影响到喉、胸以及膀胱处的肌肉。一旦胸部的肌肉出现了痉挛，那情况就十分危险了，因为这会影响到胸腔内器官的功能。

这种疾病在过去要比现在常见得多，那时约60%的患者病情非常严重，而且常常会致命。抗生素、抗毒素的广泛使用已经使这个数值下降到了约20%，当然，医务工作者的良好护理也起了重要的作用。

疫苗接种是对付破伤风的好办法。在发达国家，所有的儿童都要接受3次免疫注射，成人需要每隔10年接受1次破伤风疫苗注射。但是特殊人群比如农夫，他们工作时容易受伤，这样的人最好每5年接受1次疫苗注射。

症状及体征：

（1）发热。

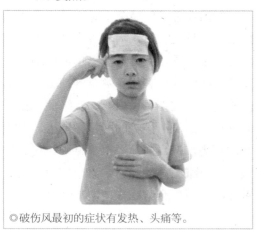

◎破伤风最初的症状有发热、头痛等。

（2）头痛。

（3）肌肉痉挛，尤其是下颌的肌肉。

（4）一种特殊的露出牙齿的面部表情。

（5）四肢僵硬。

### ③ 肺结核

肺结核是由结核杆菌导致的缓慢发展的感染性疾病。肺结核常常发生于贫困地区那些生活环境比较差的人群当中。在1985年肺结核的发病率在全世界范围内有所增长，这可能是结核杆菌对抗生素的耐受性增强，以及HIV泛滥的结果。

结核病通常发生在肺部，但是也可能转移到身体的其他部位，比如大脑、骨头、消化道以及皮肤。

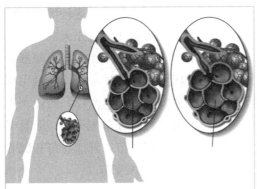

◎结核病通常发生在肺部，但是也可能转移到身体的其他部位。

医生会用胸部X线片来确诊患者是否罹患了肺结核，还可能把患者的痰液样本送到实验室做细菌培养试验。被结核杆菌感染过后，病人通常只会出现比较轻微的发热和咳嗽的症状，这些症状会持续几周，并且患者的痰液为黄绿色，情况严重的患者可能比较危险。结核病人咳嗽和打喷嚏时会将结核杆菌排到空气中，结核杆菌可以通过空气从一个人传播给另一个人。一旦发现了肺结核患者，避免使病人接触其他人，以免造成肺结核的在局部地区蔓延开来。肺结核可以潜伏在病人体内，时隔数年后突然发作。

目前肺结核是可以治疗的，可以使用多种抗生素联合对抗结核杆菌，这种药物治疗应持续几个月。可以用卡介苗来预防肺结核，很多人在青少年时期都接种过这种疫苗。

症状及体征：

（1）发热。

（2）持续性的咳嗽。

（3）黄绿色的痰，或者痰中带血。

（4）盗汗（盗汗是中医的说法，以入睡后出汗异常、醒后汗泄即止为特征的一种病病）。

## 病毒性感染

咳嗽、感冒和腹泻等大部分常见感染都属于病毒性感染，这类疾病可以得到非常有效的治疗，这是因为当身体免疫系统与入侵的病毒进行对抗时，可以通过治疗来控制病情。服用止痛药、卧床休息或者大量饮水都有利于病情的缓解和恢复。有时，特殊的病毒性感染需要服用抗病毒类药物来治疗，人体自身的免疫系统会对病毒起到抵抗作用。常见的病毒性感染包括水痘和麻疹等。

## ❶ 水痘

水痘带状疱疹病毒是引发水痘的主要原因。水痘可通过空气传播，接触皮肤上的水疱也会受到感染。感染通常在童年时期出现，之后产生终生免疫力。如果儿童时期未出现水痘感染，那么成年后水痘病情会比较严重，所以要让感染了水痘病毒的儿童远离公共场所。孕妇非常容易感染水痘病毒，从而影响胎儿，因此接触过水痘病毒的孕妇需要立即就医。

水痘发病的整个过程，从潜伏期到痊愈共需2～3星期，通常会出现发热、身体不适或者头痛等症状。患者全身会出现红色的皮疹，一些患者的口腔内也会出现这样的红点，这些红点很快就会充满液体，形成水疱，而后结疤。儿童患者通常要与人群隔离直到水泡消失。

水痘通常不会导致患者感染肺炎或者病毒性脑炎。儿童患者通常不需要特殊的治疗，而16岁以上的患者或者免疫力低下

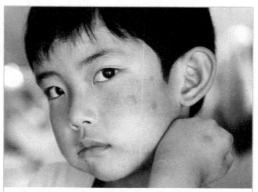

◎水痘患者全身会出现红色的皮疹，儿童患者通常要与人群隔离直到水泡消失。

的患者则需要服用抗病毒药物。

症状及体征：

（1）头痛。

（2）发热。

（3）身体不适。

（4）全身出现红点并发痒，红点会变成充满液体的水疱。

## ❷ 风疹

风疹也称德国麻疹，儿童患者病情较轻，而成年患者的病情较为严重。风疹可以通过打喷嚏或咳嗽带出的飞沫传播；风疹的潜伏期（即感染病毒后到症状出现前的时间）为2～3周。

儿童患者不会出现严重的并发症，而怀孕的妇女却特别容易出现这种情况。风疹会导致发育中的胎儿出现先天性风疹综合征，产生严重的并发症比如心脏畸形、白内障、反应迟钝以及耳聋等。一旦出现感染，这些并发症将难以治疗，所以利用疫苗防止感染这种病毒非常重要，而且疫苗非常有效。风疹疫苗、麻疹疫苗和腮腺炎疫苗共同组成MMR疫苗。

症状及体征：

（1）发热。

（2）轻微的身体不适。

（3）全身出现红色皮疹。

## ❸ 腺热

腺热也称病毒性单核白细胞增多症，这种疾病在全世界范围的成年人和青少年中都较为常见。它是由EB病毒引起的，通过唾液传播（因此形成了这种疾病的昵

称——吻之病），空气中的唾液飞沫也能传染这种疾病。

腺热会导致淋巴结肿大以及喉咙痛（难以下咽），同时还伴有发热、头痛和身体不适等。这些症状通常在感染后很快就会出现，通常持续数周且症状几天内仍有加重的趋势，一旦感染，症状将持续几周。

腺热通常会引发患者产生皮疹或出现脾肿大的现象，另外患者可能还会出现食欲不振以及体重减轻等症状。一些患者可能数月都会感到虚弱并变得沮丧。为了确诊这种疾病，医生通常会取血液样本检查身体内针对这种病毒的抗体。

腺热通常没有特殊的治疗方法，一般采用支持疗法。大多数患者都能全面康复，发病一次可以终生免疫。

症状及体征：

（1）淋巴结肿大。

（2）情绪低落和疲劳。

（3）头痛。

（4）发热。

（5）皮疹。

（6）喉咙痛。

### ④ 麻疹

麻疹是儿童病毒性感染中较为严重的一种疾病，患者中约有0.2％会死亡。在一些国家和地区，由于及时接种疫苗，发病率较低，但是也有一些父母因为担心接种的疫苗会给孩子带来各种疾病而放弃接种，从而使儿童可能感染麻疹病毒。

病毒可以通过空气传播，也可以通过飞沫传播，在出疹2天后的4天内都有传染的危险。最初的症状包括发热、身体不适和咳嗽，口腔内会出现具有明显特征的红底灰色小点即麻疹黏膜斑。起初脸部会出现不痒的红点，随即扩散到全身。

普通的儿童患麻疹后不会出现并发症，但是患有其他疾病的麻疹患者则可能形成严重的并发症，这些疾病包括肺炎、心肌炎（心肌感染）、脑炎（大脑感染）。麻疹病毒不会导致胎儿畸形，但是可能会导致早产或者流产。

对于麻疹没有特殊的治疗方法，最好的方法是接种疫苗来预防。

症状及体征：

（1）感冒和发热。

（2）严重的红色皮疹。

（3）身体不适。

（4）咳嗽。

（5）结膜炎。

（6）打喷嚏。

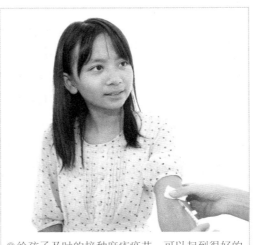

◎给孩子及时的接种麻疹疫苗，可以起到很好的预防效果。

# 人类免疫缺陷病毒和艾滋病

1981年，第一例人类免疫缺陷病毒HIV病毒感染病例在美国的西海岸得到确认。世界卫生组织统计，全世界大约有4000万人患有人类免疫缺陷疾病。世界上感染较为严重的地区包括非洲撒哈拉以南以及印度次大陆。疾病的病毒来源至今仍不为人所知，但是与其他的热带病毒性疾病相似的是，这种疾病先是在类人猿中传播，后来传染给人类。

发现第一例病例后，人类花费了多年的时间来研究这种病毒，医学专家开始治疗和控制这种病毒。这种病毒在被人们普遍意识到之前肆意地传播开来，如今全世界广泛普及这种疾病的知识，使人们认识到这种疾病是如何传播的，从而降低了疾病的发生率，但是仅有这种知识还不够。

在美国、加拿大和英国，HIV病毒通常在男同性恋之间传播或者通过吸毒者共用针筒传播。异性之间的性关系传播HIV病毒的病例也有所增加，这是由于病毒自身的变异以及年轻的异性之间滥交导致的。在非洲撒哈拉以南和印度等HIV病毒泛滥的地区，传播的方式有所不同，通常是通过滥交传播。

## 1.症状及体征：艾滋病发作

免疫系统功能的衰退会引发各种症状出现，不同病例的症状不同，艾滋病的常见症状有：

（1）口疮。

（2）周发性的阴道念珠菌感染。

（3）周发性的疱疹感染。

（4）间歇性的发热。

（5）体重减轻。

（6）腹泻。

（7）肌肉疼痛。

## 2.传播途径

HIV病毒能够在血液、精液、阴道分泌物和母乳中发现，已知的HIV病毒传播途径有：

（1）性交（包括肛交和口交）——世界上最常见的传播方式是性交，但是在美国、加拿大和英国，HIV病毒由男性同性恋传播的情况更为常见。

（2）受感染的血液——在强制性血液检查这一措施出台之前，在1981年病毒得到确认后，上千位血友病患者都已被确诊感染了HIV病毒。多数国家都有常规检查，这可以降低感染率。

（3）母婴传播——病毒可以通过胎盘传播到子宫，在生育和哺乳时都可能传播。

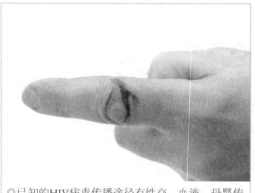

◎已知的HIV病毒传播途径有性交、血液、母婴传播、感染病毒的针筒。

（4）感染病毒的针筒——吸毒者静脉注射时经常共用针筒，这种习惯是在美国和欧洲较为常见的病毒传播方式。

（5）接触针管导致感染——一些健康护理工作者也可能感染HIV病毒，因为他们在工作时可能会意外地被已携带了HIV病毒的针管扎伤。

还有一些不常见的传播方式，比如一些患者通过与其他人共用针筒文身而感染。

### 3.如何影响人体

HIV病毒破坏人体的白细胞，降低人体的免疫系统功能。一旦病毒开始破坏白细胞，人体抵抗外界病毒的大门便被攻破了。

HIV病毒感染的过程主要分为3个阶段。第1阶段，患者感染了病毒后，病毒开始快速复制，一些患者出现与流感相似的症状，而另一些基本没有任何症状。初期，进行血液检查可能不能完全检测出体内的HIV抗体，医生只能告诉患者HIV检测是否呈阳性。通常患者在数周（一些患者可能长达一年）后体内才会产生可检测到的抗体。此时，免疫系统仍然能够有效地运作，但是对于感染会逐渐变得敏感。

在HIV感染的第2阶段，患者没有明显症状，这种情况可以持续10年的时间，渐渐地，由于白细胞的减少，免疫系统功能会减弱。这就使人体容易感染更为严重甚至威胁生命的疾病，通常称为"艾滋病相关病情"。HIV检测呈阳性且出现"艾滋病相关病情"的患者则已经进入第3阶段——艾滋病成熟阶段（获得性免疫缺陷综合征）。目前，大多数HIV阳性患者会逐渐发展成为艾滋病，但是少数患者能够幸免，他们能够为医学领域提供如何打败这种疾病的线索。

### 4.处理HIV和AIDS

虽然HIV和AIDS的感染原因难以确定，但是过去的10年中已经研发了一些药物，这些药物具有抗病毒功效，能够延缓病情的发展。被确诊感染了HIV病毒的人通常需要服用HIV蛋白酶抑制剂药物，这些药物能够降低病毒复制的能力，延缓人体功能的退化。很多药物的功效已经得到证实，另一些药物目前还在测试中。

这些药物通常还要与其他3种药物一起服用，为了防止感染其他多种细菌、真菌以及病毒性感染，防止引发其他并发症，也可以服用另外一些药物。一些感染了HIV病毒的患者可能需要终身服用这些药物，服用药物后能够大大延长患者的生命。

美国、加拿大以及一些西方国家的药物治疗和公共健康项目降低了与HIV病毒相关疾病的死亡率，而在一些没有能力负担药物治疗的国家，这种疾病导致的死亡

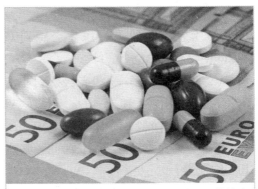

◎感染了HIV病毒的患者可能需要终身服用药物来控制病情。

率仍然呈上升趋势。

通过对HIV病毒和AIDS更深入的认识和理解，人们知道这种病毒不会通过空气和普通的接触传播。但是，一些人仍然没有意识到这种疾病的危险，不采取正当的防范措施。教育人们正确地认识这种疾病能够在很大程度上防止这种病毒在全世界的传播。

# 疟疾

疟疾是由寄居在红细胞和肝脏内的寄生虫引发的。最严重的疟疾是疟原性疟疾。

疟疾在热带国家非常常见，通常旅游的人易患此病。患有此病的人大约有2.5亿，其中约1%的人有生命危险。

## 1.症状及体征

疾病是由于寄生在红细胞内的寄生虫繁殖引起的，在繁殖的同时，寄生虫会破坏红细胞。症状通常在感染后的10天到6周后出现，主要有：

（1）间歇性高热。

（2）贫血症——疲劳、脸色苍白、头痛。

（3）脾和肝脏肿大，并伴有腹痛。

## 2.疟疾热

这种发热症状主要有3个阶段：

（1）发冷阶段——患者会感到寒冷，即使发着高热也会颤抖。

（2）发热阶段——患者会感到非常闷热，可能会出现昏迷。

（3）流汗阶段——床单会被汗水浸透，患者会感到非常疲惫，长时间睡眠能让患者感到舒服一些。

疟疾中最严重的恶性疟原虫性疟疾发热更为严重，通常不间断，在48小时内能使人致命。疾病还会破坏患者的肾、肝脏、大脑等，康复后患者会终生虚弱。疾病还会引发2种典型的并发症：

（1）大脑疟疾——大脑疟疾会导致患者痉挛、昏迷以及死亡。

（2）黑尿热——大量的红细胞坏死会导致尿液变黑，从而导致肾衰竭。

## 3.何时就医

如果你从热带地区回来后出现发热现象，医生可能会怀疑你患上了疟疾，需对血液做进一步检查从而确诊，这项检查可以确定疟原虫是否存在。

治疗疟疾的主要方法是抗疟疾药物。止痛药和退热药对病情也有所帮助，病情严重的话，需要立即就医及时治疗。

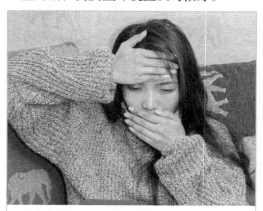

◎疟疾会导致出现间歇性高热。